AF332479

PRÉCIS

DES

MALADIES DE L'OREILLE

PRINCIPAUX OUVRAGES DU Dr GARNAULT

Recherches anatomiques et histologiques sur le Cyclostoma elegans, 1887. Thèse de doctorat ès sciences naturelles (de la Sorbonne) et Actes de la Société linnéenne de Bordeaux.

Sur la signification morphologique des enveloppes de l'œuf, chez les Chitonides, 1888. Archives de zoologie expérimentale, de LACAZE-DUTHIERS.

De la caryocinèse et de ses relations avec le processus de la fécondation, par WALDEYER. Traduit de l'allemand, avec l'exposé de mes recherches sur les phénomènes intimes de la fécondation chez l'*Helix aspersa*. Archives de Tocologie et Bulletin scientifique du nord de la France et de la Belgique, de GIARD.

La voix, le chant et la parole, par LENNOX BROWNE et BEHNKE. Traduit de l'anglais sur la 14e édition. Société d'éditions scientifiques. Paris.

Le massage vibratoire et électrique dans les affections de la gorge, des oreilles et du nez. Société d'éditions scientifiques. Paris, 1894.

Les maladies du nez. Dans le traité de médecine, publié chez Maloine, Paris, 1895.

Le traitement manuel de Ling dans ses applications à la médecine et à la chirurgie, par le Dr KELLGREN. Traduit de l'anglais sur la 2e édition. Maloine, Paris, 1895.

Anatomie normale et pathologique des fosses nasales et de leurs annexes pneumatiques, par ZUCKERKANDL. Traduit de l'allemand sur la 2e édition, en collaboration avec le Dr LICHTWITZ. 1 volume de 600 pages, grand in-8°, et 1 atlas de 58 planches doubles, avec 400 figures. Masson, Paris, 1895.

ÉVREUX, IMPRIMERIE DE CHARLES HÉRISSEY

PRÉCIS

DES

MALADIES DE L'OREILLE

PAR

P. GARNAULT

Docteur en médecine
Docteur ès sciences naturelles.

Avec 173 figures dans le texte.

PARIS

OCTAVE DOIN, ÉDITEUR

8, PLACE DE L'ODÉON, 8

1895

PRÉFACE

Le *Précis des maladies de l'oreille* que j'offre au public médical est un *manuel*, il n'a pas d'autre prétention et c'est comme tel qu'il doit être jugé.

Lorsque j'eus accepté d'écrire cet ouvrage, je fis tous mes efforts pour arriver à tracer, en un nombre de pages relativement restreint, le tableau fidèle, quoique nécessairement raccourci, de nos connaissances actuelles sur l'anatomie, la physiologie, et surtout la pathologie de l'organe auditif. J'ai écrit cet ouvrage, qui est destiné avant toute chose à servir de guide pratique au médecin, avec toute la concision dont j'ai été capable. J'y ai soigneusement évité toutes les discussions, tous les aperçus théoriques, et je me suis efforcé de donner à toutes les questions, en dépit de mes préférences ou de mes études personnelles, le juste développement qu'elles me paraissaient comporter.

Il peut sembler, au premier abord, que je me sois départi de cette règle de conduite à propos du massage et de la valeur thérapeutique, au point de vue fonctionnel, des interventions opératoires sur les osselets. Si je suis entré dans des développements relativement

étendus à propos de ces deux questions, ce n'est pas
parce que je m'en suis beaucoup occupé et m'en occupe
encore constamment, mais parce que le massage, sous
ses diverses formes et le massage vibratoire en particulier, est une méthode nouvelle, qui mérite d'occuper
dans la thérapeutique des maladies de l'oreille, comme
dans celle des affections du nez, du pharynx et du
larynx, une place à part et qu'elle doit être soigneusement étudiée et expérimentée. C'est parce que, pour
la seconde question, les procédés plus parfaits de synéchotomie, les interventions judicieuses sur l'appareil
de transmission, sont des méthodes actuellement à
l'ordre du jour, qui ont déjà donné de remarquables
résultats, et qui en donneront certainement de bien
plus importants encore, lorsqu'on saura les appliquer
à temps et à propos.

En même temps que des discussions, je me suis
abstenu, sauf quelques exceptions très rares, de cita-
tions bibliographiques ; le cadre de ce manuel n'en
comporte pas. On les trouvera, aussi complètes que
possible, dans le grand traité publié sous la direction
de Schwartze.

J'ai pu multiplier les figures, grâce à la faculté accor-
dée par mon éditeur de choisir parmi les clichés de la
traduction française du Traité de Politzer et de l'*Anatomie* de Testut, ouvrages qui sont sa propriété. Je l'ai
fait largement, en indiquant avec soin la source de
mes emprunts.

Dans la première partie, j'ai étudié l'anatomie, l'histologie, la physiologie de l'oreille ; j'y ai ajouté quelques
notions d'embryogénie et de tératogénie qui m'ont

paru nécessaires à la compréhension de l'organe auditif.

Dans les deux autres parties, étude générale et étude spéciale des maladies de l'oreille, je me suis efforcé de doser, suivant les tendances et le plan de ce livre, la juste proportion de synthèse et d'analyse que réclame toujours l'esprit, dans l'étude de n'importe quelle question.

A la fin de l'ouvrage, j'ai réuni dans un même chapitre, proportionnellement assez étendu, tout ce qui concerne les interventions opératoires et le résumé de leurs indications. J'ai voulu ainsi, à l'exemple de Schwartze, attirer, d'une façon plus particulière, l'attention du lecteur sur ces interventions, la plupart d'origine récente, qui ont déjà fourni au point de vue des indications vitales de si remarquables résultats ; et qui, au point de vue fonctionnel, représentent dès maintenant un notable progrès sur les anciens procédés.

Je dois remercier très particulièrement M. Doin des efforts qu'il a faits pour me faciliter ma tâche et l'accomplissement du programme que je m'étais tracé.

Paris, le 1er décembre 1894.

P. GARNAULT.

Le manuscrit a été remis à l'imprimeur le 1er novembre 1894.

TROISIÈME PARTIE

DÉFINITION DE L'OREILLE

DÉFINITION DE L'OREILLE

L'oreille est l'organe périphérique du sens de l'audition
et peut-être[1] aussi du sens de l'espace ou de l'orientation ;
c'est-à-dire qu'elle transmet au cerveau et lui permet de
percevoir les ondes sonores traversant le milieu ambiant,
avec leurs qualités, hauteur, intensité, timbre, direction
et que, d'autre part, elle nous mettrait à même de nous
rendre un compte exact de la position de notre corps dans
l'espace.

[1] Nous avons donné à la seconde partie de notre définition une forme dubitative, parce que nous avons voulu éviter de nous prononcer ici sur une question qui est encore loin d'être résolue.

SCHÉMA GÉNÉRAL DE L'OREILLE

SECTION HORIZONTALE DE L'OREILLE DROITE

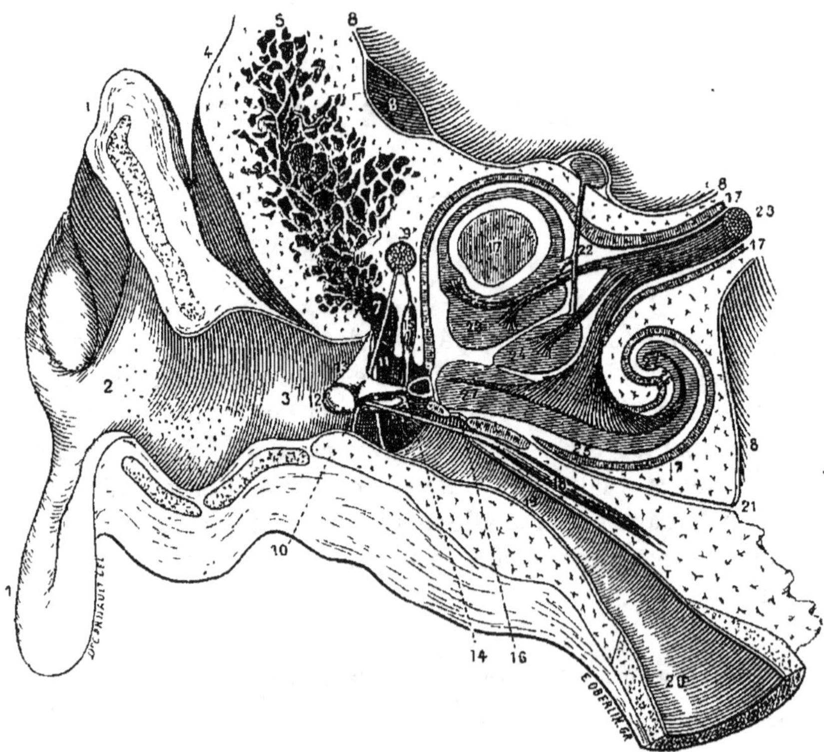

FIG. 1. — Schéma général de l'oreille représentant une coupe
horizontale théorique. Afin de ne pas représenter le marteau
et l'enclume en projection droite, ce qui aurait rendu la figure
peu claire, j'ai fait basculer leur partie supérieure vers l'extérieur; j'ai été obligé, pour montrer la corde du tympan, de lui
faire traverser l'antre.

1, pavillon. — 2, conque. — 3, conduit auditif externe. — 4, apophyse mastoïde. — 5, cellules mastoïdiennes. — 6, sinus latéral. — 7, antre. — 8, dure-
mère. — 9, nerf facial. — 10, corde du tympan. — 11, membrane du tympan. —
12, marteau. — 13, enclume. — 14, articulation de l'enclume et de l'étrier. —
15, muscle de l'étrier et son nerf venant du tronc du facial. — 16, membrane de
la fenêtre ronde. — 17, enveloppe osseuse du labyrinthe primitif, soudée à l'os
du rocher. — 18, muscle du marteau. — 19, isthme de la trompe d'Eustache
ouverte. — 20, sa portion cartilagineuse étalée. — 21, canal du limaçon ou
périlymphatique. — 22, canal de l'endolymphe, bifurqué pour rejoindre l'utricule
d'une part, le saccule de l'autre et se terminant à son extrémité dans le sac
endolymphatique. — 23, utricule. — 24, saccule. — 25, rampe tympanique. —
26, rampe vestibulaire. — 27, limaçon. — 28, nerf acoustique.

PREMIÈRE PARTIE

ANATOMIE, HISTOLOGIE, ANATOMIE COMPARÉE DÉVELOPPEMENT, TÉRATOGÉNIE, PHYSIOLOGIE

CHAPITRE PREMIER

ANATOMIE, HISTOLOGIE, ANATOMIE COMPARÉE, DÉVELOPPEMENT, TÉRATOGÉNIE

On peut distinguer dans l'oreille de l'homme trois régions, bien définies anatomiquement et physiologiquement : l'oreille externe, l'oreille moyenne et l'oreille interne.

OREILLE EXTERNE

L'oreille externe se compose de deux parties, le **pavillon** et le **conduit auditif externe.**

Chez les Vertébrés les plus inférieurs, mais vivant comme l'Homme plongés dans l'air et possédant comme lui un organe auditif capable de percevoir les ondes sonores transmises par ce fluide, la peau du crâne, légèrement modifiée, tendue comme un tambour, vibre et remplit les fonctions de tympan ; au-dessous d'elle, la calotte cranienne est interrompue et les vibrations sont transmises à l'organe percepteur, situé plus profondément dans les os du crâne, et dérivant d'une *invagination ectodermique qui s'est ultérieurement fermée d'une façon complète et définitive.* Chez ces animaux, il n'existe pas d'oreille externe, la membrane du tympan reste superficielle, elle ne se distingue de la peau environnante que par sa coloration et certaines modifications de structure.

Au fur et à mesure que l'on s'élève dans l'échelle animale, l'oreille externe apparaît et se développe, toujours rudimentaire chez les Reptiles et les Oiseaux, extrêmement compliquée chez la plupart des Mammifères. La membrane du tympan tend à s'enfoncer dans le crâne ; et par suite de cet enfoncement, se développe un canal qui est le conduit auditif externe. Des saillies cartilagineuses recouvertes de peau apparaissent chez les Crocodiliens, autour de la membrane du tympan. Chez les Oiseaux, ces saillies souvent recouvertes de plumes spéciales et qui servent à réfléchir les sons, ne sont jamais bien développées. Chez les Mammifères qui vivent dans l'eau et ceux qui habitent sous terre, cet appareil est peu important ; mais chez ceux qui, comme les Carnassiers, vivent de la chasse ou qui, comme les Ruminants et les Rongeurs, doivent demander à la perfection de leurs sens une protection contre leurs ennemis, l'appareil cartilagineux, dont la partie libre porte le nom de pavillon, est très développé, très compliqué et très mobile. Chez l'Homme, où cet organe a moins d'utilité, il présente, en même temps qu'un développement moindre, des traces évidentes de régression. La partie saillante, épanouie, de l'oreille externe, le pavillon, est composée de pièces cartilagineuses qui se prolongent à l'intérieur pour former la paroi de la première partie du conduit auditif externe ; le reste du conduit est formé par une paroi osseuse recouverte par le périoste membraneux et la peau. Il est limité en dedans et séparé de l'oreille moyenne par la membrane du tympan.

PAVILLON

Le pavillon est constitué, chez l'Homme, par une lame cartilagineuse recouverte de peau, à surface tourmentée, dirigée obliquement en avant, s'insérant au crâne sous un angle variable, ordinairement compris entre 30 et 40°, mais

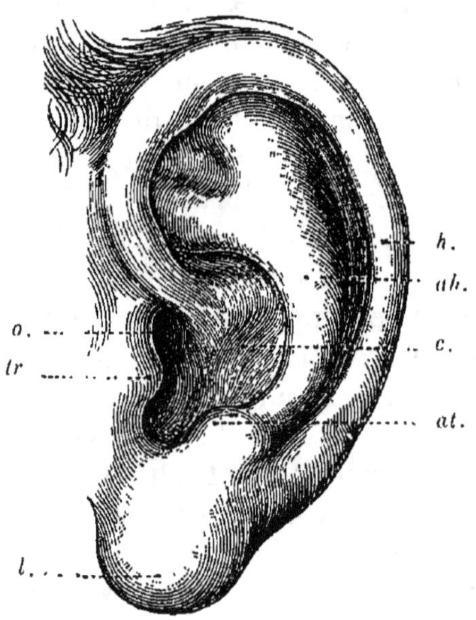

FIG. 2. — Pavillon.

h, hélix. — ah, anthélix. — tr, tragus. — at, antitragus. — l, lobule.
c, conque. — o, ouverture externe de l'oreille.

qui peut varier dans de grandes proportions. Lorsque cet angle devient très grand, les pavillons, dirigés directement en avant, *en forme d'anse de marmite*, contribuent à donner un caractère bestial ou hébété à la face. L'école italienne de Lombroso attache à la grandeur de cet angle une certaine importance, comme indice d'une dégradation intellectuelle et morale et d'une disposition à la criminalité. Chez l'Homme, l'oreille tend à perdre sa disposition en entonnoir, si marquée chez les animaux. Le bord postéro-externe est arrondi, tandis que chez la plupart des animaux et chez beaucoup de Singes il est pointu. On trouve assez souvent, dans cette région, un lobule plus ou moins marqué (fig. 3), mieux indiqué sur les oreilles mal ourlées et chez l'embryon, que Darwin considère avec raison comme le souvenir anatomique du lobe pointu situé en ce point, chez l'Anthropopithèque, ancêtre de l'Homme.

La charpente cartilagineuse du pavillon est formée par deux bandes cartilagineuses concentriques, ouvertes en avant, l'*hélix* en arrière, l'*anthélix* en avant; elles sont séparées par un sillon, la *fosse naviculaire*. L'anthélix limite en arrière l'entonnoir cartilagineux situé à l'entrée du conduit auditif externe, la *conque*. L'hélix, comme l'anthélix, se terminent en bas, dans cette partie molle dépourvue de cartilage, située dans la partie la plus déclive de l'oreille et qu'on appelle le *lobule*. L'extrémité de l'anthélix se renfle pour former l'*antitragus* et l'extrémité supérieure du bourrelet hélicoïdal vient se terminer dans la conque qu'elle divise en deux parties, une supérieure, *cymba*, et une inférieure, la *cavité de la conque*. L'extrémité supérieure de l'anthélix se divise en deux branches qui limitent la *fossette triangulaire*. En avant du conduit, se trouve une saillie formant clapet, le *tragus*, entre le tragus et l'antitragus, l'*incisure intertragique*. Le tragus est toujours divisé en deux lobules, mais cette division n'est pas toujours visible à la surface ; le lobule supérieur du tragus porte le nom de *tubercule de His*.

Les cartilages du pavillon se prolongent vers l'intérieur et forment au niveau du conduit auditif un anneau qui cesse rapidement d'être complet (fig. 3 et 4) et se transforme en une gouttière à concavité tournée en avant et vers le haut, qui, elle-même, ne s'étend pas très loin, l'anneau est complété par du tissu fibreux. La gouttière cartilagineuse du conduit présente des fentes, ordinairement au nombre de deux, comblées par du tissu fibreux, ce sont les *incisures de Santorini*. Dans l'examen otoscopique, lorsqu'on exerce une traction en arrière et en haut

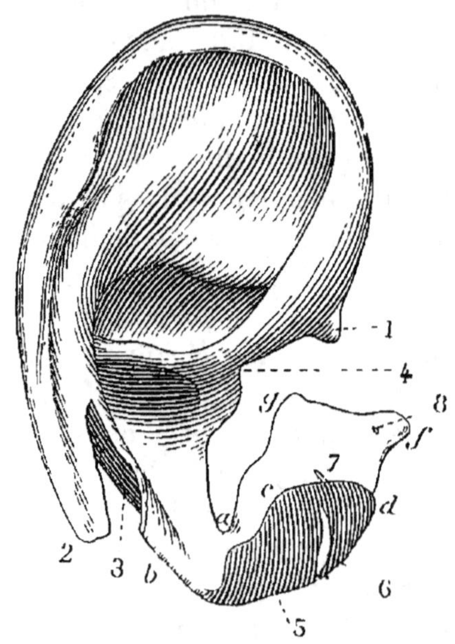

FIG. 3. — Cartilage du pavillon, vu latéralement.
(D'après Schwalbe.)

1, spina helicis. — 2, processus caudatus helicis. — 3, face latérale concave de l'antitragus. — 4, angle rentrant, a l'extrémité supérieure du bord antérieur de la conque, dans lequel vient se placer, lorsque le pavillon est en place, l'extrémité antéro-supérieure du tragus *c*. — 5, plaque du tragus — 6, grande incisure de Santorini. — 7, petite incisure de Santorini. — 8, perforation inconstante du cartilage dans le processus triangulaire.

a, incisure terminale. — *b*, incisure intertragique. — Entre *a* et *b*, isthme réunissant le cartilage du pavillon au cartilage du conduit. — *b*, *c*, *d*, *e*, plaque du tragus. — *b*, *e*, *f*, *g*, plaque formant le plancher cartilagineux du conduit. — *f*, processus triangulaire. — *g*, processus postérieur.

sur le pavillon, elles facilitent le redressement du conduit et l'introduction du spéculum; mais, d'autre part, elles permettent le passage de fusées purulentes venues de la région parotidienne et il ne faut pas perdre de vue la possibilité de cette origine du pus qui s'écoule par l'oreille;

1.

de même que le pus fuse parfois, à travers ces mêmes
fentes, dans la loge parotidienne.

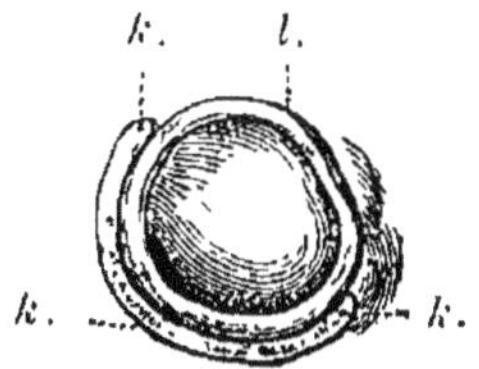

Fig. 4. — Coupe passant par le milieu du conduit auditif
cartilagineux. (D'après Politzer.)

k, k, k, anneau cartilagineux. — l, lame fibreuse.

Muscles et ligaments. — Les divers replis du pavillon
sont fixés dans leur configuration par des ligaments qu'on
appelle *intrinsèques*. Il existe également de minces lames
musculaires, qu'on peut considérer comme des souvenirs
ataviques des muscles qui ont dû assurer, chez les an-
cêtres de l'Homme, une certaine mobilité dans leurs
rapports réciproques, aux diverses parties cartilagineuses
du pavillon et qui sont encore assez développées chez
certains individus; ce sont les *muscles intrinsèques*. Le
pavillon et le conduit cartilagineux sont reliés solidement
au crâne par une trame fibreuse, particulièrement développée dans la région antérieure et dans la région postérieure, où elle prend le nom de *ligament extrinsèque antérieur et postérieur*.

Muscles extrinsèques du pavillon. — Plusieurs petits
muscles minces, grêles et pâles, s'étendent de la face cranienne externe au pavillon. Développés chez les animaux
à grand pavillon, ils assurent chez eux sa mobilité; chez
l'Homme, le pavillon est immobile, ce n'est qu'exceptionnellement, que ces muscles sont assez puissants pour le
faire mouvoir.

Les **artères** viennent : en avant, de la temporale superficielle, qui fournit quatre ou cinq branches grêles, les artères auriculaires antérieures ; en arrière, de l'auriculaire postérieure. Ces deux artères sont des branches de la carotide externe.

Les **veines** suivent assez imparfaitement le trajet des artères ; les antérieures, plus courtes et plus petites, se jettent dans la veine temporale superficielle ou la veine jugulaire externe ; parmi les postérieures, plus nombreuses et plus volumineuses, les unes s'ouvrent par un tronc commun qui traverse le temporal, dans le sinus latéral correspondant, les autres aboutissent à la jugulaire externe.

Les **lymphatiques**, très serrés, débouchent, les antérieurs dans le gros ganglion lymphatique situé au-devant du tragus ; les postérieurs, plus nombreux, dans les ganglions sus-mastoïdiens.

Nerfs. — Les nerfs moteurs sont peu connus, ils viennent probablement du facial. Les nerfs sensitifs naissent, en avant, du nerf auriculo-temporal, en bas, de la branche auriculaire du plexus cervical, en arrière, du nerf sousoccipital.

HISTOLOGIE

Le cartilage du pavillon est réticulé, ses fibres se continuent avec celles du périoste. Le lobule, acquisition récente et sans importance physiologique, ne renferme pas de cartilage, mais du tissu adipeux. La peau, plus adhérente en avant qu'en arrière, au cartilage, est recouverte de poils laineux, dont les gaines sont munies de glandes sébacées.

EMBRYOGÉNIE. — TÉRATOGÉNIE

Le pavillon se développe par la soudure de nombreux bourgeons situés au pourtour du conduit auditif; parfois on trouve un ou deux bourgeons aberrants en arrière du pavillon. En dehors des monstres, on observe parfois le déplacement du pavillon, qui peut aussi manquer complètement; ces faits sont très rares. Ce qui est plus commun, c'est l'excès de développement du pavillon, son atrophie ou sa déformation congénitales.

Les *fistules congénitales de l'oreille ne sont pas très graves;* ces fistules, larges de 7 à 8 millimètres, sont, le plus souvent, situées en avant de l'hélix, à 1 centimètre au-dessus du tragus; leur siège, cependant, peut être différent. Il s'en écoule un liquide blanchâtre, qui donne lieu, lorsque l'orifice se ferme, à des tumeurs fluctuantes. On n'a jamais pu démontrer une communication entre ces fistules et la caisse ou le pharynx. Sur 2,000 malades, Urbantschitsch les a rencontrées six fois d'un côté, trois fois des deux côtés. On attribuait l'origine des fistules à une soudure incomplète des bords de la première fente branchiale. D'après les travaux récents de His, junior, elles résulteraient de la soudure incomplète du sillon situé entre la *crus helicis* et la *crus supertragica.*

CONDUIT AUDITIF EXTERNE

Le conduit auditif externe est un tube qui s'ouvre en dehors au fond de la conque et se termine en dedans, à la membrane du tympan, septum membraneux qui le sépare de la caisse. Ce tube est tapissé par la peau, séparée de la paroi osseuse dans la portion externe par un cartilage et dans la portion interne par un tissu membraneux faisant fonction de périoste.

Conduit auditif osseux. — Chez le nouveau-né, le tube est très court et la membrane du tympan très voisine de

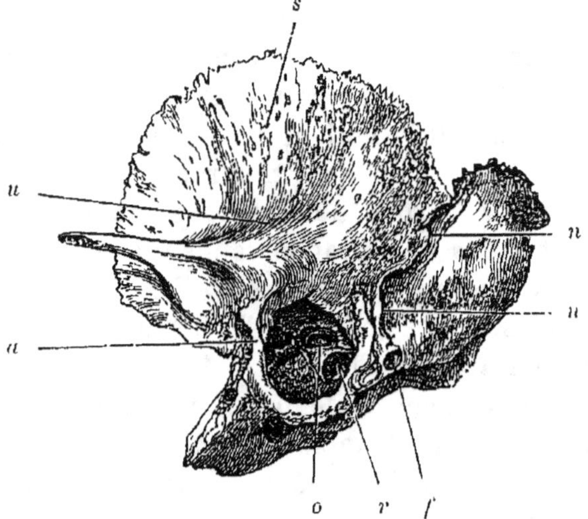

FIG. 5. — Temporal du nouveau-né. (Politzer.)

s, partie supérieure de la portion écailleuse. — *u*, sa partie inférieure. — *a*, cercle tympanal. — *n, n*, suture entre la partie écailleuse et l'apophyse mastoïde, allant jusqu'au trou stylo-mastoïdien. — *f*, trou stylo-mastoïdien. — *o*, fenêtre ovale. — *r*, fenêtre ronde. (Oreille gauche.)

l'orifice externe ; à cet âge, le conduit osseux est même nul, comme le montre la figure 5. On voit le fond de la caisse, qui est encadré par une pièce osseuse annulaire.

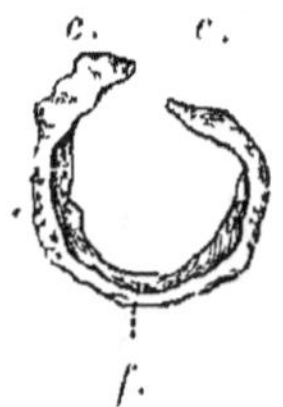

FIG. 6. — Cercle tympanique du nouveau-né.

f, rainure destinée à recevoir la membrane tympanique. — *c, c*, extrémités libres du cercle, qui s'appuient à la portion écailleuse.

Anneau tympanique. — Cet anneau est incomplet

(fig. 6), la partie supéro-postérieure lui fait défaut et dans cette région, la paroi supérieure osseuse du conduit est formée par un rebord de la portion écailleuse du temporal. La membrane tympanique se fixe à une rainure (fig. 7) pratiquée dans le cadre tympanal. Sur ce cadre, en avant ainsi qu'en haut, et en arrière et en bas, se développent deux saillies, qui se portent en dehors et tendent à se sou-

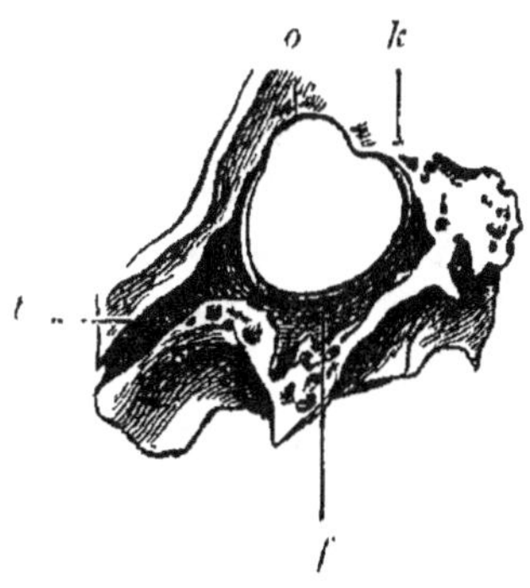

Fig. 7. — Rainure de la membrane tympanique à l'extrémité interne du conduit auditif, vue de l'intérieur de la caisse. (Politzer.)

f, rainure de la membrane tympanique. — o, segment antéro-supérieur sans rainure du cadre tympanique, ou incisure de Rivinus. — k. paroi osseuse de la caisse derrière la membrane — t, paroi externe de la caisse se prolongeant dans la trompe d'Eustache (oreille droite).

der. A trois ans, ces deux parties sont ordinairement soudées, le conduit auditif osseux est alors formé

La gouttière osseuse dirigée en haut et en arrière, dépendance de l'os tympanique, forme la paroi antéro-inférieure du conduit, qui est très mince. Elle constitue, en même temps, le fond de la cavité glénoïde (fig. 12). Chez le jeune enfant, il existe constamment en ce point une lacune qu'on retrouve souvent jusqu'à huit ou dix ans, et qui provient d'un défaut d'ossification. Chez les gens âgés, on oberve souvent aussi en ce point une lacune que Zuckerkandl attribue à la résorption et surtout à l'usure produite par le frottement du maxillaire. La paroi postéro-supérieure du conduit est formée entièrement chez l'adulte par un bourrelet émané de la portion écailleuse et qui s'est accolée à l'apophyse mastoïde (fig. 40). Dans la partie supérieure, la paroi supérieure du conduit est très épaisse, elle atteint 8 millimètres ; elle est formée de deux tablettes de tissu compact, séparées par du tissu spongieux. En arrivant

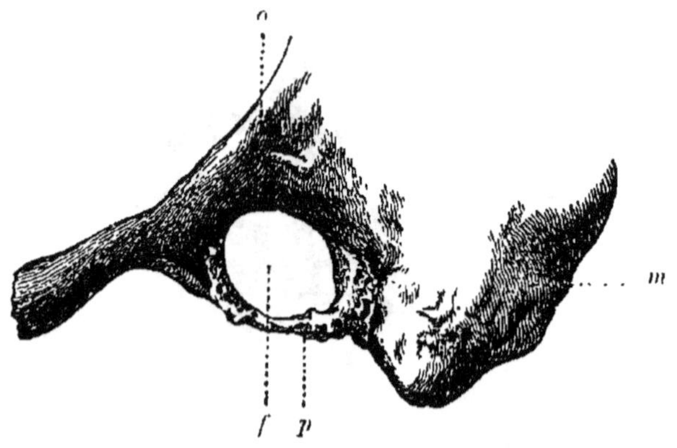

FIG. 8. — Conduit auditif osseux de l'adulte.

o, partie horizontale de l'écaille (paroi supérieure du conduit auditif). — p, partie tympanique. — l, lumière du conduit auditif. — m, apophyse mastoïde.

près de la cavité tympanique, les deux tablettes s'écartent et constituent une niche dans laquelle est logée l'articulation du marteau et de l'enclume (fig. 22); cette paroi limite en même temps la fosse cérébrale moyenne. La paroi postérieure peut, au point de vue chirurgical, être considérée comme formée par l'apophyse mastoïde; mais, en réalité, elle est constituée par une lame provenant de la portion écailleuse, qui s'est soudée à la paroi antérieure de l'apophyse mastoïde. Cette paroi est très mince, lorsque le système des cellules mastoïdiennes est très développé (fig. 40 en particulier et fig. 41) ; et, dans ce cas, le pus qu'elles renferment arrive à se frayer facilement une voie vers le conduit. Parfois, au contraire, ordinairement lorsque l'apophyse mastoïde est de petite taille, la paroi est très épaisse et très compacte.

L'orifice externe du conduit auditif osseux est formé en avant et en bas par les bords tranchants et bien nets de la gouttière osseuse développée aux dépens de l'os tympanal, en haut, ce bord coïncide avec la ligne d'union des lames horizontale et verticale de la portion écailleuse du temporal ; il est ordinairement peu marqué, si ce n'est lorsqu'il existe

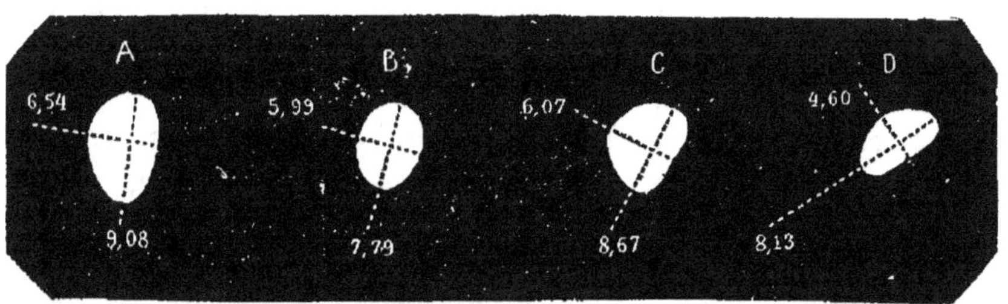

Fig. 9. — Forme et dimension du conduit auditif externe. (D'après Bezold.) (Testut, *Anatomie humaine*.)

Coupe transversale du conduit pratiquée : *A*, au commencement de la portion cartilagineuse ; — *B*, au niveau de la fin de la portion cartilagineuse ; — *C*, au niveau du commencement de la portion osseuse ; — *D*, au niveau de la fin de la portion osseuse.

sur ce bord une épine, la *spina supra meatum* [1], signalée par Henle et dont Bezold a montré l'importance chirurgicale ; le bord postérieur n'est pas distinct.

Le **conduit cartilagineux** (fig. 3, 4), dont nous avons déjà parlé en étudiant le pavillon, est uni au conduit osseux par un tissu membraneux élastique ; le conduit cartilagineux et le conduit osseux réunis, forment un tube unique, le conduit auditif externe, dont nous allons étudier *la forme, la capacité, la longueur et la direction.*

Les sections du conduit auditif ne sont pas des cercles

[1] La spina supra meatum se voit le mieux dans la figure représentant l'opération de Stacke, chap. xiii.

(fig. 4, 9) mais des ovales ; de plus, les diamètres du conduit auditif externe sont très variables. A partir de l'orifice externe qui n'est bien limité qu'en arrière, du côté de la conque, par un repli, la cavité du conduit va en se rétrécissant, l'entrée est d'ordinaire très large chez l'adulte, elle l'est beaucoup moins chez l'enfant et le vieillard ; le tube se rétrécit rapidement (fig. 9), et on arrive à l'isthme qui est la partie la plus étroite du conduit ; elle est marquée par un bourrelet situé sur les faces antérieure et inférieure, au point où l'extrémité, taillée en biseau, du cartilage (fig. 3), s'unit à la paroi osseuse. Ce bourrelet est plus au moins développé, il masque, dans la plupart des cas, le tympan[1] et parfois rend même difficile, en raison de son développement, l'introduction du spéculum. Pour l'effacer, il faut opérer des tractions en haut et en arrière, sur le pavillon. A partir de l'isthme, les diamètres du conduit augmentent rapidement, il devient ampullaire et sa face inférieure se creuse d'une dépression, *sinus de Meyer* ; il se rétrécit en approchant du tympan et se dilate encore au niveau même de la membrane (fig. 10).

Mesures d'après Bezold.

	Gr. Dm.	Pet. Dm.
Extrémité externe du conduit cartilagineux.	9,0	6,5
— interne	7,7	5,9
— externe du conduit osseux . . .	8,6	6,7
— interne	8,1	4,6
Tympan.	11,0	9,0

La paroi supéro-postérieure est légèrement concave, la paroi antéro-inférieure est fortement convexe, et sa convexité est la plus forte au niveau du repli. Si on tire une

---

[1] Parfois cependant, mais assez rarement, on peut apercevoir la plus grande partie du tympan sans spéculum, en opérant la traction sur le pavillon ; et, plus rarement encore, directement, sans avoir besoin de recourir à aucune manœuvre.

verticale, perpendiculaire à ce repli, elle se trouvera très rapprochée, en arrière, de la marge du tympan, tandis qu'en avant, le bourrelet est situé à 7 à 8 millimètres du tympan ; *la membrane du tympan forme donc avec le con-*

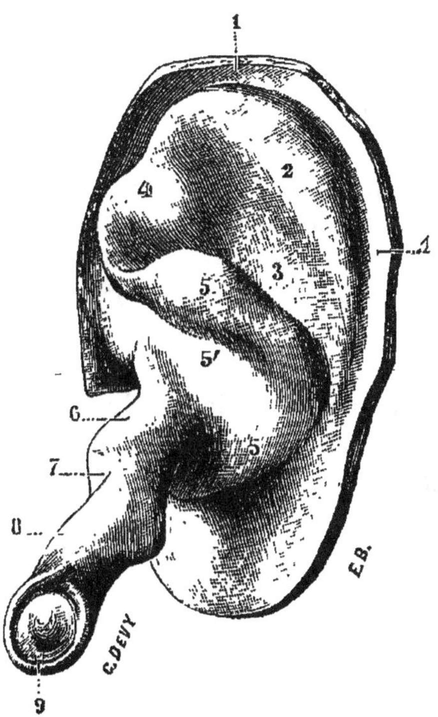

Fɪɢ. 10. — Moule de l'oreille externe (oreille droite).
(Testut, *Anatomie humaine.*)

1. circonférence du moule répondant à l'hélix. — 2, saillie correspondant à la gouttière de l'hélix. — 3, empreinte de l'anthélix. — 4, moule de la fossette naviculaire. — 5, 5, saillie correspondant à la conque, avec 5' la dépression qui forme la racine de l'hélix. — 6, moule de la première portion du conduit auditif externe, oblique en dedans et en avant. — 7, deuxième portion de ce conduit, dirigée en sens inverse. — 8, troisième portion, se portant, comme la première, un peu en avant et en dedans. — 9, empreinte de la membrane du tympan.

duit un angle aigu, dont l'ouverture est dirigée en arrière et en haut.

Le conduit, mesuré du tragus, a, en moyenne, 35^{mm},2, dont 24 appartiennent à la partie cartilagineuse ; mesuré à partir du bord postérieur, il a 24 millimètres, dont 8 pour la partie cartilagineuse, on peut déduire de ces chiffres la différence de longueur des parois et des parties cartilagineuses et osseuses qui les composent.

Le conduit auditif externe n'est pas un tube rectiligne, dirigé perpendiculairement au plan médian qui traverse la tête, dans le sens antéro-postérieur du corps. Si l'on considère sa direction générale, il est oblique, par rapport à ce plan et forme avec lui un angle ouvert en arrière.

La portion cartilagineuse est dirigée en arrière et en haut, et la partie osseuse en avant et en bas ; les deux parties du conduit forment donc un angle ouvert en avant et en bas. Le sommet de cet angle correspond à l'isthme et à partir de ce point, le conduit descend vers l'intérieur, comme vers l'extérieur.

Chez l'enfant naissant, le conduit est très court, il est aplati de haut en bas et les parois sont appliquées l'une contre l'autre.

Artères et veines. — Les artères antérieures viennent de l'auriculaire profonde, rameau de la maxillaire interne et des auriculaires inférieures, qui aboutissent au tragus. L'artère auriculaire postérieure se distribue à la paroi postérieure du conduit.

Les veines s'ouvrent dans la veine faciale postérieure, les postérieures accompagnent l'artère auriculaire postérieure et aboutissent dans la veine temporale, ou directement dans la veine jugulaire externe.

Sappey affirme qu'il n'existe pas de vaisseaux lymphatiques dans la portion interne du conduit, qu'ils seraient limités à la portion cartilagineuse.

Les **nerfs** du conduit proviennent :

1° Du nerf auriculo-temporal, branche de la cinquième paire ;

2° D'un rameau émané du pneumogastrique, ce qui

explique la toux, les vomissements et les syncopes qui se produisent pendant les manœuvres faites dans le conduit et même parfois, simplement, par l'introduction du spéculum ;

3° De la branche auriculaire du plexus cervical superficiel.

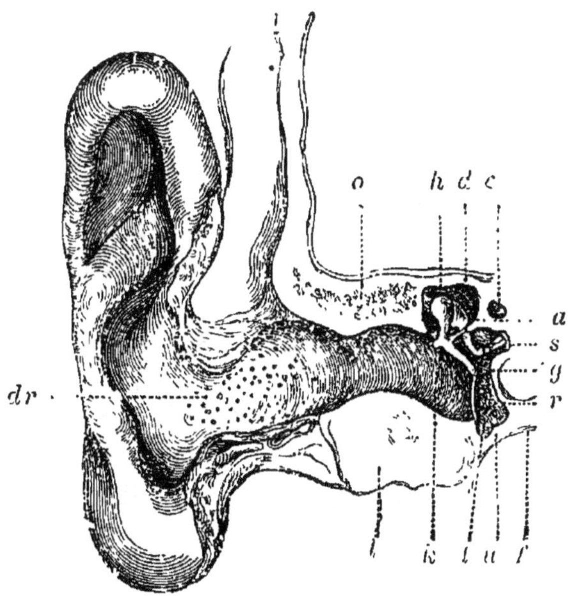

FIG. 11. — Section frontale du conduit auditif externe de la membrane du tympan et de la caisse. (Politzer.)

o, espaces cellulaires de la paroi supérieure du conduit auditif, en communication avec l'oreille moyenne. — *d*, toit de la caisse. — *u*, paroi inférieure. — *t*, cavité tympanique. — *r*, membrane du tympan. — *h*, tête du marteau. — *g*, manche du marteau. — *a*, enclume. — *s*, étrier. — *c*, canal de Fallope. — *f*, fosse jugulaire. — *dr*, ouverture des glandes dans le conduit auditif externe.

La peau du conduit est très épaisse dans la région cartilagineuse, très mince, au contraire, dans la région osseuse. Le conduit de l'enfant est rempli de poils laineux. Le conduit cartilagineux de l'adulte présente des poils, des glandes sébacées et des glandes en peloton. Buchanan et von Troltsch ont montré qu'il y a aussi des glandes dans

une partie de la région osseuse. Les glandes sébacées sont
annexées aux poils; les glandes en peloton, qui ressem-
blent par leur structure aux glandes sudoripares, s'ouvrent
d'abord dans les tubes pilifères, puis, plus tard, par des
orifices distincts. On voit les orifices de ces glandes dans
la figure 14 en *dr*.

La peau du conduit osseux présente des papilles, qui
peuvent devenir l'origine de polypes durs.

TÉRATOGÉNIE

Les anomalies congénitales du conduit auditif externe
sont toujours associées à des anomalies du pavillon. La
plus fréquente de ces anomalies est l'atrésie osseuse unilatérale ou bilatérale.

Le conduit peut être entièrement remplacé par une
masse osseuse compacte ou bien son trajet n'est indiqué
que par un tractus fibreux. L'orifice du conduit est représenté par une dépression plus ou moins profonde, qui peut
même représenter la plus grande partie du conduit cartilagineux. On a observé des brides, ou même des cloisons
membraneuses, complètes, du conduit. On a également
signalé la duplicité congénitale du conduit, mais ce fait
doit être accepté avec réserve.

OREILLE MOYENNE

MEMBRANE DU TYMPAN

La membrane du tympan est une cloison membraneuse
soudée intimement au manche du marteau et qui sépare,
d'une façon complète, le conduit auditif externe de la
caisse. Ainsi que nous le verrons, la première fente branchiale se transforme en la caisse et la trompe; le conduit

auditif externe, après la fermeture de l'orifice externe de la première fente branchiale, s'est développé par une invagination venue de l'extérieur, dont l'orifice entouré de bourgeons se trouve situé au-dessus de l'arc maxillaire et de l'arc hyoïdien. La membrane du tympan est représentée

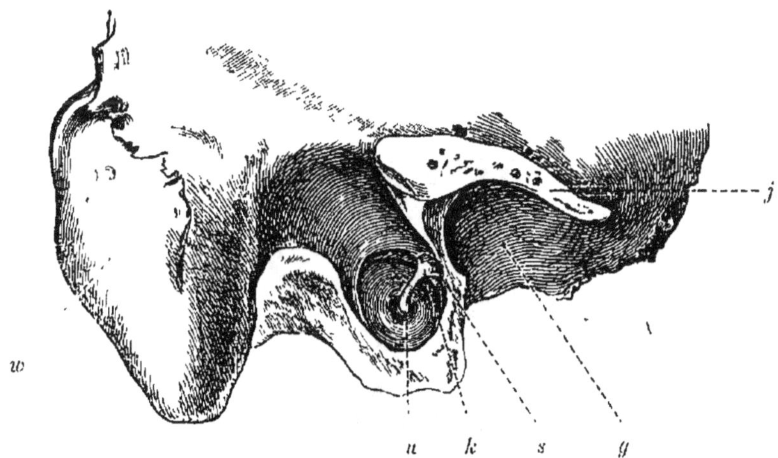

Fig. 12. — Face externe de la membrane tympanique, grandeur naturelle. (Politzer.)

k, courte apophyse du marteau. — *u*, extrémité inférieure du manche du marteau *umbo*. — *s*, membrane flaccide de Schrapnell. — *g*, cavité glénoïdale. — *w*, apophyse mastoïde. — *j*, surface de section de l'apophyse zygomatique (oreille droite).

d'abord par une masse épaisse de tissu embryonnaire, qui ne deviendra une membrane, que par suite de la résorption, du côté de la caisse, de la plus grande partie de ce tissu.

Cette membrane, vue de l'extérieur, est de forme assez variable, mais se rapprochant ordinairement d'un ovale irrégulier, dont le grand diamètre, représenté par une verticale abaissée de l'épine tympanique postérieure vers le bas, mesure 9^{mm},2 et le diamètre horizontal 8^{mm},5 (Bezold). Son épaisseur, d'après Henle, est de 0^{mm},10.

La membrane du tympan, qui avait, chez l'embryon, une

position presque horizontale, se relève ensuite, et, d'après
Pollack, aurait déjà, chez le nouveau-né, la même inclinaison
que chez l'adulte.. Elle forme avec la paroi inférieure du
conduit un angle de 35 à 40° et, de plus, n'est pas perpendiculaire à l'axe du conduit, mais forme avec cet axe un
angle aigu en arrière et obtus en avant; *de telle façon que
la région postéro-supérieure du tympan se trouve plus rapprochée de 6 à 7 millimètres de l'entrée du conduit auditif
externe, que la région antéro-inférieure.*

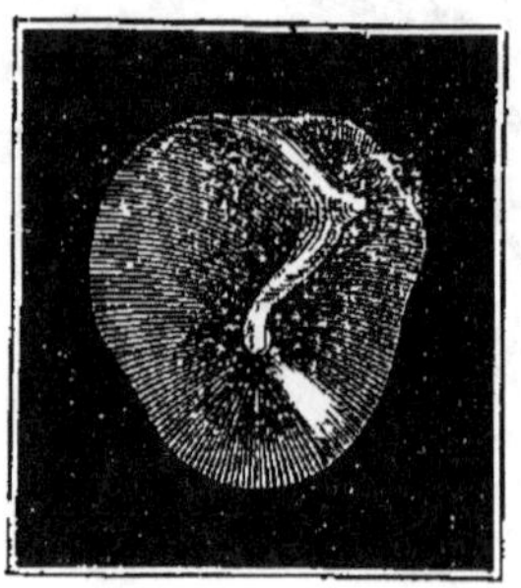

Fɪɢ. 13. — Image normale de la membrane tympanique
de l'oreille droite, grossie 2 fois. (Politzer.)

Plus la membrane du tympan se rapproche de la verticale et mieux elle est disposée pour être impressionnée
par le contact des ondes sonores. Chez les crétins, on
aurait observé une forte inclinaison du tympan. On a prétendu que chez les musiciens la membrane du tympan
avait une position plus verticale, mais l'accord ne s'est
pas encore fait sur ce point, parmi les observateurs.

La membrane du tympan ne forme *pas un plan, mais
bien une sorte d'entonnoir ou de cône, à sommet dirigé en
dedans* (fig. 11, 16). Mais cependant, cette disposition ne
peut être considérée comme essentielle, car les Cétacés,
parmi les Mammifères et les Oiseaux, ont un tympan bombé
vers l'extérieur. Le cône est d'autant plus élevé que le

manche du marteau attire davantage en dedans la membrane à laquelle il est intimement lié.

Le *manche du marteau* se voit à travers la membrane, comme une strie blanche, dirigée un peu obliquement de haut en bas et d'avant en arrière. Son extrémité libre, un

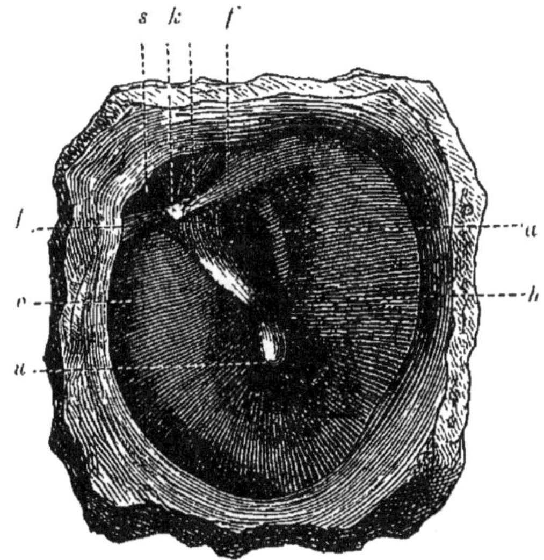

Fig. 14. — Face externe de la membrane du tympan de l'adulte grossie 3 fois 1/2. (Politzer.)

k, courte apophyse du marteau. — *u*, extrémité inférieure du manche du marteau (ombilic). — *v*, segment antérieur. — *h*, segment postérieur de la membrane tympanique. — *f*, pli antérieur. — *f'*, pli postérieur de la membrane tympanique. — *s*, membrane de Schrapnell. — *a*, longue apophyse de l'enclume, vue par transparence.

peu élargie et entourée d'une auréole blanchâtre, correspond à l'ombilic du tympan, *umbo*, qu'il divise en un segment antérieur plus petit et un segment postérieur plus grand. Au niveau d'une ligne qui rejoindrait les deux épines tympaniques et qui forme la corde de l'incisure arciforme de Rivinus, le manche présente une saillie conique, l'*apophyse externe* ou *courte apophyse du marteau ;* elle est très blanche à l'état normal et constitue le premier point de repère qui doive guider l'œil dans l'examen du tympan. Au-dessus de ce point, le marteau abandonne la membrane et devient invisible. L'apophyse externe est réunie en avant et en arrière aux deux épines tympaniques par deux replis ; le postérieur est sensiblement plus marqué. Le mouvement qui porte le manche du marteau en dedans, étant un mouvement de bascule autour d'un axe

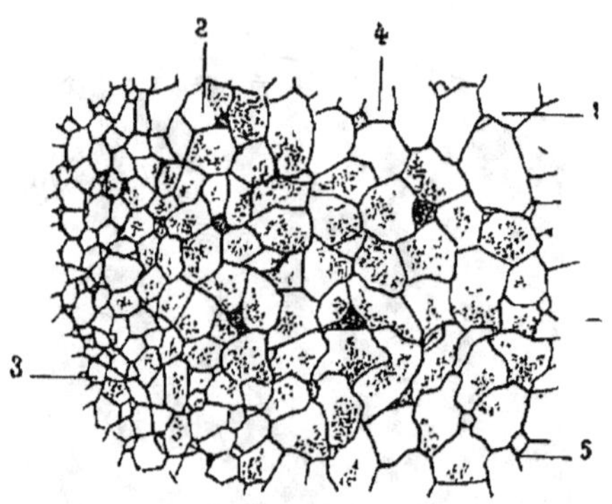

Fig. 15. — Epithélium de la couche muqueuse de la membrane du tympan, après l'imprégnation de nitrate d'argent. (D'après Kessel.) (Testut, *Anatomie humaine.*)

On y voit les cellules plates polygonales de différentes grandeurs, 1, 2, 3, 4, séparées par des lignes cimentaires, 5, très nettes et continues ; sur certains points, se trouvent, entre les cellules, de petits espaces noirs, probablement des stomates.

qui passe justement par ces replis, lorsque l'ombilic est le plus rétracté, l'apophyse externe et les replis se trouvent saillir le plus fortement en dehors.

On appelle *membrane flaccide* ou de *Schrapnell*, la portion membraneuse située au-dessus des replis ; elle est d'une structure très différente de celle du tympan proprement dit et présente toujours une voussure vers l'extérieur.

La membrane du tympan est sertie, à la façon d'un verre de montre, dans une rainure que présente l'os tympanique (fig. 7) ; cette rainure est interrompue au niveau de l'incisure de Rivinus et la membrane de Schrapnell se continue directement avec le tégument de la voûte du conduit.

La membrane du tympan est formée par un tégument externe ; un tégument interne et, entre les deux, la lame propre.

La *couche externe* est constituée par plusieurs plans de cellules cornées, au-dessous desquelles se trouve une couche dermique ; elle ne possède ni poils ni papilles. D'après Urbantschitsch, elle contiendrait des glandes, qui, d'après Kessel, n'existeraient pas. En arrière du manche, la couche dermique s'épaissit et constitue un cordon, appelé autrefois ligament externe du marteau.

La *couche interne* se continue avec le revêtement de la caisse, elle est formée d'un épithélium plat, disposé en une seule strate. Entre les cellules, l'imprégnation d'argent montre des *stomates* qui communiquent avec les espaces lymphatiques réservés dans la lame basilaire anhiste, sous-jacente (fig. 15).

La *membrane propre* se compose d'une couche externe de fibres radiées et d'une couche interne de fibres annulaires.

Les fibres qui se trouvent comprises au-dessous de l'horizontale passant par le disque terminal du manche, rayonnent à partir de ce point comme centre d'insertion ; les autres fibres, situées au-dessus de cette ligne, jusqu'au niveau des plis du tympan, viennent s'insérer de chaque côté du manche ; elles ont une direction horizontale.

Les fibres annulaires s'insèrent, comme les précédentes, de chaque côté du manche ; elles manquent au niveau de l'ombilic.

Toutes ces fibres jouissent d'une très grande élasticité. Lorsque, sur un tympan normal, on fait à la périphérie une section annulaire complète, elles peuvent se rétracter au point que l'on ne voie plus de trace du tympan.

Elles s'unissent au manche et à l'apophyse externe, par l'intermédiaire d'un tissu cartilagineux, très développé autour de l'extrémité du manche, à qui il constitue une auréole, *la tache jaune*. Ce cartilage représente le résidu, non ossifié, du cartilage embryonnaire du marteau.

A la périphérie, les fibres radiées s'insèrent dans la rainure de l'os tympanique. Draispul les considère comme une émanation directe du périoste; cependant, il existe autour du tympan, logé dans la rainure, un anneau marginal cartilagineux, interrompu au niveau de l'incisure de Rivinus et qui est en partie visible à l'œil nu.

La membrane de Schrapnell ne possède pas de substance propre, ses parties centrales sont formées de tissu conjonctif, condensé au niveau du ligament externe. Schrapnell y admet l'existence de fibres musculaires striées. Quoi qu'il en soit sur ce point, cette membrane peu rigide et peu élastique, doit être considérée comme le prolongement du tégument de la partie supérieure du conduit. Il est probable, que chez certaines espèces animales et chez certains Hommes, les mouvements du pavillon peuvent se transmettre, par l'intermédiaire du tégument du conduit, à la membrane et de là aux osselets [1].

L'absence de forme propre rend la membrane très mobile; normalement, elle est plane ou plutôt un peu voûtée en dehors.

La membrane muqueuse, membrane interne du tympan, dérive de l'épithélium de la fente branchiale. La couche externe dérive de l'ectoderme invaginé (de la seconde invagination qui a donné naissance au conduit auditif externe), et la couche moyenne n'est autre que le mésoderme de l'arc branchial, fortement réduit par suite de la résorption. (Voir *le Développement de la caisse*.)

Le foramen de Rivinus, admis par plusieurs auteurs, dans

---

[1] Il serait à étudier par l'embryologie et l'anatomie comparée, si les fibres conjonctives, formant le ligament externe du marteau, ne dérivent pas de fibres musculaires et si cette bande de tissu mérite, chez certains animaux et peut-être, exceptionnellement, chez l'Homme, le nom de muscle externe du marteau et contribuerait à relâcher la membrane du tympan, en tirant le manche en dehors.

cette membrane, n'existe jamais à l'état physiologique. On n'y constate que des perforations pathologiques.

Artères. — La couche cutanée reçoit une artère principale, en haut et en arrière du manche ; cette artère, branche de l'auriculaire profonde, arrivée à l'umbo, se porte en haut et en avant et fournit à toute la membrane des rameaux rayonnants, qui s'anastomosent à la périphérie.

La couche muqueuse reçoit des vaisseaux, moins volumineux de l'artère tympanique externe, branche de l'artère auriculaire profonde et de l'artère tympanique interne qui naît de l'artère stylo-mastoïdienne et parfois de la carotide interne ou externe. Les deux réseaux tympaniques sont reliés par des anastomoses et des artères perforantes logées dans la substance propre et la couche moyenne de la membrane de Schrapnell.

Veines. — Deux veines accompagnent d'ordinaire chaque artère ; celles du réseau externe s'ouvrent dans la veine jugulaire externe, celles du réseau interne, en partie dans les plexus de la trompe et de l'articulation maxillaire, en partie dans les veines de la dure-mère et le sinus latéral.

Les **lymphatiques**, d'après Kessel, se trouveraient dans les trois couches du tympan et s'ouvriraient par les stomates de la couche muqueuse, comme à la surface des séreuses. Ils s'anastomosent également avec ceux de la caisse et de la peau du conduit.

Nerfs. — Il existe des nerfs dans les trois couches du tympan. Les nerfs de la couche cutanée viennent du rameau auriculo-temporal du trijumeau, ceux de la couche muqueuse, du plexus tympanique, formé par l'anastomose du trijumeau et du glosso-pharyngien. Kessel a décrit, sous la couche cutanée, un plexus nerveux.

La **couleur** du tympan est variable ; chez l'enfant, en

raison de l'épaisseur de la couche épidermique, le tympan est d'un gris sale, chez l'adulte, il est gris perle, mais plus sombre en avant qu'en arrière, à cause de la profondeur de la caisse dans cette région. Chez le vieillard, il redevient blanchâtre.

Lorsqu'on examine le tympan, on constate dans le quadrant antéro-inférieur, l'existence d'un *triangle lumineux*, obliquement dirigé de haut en bas et d'arrière en avant, dont le sommet arrive à l'umbo et dont la base n'atteint pas tout à fait la périphérie. Cette apparence est due simplement à la forme en entonnoir du tympan ; toute région du tympan qui reçoit les rayons lumineux sous un angle qui lui permet de les renvoyer à l'œil de l'observateur, paraît lumineuse. (Voir *Symptomatologie générale.*)

TÉRATOGÉNIE

On ne connaît pas de malformations isolées du tympan. Dans l'atrésie osseuse du conduit, il n'existe jamais de tympan, parce que l'anneau tympanique ne se développe pas, la cloison osseuse représentant le tympan. Les prétendues observations de tympans doubles, sont dues à la présence de fausses membranes.

CAISSE DU TYMPAN

La caisse du tympan est une cavité dont la forme peut être comparée à un prisme triangulaire irrégulier, comprimé de dehors en dedans (Henle). On y distingue six parois.

La **paroi interne ou labyrinthique** (fig. 41, 16-22, fig. 32, 33, 46, 48). A la partie supérieure, se trouve la fenêtre ovale, fermée par la platine de l'étrier et conduisant dans le vestibule, elle est placée au fond d'une niche profonde, dont le rebord supérieur est fortement convexe, le bord

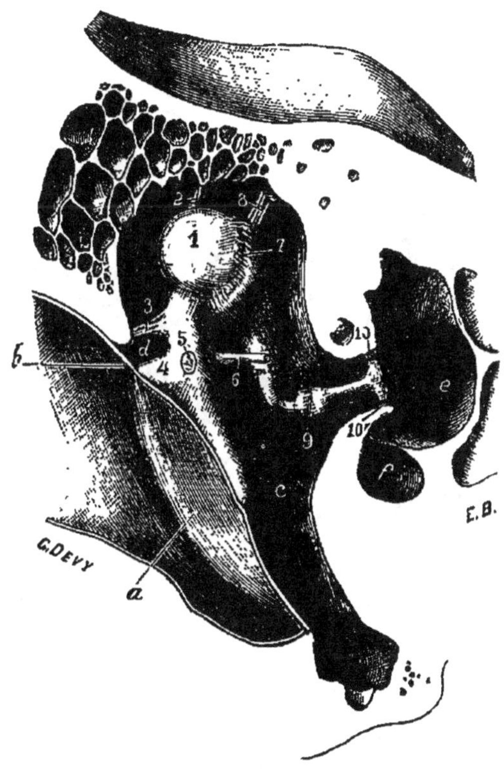

FIG. 16. — La chaîne des osselets et leurs ligaments, vus par leur face antérieure, sur une coupe vertico-transversale de la caisse. (Testut, *Anatomie humaine*.)

1, marteau. — 2, son ligament supérieur. — 3, son ligament externe. — 4, sa courte apophyse. — 5, surface de section de son apophyse grêle. — 6, tendon du muscle du marteau. — 7, capsule de l'articulation du marteau avec l'enclume. — 8, ligament supérieur de l'enclume. — 9, capsule de l'articulation de l'enclume avec l'étrier. — 10. 10', ligament annulaire de l'étrier.

a, membrane du tympan. — *b*, membrane de Schrapnell. — *c*, caisse du tympan. — *d*, poche de Prussak. — *e*, vestibule, avec les orifices des canaux semi-circulaires. — *f*, rampe tympanique du limaçon.

inférieur, légèrement concave. Le grand diamètre, long de 3,5 à 4 millimètres, est oblique d'avant en arrière et de haut en bas. Sa profondeur varie de 1,5 à 2 millimètres, l'axe qui mesure cette dimension est dirigé obliquement de dehors en dedans et en bas. Au-dessus de la fenêtre ovale, on observe le coude du canal de Fallope, renfermant

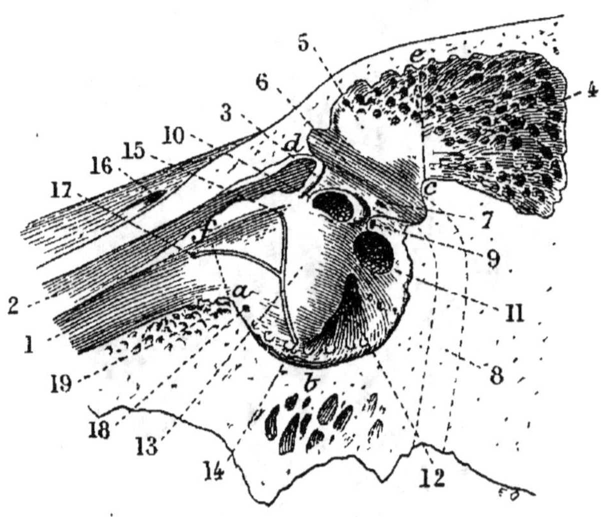

FIG. 17. — Paroi interne du tympan gauche. Grossiss. 2.
(Schwalbe.)

a, b, c, d, f, limites du tympan. — *c, d, e*, recessus épitympanique (*aditus ad antrum*).

1, trompe osseuse. — 2, demi-canal du tenseur du tympan. — 3, processus cochleariformis. — 4, antre mastoïdien. — 5, recessus épitympanique avec le bourrelet lisse qui correspond aux ampoules des canaux semi-circulaires externe et antérieur. — 6, bourrelet du facial. — 7. déhiscence du canal facial. — 8, le trajet du canal facial en dehors de la caisse est indiqué par des lignes ponctuées. — 9, éminence de l'étrier, avec perforation pour le muscle de l'étrier. — 10, pelvis ovalis et fenêtre ovale. — 11, sinus tympanique. — 12, fenêtre ronde. — 13, promontoire. — 14, orifice tympanique de la partie inférieure du canal tympanique. — Entre 14 et 15, sillon tympanique ou de Jacobson pour le nerf tympanique ou de Jacobson. — 16, orifice supérieur du canal tympanique. — 17, orifice du canalicule pour le petit nerf pétreux profond. — 18, orifice du canalicule carotico-tympanique. — 19, cellules pneumatisées de la trompe.

le nerf facial, qui vient du canal auditif interne, passe au-dessus du vestibule, se réfléchit à ce niveau, descend vers le trou stylo-mastoïdien, en restant dans le voisinage de la ligne d'union entre la paroi interne et la paroi postérieure de la caisse. La paroi osseuse du canal présente souvent des lacunes. Au-dessus et en arrière du canal de Fallope, le canal semi-circulaire externe fait une forte saillie.

En avant et au-dessus de la fenêtre ovale se trouve la terminaison du demi-canal du tenseur du tympan. Ce canal, dirigé souvent en arrière, au-dessus du canal osseux

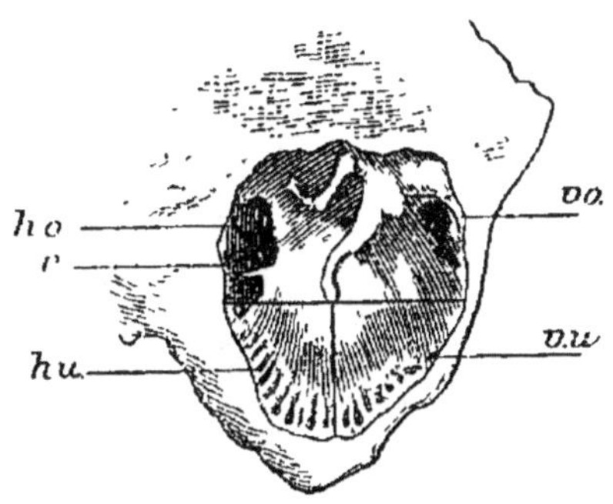

Fig. 18. — Projection de la paroi interne de la caisse sur la membrane du tympan. (D'après Politzer.)

v. o. quadrant antéro-supérieur du tympan. — v, u, quadrant antéro-inférieur. — h, o, quadrant postéro-supérieur. — h, u, quadrant postéro-inférieur. — r, niche de la fenêtre ronde.

de la trompe, dont il est séparé par une cloison, souven incomplète, se trouve placé dans la caisse, à la limite entr les parois supérieure et inférieure, il se termine en fac de la partie coudée du canal de Fallope, par une sailli creusée d'une perforation en forme de cuiller, le processu cochléaire, dans laquelle glisse le tendon du tenseur d tympan, qui se dirige à angle droit vers l'extérieur, pou rejoindre le marteau.

A 3 à 4 millimètres au-dessous de la fenêtre ovale, o voit l'orifice dirigé en arrière de la niche de la fenêtr ronde. Il est limité, en avant, par un sourcil saillant qu représente le bord postérieur du promontoire, en bas pa

le plancher de la caisse, en arrière par une dépression
plus ou moins bien développée, le sinus tympanique (Steinbrügge) dont il est parfois séparé par un petit bourrelet.
Au fond de cette niche, se trouve la fenêtre ronde, haute

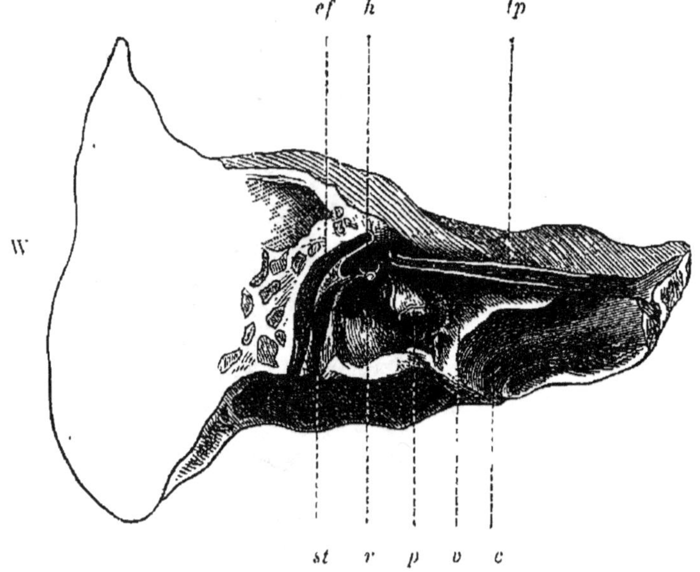

Fig. 19. — Paroi interne de la caisse. (D'après Politzer.)

h, fenêtre ovale avec l'étrier. — *r*, fenêtre ronde. — *p*, promontoire. — *st*,
muscle de l'étrier. — *c*, *f*, canal de Fallope. — *t*, *p*, canal pour le tenseur tympanique. — *w*, apophyse mastoïde.

de 1,6 à 3 millimètres, large de 1 à 3 millimètres. La
fenêtre ronde est fermée par la membrane de la fenêtre
ovale (tympan secondaire de Scarpa), mince et concave
vers la caisse, séparant cet organe de la rampe cochléaire.

Entre les deux fenêtres et en avant d'elles, la paroi
interne est constituée par le promontoire, elle est encore
limitée en haut par le canal du tenseur, en avant par le
canal carotidien ; cette région est fortement saillante vers
l'extérieur. Au-dessous et parfois très près de la surface,
on rencontre le limaçon. La surface du promontoire est

creusée de canalicules qui logent les filets du plexus nerveux de Jacobson.

La **paroi inférieure** (fig. 20), qui a une largeur de 5 à 7 millimètres, présente de très grandes variations d'épaisseur, qui sont en rapport avec les variétés de développement de la fosse jugulaire.

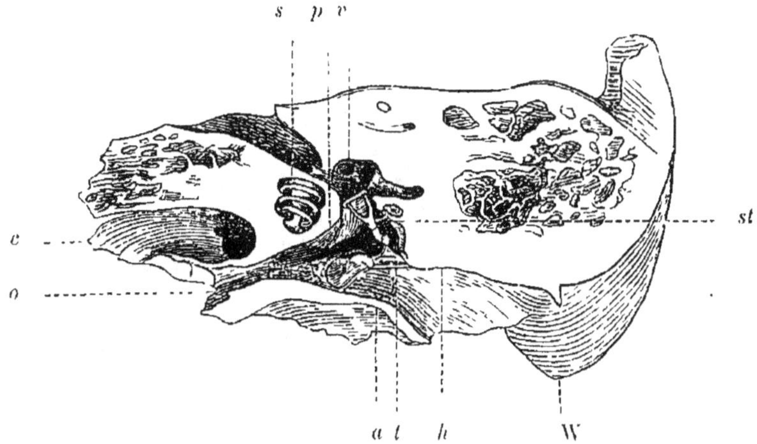

Fig. 20. — Coupe horizontale de l'organe auditif.(D'après Politzer.)

a, paroi antérieure du conduit auditif osseux. — *h*, sa paroi postérieure. — *t*, section de la membrane tympanique, du manche du marteau et de la poche postérieure. — *p*, promontoire. — *o*, ouverture tympanique de la trompe. — *st*, étrier réuni à l'extrémité inférieure de la longue apophyse de l'enclume et au tendon de l'étrier. — *w*. apophyse mastoïde. — *s*, limaçon. — *v*, vestibule. — *c*, canal carotidien.

On sait que le sinus latéral droit est souvent plus développé que le gauche ; plus le trou déchiré est grand, plus la fosse jugulaire est développée ; lorsqu'elle l'est fortement, le plancher de la caisse, qui, au moins en partie, correspond à la fosse jugulaire, est très mince. Cette paroi, bombée du côté de la caisse, peut même présenter des lacunes ; lorsque la fosse jugulaire est peu profonde, la paroi inférieure osseuse est épaisse et très rugueuse à sa surface, le plancher de la caisse est alors plan ou concave.

La **paroi antérieure** (fig. 20) présente en haut un orifice irrégulier, l'orifice tympanique de la trompe, surmonté du canal du tenseur du tympan. Au-dessous, la lame osseuse, qui constitue la paroi antérieure, forme en même temps la paroi postérieure du canal carotidien ; elle peut être d'une extrême minceur ou même présenter des lacunes.

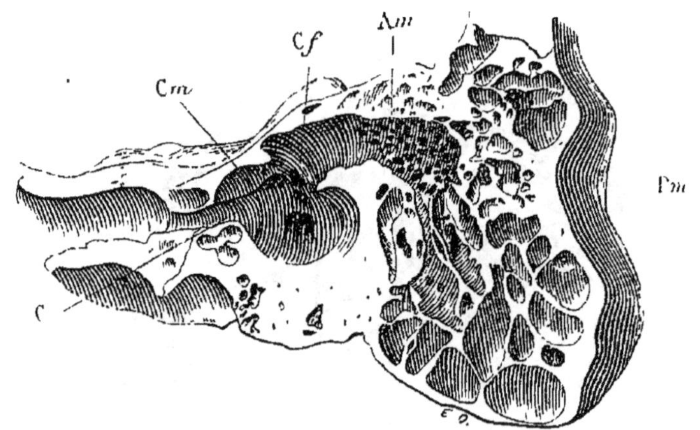

Fig. 21. — Temporal gauche, montrant la paroi interne de la caisse. (D'après Zuckerkandl.)

Pm, apophyse mastoïde. — *Am*, antre mastoïdien. — *Cf*, canal facial. — Entre *Am* et *Cf*, le recessus épitympanique. — *Cm*, canal du tenseur du tympan. — *C*, canal carotidien sous le plancher de la trompe osseuse.

La **paroi postérieure** de la caisse (fig. 17, 20, 21, 22, 46) présente dans sa partie la plus élevée un orifice triangulaire, l'*aditus ad antrum* ; la base de cet orifice est formée par le *tegmentum tympani*, le bord externe, par l'écaille du temporal et le bord interne par le canal semi-circulaire externe ; au-dessous, le bord postérieur rugueux présente une saillie pyramidale, dirigée en avant et en dehors, dont le sommet perforé laisse sortir le tendon du muscle de l'étrier ; de cette région partent des trabécules osseuses, qui se dirigent vers la fenêtre ovale et le sinus tympanique. Plus bas, enfin, on observe une saillie, dans laquelle se trouve logée l'extrémité de l'apophyse styloïde. Le trou de la corde du tympan est placé entre cette saillie et le bord du cadre tympanique (fig. 11, 16, 17, 19, 21, 22, 27, 35).

La **paroi supérieure** (fig. 22), dont le diamètre transversal au-dessus de la tête du marteau est de 5 à 6 millimètres, sépare la caisse de la fosse cérébrale moyenne. Elle

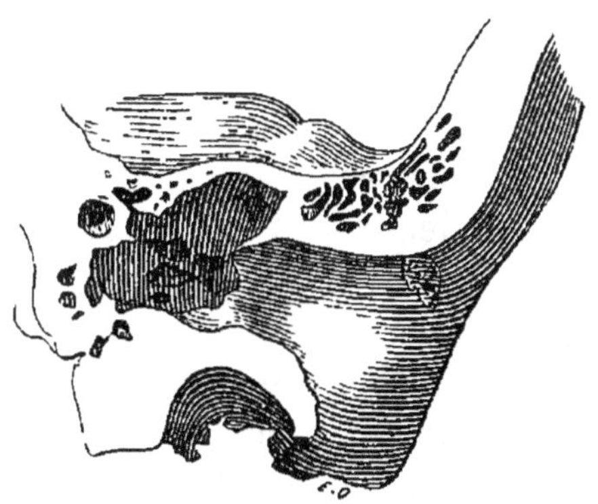

FIG. 22. — Temporal gauche. Coupe frontale passant par la paroi supérieure du conduit auditif et par la caisse, montrant bien le recessus épitympanique. (Zuckerkandl.)

est formée par l'union, au niveau de la fissure pétro-squameuse, de la face supérieure du rocher avec l'écaille temporale. Cette lame osseuse représente la partie moyenne du tegmentum tympani, dont la partie antérieure recouvre le canal du muscle tenseur, et, en arrière, l'antre. Chez l'enfant, la suture pétro-squameuse est située au-dessus de la caisse, traversée par des vaisseaux et des brides fibreuses, prolongement de la dure-mère ; chez l'adulte, elle est reportée en dehors, au-dessus du conduit auditif externe. Elle est ordinairement fermée ; parfois, cependant, une grosse veine qui rejoint la veine méningé moyenne, la traverse.

Le tegmentum tympani varie beaucoup en épaisseur c'est parfois une lame mince, transparente, et même per cée de lacunes ; d'autres fois, il est constitué par deux lames compactes séparées par du tissu spongieux ; mais, même dans ce cas, il est plus mince que la paroi supérieure du conduit. L'espace représenté par cette différence d'épaisseur, espace dont la paroi interne est formée par le labyrinthe et qui renferme l'articulation du marteau et de l'enclume, porte le nom d'*attique tympanique* ou de *recessus épitympanique*. La paroi supérieure de la caisse présente, en sa région moyenne, une crête transversale (Bezold), sur laquelle s'insère le repli de la muqueuse qui embrasse le tendon du tenseur du tympan.

La **paroi externe** est formée par la membrane du tympan, nous y reviendrons à propos des poches du tympan.

Diamètres de la caisse. — Le *diamètre transversal* de la caisse (fig. 11, 16) est plus grand dans la région antéro-inférieure que dans la région supérieure ; la rétraction du tympan vers l'intérieur fait que, au point où l'ombilic fait face au promontoire, ce diamètre est plus étroit, pour croître à partir de ce point, dans toutes les directions.

Voici, d'après Bezold, les principaux diamètres de la caisse :

Longueur de la caisse, de l'orifice de l'antre au bord antérieur de la membrane . . .	13	mill.
Hauteur au niveau de l'orifice de l'antre. 5 à	8	—
— — du marteau	15	—
Distance entre le tympan et le promontoire.	2,5	—
Profondeur de la caisse au niveau du toit .	5	—
Profondeur de la caisse au niveau du plancher.	4	—
Profondeur de la caisse au niveau de l'orifice de la trompe	3 à 4,5	—

Chaîne des osselets. — La caisse est traversée par une chaîne osseuse articulée, qui s'étend de la membrane du tympan à la fenêtre ovale et est composée de quatre pièces : *le marteau, l'enclume, l'os lenticulaire ou ossicule de Sylvius, et l'étrier.*

Le **marteau** a la forme d'une massue coudée, qui se compose de trois parties : la tête, le col et le manche. La

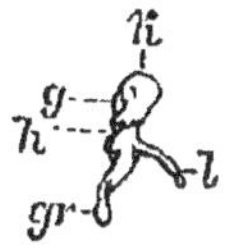

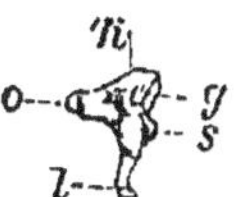

Fıg. 23. — Marteau (grandeur naturelle).

k, tête. — h, col. — gr, manche. — l, longue apophyse.
g, surface articulaire.

partie supérieure du marteau forme avec le manche un angle de 140°, tourné latéralement. La tête, renflée, porte en arrière une facette articulaire qui l'unit à l'enclume. Le

Fıg. 24. — Enclume (grandeur naturelle).

k, corps. — o, courte apophyse. — l, longue apophyse. — g, surface articulaire. — s, dent d'arrêt inférieure.

col, partie rétrécie qui supporte la tête, se continue avec le manche, qui descend presque verticalement vers le bas, plongé au milieu de la substance propre du tympan, dont les fibres s'insèrent sur lui. Le manche présente deux faces, l'antérieure et la postérieure ; deux bords, l'externe et l'interne ; dans la région la plus élevée du bord interne, à l'union du manche avec le col, se trouve la courte apophyse externe, recouverte de cartilage ; à ce même niveau, part de la face antérieure un long prolongement, ou longue apophyse, ou apophyse grêle, qui rejoint la fissure de Glaser et qui est ordinairement atrophié chez l'adulte. A son extrémité inférieure, le manche est élargi et reste enveloppé d'une couche cartilagineuse.

L'enclume ressemble à une molaire à deux racines ; sa couronne présente une facette pour recevoir la tête du marteau, avec laquelle elle s'articule ; sa petite racine,

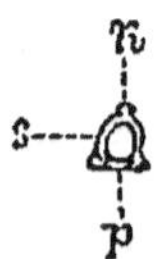

FIG. 25. — Étrier (grandeur naturelle).
k, tête. — *s*, branche. — *p*, base.

coudée horizontalement, s'articule, par sa pointe, avec une facette située sur la face postérieure du cadre tympanique et est fixée en ce point par un ligament, le ligament postérieur de l'enclume, à l'entrée de l'antre. Sa grande racine descend parallèlement au manche du marteau, tout en se portant un peu en dedans. Son extrémité tournée vers l'intérieur s'articule, par l'intermédiaire de l'os lenticulaire, avec l'étrier.

L'os lenticulaire, gros comme une petite tête d'épingle, s'articule avec la tête de l'étrier.

L'étrier se compose d'une platine, convexe vers l'intérieur, qui ferme la fenêtre ovale, de deux branches osseuses grêles, à convexité tournée vers l'extérieur, qui se rejoignent pour former la tête de l'étrier unie à l'os lenticulaire. La branche antérieure est ordinairement plus grêle et moins courbée que la branche postérieure.

Ligaments et articulations des osselets. — Le marteau s'unit à l'enclume par une surface articulaire ovale, située sur la face postérieure de la tête ; cette surface est recouverte par une mince couche de cartilage présentant une crête, qui la divise en une lèvre supérieure et une lèvre inférieure ; la surface articulaire creusée sur l'enclume est également recouverte de cartilage ; les deux osselets sont maintenus en rapport par une capsule fibreuse d'où descend un ménisque cunéiforme dans la cavité articulaire.

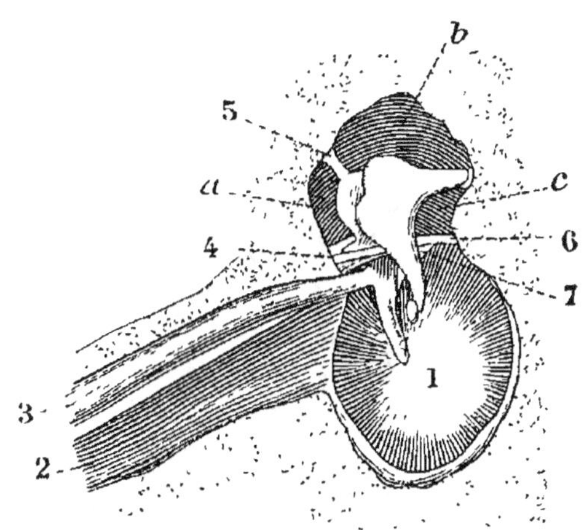

FIG. 26. — Marteau, enclume, muscle du marteau, membrane du tympan, vus de l'intérieur. Gross. 2. (D'après Schwalbe.)

1, membrane du tympan. — 2, trompe osseuse. — 3, muscle tenseur du tympan dans son canal, avec insertion de son tendon au manche du marteau. — 4, ligament antérieur du marteau entourant l'apophyse grêle. — 5, ligament supérieur du marteau. — 6, corde du tympan. — 7, partie du repli de la poche postérieure situé au-dessous de la corde.

a, cavité située en avant du marteau ; b, au-dessus ; c, en arrière de l'enclume. Sous la partie postérieure de la corde du tympan b, en r, se trouve l'orifice de la poche postérieure du tympan ; l'orifice de la poche antérieure est situé au-dessous du tendon du tenseur du tympan et de la portion antérieure de la corde du tympan.

L'articulation de la longue branche de l'enclume avec la tête de l'étrier se fait par l'intermédiaire de l'os lenticulaire, qui est reçu dans une cavité de la tête de l'étrier ; les deux surfaces maintenues en contact par une capsule, sont recouvertes de cartilage et séparées aussi par un ménisque cartilagineux.

Les bords de la fenêtre ovale sont recouverts d'un revêtement cartilagineux ; de même, la face vestibulaire de la platine est tapissée d'une couche de cartilage qui s'épa-

nouit sur ses bords et se réfléchit vers sa face supérieure.
Un ligament fibreux, annulaire, unit la platine aux bords
de la fenêtre ronde. Ce ligament a 15 µ au pôle postérieur,
100 µ au pôle antérieur ; il est plus épais en arrière qu'en

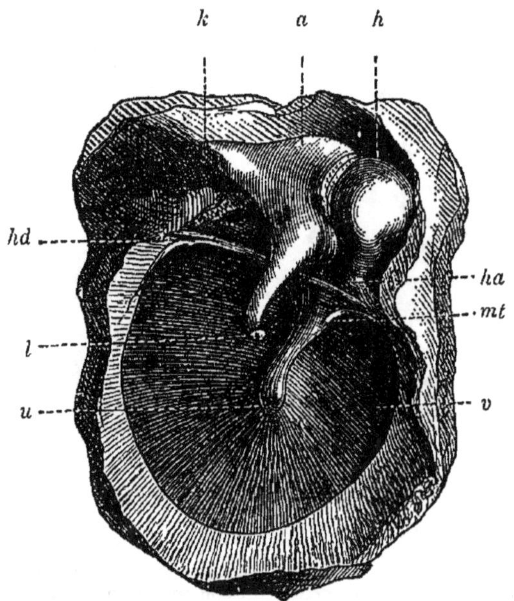

Fig. 27. — Face interne de la membrane tympanique gauche
(agrandie). (D'après Politzer.)

h, tête du marteau. — *ha*, col du marteau. — *mt*, tendon du muscle tenseur du marteau et duplicature antérieure de la membrane du tympan. —
u, extrémité inférieure du manche du marteau. — *v*, segment antérieur de la
membrane tympanique. — *hd*, duplicature postérieure de la membrane tympanique et corde du tympan. — *a*, enclume. — *k*, courte apophyse de l'enclume.
— *l*, longue apophyse de l'enclume.

avant ; c'est donc dans cette dernière région que la platine
a le plus de mobilité et qu'elle est le moins solidement
fixée.

En outre des ligaments capsulaires déjà décrits, du ligament postérieur de l'enclume et du ligament annulaire de
l'étrier, il nous reste à signaler les ligaments du marteau.

Le *ligament supérieur*, de longueur et de diamètre

variables, qui s'insère au sommet de la tête du marteau et à la voûte de l'attique.

Le *ligament antérieur*, qui contient la longue apophyse ; il représente le reste du cartilage de Meckel et pénètre

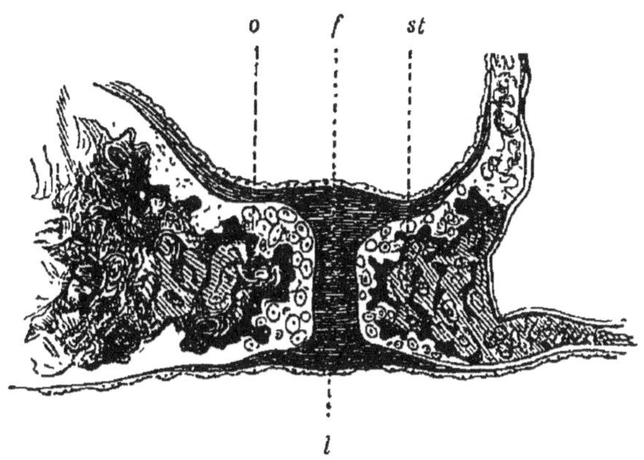

FIG. 28. — Coupe de l'articulation stapédio-vestibulaire.
(D'après Politzer.)

o, bord de la fenêtre ovale recouverte d'une couche cartilagineuse.— *st*, bord de la base de l'étrier recouvert d'une couche cartilagineuse. — *ll*, coupe du ligament annulaire de l'étrier.

dans la fente de Glaser ; il s'insère sur le col du marteau.

Le *ligament externe* du marteau s'insère à la crête de la tête du marteau et à la marge du tympan, au niveau de l'incisure de Rivinus.

Helmholtz a donné au feuillet interne de ce ligament, qui s'insère au processus cochlearis, le nom de ligament postérieur.

Lorsque ce ligament est peu développé, la corde du tympan est libre à sa surface, au lieu d'être contenue dans son intérieur.

Muscles des osselets. — Le *muscle tenseur du tympan* (fig. 1, 11, 16, 19, 21, 26, 27, 35, 46) est logé dans le canal musculaire situé au-dessus de la portion osseuse de

la trompe d'Eustache ; son tendon sort du processus cochlearis, se dirige directement en dehors, et après un trajet de 2 mill. 5, il s'insère au bord interne du manche
du marteau. On l'appelle aussi muscle du marteau.

D'après v. Tröltsch, il existerait entre le tenseur du

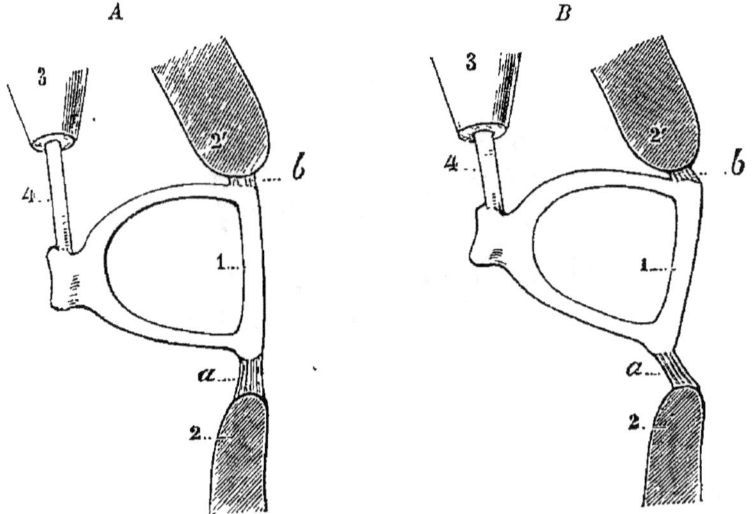

Fig. 29.— Schéma représentant le mode de déplacement de l'étrier,
sous l'influence de la contraction du muscle de l'étrier. (Testut,
Anatomie humaine.)

A, l'étrier au repos. — B, l'étrier après la contraction de son muscle.
1, base de l'étrier. — 2, rebord antérieur de la fenêtre ovale, avec 2' son
rebord postérieur. — 3, pyramide. — 4, tendon du muscle de l'étrier.
a, portion antérieure du ligament annulaire, plus longue que b, portion postérieure de ce même ligament.

tympan et le tenseur du voile des relations anatomiques,
encore obscures, et qui, en tout cas, paraissent incons-
tantes.

Le *muscle de l'étrier* (fig. 1, 17, 19, 20, 29, 32, 46) est
logé dans l'apophyse pyramidale ; il sort par le sommet de
cette apophyse et s'insère à la tête de l'étrier et à l'os lenticulaire. On pourrait le confondre avec les trabécules
osseuses nées de l'apophyse pyramidale ; il représente toujours la strie blanche la plus élevée (fig. 19).

Muqueuse de la caisse. — La caisse du tympan est revêtue par une membrane muqueuse au sujet de laquelle de
nombreuses discussions, qui n'ont pas encore abouti à une
entente, se sont élevées. Cette muqueuse est constituée à
la surface par un épithélium et supportée par une membrane conjonctive, dont la couche externe représente sa
membrane basale, et sa couche profonde, le périoste. Dans
son ensemble, la muqueuse tympanique ressemble à la
membrane de revêtement des sinus, c'est-à-dire que malgré son origine, elle se rapproche des séreuses.

L'épithélium, primitivement cubique et entièrement
cilié, se différencie suivant les régions; sur les parties
saillantes, comme le promontoire, il est plat et dépourvu
de cils (Kessel); dans les parties en retrait, il est cylindrique et cilié et renferme des cellules caliciformes.

V. Tröltsch a décrit, près de l'orifice tubaire, des glandes
acineuses qui, pour Kessel, ne sont pas de vraies glandes,
mais de simples dépressions de la muqueuse. Cet auteur
décrit encore des kystes à contenu muqueux, dans la profondeur de la muqueuse tympanique.

La portion sécrétrice de la caisse est représentée par
toutes les parties en retrait renfermant de l'épithélium cylindrique; toutes les parties saillantes peuvent, au contraire,
être considérées comme des régions absorbantes; le réseau
lymphatique présente, en effet, à la surface, entre les cellules d'épithélium plat, des stomates comme dans les
séreuses. A l'état physiologique, l'absorption fait équilibre
à la sécrétion. On doit ajouter que les mouvements des
cils vibratiles sont dirigés vers l'orifice tubaire et contribuent ainsi à débarrasser la caisse de ses excreta.

La membrane conjonctive renferme, surtout dans la
région de l'éminence pyramidale et de la niche de la
fenêtre ovale, des corpuscules découverts par Politzer qu'on
retrouve, mais moins développés, dans la muqueuse des
cellules mastoïdiennes. Ces corpuscules formés de couches

lamelleuses et nucléées, emboîtées les unes dans les autres, sont encore de nature problématique ; peut-être doivent-ils être considérés comme des organes nerveux périphériques servant à indiquer les variations de pression dans l'intérieur de la caisse.

On trouve à la surface de la muqueuse de la caisse de

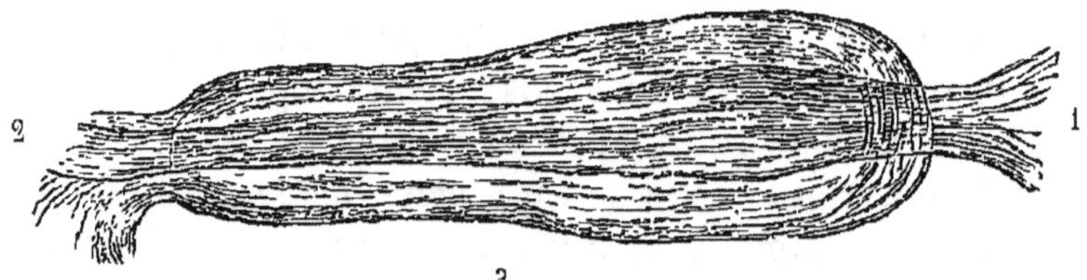

Fig. 30. — Formation ovale de la muqueuse tympanique.
(Politzer.)

1, tige centrale à son entrée dans la formation ovale. — 2, la même à la sortie. — 3, étranglement de la formation.

nombreuses saillies ou papilles, renfermant un prolongement de la membrane basale et des vaisseaux. Les grands replis de la muqueuse tympanique sont des formations homologues plus développées. Par suite du mécanisme du développement de la caisse, les osselets sont aussi, complètement revêtus par la muqueuse tympanique, mais qui s'est transformée sur eux en un simple endothélium aplati.

Membrane de la fenêtre ronde. — Au niveau de la fenêtre ronde, la cavité tympanique est séparée de l'oreille interne par une membrane élastique, fortement reliée au cadre osseux qui l'entoure, mais qui, grâce à son élasticité, peut se déplacer en dehors ou en dedans, suivant les modifications de pression qu'elle subit, dans un sens ou dans l'autre.

Elle a $0^{mm},1$ d'épaisseur et est formée comme le tympan de trois couches : la couche externe, muqueuse, constituée par un épithélium et une membrane basale,

épaisse de 20 μ.; la couche interne épaisse de 10 μ., formée
d'un endothélium et d'une membrane basale ; la couche
moyenne ou membrane propre, formée de faisseaux con-
jonctifs, tous étendus parallèlement dans un plan horizontal ;
elle est épaisse de 70 μ. Elle n'est pas plane, sa convexité
est tournée vers le labyrinthe.

Poches du tympan (Fig. 26, 27, 31). — La région supéro-
externe de la caisse présente une série de replis et de poches
dont l'étude est importante, en raison de la suppuration dont
elles peuvent être le siège ; nous empruntons leur description à Zuckerkandl [1].

Poches de v. Tröltsch. — La *poche antérieure* est une
petite cavité ouverte en bas, située en avant du manche du
marteau au niveau du pli antérieur du tympan ; la duplicature de la muqueuse qui la limite au-dessous renferme la
corde du tympan, l'artère tympanique inférieure, la longue
apophyse et le ligament antérieur du marteau, elle est
limitée en dedans par la membrane du tympan.

La *poche postérieure*, beaucoup plus vaste, est disposée
en arrière du manche, de la même façon et au même niveau ;
elle est également dirigée en bas, le repli qui la limite en
dedans a 3-4 millimètres de hauteur, elle a 4 millimètres
de diamètre.

Les deux replis des poches contiennent dans leur intérieur une trame conjonctive qui représente la substance
propre de la membrane du tympan.

A un niveau supérieur, se trouve la **poche de Prussak**,
cavité limitée en dehors par la membrane de Schrapnell,
en dedans par le col du marteau, en bas par la face supérieure de la courte apophyse, en haut par le ligament externe
du marteau. D'après Politzer, la poche de Prussak s'ouvri-

[1] *Handbuch der Ohrenheilkunde*, de Schwartze.

rait dans la poche postérieure. D'après Zuckerkandl, ce fait ne se produirait que d'une façon anormale et par suite d'un arrêt de développement; elle s'ouvrirait normalement au-dessus de cette poche, directement dans la caisse. Elle

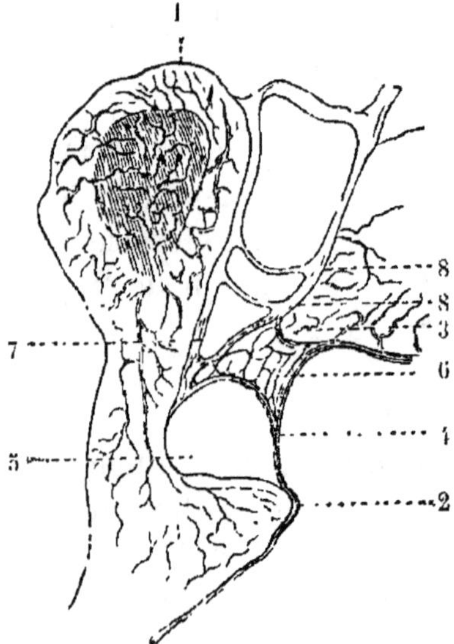

Fig. 31. — Système de cavités entre la membrane tympanique et le col du marteau. (D'après Politzer.)

1, tête du marteau. — 2, sa courte apophyse. — 4, membrane flaccide de Schrapnell. — 5, poche supérieure de Prussak. — 6, petites cavités creusées dans une lame membraneuse qui s'étend de la membrane flaccide au col du marteau. — 7, ligament externe du marteau. — 8, 8, replis muqueux non constants.

peut être plus ou moins comblée par des travées conjonctives.

L'espace situé au-dessus de la poche de Prussak, l'**attique ou le recessus épitympanique**, est divivé en deux parties par l'articulation des osselets qui s'y trouve logée, *l'attique externe*, située entre les osselets et l'écaille temporale, *l'attique interne*, située entre les osselets et la paroi interne. Les dimensions absolues de ces deux cavités varient dans une large mesure; leurs proportions relatives varient surtout en raison de la position de l'articulation malléo-incudienne.

Le recessus épitympanique et l'antre sont remplis, au moment de la naissance, par un tissu muqueux très vasculaire; la disposition et les relations du recessus épitympanique dépendent de la façon plus ou moins complète dont s'est résorbé le tampon muqueux.

Sur cinquante oreilles, Zuckerkandl l'a vu une fois complètement résorbé; l'attique communiquant alors librement avec l'antre et la caisse.

Il a souvent observé (vingt-six fois), une membrane transversale, étendue entre la paroi externe et l'articulation malléo-incudienne (pli malléo-incudial latéral); elle part du ligament postérieur de l'enclume et rejoint le ligament externe. Lorsquelle est complète, la niche des osselets est absolument séparée de la caisse dans le cas contraire (neuf fois), les deux cavités communiquent entre elles.

Un ligament vertical part du ligament antérieur du marteau, rejoint le ligament supérieur, suit le ligament de l'enclume (ligament supérieur de l'enclume de Henle), et se termine par un bord libre, ou s'unit à la lèvre interne de l'antre; dans ce cas, la loge des osselets ne semble pas communiquer avec la caisse, l'orifice de l'antre s'y ouvre librement. Cependant, il existe dans le pli supérieur une perforation en face de l'entrée de l'antre, qui le fait communiquer avec la caisse. Souvent, le repli supérieur et le repli latéral sont largement perforés.

Souvent aussi, la niche des osselets communique avec la chambre de Prussak, lorsque l'espace situé entre le ligament antérieur et externe du marteau n'est pas comblé.

Il existe encore d'autres variétés (voir Zuckerkandl, *loc. cit.*).

En avant de la tête du marteau, se trouve une dépression convertie en poche, par un repli qui rejoint le tendon du tenseur du tympan. Cette poche communique souvent avec la loge des osselets, lorsque le repli malléo-incudien supérieur est incomplet. De son extrémité antérieure, part la crête transversale du tympan, d'où descend le repli qui enveloppe le tendon du tenseur du tympan.

L'étrier est relié aux parois de la niche ovale par un repli de la muqueuse qui enveloppe complètement la partie annulaire et qui passe comme un pont entre les branches. Le plus souvent, cette lame muqueuse est perforée; l'étrier se trouve relié alors aux parois du pelvis ovalis par de nombreuses brides (fig. 33).

VAISSEAUX DE LA CAISSE

Artères. — Les artères de la caisse sont nombreuses.

1° *Artères tympaniques antérieures :*

a. Un rameau de la maxillaire interne pénétrant par la fente de Glaser;

b. L'artère carotico-tympanique :

c. Plusieurs menus rameaux de l'artère tubaire.

2° *Artère tympanique postérieure :*
Un filet de l'artère stylo-mastoïdienne.

3° *Artères tympaniques supérieures :*

a. Deux à trois filets de l'artère méningée moyenne, qui traversent la fissure pétro-squameuse;

b. Un rameau de l'artère méningée moyenne, qui pénètre dans l'orifice supérieur du sillon de Jacobson.

4° *Artère tympanique inférieure :*
Un rameau de l'artère pharyngienne ascendante.

Les artères de la caisse s'anastomosent richement avec celles du conduit supérieur, au niveau de la membrane de Schrapnell et avec celles de l'oreille interne, au niveau des fenêtres labyrinthiques; elles constituent par leurs ramifications à l'intérieur de la caisse, un réseau d'une richesse extrême.

Les veines sont nombreuses, elles se comportent comme les artères.

De nombreuses anastomoses unissent le plexus tympanique supérieur aux veines de la paroi supérieure du conduit, par l'intermédiaire des veines perforantes de la membrane de Schrapnell, elles se jettent aussi dans le plexus péricarotidien et le plexus qui enveloppe l'articulation maxillaire.

Prussak a montré chez le Chien, et Kessel a vérifié chez l'Homme, qu'en plusieurs points, les artères s'anastomosent directement avec les veines, sans passer par l'intermédiaire d'un réseau capillaire.

Les *vaisseaux lymphatiques* s'ouvrent en certains points par des stomates, leur disposition est comparable à celle qu'ils prennent dans la membrane du tympan; ils sont peu connus.

Le réseau vasculaire paraît admirablement disposé pour assurer la résorption, on doit insister également sur les relations étroites qui existent entre les vaisseaux de l'oreille moyenne et ceux de l'oreille interne, de la paroi supérieure du conduit et du plexus entourant l'articulation du maxillaire inférieur.

NERFS DE LA CAISSE

La muqueuse de la caisse est innervée par un plexus, dans lequel on a observé de nombreuses cellules nerveuses et qui prend son origine à plusieurs sources : 1° la principale est le rameau tympanique de Jacobson, issu du glosso-pharyngien, qui monte à travers le plancher de la caisse; 2° le petit nerf pétreux superficiel, branche qui vient du ganglion otique (trijumeau); 3° le grand pétreux superficiel, qui vient du trijumeau, par l'intermédiaire du nerf vidien. Ces deux nerfs sont aussi reliés au ganglion géniculé du facial; et 4° plusieurs filets venant du plexus sympathique qui entoure la carotide interne dans le canal carotidien. Ce plexus, qui porte le nom de **plexus de Jacobson** (fig. 17), fournit des rameaux sensitifs à la muqueuse de la caisse et de la trompe. Les troncs principaux de ce plexus, se rangent dans des gouttières ou des canaux qui leur sont destinés à la surface du promontoire.

Innervation des muscles de la caisse. — Le muscle de l'étrier est innervé par un filet nerveux qui part du facial.

Le muscle tenseur du marteau reçoit un filet qui vient du ganglion otique. On discute encore la question de savoir si le ganglion otique puise ses propriétés motrices par sa racine venant de la partie motrice de la cinquième paire (Luschka) ou dans ses relations avec le ganglion géniculé du facial (Longet), par l'intermédiaire du petit pétreux superficiel. Politzer affirme que ses expériences lui ont montré que les contractions du muscle tenseur du marteau sont provoquées *par l'excitation de la cinquième paire*. C'est actuellement l'opinion généralement acceptée.

Corde du tympan. — Le facial s'anastomose en outre avec le nerf auriculaire du vague et avant de sortir du canal de Fallope, il donne la corde du tympan, qui traverse la paroi postérieure de la caisse, 5 à 6 millimètres au-dessus de l'orifice du trou stylo-mastoïdien. Ce filet nerveux se dirige obliquement, d'arrière en avant, logé dans le repli interne de la poche postérieure ; il passe en dehors de la grande branche de l'enclume, en dedans du col du marteau et se dirige vers la scissure de Glaser qu'il traverse, pour aller rejoindre le nerf lingual.

EMBRYOGÉNIE, TÉRATOGÉNIE DE LA CAISSE

Les quatre fentes branchiales se ferment de bonne heure, chez les Mammifères à respiration aérienne et disparaissent toutes sans laisser de traces, sauf la première, qui se transforme directement en la trompe et la caisse. Jusqu'au moment de l'accouchement, la trompe et la caisse constituent un tube étroit, fermé vers l'extérieur, ouvert du côté de l'œsophage. Ce tube est séparé d'une *invagination, nouvellement venue de l'extérieur*[1], *qui sera le conduit auditif externe*, par une plaque épaisse de tissu qui s'amincira de plus en plus et deviendra la membrane du tympan. L'extrémité externe du tube, qui deviendra la caisse, est aussi en rapport avec la capsule cartilagineuse de l'oreille interne qui provient d'une invagination ectodermique propre et depuis longtemps fermée et qui se trouve placée au-dessus de la première fente branchiale et du deuxième arc branchial.

Les organes renfermés dans l'oreille moyenne se développent aux dépens du premier et du deuxième arc branchial.

Le *premier arc*, arc maxillaire, donnera naissance au marteau, à l'enclume, au cartilage transitoire de Meckel et au muscle tenseur du marteau.

Le *deuxième arc*, arc hyoïdien, donnera naissance à l'étrier, ou plutôt à une partie de l'étrier et au muscle tenseur de l'étrier. Le processus grêle ou longue apophyse du marteau se soude à cet os, au moment où le cartilage de Meckel entre en régression. Il représente un des os de revêtement du crâne des Vertébrés inférieurs ; il correspond à l'os carré et se transforme en le ligament antérieur du marteau. L'étrier possède une double origine, sa platine s'isole par la pénétration d'un anneau fibreux, dans la capsule cartilagineuse primitive du labyrinthe, au niveau du vestibule. Sa partie annulaire représente une des extrémités de l'arc hyoïdien, qui donne également naissance à l'apophyse styloïde et à la petite corne de l'hyoïde.

---

[1] Elle n a en effet rien de commun avec la première invagination ectodermique, qui a donné naissance à la vésicule labyrinthique.

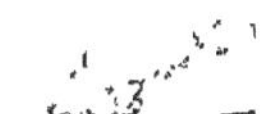

La disposition annulaire de la partie distale de l'étrier est due à ce que l'extrémité de l'arc hyoïdien est traversée par une artère qui, chez l'Homme, se résorbe de bonne heure.

L'origine différente des osselets est confirmée par l'ob-

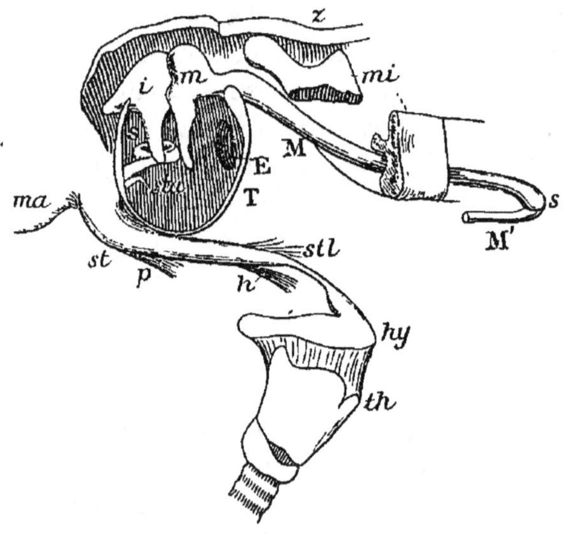

Fig. 32. — Développement des osselets de l'ouïe.
(D'après Kölliker.)

z, apophyse zygomatique — mi, fragment du maxillaire supérieur. — M, cartilage de Meckel du côté droit; — M', du côté gauche. — S, leur symphyse. — T, anneau tympanique. — m, marteau. — i, enclume. — s, étrier. — sta, muscle de l'étrier.— st, processus styloïde.— stl, ligament stylo-hyoïdien.— hy, os, lingual.— th, cartilage thyroïde du larynx. — E, orifice tympanique de la trompe d'Eustache.

servation des sources d'innervation de leurs muscles. Le tenseur du tympan est innervé par un filament du ganglion otique, dépendant du trijumeau; le muscle de l'étrier est innervé par un filet émané du facial et Rabl a démontré récemment que le trijumeau était le nerf du premier arc branchial, le facial le nerf du deuxième.

Au moment de l'accouchement, la caisse est encore très étroite, elle n'est encore représentée que par sa portion antérieure. Les osselets se sont développés *en dehors d'elle* et ils se trouvent encore à ce moment plongés, ainsi que la corde du tympan, dans le tissu gélatineux où ils se sont différenciés ; *toute cette masse est séparée de la caisse par sa muqueuse*. Dès avant l'accouchement, on voit souvent se produire un travail de résorption dans le tissu gélatineux. Ce travail se termine d'ordinaire très rapidement, dans les premières heures qui le suivent, mais on trouve des enfants mort-nés, chez lesquels la résorption est déjà complète, tandis que la masse gélatineuse se retrouve parfois, quelque temps encore après la naissance. Au fur et à mesure que le tissu gélatineux se résorbe, la muqueuse de la caisse subit un mouvement de retrait correspondant et bientôt elle vient s'appliquer à la paroi osseuse, *en enveloppant les osselets*, auxquels elle adhère intimement et à la surface desquels elle est représentée par un endothélium continu. Ainsi s'explique facilement la présence des replis qui relient les osselets à la paroi, notamment la nature de la poche membraneuse qui enveloppe l'étrier et comble l'espace réservé entre ses branches. Lorsque le tissu gélatineux s'est résorbé incomplètement, les osselets sont réunis à la paroi par des tractus fibreux.

Il résulte de cette étude qu'à aucun moment les osselets ne sont contenus dans la caisse, pas plus que les poumons ne sont contenus dans la cavité pleurale ; ils sont séparés de la caisse par la muqueuse de la première fente branchiale, dans laquelle ils se sont différenciés, qui les enveloppe, s'est adossée à elle-même et a pris la disposition et les caractères d'une séreuse.

Les **anomalies de la caisse** s'observent surtout dans les cas d'atrésie du conduit.

Elle peut manquer complètement ; elle est plus fréquemment rétrécie, rarement dilatée.

Les anomalies les plus fréquentes portent sur les osselets, ils peuvent être tous absents, un ou deux peuvent

faire défaut. Ils peuvent être tous soudés en une columelle, ce qui est rare, en raison de l'union tardive de
l'étrier et de l'enclume. L'enclume et le marteau, qui dérivent du même arc, sont plus fréquemment unis l'un à
l'autre, la platine de l'étrier et ses branches peuvent rester
séparées, ce qu'explique très bien leur origine distincte.

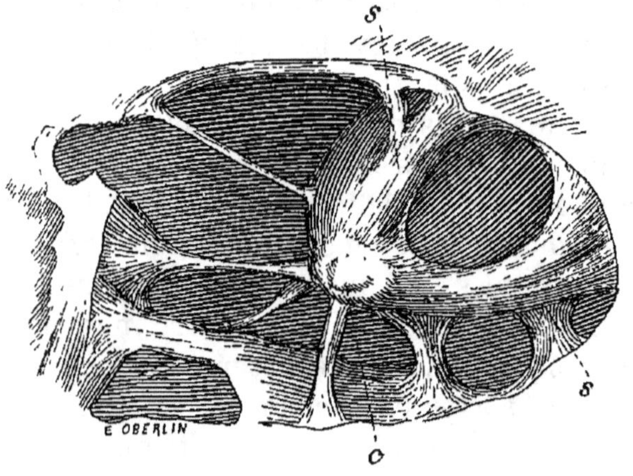

Fig. 33. —Niche de la fenêtre ovale avec les branches de l'étrier;
oreille normale d'un adulte. (D'après Politzer.)

Un réseau de brides relie les branches de l'étrier aux parois de la niche.
c, tête de l'étrier. — *ss*, branches de l'étrier.

Les variations dans la forme des osselets sont très fréquentes. On observe souvent le rétrécissement de la
fenêtre ovale.

Nous résumerons et préciserons en quelques mots les
rapports topographiques entre la membrane du tympan et
la caisse, c'est-à-dire que nous étudierons la projection
des parties de la caisse sur la membrane, connaissance
très importante au point de vue opératoire.

On divise la membrane en quatre quadrants, déterminés
par une verticale passant par le manche du marteau et
une perpendiculaire à cette ligne, menée par l'ombilic.

Le **quadrant antéro-supérieur** correspond à l'orifice de la
trompe et à la paroi du canal carotidien.

La distance entre les deux parois est dans cette région de 5 à 6 millimètres.

Le **quadrant antéro-inférieur** correspond à la paroi de l'orifice carotidien. L'éloignement des deux parois est de 4 à 5 millimètres.

Quadrant postéro-supérieur. — Sa partie supérieure correspond à la grande branche de l'enclume, à l'éminence

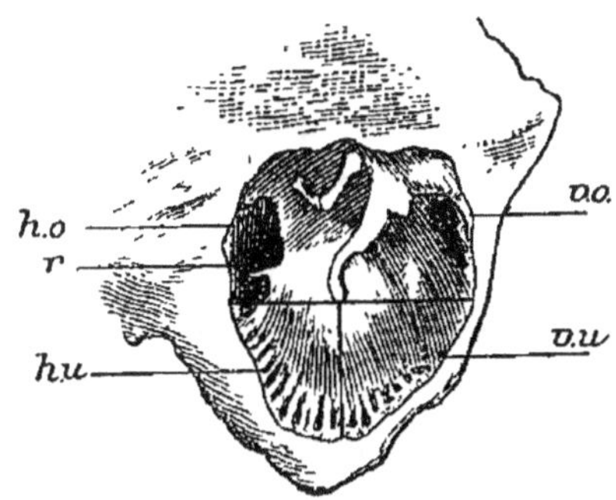

FIG. 34. — Projection de la paroi interne de la caisse sur la membrane du tympan. (D'après Politzer.)

v, o, quadrant antéro-supérieur du tympan. — *v, u*, quadrant antéro-inférieur. — *h, o*, quadrant postéro-supérieur. — *h. u*, quadrant postéro-inférieur. — *r*, niche de la fenêtre ronde.

pyramidale du tendon, au muscle de l'étrier, plus bas au rebord supérieur de la niche de la fenêtre ronde. Parfois, la grande branche de l'enclume est voisine du marteau, d'autres fois elle en est éloignée. Parfois elle descend assez bas ; plus souvent, l'articulation incudo-stapédienne est située au niveau et parfois au dessus du cadre osseux du tympan et la fenêtre ovale est complètement invisible ; très fréquemment, on ne voit que la branche antérieure de l'étrier dans la fenêtre ovale.

Le **Quadrant postéro-inférieur** correspond à la fenêtre ronde. La distance qui sépare les deux parois est de 5 à 7 millimètres, au niveau de l'ombilic cette distance n'est que de 2 millimètres,

Le **quadrant antéro-supérieur** correspond à l'orifice de la trompe.

TROMPE D'EUSTACHE

Embryologie. Tératogénie. — Le canal d'Eustache, qui fait communiquer la cavité naso-pharyngienne avec la caisse, représente la partie interne de la première fente branchiale. Elle ne manque, d'une façon complète, que dans les cas où il existe d'autres anomalies embryologiques très importantes de la région ; on a observé l'oblitération de l'orifice pharyngien (Lucæ) et des soudures sur le trajet du canal.

Anatomie, histologie. — La trompe d'Eustache est un canal long en moyenne de 35 à 36 millimètres, formé de deux parties : un tube externe à parois osseuses, un tube interne cartilagineux. Ce tube est aplati d'avant en arrière, de sorte, qu'à proprement parler, c'est plutôt une fente qu'un tube. Ses dimensions sont plus grandes au niveau des deux orifices tympanique et pharyngien, et vont en diminuant progressivement de chaque côté, jusqu'au point de rencontre de la partie cartilagineuse avec la partie osseuse, l'isthme, qui est la région la plus rétrécie, et se trouve situé à 24-28 millimètres de l'orifice pharyngien.

La trompe se dirige de dedans en dehors et de haut en bas, elle fait avec la cloison du nez un angle de 135° et avec l'horizontale un angle de 40°; l'orifice pharyngien se trouve donc placé à 1^c,7 en avant de l'orifice tympanique et 2^c,5 plus bas.

Les deux parties de la trompe ne sont pas dans le prolongement l'une de l'autre, elles s'unissent au niveau de l'isthme, sous un angle variable, ouvert en avant et en bas, qui ajoute aux difficultés du cathétérisme profond et qui

est quelquefois anormalement développé, au point de rendre
ce cathétérisme impossible.

La portion osseuse, longue de 8 millimètres, s'ouvre par un

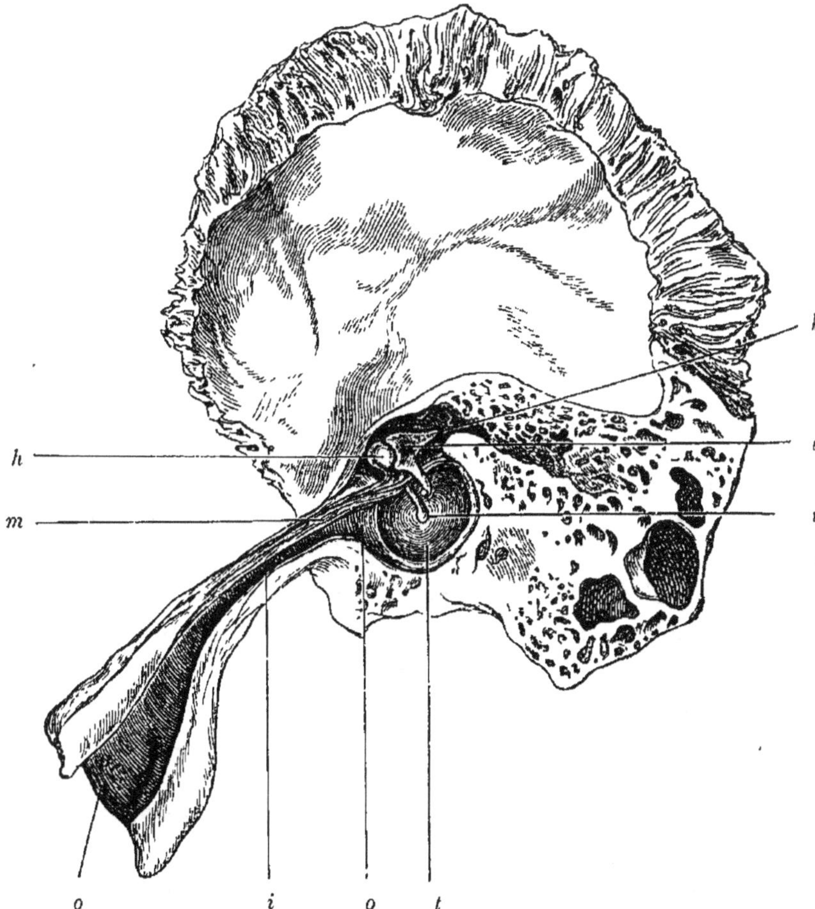

Fig. 35. — Face interne de la membrane tympanique. (Politzer.)

t, membrane tympanique. — *h*, tête du marteau. — *u*, extrémité inférieure
du manche du marteau. — *a*, corps de l'enclume. — *k*, courte apophyse de l'enclume. — *m*, muscle tenseur tympanique. — *o*, orifice pharyngien de la trompe.
— *i*, isthme de la trompe d'Eustache. — *o*, *t*, ouverture tympanique de la
trompe. (Oreille droite.)

orifice en entonnoir (fig. 26, 32), irrégulier, haut de $4^{mm},5$
et large de $3^{mm},3$ (Bezold), dans le tiers supérieur de la

caisse. La trompe osseuse est située au-dessous de la loge du muscle adducteur du marteau et au-dessous du canal carotidien. La cloison qui les sépare, ordinairement rugueuse, peut faire défaut plus ou moins complètement, ce qu'il ne faut pas oublier dans les manœuvres intratubaires.

La section de la trompe osseuse est un ovale, à grand axe dirigé verticalement.

La portion cartilagineuse est formée par une charpente de cartilage, qui s'étend depuis l'orifice pharyngien jusqu'à la trompe osseuse à laquelle elle s'unit intimement, mais qui n'enveloppe pas complètement le canal tubaire sur une section de la trompe (fig. 37). On voit que la lame cartilagineuse constitue la paroi interne ou postérieure de la trompe, se replie au-dessus du toit vers la paroi externe où elle forme un bec, crochet auquel s'insère la membrane fibreuse qui représente seule la paroi externe ou antérieure et dans laquelle Moos et Zuckerkandl ont observé plusieurs îlots cartilagineux. La lame cartilagineuse déployée constitue un triangle, dont le sommet est intimement fixé à la trompe osseuse et dont la base est libre vers l'extérieur; elle est étroitement unie au rocher et à la grande aile du sphénoïde. Le cartilage tubaire est hyalin chez l'enfant, réticulé chez l'adulte.

L'isthme, chez les enfants, a 3 millimètres de large, la portion cartilagineuse est proportionnellement beaucoup moins longue, elle n'a que 11 à 12 millimètres, la portion osseuse 8 à 9. La perméabilité de la trompe est donc beaucoup plus grande que chez l'adulte, où l'isthme n'a que 1 millimètre de hauteur sur 2 de largeur et l'effort nécessaire pour chasser l'air et les exsudats sera beaucoup moins considérable. La section du tube cartilagineux, à l'état de repos, est une fente, dont les parois sont assez intimement accolées l'une à l'autre, pour interrompre la communication de l'air entre le pharynx et la caisse.

L'orifice pharyngien de la trompe a 9 millimètres de

haut et 5 millimètres de large. Son étude a une grande
importance pratique en raison du cathétérisme. La distance
qui sépare l'orifice pharyngien de l'épine nasale antérieure,
varie de 5,3 à 7,5 centimètres ; celle qui la sépare de l'extrémité postérieure du cornet inférieur varie de 1 à 1,5 centimètre. L'orifice se trouve d'ordinaire situé sur le prolon-

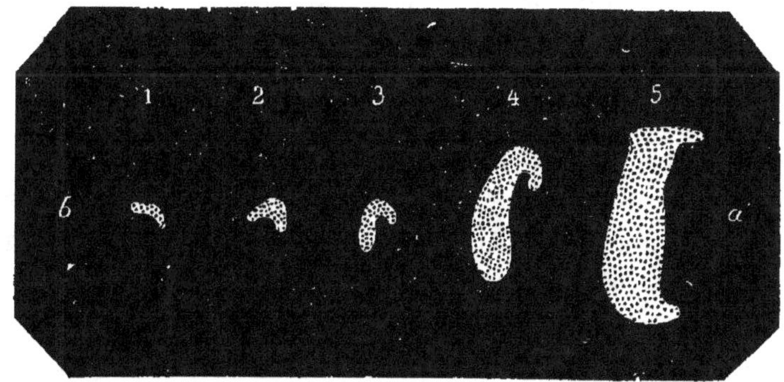

Fig. 36. — Cinq coupes transversales de la trompe cartilagineuse
faites à différents niveaux. (D'après Schwalbe.) (Testut, *Anatomie humaine.*)

1, coupe faite au voisinage de son insertion à la trompe osseuse ; 2 et 3, un
peu en avant de la précédente ; 4, à sa partie moyenne ; 5, au voisinage du
pavillon.
a, côté antéro-externe de la trompe. — b, côté postéro-interne.

gement du cornet, mais ces indications n'ont rien d'absolu
et peuvent même varier d'un côté a l'autre, chez le même
individu.

La forme de l'orifice est variable ; il est triangulaire
ou ovale, il peut être réduit à une simple fente, et varie
suivant les individus et suivant les états pathologiques.
L'orifice pharyngien est limité en arrière par une lèvre très
saillante, qui le sépare d'une dépression de la muqueuse, la
fossette de Rosenmüller (fig. 66) ; ce rebord se continue vers
le haut, sans interruption, avec une saillie aussi développée,
qui se recourbe en avant, pour former le pli antérieur,
moins saillant, qui est séparé des fosses nasales par le sillon
nasal postérieur. La lèvre postérieure se continue vers le

bas par le repli salpingo-pharyngien. Ces deux lèvres, moins développées chez l'enfant que chez l'adulte, renferment les extrémités libres du cartilage tubaire et de son crochet.

La membrane muqueuse qui revêt la portion osseuse se continue avec celle de la caisse, elle est formée d'une couche conjonctive dense, intimement unie avec le périoste et d'un revêtement épithélial, dont les cellules cylindriques sont ciliées ; la muqueuse, dans son ensemble, est très mince s'épaissit un peu au niveau du plancher, où on trouve un réseau érectile (Mayer). Au niveau de la gouttière du tenseur du tympan, il existe un peu de tissu adénoïde.

La muqueuse de la portion cartilagineuse présente plusieurs replis longitudinaux, surtout développés au niveau du plancher. On les observe également au-dessous du crochet cartilagineux et aussi sur la face postérieure et sous le crochet tubaire. La couche sous-muqueuse, formée de tissu conjonctif lâche, s'unit au périchondre en arrière et au fascia salpingo-pharyngien en avant. La couche basale supporte un épithélium cilié à plusieurs strates, dans lequel on trouve des cellules calciformes et des glandes acineuses, qui ont la structure des glandes salivaires. Les cils vibratiles de la muqueuse tubaire ont leurs mouvements dirigés de l'extérieur vers l'intérieur.

Il existe, près de l'orifice pharyngien, des amas de cellules graisseuses, plongés dans le tissu conjonctif sous-muqueux. On observe également, en ce point, des amas de tissu adénoïde, plus abondants chez l'enfant que chez l'adulte, beaucoup plus développés chez certains individus que chez d'autres (tonsille tubaire de Gerlach) qui se continuent d'une part avec les amas pharyngiens, de l'autre avec des tractus adénoïdes, vers la caisse.

Dans la couche sous-muqueuse, rampent de nombreux filets nerveux.

Les *artères* proviennent de la pharyngienne ascendante,

de la méningée moyenne et de la maxillaire interne. Les *veines* s'unissent à celles de la caisse, de l'espace naso-pharyngien, de la paroi antérieure du conduit, de l'articulation maxillaire et s'anastomosent avec le sinus caverneux (Zuckerkandl). Les conditions de réplétion de ce réseau retentissent sur la perméabilité de la caisse.

Le réseau lymphatique de la trompe est riche, mais mal connu.

Muscles de la trompe. — Plusieurs muscles agissent sur les parois de la trompe, soit directement, soit indirectement.

1° Le *faisceau supérieur du pharyngo-staphylin*, dont l'existence n'est pas constante et dont le volume est très variable, s'insère à l'angle postéro inférieur du cartilage tubaire et se dirige obliquement de haut en bas et en arrière ; il se perd dans la paroi postérieure du pharynx. Son action, très faible, ramène la trompe en arrière et contribue par conséquent à dilater son orifice.

2° Le *péristaphylin interne (levator veli)*. Ce muscle s'insère à la portion osseuse de la trompe et indirectement, par du tissu conjonctif, à la portion membraneuse, il relève surtout le voile, mais il relève également le plancher de la trompe et rétrécit l'orifice tubaire.

3° Le *péristaphylin externe (tensor veli)*. Ce muscle s'insère sur la face interne de l'apophyse ptérygoïde, sur le crochet du cartilage tubaire et aussi sur la lame membraneuse, il vient se réfléchir sur le crochet de l'apophyse ptérygoïde et s'étale dans l'aponévrose du voile. Ce muscle est simultanément tenseur du voile et dilatateur de la trompe. Ses fibres peuvent agir sur la face externe de la trompe avec une grande force, en raison de la direction des faisceaux, au niveau du point d'insertion. Par son action, le cartilage est déroulé et la paroi externe ou antérieure, tout entière, s'écarte de la paroi interne ou postérieure.

Plusieurs **fascias** s'insérant à la trompe paraissent jouer un certain rôle, en lui transmettant divers mouvements. Ils formeraient également des plans résistants, empêchant la compression des plexus veineux.

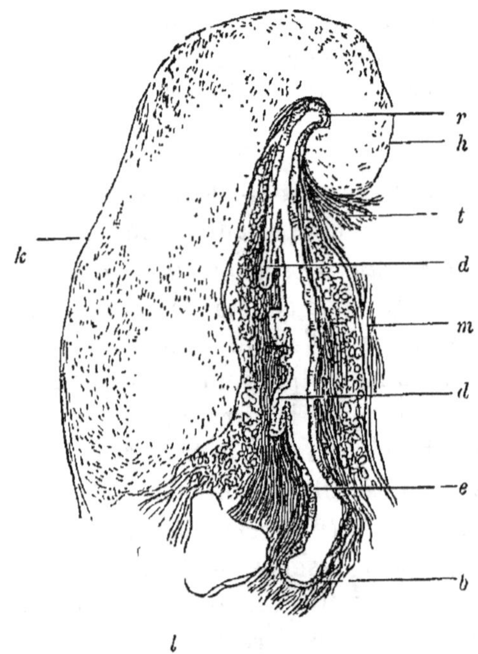

Fig. 37. — Coupe transversale de la trompe cartilagineuse.
(Politzer.)

k, lame cartilagineuse. — *h*, crochet du cartilage: — *r*, espace en dessous du crochet cartilagineux. — *b*, plancher de la trompe. — *dd'*, plis de la muqueuse. — *e*, épithélium cylindrique. — *t*, muscle tenseur du voile du palais. — *l*, muscle releveur du voile du palais.

Ce sont : 1° Le *ligament salpingo-pharyngien*, qui part de la paroi postérieure et se perd dans le pli salpingo-pharyngien ;

2° La *fascia salpingo-pharyngien* étendu entre les péristaphylins interne et externe ;

3° Le *fascia tenseur externe* étendu entre le péristaphylin externe et le ptérygoïdien interne.

RÉGION MASTOÏDIENNE

Cette région, qui constitue la portion postéro-externe de
l'os temporal, n'est pas uniquement représentée par l'apo-

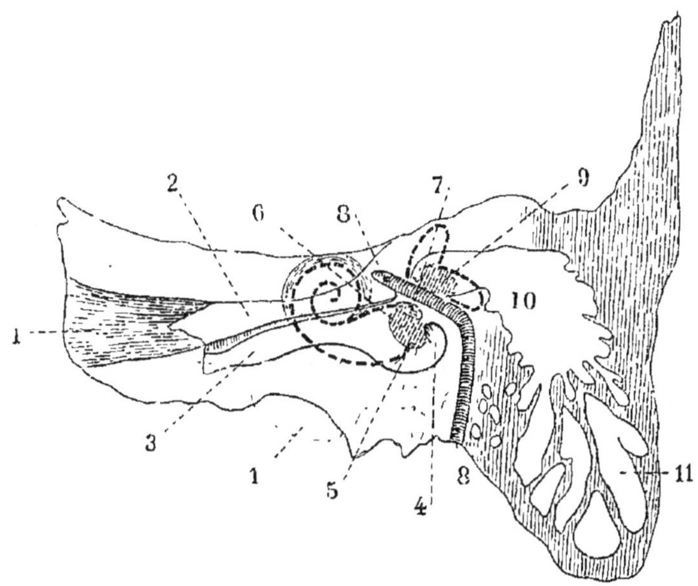

Fig. 38. — Coupe verticale demi-schématique à travers le temporal gauche, suivant la direction de la trompe d'Eustache.
(D'après Schwalbe).

1, 1. canal carotidien; il est représenté dans sa partie invisible par des lignes
ponctuées.— 2, demi-canal du tenseur du tympan ouvert par la coupe et séparé
par une crête osseuse de 3, demi-canal de la trompe d'Eustache, ou trompe
osseuse, également ouvert par la coupe, dans le sens de la longueur. — 4, caisse
du tympan, sa paroi interne. — 5, fenêtre ronde. — 6, promontoire. — 7, fenêtre
ovale. — 8, 8, canal facial, ouvert depuis l'hiatus de Fallope jusqu'au trou stylo-
mastoïdien. — 9, saillie sur la paroi de l'antre mastoïdien, correspondant aux
orifices ampullaires des canaux semi-circulaires antérieur et externe. — 10, antre
mastoïdien. — 11, cellules mastoïdiennes.

physe mastoïde, qui en forme cependant la plus grande
partie.

On peut lui reconnaître deux faces :

La **face externe** est fortement convexe et rugueuse. Son
extrémité inférieure forme un mamelon, l'apophyse mas-

toïde, creusé en arrière d'une rainure servant à l'insertion du digastrique. La paroi de cette rainure est très mince, se perfore facilement et fournit une voie aux abcès par congestion qui s'écoulent vers le cou. Le sterno-clido-mastoïdien s'insère à l'extrémité libre de l'apophyse.

La **face interne**, concave, présente une empreinte plus ou moins marquée, suivant le développement variable des sinus (le sinus droit est d'ordinaire plus développé que le gauche), qui loge le sinus sigmoïde, portion terminale du sinus latéral. Le sinus sigmoïde aboutit, au niveau de son extrémité interne, dans le golfe de la veine jugulaire interne renfermé dans le trou déchiré postérieur.

Primitivement, la région mastoïdienne est réunie à l'écaille temporale et au rocher par des sutures qui s'ossifient plus tard, la suture mastoïdo-squameuse et la suture pétroso-mastoïdienne.

Le *bord supérieur* s'unit, par une suture, à l'os pariétal et le *bord postérieur* à l'os occipital.

Ces sutures se trouvent percées d'un certain nombre de trous de dimension variable, parmi lesquels un plus important, dont la position ni la taille ne sont fixes (trou mastoïdien), par où passent les *veines émissaires de Santorini*, qui conduisent le sang veineux de la surface externe du crâne, dans le sinus latéral; lorsque le sinus sigmoïde est très petit, le sang du sinus latéral s'en va par le trou mastoïdien agrandi, dans la jugulaire externe, ce qui représente une disposition fœtale. Le sinus latéral peut présenter, en outre, des petits diverticules externes, au niveau du point d'union avec le sinus sigmoïde et on en rencontre parfois également ment au milieu du sinus sigmoïde lui-même; ils sont logés dans les os, et augmentent les chances qu'ont ces sinus d'être lésés dans les opérations.

L'apophyse mastoïde présente un développement très variable; lorsqu'elle est très développée, elle est creusée de nombreuses cellules remplies d'air, communiquant avec la

4.

caisse par l'antre mastoïdien; lorsqu'elle est peu développée, les cellules sont moins nombreuses, plus petites et ne renferment pas d'air.

Sur 250 apophyses mastoïdes, Zuckerkandl en a trouvé 36 entièrement pneumatiques, 20 entièrement diploétiques et 42 en partie pneumatiques et en partie diploétiques.

Le meilleur procédé pour étudier ces cellules consiste à

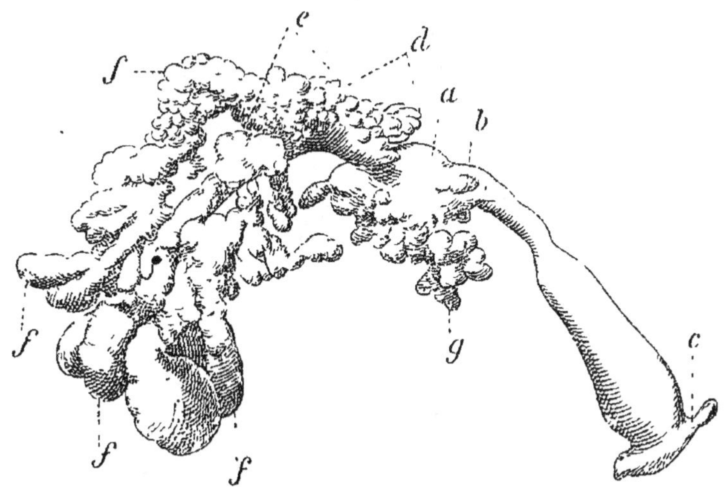

Fig. 39. — Préparation par corrosion des parties molles.
(D'après Siebenmann.)

a, cavité de la caisse. — b, orifice tympanique de la trompe. — c, son orifice pharyngien. — d, entrée de l'antre. — f, cellules pneumatiques de l'apophyse mastoïde. — g, cellules pneumatiques du plancher de la caisse.

employer la méthode par corrosion (fig. 39) dont Bezold a tiré des résultats si complets.

L'orifice de l'**antre**, que nous avons décrit sur la paroi postérieure de la caisse, conduit dans un couloir dirigé d'avant en arrière, puis de haut en bas (fig. 24). La portion horizontale de l'antre mastoïdien a ses parois formées, en dehors par le dédoublement de la portion horizontale de l'écaille temporale unie à la partie antérieure de l'apophyse mastoïdienne, en dedans par le rocher, creusé au voisinage du canal

semi-circulaire externe. Les parois de l'antre sont formées
de tissu spongieux, et, en arrière, sa paroi interne n'est
séparée de la fosse cérébelleuse que par une lamelle
osseuse très mince. La paroi supérieure de l'antre (*tegmen-*

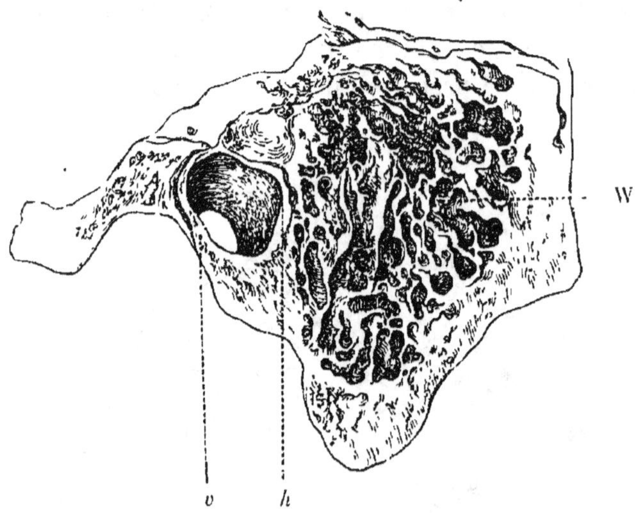

Fig. 40. — Coupe verticale sagittale de l'apophyse mastoïde.
(Politzer.)

W. cellules mastoïdiennes. — *h*, paroi postérieure du conduit auditif osseux.
v, paroi antérieure du conduit auditif osseux.

tum mastoïdeum) qui fait suite au tegmentum tympani
et sépare l'antre de la fosse cérébrale moyenne, est également très mince et présente même souvent des perforations. La portion verticale descend dans l'apophyse mastoïde. Les cellules de l'apophyse s'ouvrent dans cette
portion de l'antre et leur grand axe est vertical. Leur
nombre et leur volume sont extrêmement variables. Dans
la portion horizontale de l'antre s'ouvrent encore d'autres
cellules, dont le nombre et l'étendue varient également
beaucoup, ce sont les cellules de l'écaille temporale. Les
cellules occipitales, lorsqu'elles existent, et les cellules
pétreuses enveloppant le labyrinthe et s'étendant souvent

jusqu'à la pointe du rocher; elles s'ouvrent directement
dans la caisse. Souvent les cellules, même lorsquelles sont
bien développées, sont plus ou moins diploétiques dans leur
région inférieure. D'ordinaire, plus les cellules sont grandes
et pneumatisées, plus l'apophyse mastoïde est développée,

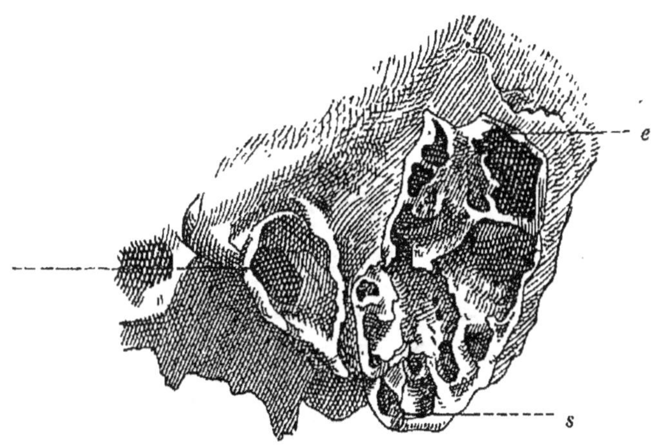

FIG. 41. — Apophyse mastoïde fortement et entièrement
pneumatisée. (D'aprés Politzer.)

g, paroi antérieure du conduit auditif. — *e*, base de l'apophyse.
s, sa pointe.

et plus ses parois sont minces. Lorsque l'apophyse est très
petite et réduite à un simple tubercule, les cellules, très
petites et très peu nombreuses, sont diploétiques ; l'antre,
lui-même, est très peu développé.

Il est très important, au point de vue opératoire, d'être
fixé sur la topographie de cette région.

La ligne temporale, qui fait suite au bord supérieur de
l'apophyse zygomatique et passe au-dessus du conduit,
et qui sépare la région écailleuse de la région mastoïdienne,
est un point de repère important, bien qu'elle soit sujette
à bien des variations, surtout de position. Cette ligne représente la limite supérieure extrême, qu'on ne doit pas dépasser
pour l'ouverture de l'antre. Si, en effet. d'ordinaire, cette

ligne est au-dessous du fond de la fosse cérébrale moyenne,
il y a des exceptions et la plus grande prudence doit être
recommandée. D'après Körner, chez les brachycéphales, la
fosse cérébrale moyenne serait plus profonde, de même
que le sinus sigmoïde serait d'ordinaire plus saillant en de-

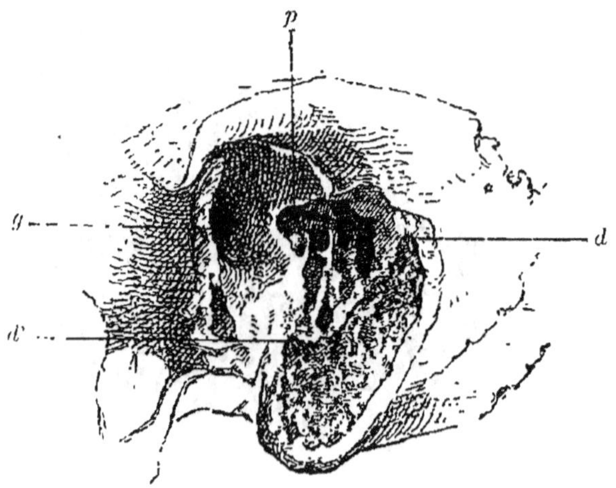

Fig. 42. — Apophyse dont la partie postérieure *d* est diploétique
et dont les parties antérieures *d'*, *p* sont pneumatisées; c'est
la disposition la plus ordinaire. (D'après Politzer.)

hors et en avant. (Voir les figures montrant les variétés
de position du sinus latéral, chap. xiii.)

La saillie, **spina supra meatum** (Henle), qui est très inégalement développée, parfois absente et même remplacée par une
fossette, est un point de repère très important, car, d'après
les recherches approfondies de Bezold, elle se trouve un
peu au-dessus du niveau du plancher de l'antre. D'autre
part, Politzer a observé que lorsque les cellules mastoïdiennes étaient bien développées, la distance qui séparait
le bord postérieur du conduit auditif externe de la convexité
antéro-externe du sinus sigmoïde était considérable; tandis
que dans les apophyses diploétiques ou compactes, cet
espace devenait très étroit et était même parfois si réduit,

qu'il était impossible d'ouvrir l'antre par la paroi mastoïdienne externe sans ouvrir le sinus.

Dans le premier cas, on opérera en un point situé sur l'horizontale passant par la spina supra meatum, à 5 ou 6 millimètres en arrière du conduit; dans le second, on devra opérer au même niveau, mais en pénétrant obliquement par la paroi postérieure du conduit.

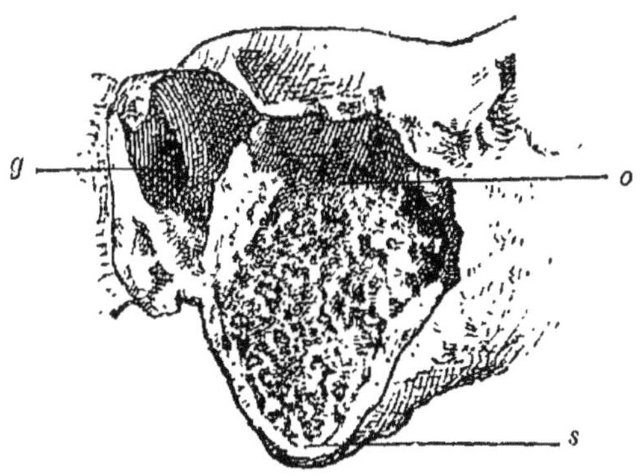

Fig. 43. — Apophyse cellulaire diploétique. (D'après Politzer.)
s, pointe de l'apophyse. — o, antre très rétréci.

Développement. — Chez l'enfant, les rapports sont très différents. La question de l'origine première de la région mastoïdienne n'est pas éclaircie, les auteurs ne sont pas d'accord sur l'indépendance des points d'ossification qui lui donnent naissance. Dès le cinquième mois, l'antre apparaît, mais, à la naissance, l'apophyse mastoïdienne est à peine indiquée par un petit tubercule (fig. 5), recouvert en avant par une lame dépendant de l'écaille et avec laquelle il se soude (suture mastoïdo-squameuse). Cette suture disparaît dans les premières années de la vie, mais elle peut persister (Gruber). Ce n'est que dans la troisième année, que l'apophyse mastoïde prend la forme qu'elle aura plus tard.

Les cellules commencent à se développer au niveau de.

l'extrémité postérieure de l'antre, vers le sinus sigmoïde (Zuckerkandl).

Dans la première année, l'antre descend vers le bas; et des cellules commencent à se former dans l'apophyse pendant la seconde année. Il faut considérer les apophyses petites, massives ou à cellules diploétiques, comme représentant des arrêts de développement.

Dans les premiers temps de la vie, la paroi qui sépare l'antre de la fosse cérébelleuse est beaucoup plus épaisse qu'elle ne le deviendra plus tard. L'antre est tout à fait superficiel et s'enfonce de plus en plus, par suite du développement de cellules osseuses, entre lui et la paroi osseuse externe.

L'antre et les cellules sont tapissés d'une membrane muqueuse revêtue d'un épithélium plat sans cils; dans la lame conjonctive qui se confond avec le périoste, on trouve des corpuscules à couches concentriques, découverts par Politzer, que nous avons déjà signalés dans la muqueuse de la caisse.

L'intérieur de la cavité apophysaire communique avec la cavité cranienne par un canal passant sous le plancher du canal semi-circulaire supérieur et aboutissant à la *fossa subarcuata, le canal pétro-mastoïdien.*

Les **artères** sont des rameaux de l'artère méningée moyenne et de la stylo-mastoïdienne; à la surface externe, nous trouvons l'artère auriculaire postérieure et ses branches.

Les **veines** s'anastomosent avec celles de la caisse, ou bien se jettent dans les veines émissaires ou dans le sinus sigmoïde.

Les **nerfs** internes proviennent du plexus tympanique; le nerf grand auriculaire se trouve à sa surface.

Les **anomalies congénitales** de l'apophyse mastoïde consistent surtout dans les variétés de son développement, qui entraînent celles de sa structure.

Son absence complète est rare et est liée à celle du labyrinthe.

Par suite de l'insuffisance du processus d'ossification, il se produit à sa surface des déhiscences qui ont une importance pratique.

Elles peuvent se développer du côté de la cavité cranienne, au niveau du sillon transverse, du sillon pétreux superficiel, dans l'incisure mastoïde ou sur la paroi externe.

La fissure mastoïdo-squameuse reste ouverte dans 5 p. 100 des cas, d'après Kirchner et dans 3,4 p. 100, d'après Kiesselbach.

OREILLE INTERNE

L'oreille interne de l'homme est un sac membraneux de forme compliquée rempli de liquide (endolymphe), recevant des nerfs qui traversent ses parois et se terminent sur sa face interne ; ce sac est flottant dans une poche osseuse remplie de liquide (espace périlymphatique) auquel sont transmises des vibrations, par l'étrier, la membrane de la fenêtre ronde et les parois capsulaires osseuses. La poche interne et la poche externe ne communiquent en aucun point, mais l'une et l'autre communiquent avec la cavité cranienne par un canal propre.

Chez les Mammifères et l'Homme, l'oreille interne se développe par une invagination ectodermique, dont le pédicule se referme ensuite *complètement* et forme, par conséquent, une poche fermée, qui se met en relation avec un tronc nerveux parti de l'axe cérébral. Chez les Vers et les Mollusques, l'oreille est constituée par une invagination ectodermique close, reliée à un nerf émané du cerveau ; la cavité de cet otocyste est remplie par un liquide hyalin, dans lequel nage un gros otolithe unique, qui peut

être remplacé par de nombreuses petites pierres calcaires.
L'épithélium qui tapisse la face interne de la vésicule peut
être cilié et sensoriel sur toute sa surface, ou bien les cellules sensitives reliées aux fibres nerveuses se trouvent
accumulées en certains points seulement.

Chez les Céphalopodes, F. Boll a trouvé un canal qui
part de la vésicule et se dirige vers l'extérieur.

Parmi les Vertébrés, chez les Sélaciens, ce canal existe

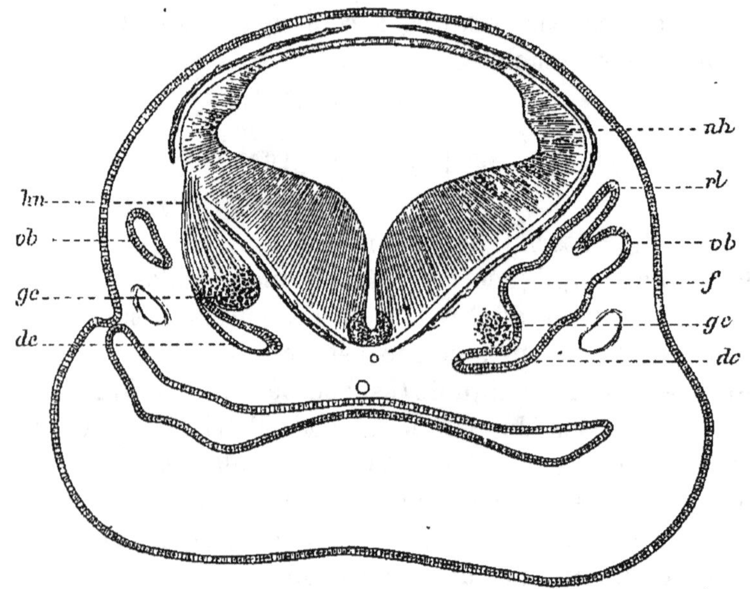

Fig. 44. — Coupe transversale à travers la tête d'un embryon de
mouton, long de 2 centim., dans la région du labyrinthe.
Gross. 30 fois. (D'après Böttcher.)

r l, recessus labyrinthi. — v b, h b, canal semi-circulaire vertical et horizontal. — f, repli qui divisera la vésicule labyrinthique en utricule et saccule. —
dc, ductus cochlearis. — gc, ganglion cochléaire.

également, il fait communiquer le milieu extérieur avec la
cavité labyrinthique. Chez l'Homme et chez les autres
Vertébrés, ce canal, s'il existe, est détourné en partie de
sa fonction première. La vésicule labyrinthique présente

chez tous les Vertébrés supérieurs, à une certaine phase de la vie embryonnaire, un diverticule dirigé vers le haut, le recessus labyrinthique, qui viendra s'ouvrir à l'intérieur du crâne.

Ce diverticule représente-t-il le reste du canal d'invagination, resté dans ses relations normales chez les Céphalopodes et les Sélaciens et devié secondairement vers la cavité cranienne (O. Hertwig, Balfour); ou bien est-ce une formation nouvelle, qui s'est produite après la fermeture du canal d'invagination, ainsi que le veut Kölliker; la première opinion nous paraît plus vraisemblable.

Le labyrinthe des *Poissons* peut servir de schéma pour tous les Vertébrés, on y trouve une *vaste vésicule* divisée en deux par un étranglement, dont une partie représente l'*utricule* avec ses canaux semi-circulaires, l'autre partie, le *saccule*. L'utricule et le saccule communiquent largement l'un avec l'autre. Le limaçon, à proprement parler, n'existe pas chez ces animaux. On voit apparaître une première différenciation du saccule, la *lagena*. Chez beaucoup de Poissons, la vessie natatoire est en rapport avec les sacs lymphatiques, dans lesquels s'ouvre le canal de l'endolymphe.

C'est par l'intermédiaire de l'oreille que le Poisson éprouve des sensations qui lui permettent de régler l'état de contraction de sa vessie natatoire.

Chez les Poissons, le labyrinthe, logé à l'intérieur du crâne, reçoit, par l'intermédiaire des os ou des cartilages craniens, les vibrations transmises par l'eau qui baigne le corps ou qui pénètre dans les fentes branchiales; il n'y a donc chez eux aucune trace d'oreille moyenne et externe.

Chez les *Amphibiens*, le saccule est devenu plus grand, la lagena s'est isolée et ne lui est plus rattachée que par un canal, le *canalis reuniens*. C'est chez les *Batraciens* qu'on voit apparaître la première indication du *cartilage ovale* et de la *membrane basilaire*, qui reçoit une branche du nerf vestibulaire. Chez les *Batraciens anoures*, nous voyons se développer la *caisse du tympan*, qui communique avec le pharynx par une *trompe d'Eustache*.

La capsule cranienne qui enveloppe le labyrinthe est perforée d'un seul trou, la fenêtre ovale fermée par une columelle ou tige inarticulée, qui y est encastrée par une extrémité et qui, par l'autre, s'applique sur la face interne de la membrane tympanique.

Reptiles. — Le canal qui réunit l'utricule et le saccule s'est rétréci; les organes qui représentent le limaçon membraneux, la *pars centralis*, la pars basilaris et la lagena, sont réunis au saccule par un étroit canal : *canalis reuniens*. Chez les *Crocodiliens*, la pars basilaris est relativement très développée et le sac qui la contient présente un enroulement en spirale. Chez ces animaux, le labyrinthe membraneux est logé dans une capsule osseuse remplie de liquide, la périlymphe, et divisé en deux rampes, qui aboutissent l'une à la *fenêtre ovale* ou *vestibulaire* et l'autre à la *fenêtre ronde* ou *cochléaire*. L'oreille moyenne se perfectionne, il y a toujours une columelle.

Oiseaux. — Chez les Oiseaux, le plan reste le même ; le limaçon se perfectionne et on trouve entre les lames du *cartilage ovale* la *membrane vasculaire* ou *membrane de Reissner* et la *membrane basilaire*. Chez les oiseaux nageurs, la fenêtre ronde reste ouverte et le canal cochléaire est moins long et moins enroulé que chez les autres, où la fenêtre ronde est fermée par une membrane.

La lagena subit une réduction notable.

Le labyrinthe osseux est percé de deux canaux : l'aqueduc du vestibule et celui du limaçon.

Chez les Oiseaux, où la fenêtre ronde ne possède pas encore de membrane propre, une membrane est tendue entre le bord inférieur de la fenêtre ovale et le pôle infé-

rieur de l'orifice externe du recessus; la veine jugulaire
s'interpose entre cette membrane et la fenêtre ronde
qu'elle ferme.

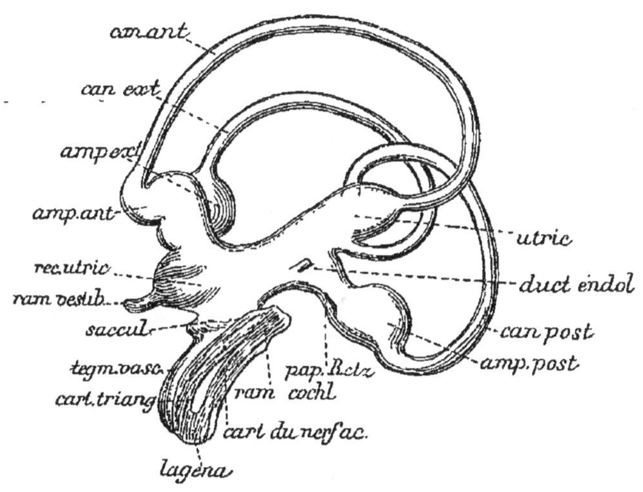

Fig. 45. — Labyrinthe membraneux de l'Autruche, 4/1.
(D'après Kuhn.)

Mammifères. — Chez les Mammifères, la lagena disparaît et le limaçon présente un développement et une com-
plexité histologique très supérieurs à celui des Oiseaux.
L'utricule et le saccule ne sont pas réunis directement l'un
à l'autre; le *ductus endolymphaticus (recessus labyrinthi)*
se divise en deux branches : l'une pour l'utricule, l'autre
pour le saccule (voir le schéma de l'oreille, fig. 46).
Le recessus naissant sur le vestibule membraneux, au
niveau du point où se produit l'étranglement, ce canal
endolymphatique représente le recessus labyrinthique partant du *saccule*, dans lequel vient s'ouvrir le canal utriculo-
sacculaire (Böttcher).

Le saccule est uni au limaçon par un canal d'une
extrême finesse : *canalis reuniens de Hensen*.

Les *canaux semi-circulaires*, au nombre de deux seulement, chez les Vertébrés inférieurs, où ils ne sont repré-

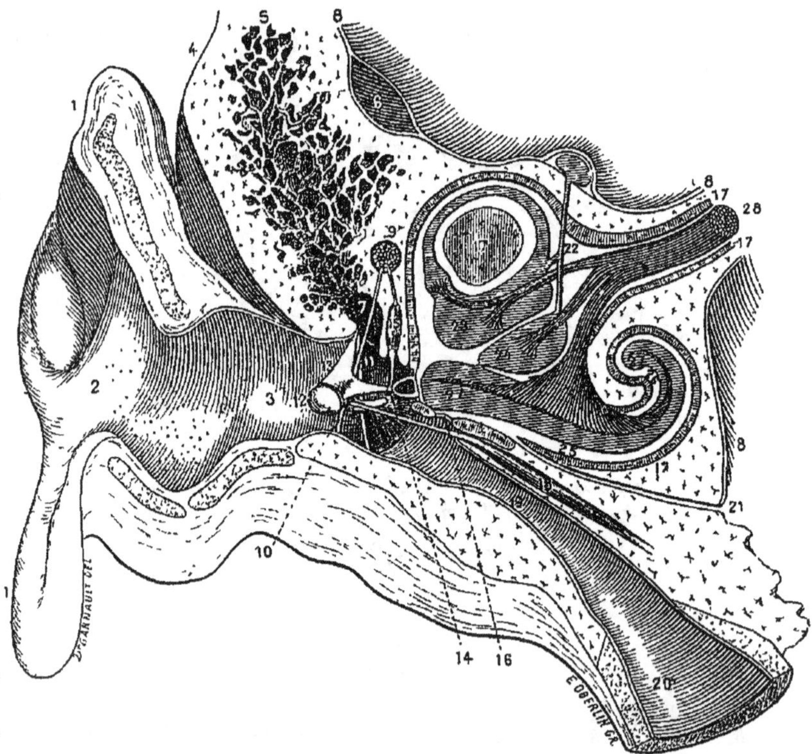

Fig. 46. — Schéma général de l'oreille représentant une coupe
horizontale théorique. Afin de ne pas représenter le marteau
et l'enclume en projection droite, ce qui aurait rendu la figure
peu claire, j'ai fait basculer leur partie supérieure vers l'extérieur; j'ai été obligé, pour montrer la corde du tympan, de lui
faire traverser l'antre.

1, pavillon. — 2, conque. — 3, conduit auditif externe. — 4, apophyse mastoïde. — 5, cellules mastoïdiennes — 6, sinus latéral. — 7, antre. — 8, dure-
mère. — 9, nerf facial. — 10, corde du tympan. — 11, membrane du tympan.
12, marteau. — 13, enclume. — 14, articulation de l'enclume et de l'étrier. —
15, muscle de l'étrier et son nerf venant du tronc du facial. — 16, membrane de
la fenêtre ronde.—17, enveloppe osseuse du labyrinthe primitif, soudée à l'os
du rocher. — 18, muscle du marteau. — 19, isthme de la trompe d'Eustache
ouverte. — 20, sa portion cartilagineuse étalée. — 21, canal du limaçon ou
périlymphatique. — 22, canal de l'endolymphe, bifurqué pour rejoindre l'utricule
d'une part, le saccule de l'autre et se terminant à son extrémité dans le sac
endolymphatique. — 23, utricule. — 24, saccule. — 25, rampe tympanique. —
26, rampe vestibulaire. — 27, limaçon. — 28, nerf acoustique.

sentés que par des bourrelets, se développent également

par des bourrelets qui se transforment en anse par le pincement, l'accolement et la résorption de leur partie moyenne.

Chez les Mammifères, une couche de cartilage primor-

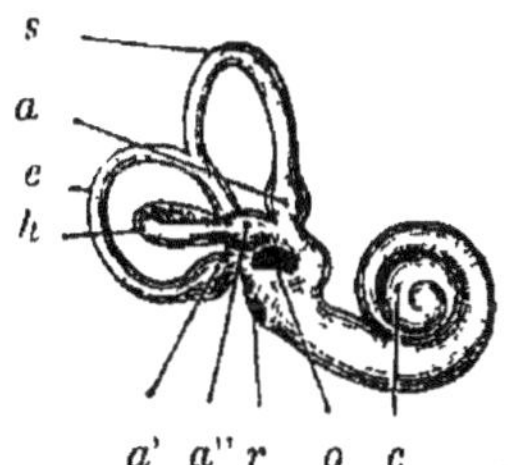

Fig. 47. — Moule du labyrinthe osseux.

o, fenêtre ovale. — *r*. fenêtre ronde. — *s*, canal semi-circulaire supérieur : *a*, son ampoule. — *e*, canal semi-circulaire postérieur : *a'*, son ampoule. — *h*, canal semi-circulaire horizontal : *a"*, son ampoule. — *c*, limaçon.

dial enveloppe complètement le labyrinthe membraneux; les cellules internes se transforment en tissu muqueux, qui sera remplacé par un liquide et donnera naissance aux espaces périlymphatiques remplis de liquide, dans lesquels flotte le labyrinthe membraneux, dont la cavité ne communique en aucun point avec eux.

Lorsque le tissu muqueux a disparu, la face interne de l'enveloppe cartilagineuse est recouverte par un périchondre, auquel sont suspendues par des travées fibreuses les différentes parties du labyrinthe membraneux et dans lesquelles on trouve des vaisseaux.

Le *tube cochléaire*, en même temps qu'il s'allonge, forme une spire, dont l'ombilic tourné vers l'intérieur reçoit le nerf acoustique; ce nerf, ainsi que le renflement ganglionnaire que l'on observe sur son trajet, s'étale en une lame spirale qui se développe autant que le limaçon. Le limaçon membraneux et son nerf sont enveloppés dans une masse de cartilage primordial ; la *masse axiale* qui renferme le nerf, constituera la *columelle*, la lame périphérique représentera la *membrane enveloppante* du limaçon ou *lame des contours*. Dans le cartilage primordial, au-dessus et au-dessous du tube cochléaire, le cartilage primordial se trans-

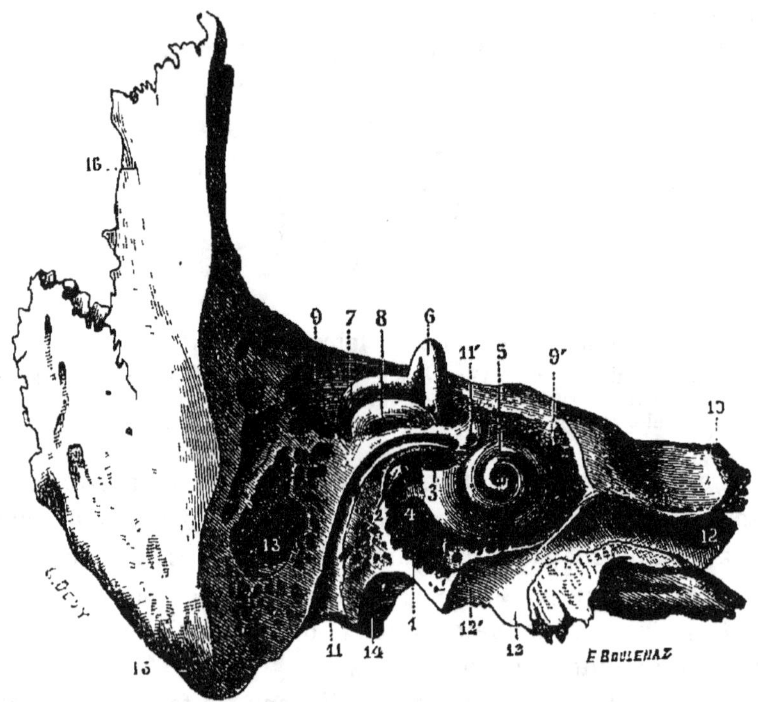

Fig. 48. — Les éléments osseux de l'oreille interne, vus en place, après ablation des portions osseuses qui la recouvrent (temporal droit). (Testut, *Anatomie humaine*.)

1, caisse du tympan, paroi inférieure et postérieure. — 2, pyramide. — 3, fenêtre ovale. — 4, fenêtre ronde. — 5, limaçon, vue antérieure. — 6, canal semi-circulaire supérieur. — 7, canal semi-circulaire postérieur. — 8, canal semi-circulaire externe.—9, 9', partie du rocher évidée pour dégager les canaux semi-circulaires et le limaçon. — 10, sommet du rocher. — 11, aqueduc de Fallope, avec 11' orifice pour le grand nerf pétreux superficiel. — 12, canal carotidien, avec 12' canal carotico-tympanique. — 13, cavités mastoïdiennes. — 14, fosse jugulaire. — 15, apophyse mastoïde.— 16, partie postérieure de l'écaille.

forme en tissu muqueux, à la place duquel on trouve un liquide, ainsi se sont constituées les deux rampes : la *rampe vestibulaire* et la *rampe tympanique*, qui ne communiquent qu'au sommet du limaçon, excepté chez les Cétacés, au niveau de l'hélicotrème, et sont revêtues d'un périchondre. Le tube cochléaire a pris la forme d'un trièdre, dont la base est tournée vers la périphérie et se continue sans interruption jusqu'à l'hélicotrème. Le sommet du trièdre, tourné vers la columelle, s'unit à la *lame spirale*, *saillie spiralée du modiolus*, qui sépare, dans la région

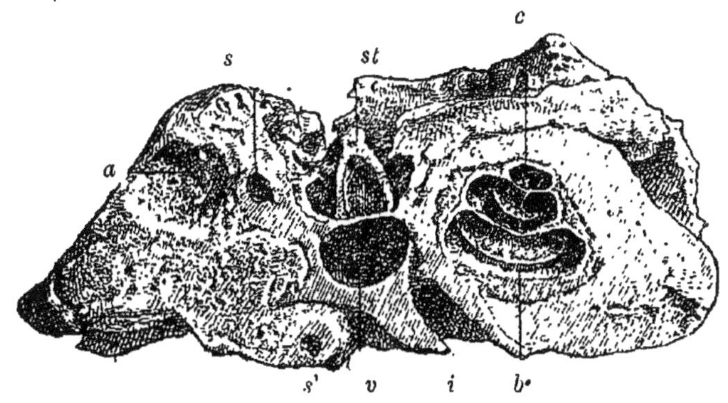

Fig. 49. — Coupe horizontale du rocher d'un nouveau-né,
Grandeur double. (Politzer.)

v, vestibule. — *b*, base du limaçon. — *c*, cupule du limaçon. — *s*, *s'*, coupe du canal semi-circulaire supérieur. — *i*, conduit auditif interne. — *st*, étrier. — *a*, antre mastoïdien.

axiale, les deux rampes l'une de l'autre et se continue avec la membrane basilaire. Les rampes vestibulaire et tympanique sont des espaces périlymphatiques semblables à ceux qui entourent le vestibule et avec lesquels elles se continuent, la rampe vestibulaire s'ouvre dans le vestibule et la rampe tympanique est séparée de la cavité du tympan par la fenêtre ronde. La paroi externe du tube cochléaire le sépare de la rampe vestibulaire et prend le nom de *membrane de Reissner*. La paroi interne, la *membrane basilaire*, qui porte les organes de Corti, le sépare de la rampe tympanique.

On ne doit pas appeler le *ductus cochlearis*, rampe moyenne, ce mot tendant à établir une fâcheuse confusion avec les autres rampes du limaçon, c'est-à-dire entre des organes de signification et d'origine très distinctes.

Le cartilage primordial, qui enveloppe le labyrinthe, forme un noyau absolument distinct de celui du rocher. Après l'ossification, le labyrinthe osseux est d'abord séparé du rocher par du tissu spongieux, ce qui permet de les isoler l'un de l'autre, mais bientôt les deux os ne font plus qu'un et cet isolement devient impossible.

Les *canaux semi-circulaires* de l'Homme sont au nombre de trois : un supérieur ou frontal, un externe ou horizontal, un interne ou vertical. Ils s'ouvrent dans l'utricule par cinq orifices, car le canal supérieur et l'interne se réunissent en arrière et en haut, pour former un seul canal. Les autres orifices des canaux semi-circulaires présentent des ampoules qui renferment, ainsi que le vestibule, *les otolithes*.

Le canal semi-circulaire osseux supérieur fait une légère saillie sur la face supérieure du rocher, la saillie du canal externe se voit entre le canal facial et l'orifice de l'antre. Le premier tour du limaçon se trouve logé dans le promontoire et séparé de la caisse par une paroi osseuse mince.

Le *canal de l'endolymphe* vient se terminer sur la face postérieure du rocher, entre le méat auditif interne et le sinus sigmoïde. Il s'ouvre librement à l'extérieur chez les Sélaciens ; chez les Oiseaux, il est librement ouvert dans la cavité cranienne ; chez les autres animaux, il se termine dans un sac lymphatique clos, *sac endolymphatique*. Cependant, Rüdinger affirme qu'il communique avec les espaces lymphatiques de la dure-mère.

Le *canal périlymphatique* s'ouvre dans la rampe tympanique, près de la membrane de la fenêtre ronde ; il se termine au niveau du trou jugulaire, dans les espaces subarachnoïdiens et met en communication directe la périlymphe avec le liquide céphalo-rachidien.

5.

L'*utricule*, d'où partent les canaux semi-circulaires et une branche du canal endolymphatique est, à part ces orifices, clos de toutes parts et constitue un sac elliptique plongé dans la périlymphe; ses parois sont formées de tissu conjonctif et tapissées d'un épithélium pavimenteux qui

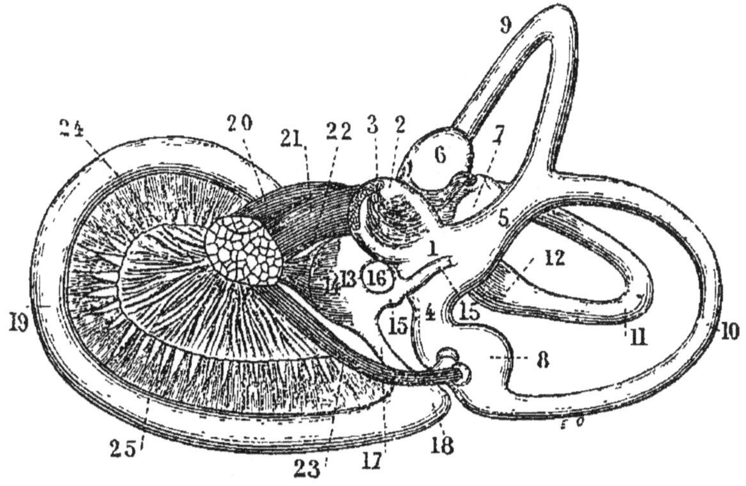

Fig. 50. — Labyrinthe membraneux de l'oreille droite d'un embryon de cinq mois, vu du côté interne. (Figure de Retzius, modifiée par Schwalbe.)

1-3, utricule.— 2, recessus utriculaire.— 3, tache acoustique du recessus de l'utricule. — 4, sinus postérieur. — 5, sinus supérieur. — 6, ampoule antérieure. — 7, ampoule externe. — 8, ampoule postérieure. — 9, canal semi-circulaire antérieur. —- 10, postérieur. — 11, externe. — 12, orifice élargi du canal semi-circulaire externe dans l'utricule. — 13, saccule. — 14, tache auditive du saccule. — 15, canal endolymphatique. — 16, canal utriculo-sacculaire. — 17, canalis reuniens. — 18, cul-de-sac terminal du ductus cochlearis. — 19, ductus cochlearis. — 20, nerf facial. — 21-24, nerf acoustique. — 21, rameau supérieur antérieur. — 22, rameau du saccule. — 23, rameau de l'ampoule postérieure. — 24, rameau du limaçon. — 25, sa distribution dans l'intérieur de la lame spirale osseuse.

s'épaissit fortement au niveau de la *tache auditive*, au point où le nerf utriculaire pénètre dans l'utricule.

Le *saccule* est un sac hémisphérique communiquant avec le tube cochléaire par le canalis reuniens de Hensen et avec le canal de l'endolymphe; il a la même structure que l'utricule, et son épithélium s'épaissit également pour for-

mer une *tache auditive* au niveau de la région où pénètre le
nerf sacculaire.

Les *canaux semi-circulaires membraneux* remplissent

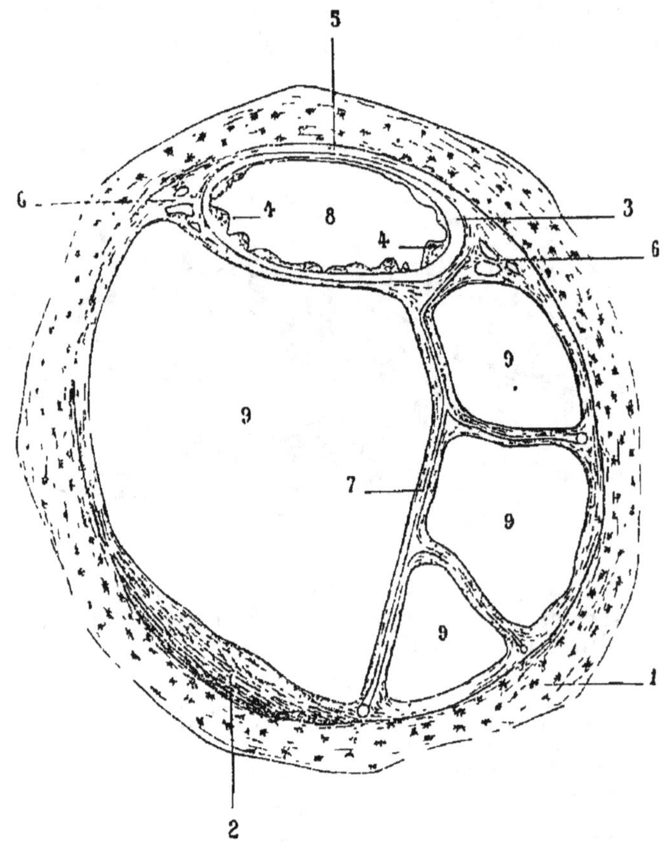

Fig. 51. — Coupe transversale d'un canal semi-circulaire
de l'homme. (D'après Rüdinger.) (Testut, *Anatomie humaine*.)

1, canal semi-circulaire osseux. — 2, périoste. — 3, canal semi-circulaire
membraneux, avec 4 les villosités de sa surface interne. — 5, tissu conjonctif
unissant le canal semi-circulaire membraneux au périoste. — 6, 6, travées
fibreuses unissant au périoste la partie libre du canal membraneux. — 7, vaisseaux. — 8, espace endolymphatique. — 9, 9, espace périlymphatique.

très incomplètement le tube osseux dans lequel ils se
trouvent fixés; mais les ampoules, renflements que l'on
trouve au niveau du point où ils s'unissent à l'utricule,

occupent presque complètement le renflement osseux dans lequel elles sont logées. Au niveau de chaque ampoule, pénètre un rameau du nerf acoustique ; les ampoules sont divisées en deux parties inégales par un repli de la paroi, qui forme à l'intérieur une saillie, la *crête auditive*, portant un épithélium semblable à celui des taches auditives.

Les trois canaux semi-circulaires membraneux ne possèdent d'ampoule qu'à une de leurs extrémités. Le canal frontal et le canal sagittal s'unissent par leur extrémité non ampullaire en un tube unique qui pénètre dans l'utricule. Il n'y a donc pour les trois canaux membraneux que cinq orifices par lesquels ils s'ouvrent dans le saccule, de même que les canaux semi-circulaires osseux s'ouvrent par cinq tubes correspondants dans le vestibule osseux. Le labyrinthe membraneux tout entier et les canaux sont suspendus dans la périlymphe, aux parois de leur loge osseuse, par de très nombreux tractus membraneux. La platine de l'étrier est le seul point de la capsule osseuse d'où il n'en parte jamais à l'état physiologique.

L'utricule et les ampoules des canaux supérieur et horizontal sont innervés par le rameau utriculaire du nerf acoustique, qui présente un renflement, le ganglion de Scarpa. Le rameau sacculaire qui innerve le saccule et l'ampoule du canal postérieur, présentent aussi un ganglion.

L'épithélium des crêtes et des ampoules se compose de cellules allongées, dont les unes doivent être considérées comme des cellules d'épithélium nerveux en relation directe avec les axes nerveux, les cellules acoustiques, et dont les autres sont de simples cellules épithéliales, les cellules de soutien. Les cellules acoustiques portent des cils à leur extrémité. Ces cils sont plongés dans une substance visqueuse, striée, qui se coagule dans les préparations et forme une cupule épaisse au-dessus des taches auditives. Les cils sont logés dans ces stries et se trouvent en contact avec des *cristaux de carbonate de chaux* présentant la forme de cristallisation de l'aragonite, en formant plusieurs couches dans la substance de la cupule, sur la nature de laquelle on n'est pas encore bien fixé.

L'étude de la structure du limaçon membraneux doit être faite sur des coupes passant par l'axe de la spire et qui rencontrent le tube enroulé près de sa base et près de son sommet.

La bandelette nerveuse du limaçon arrive dans la

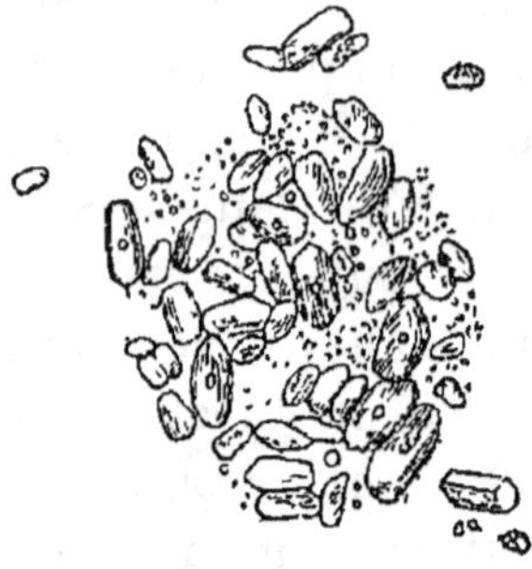

Fig. 52. — Otolithes, d'après Gruber. (Testut, *Anatomie humaine.*)

columelle et suit un *sillon spiral* creusé de trous, par lesquels pénètrent dans le tube limacien les filets nerveux. On observe un épaississement spiral sur la bandelette cochléaire ; il constitue le *ganglion de Rosenthal*, formé surtout de cellules bipolaires.

La columelle osseuse fait saillie dans la lumière du tube limacien ; cette saillie aplatie porte le nom de *lame spirale* La lame spirale est divisée en deux tables par d'innombrables canalicules traversés horizontalement par les fibres du nerf acoustique, qui se portent vers le ductus cochlearis.

Le tube cochléaire a pris une forme triédrique qui, sur les coupes, forme un triangle dont le sommet s'attache au bord libre de la lame spirale et la base à la lame des contours du limaçon, par un large ligament, le *ligament spiral* ; ces deux attaches représentent les brides qui unissent le vestibule membraneux à sa logette osseuse ; mais ici les brides sont limitées à deux régions ininterrompues et légèrement spirales, de telle sorte que le ductus cochlearis, le ligament spiral et la membrane basilaire forment entre les deux rampes, primitivement pleines de tissu muqueux et remplies chez l'adulte de périlymphe, une cloison spirale complexe et ininterrompue, qui sépare complètement de bas en haut les deux rampes. Le ductus cochlearis est borgne au sommet de la spire ; en ce point, la rampe tympanique et la rampe vestibulaire communiquent.

La paroi qui sépare le ductus cochlearis de la rampe vestibulaire est mince ; elle porte le nom de *membrane de Reissner* ; elle est formée de tissu conjonctif et tapissée, du côté du ductus cochlearis, d'un épithélium qui revêt ensuite le ligament spiral et se continue avec le revêtement de la membrane basilaire.

Le *ligament spiral*, dont la section est un triangle de forme variable, est très épais à la base du limaçon ; il s'amincit au fur et à mesure que l'on monte la spire.

Le sommet ou angle interne du trièdre membraneux est repoussé vers l'intérieur du tube cochléaire par une saillie due à l'épaississement du périoste de la lame spirale, la *crête spirale*, à la surface de laquelle on observe de nombreuses denticulations ; son bord libre est creusé d'un sillon, *sillon spiral interne ; la lèvre tympanique* de ce sillon se prolonge vers le ligament spiral par la *membrane basilaire*. La face endolymphatique de cette membrane porte une papille, la *papille spirale*, constituée par l'épithélium nerveux, dans lequel se terminent les filets du rameau cochléaire. Près de la ligne d'insertion de la membrane basilaire, la lame spirale est creusée de nombreux canalicules, par où sortent les fibres nerveuses pénétrant dans le ductus cochlearis, aussi on a donné à cette région le nom de *zona perforata*.

La membrane basilaire se divise en *deux zones*, l'une commence au bord de la lèvre tympanique du sillon spiral interne et se continue jusqu'à la limite externe du

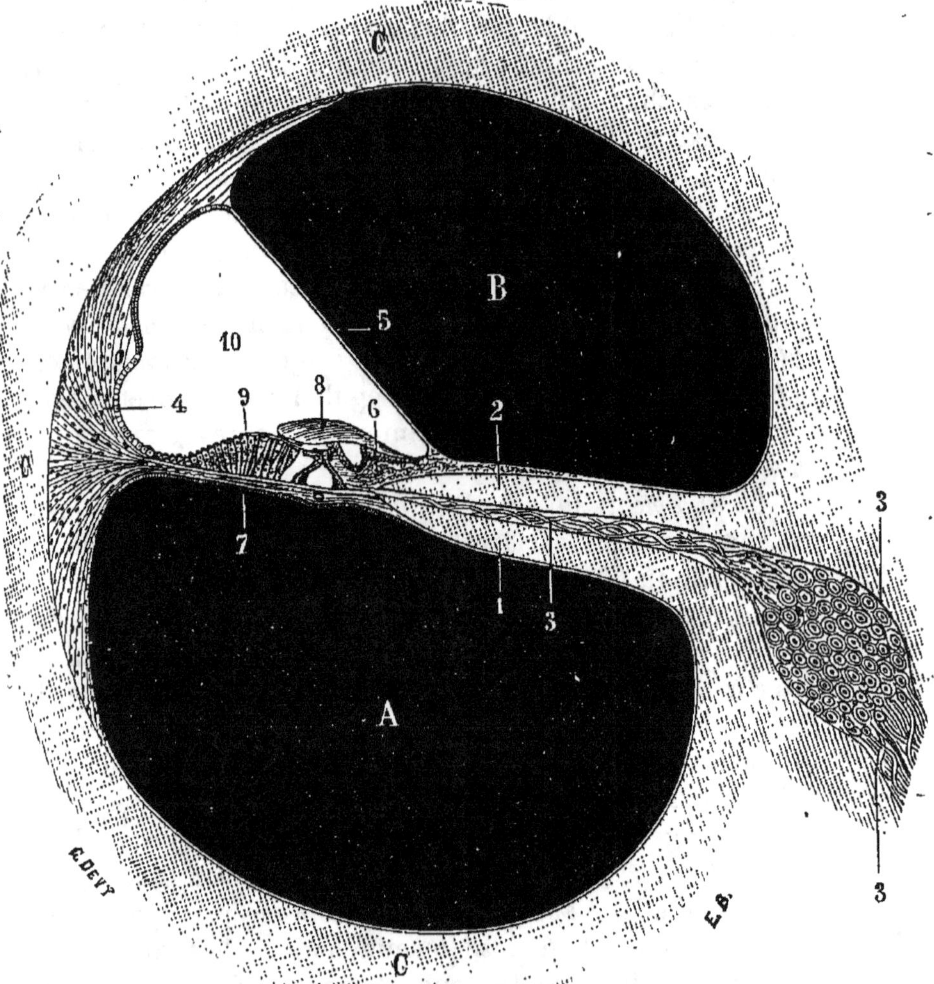

Fig. 53. — Coupe transversale au niveau du limaçon au niveau du deuxième tour. (Testut, *Anatomie humaine.*)

A, rampe tympanique. — *B*, rampe vestibulaire. — *C*, lame des contours. 1, lamelle antérieure de la lame spirale osseuse. — 2, sa lamelle postérieure. — 3, nerf cochléaire avec le ganglion spiral de Corti contenu dans le canal de Rosenthal. — 4, ligament spiral. — 5, membrane de Reissner. — 6, bandelette sillonnée. — 7, membrane basilaire. — 8, *membrana tectoria* ou membrane de Corti. — 9, organe de Corti. — 10, canal cochléaire.

pilier externe de Corti, c'est la *zona arcuata*, l'autre part
de ce niveau et s'étend jusqu'au ligament spiral; c'est la

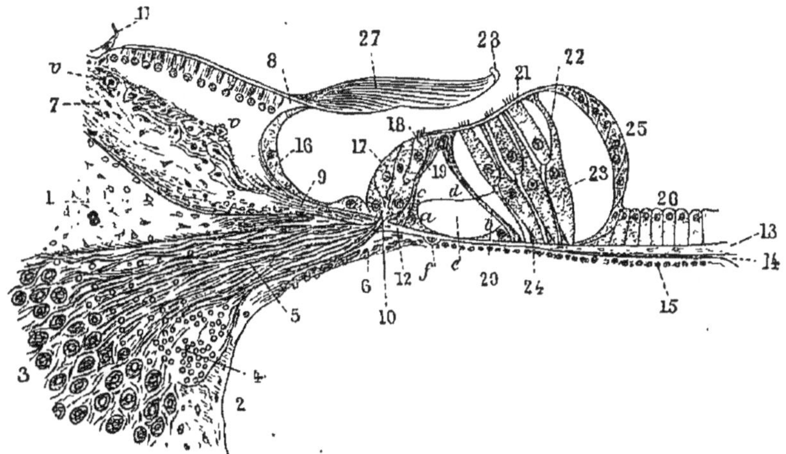

Fig. 54. — Coupe radiale à travers la paroi tympanique du *ductus cochlearis* du Cochon d'Inde, à peu près au niveau de la partie moyenne du limaçon. (D'après Retzius.)

f, vaisseau spiral. — *v, v*, vaisseaux sanguins du limbe spiral.

1, lamelle supérieure de la lame spirale osseuse. — 2, sa lamelle inférieure.—
3, ganglion spiral. — 4, faisceau spiral de fibres nerveuses coupées transversa-
lement. — 5, fibres nerveuses non sectionnées situées entre les lamelles de la
lame spirale osseuse. — 6, périoste tympanique mince. — 7, limbe de la lame
spirale ou crête spirale. — 8, sa lèvre vestibulaire. — 9, sa lèvre tympanique à
travers laquelle passent en 10 les fibres nerveuses qui se dépouillent de leur
gaine. Le sillon spiral interne est situé entre ces deux lèvres. — 11, origine de
la membrane de Reissner. — 12, point où la lèvre tympanique devient la membrane basilaire. — 13, couche hyaline de la membrane basilaire renfermant des
noyaux. — 14, couche des fibres basilaires. — 15, couche tympanique limitante.
— 16, épithélium du sillon spiral interne. — 17, cellules internes de soutien. —
18, cellules à bâtonnets internes.— 19, pilier interne, en *a*, reste du protoplasma
et noyau du pilier interne. — 20, pilier externe, en *b*, protoplasma et noyau du
pilier externe, *c*, coupe transversale d'un faisceau nerveux spiral (cordon du tunnel de Retzius); de ce cordon partent les filets nerveux *d* qui, de l'autre côté
des piliers externes, vont rejoindre les cellules à bâtonnets externes. — 19 et
20, voûte du tunnel de Corti *e*. — 21, cellules à bâtonnets externes, disposées
sur trois rangées, séparées par des cellules sans bâtonnets. — 23, cellules de
Deiters. — 24, fibres de soutien des cellules de Deiters. — 25, cellules de soutien de Hensen. — 26, cellules de Claudius. — 27, membrane de Corti. — 28,
son extrémité retournée.

zona pectinata. La face cochléaire de la zona arcuata supporte la *papille spirale* ou *organe de Corti*. Sur la coupe,
cette papille représente une saillie épithéliale creusée

d'un tunnel spiral ; ce tunnel est limité par une série d'arcs-boutants, les uns externes les autres internes, qu'on appelle les *piliers de Corti*, ils sont constitués par ces cellules fortement écartées à leur base et appliquées l'une contre l'autre par leur extrémité supérieure étalée en un plateau. La base des piliers de Corti s'écarte davantage au fur et à mesure que l'on monte la spire limacienne ; mais leur angle d'union devient de plus en plus grand, le diamètre de la base du tunnel augmente donc, depuis la base jusqu'au sommet de la spire, mais sa hauteur diminue. Les piliers de Corti deviennent, en somme, de plus en plus petits en montant vers le haut de la spire.

De chaque côté des piliers, on trouve une série de cellules : l'interne est constituée par les *cellules de Deiters*, l'externe par les *cellules de Corti*. Les premières doivent être considérées comme des terminaisons nerveuses dont les rapports avec les filets nerveux rampant dans la membrane basilaire ne sont pas élucidés, elles portent sur leur plateau des cils ; les autres cellules doivent être considérées comme des cellules épithéliales de soutien. La région externe de la papille est constituée par les cellules d'épithélium non sensoriel, *cellules de Hensen* et *cellules de Claudius*, qui se continuent avec les cellules de revêtement de la pars striata. La surface des piliers et des cellules externes est recouverte par la *lame réticulaire* qui représente une cuticule où l'on observe l'empreinte des *cellules* sous-jacentes et qui est traversée par les cils de ces cellules.

La *zona pectinata* est revêtue d'épithélium sur sa face cochléaire et de cellules résiduales de la dégénérescence du tissu muqueux, sur sa rampe tympanique ; sa structure est loin d'être élucidée, mais on y observe d'une façon certaine, une grande série de fibres dirigées radiairement. Le diamètre de la membrane basilaire tout entière s'accroit fortement, par suite de la diminution de la lame spirale osseuse et du ligament spiral. Ainsi, nous trouvons, pour la lame spirale dans son ensemble, $0^{mm},19$ en bas et $0^{mm},49$ en haut ; pour la zone pectinée seule, nous trouvons $0^{mm},12$ en bas et $0^{mm},33$ en haut (Steinbrügge); l'accroissement de la zona pectinata est donc plus grand que celui de la zona arcuata.

La *membrane de Corti* (*membrana tectoria*) est une lame élastique, qui, née de l'angle interne du ductus cochlearis, se porte vers la base du triangle cochléaire et s'arrête au niveau des cellules de Hensen, elle paraît être en contact avec la lame réticulaire et les cils des cellules de Deiters.

Nerf acoustique. — Le trou auditif interne est divisé par une lame horizontale en un étage supérieur et un étage inférieur. L'étage supérieur est divisé en deux par une crête verticale incomplète. La fossette supéro-antérieure représente l'entrée du canal de Fallope, elle donne passage au facial.

La fossette supéro-postérieure reçoit la branche vestibulaire de l'utricule.

La fossette inféro-antérieure reçoit la branche cochléaire du limaçon.

La fossette inféro-postérieure reçoit la branche vestibulaire du saccule.

Les origines réelles du nerf acoustique sont encore trop peu connues et les schémas proposés ont encore un caractère trop provisoire pour que nous abordions ici cette question.

Artères. — Elles ont été étudiées avec beaucoup de soin, tout récemment, par Eichler. D'après cet auteur, les artères du labyrinthe forment un système parfaitement défini et distinct. Le sang entre, à l'état artériel, par le foramen central et ne sort pas par le même point, mais par une perforation voisine de l'aqueduc du limaçon.

Le labyrinthe ne reçoit qu'un seul vaisseau, l'artère

auditive interne, branche de l'artère basilaire. Chaque tour du limaçon constituerait un département sanguin clos et son vaisseau propre y donnerait naissance à trois territoires vasculaires distincts : un pour le modiolus, un autre pour la lame spirale et un pour les parois des rampes.

Veines. — Les veines du vestibule et des canaux semi-circulaires se jettent dans le sinus latéral, par l'intermédiaire de la veine de l'aqueduc du vestibule. Les veines du limaçon s'ouvrent dans le sinus pétreux inférieur par l'intermédiaire de la veine de l'aqueduc du limaçon, logée dans le canal de Cotugno. D'après Eichler, il n'existe pas de veine dans le conduit auditif interne.

Lymphatiques. — La cavité contenant la périlymphe constitue un véritable espace lymphatique communiquant avec les espaces arachnoïdiens et sous-arachnoïdiens, par l'intermédiaire des gaines lymphatiques qui entourent le nerf acoustique et surtout par un canal qui suit l'aqueduc du limaçon et part de la rampe tympanique.

Tératogénie. — Les anomalies congénitales de l'appareil percepteur sont rares. Mygind a trouvé dans ses dissections d'individus sourds de naissance, que le nombre de ceux dont la surdité peut être rapportée à une anomalie du labyrinthe est très petit.

Mygind a observé cinq fois l'absence complète du labyrinthe chez des individus nés viables.

Le plus souvent, les anomalies sont partielles, le vestibule est rétréci ou dilaté, l'aqueduc du vestibule est dilaté ou absent. Chez les sourds-muets de naissance, les anomalies des canaux semi-circulaires sont très fréquentes, ils peuvent *manquer tous*, ou bien on n'en trouve qu'un ou deux ; ils peuvent être retrécis, incomplets, leurs branches peuvent être soudées entre elles.

Le limaçon peut être réduit à un sac sans structure ou bien présenter des arrêts de développement et les altérations les plus diverses.

Le nerf acoustique manque très rarement, il peut être scléreux ou gélatineux. D'après Mygind, il n'aurait pas de tendance à s'atrophier par suite du défaut d'exercice.

CHAPITRE II

PHYSIOLOGIE DE L'OREILLE

PHYSIOLOGIE DU PAVILLON

Le pavillon est un organe qui sert à renforcer l'intensité du son et à indiquer, dans une mesure encore insuffisamment appréciée, la direction des ondes sonores. On a prétendu que le pavillon était sans usage, parce que des individus chez lesquels cet organe avait été sectionné continuaient à entendre avec netteté, et pouvaient même se rendre compte de la direction des sons. Chez ces personnes, l'intensité du son perçu devait être diminuée. Quant à la notion de la direction, ils avaient dû faire un apprentissage nouveau, à la suite duquel ils avaient pu très bien, malgré l'absence de leur pavillon, arriver à se rendre compte de la direction des sons, avec une quasi-perfection. On ne peut supposer qu'un organe aussi développé que le pavillon, soit annexé à l'oreille sans jouer un rôle important dans la physiologie de l'audition.

Chez les Vertébrés inférieurs, où le tympan se trouve à fleur de crâne, la notion de la direction des sons est probablement fournie par la sensation spéciale qu'engendrent les ondes sonores, d'après leur angle d'incidence sur le tympan; lorsque le tympan est situé plus profondément, l'interprétation inconsciente doit porter sur une excitation du tympan, produite à la suite d'une ou de plusieurs réflexions sur les parois du conduit. A plus forte raison, en est-il de même chez les animaux qui ont un pavillon. Chez beaucoup d'entre eux, il est mobile ; ses mouvements et ceux de la tête montrent bien, par l'observation simple, l'importance qu'a cet organe, lorsque l'animal cherche à reconnaître la direction du son. Chez les Reptiles et les Oiseaux, qui ne possèdent pas de pavillon, la tête est douée d'une extrême mobilité et en faisant varier rapidement l'angle d'incidence des ondes sonores, ces animaux arrivent à se renseigner sur la direction du son perçu. L'Homme, lui-même, instinctivement, augmente, lorsqu'il n'entend pas bien, la surface de son pavillon, avec la main.

Les expériences de Schneider ont montré que dans l'oreille, c'était surtout la conque qui recueillait et dirigeait les ondes sonores ; qu'en la remplissant de cire, l'intensité des sons était très diminuée et que la notion de la direction devenait très incertaine. Selon Politzer, le tragus aurait aussi une grande importance. D'après de nombreuses expériences, l'angle sous lequel s'implante l'oreille parait n'avoir aucune importance physiologique, ce qui semble d'ailleurs très rationnel, *a priori*.

Le pavillon de l'Homme est immobile, excepté dans quelques cas anormaux, on peut cependant observer, dans certaines conditions, des mouvements réflexes, soit du pavillon dans son entier, soit de certaines de ses parties les unes sur les autres.

PHYSIOLOGIE DU CONDUIT AUDITIF EXTERNE

Le conduit auditif externe conduit les ondes sonores à la membrane du tympan, elles y arrivent, après avoir subi presque toutes plusieurs réflexions sur les parois du conduit, ce qui a l'inconvénient de diminuer l'intensité et la clarté des sons faibles, mais présente le très grand avan-

tage de diminuer aussi, dans des proportions très considérables, la violence du choc produit par les ondes sonores
dont l'énergie mécanique est très puissante.

Le son propre du conduit a trois mille vibrations, il est
aigu et criard. Helmholtz explique par le renforcement des
sons voisins du son propre, la sensation désagréable que
produit le grincement des scies.

L'intensité et la clarté des sensations sonores paraissent
peu influencées par le diamètre du conduit; à condition,
bien entendu, qu'en aucun point, il ne soit complètement
obstrué.

Les glandes en peloton sécrètent en quantité plus ou
moins abondante une matière, blanchâtre chez l'enfant,
jaunâtre chez l'adulte et qui brunit à l'air, le cerumen.
Cette substance visqueuse arrêterait les microorganismes
et les poussières, et empêcherait par son odeur les insectes
de pénétrer dans le conduit. Telles sont, au moins, les
fonctions qu'on lui attribue.

PHYSIOLOGIE DE LA MEMBRANE DU TYMPAN

La double inclinaison de la membrane tympanique sur
l'axe du conduit n'est pas favorable à la transmission des
ondes sonores de faible amplitude. Mais, par contre, ainsi
qu'Helmholtz l'a démontré, les membranes coniques, concaves ou convexes, vibrent beaucoup plus facilement que
les membranes planes. La faible tension du tympan lui
permet d'entrer en vibrations à la suite d'excitations
légères et de ne pas rendre facilement le son propre à cette
membrane.

'La membrane du tympan est apte à transmettre simultanément des sons de tonalité variée.

Nous étudierons, en même temps que la physiologie de
la caisse, le mécanisme de l'accommodation.

D'après Helmholtz, la courbure des fibres radiées vers l'extérieur diminuerait l'amplitude des vibrations en augmentant leur force.

Une grande course de la membrane du tympan vers l'extérieur ne détermine qu'une excursion faible du manche du marteau et inversement.

Le tympan de l'homme peut supporter sans crever des pressions de 140 à 160 centimètres de mercure, tandis que le tympan du chien ne supporte que 66 centimètres et celui du mouton 34 centimètres.

La sensibilité tactile du tympan est exquise; il peut être impressionné par les contacts proprement dits, ainsi que par les ondes sonores de grande amplitude.

PHYSIOLOGIE DE LA CAISSE

L'oreille moyenne est un instrument de transmission; les ondes sonores ébranlent le tympan dans des conditions que nous avons déjà étudiées partiellement et pénètrent jusqu'à l'oreille interne, en traversant la caisse. Elles pourraient arriver au labyrinthe par l'intermédiaire de la chaîne des osselets étendue de la membrane du tympan à la fenêtre ovale, ou simplement par l'air, à la membrane de la fenêtre ronde ou enfin par les os du crâne, transmettant les vibrations qu'ils ont reçues de la membrane du tympan.

Transmission des sons par la chaîne. — En dépit des opinions anciennes, rajeunies dans ces derniers temps par Sapolini et Secchi, et d'après lesquelles la fenêtre ronde jouerait le rôle principal dans la transmission des ondes sonores, l'anatomie, la physiologie comparées ainsi que la pathologie montrent que ce procédé de transmission est de beaucoup le plus important. Politzer démontra le premier, en mettant les osselets à nu et en leur faisant inscrire leurs vibrations sur un cylindre noirci, animé d'un mouvement de rotation, que les vibrations du tympan se transmettent au liquide labyrinthique par des mouvements *in toto* de chaque osselet *et non par des vibrations moléculaires*. On s'est servi également de l'observation microscopique pour étudier l'amplitude des mouvements vibratoires des osselets (Burck). D'après ce dernier auteur, l'amplitude des mouvements du marteau est deux fois plus grande que celle des mouvements de l'enclume et quatre fois plus que celle de l'étrier. La section du muscle de l'étrier augmente de moitié l'amplitude des mouvements de l'étrier produits par des condensations d'air. De plus, si on compare les surfaces du tympan et de l'étrier, on voit qu'il se produit évidemment une condensation des vibrations de dehors en dedans.

Les recherches de Politzer sur les conditions de production des vibrations des osselets sont très importantes. Si l'on se sert de sons musicaux, on constate que l'étendue des mouvements des osselets est plus faible pour les sons bas que pour les sons moyens, elle diminue beaucoup pour les sons élevés.

Si on met des petits bâtonnets ou de petits fragments de cire en contact avec le tympan, la diminution des mouvements est beaucoup plus faible que si on place ces mêmes obstacles en contact avec les osselets. Les perforations artificielles du tympan diminuent l'amplitude des vibrations du manche du marteau ; on peut alors les augmenter en mettant une lame de caoutchouc en contact avec le tympan.

L'articulation du marteau avec l'enclume a été comparée, avec raison, par Helmholtz, au mécanisme d'échappement des montres, qui ne permet le mouvement que dans une seule direction. Le manche du marteau étant porté en

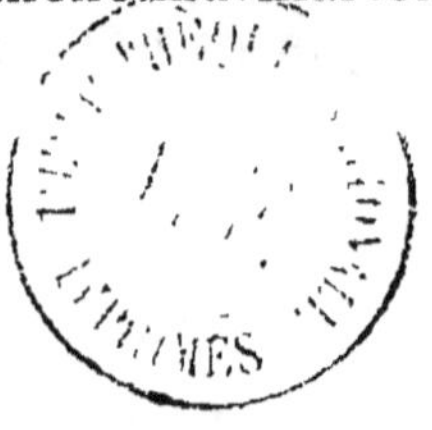

dedans, l'enclume et par conséquent l'étrier, sont également portés en dedans. Lorsque, au contraire, le manche
du marteau est porté en dehors, la forme de l'articulation
est telle, que les surfaces articulaires s'adaptent plus fortement, sans que l'enclume soit reportée en dedans. Les
mouvements du marteau sont limités par le ligament supérieur et par les fibres qui, partant du marteau, rampent
dans la poche postérieure du tympan (Helmholtz).

Les mouvements de l'étrier se produisent de telle façon
que le bord supérieur de sa platine pénètre plus que le
bord inférieur; si on parle à voix très basse, l'étrier ne fait
plus aucun mouvement. Dans ces cas, au moins, il faut
admettre probablement, que les faibles vibrations du tympan se transmettent par l'intermédiaire de la chaine
osseuse, au moyen de simples vibrations moléculaires.

La membrane de la fenêtre ronde peut être animée de
vibrations étendues, correspondant à celles produites par
les osselets et transmises par le liquide labyrinthique, ou
bien de vibrations transmises, en sens opposé, par l'air de
la caisse. Les vibrations de la fenêtre ovale peuvent être
cinq fois plus considérables que celles de l'étrier. Politzer
fixa dans le canal semi-circulaire supérieur, un manomètre,
et il observa que si on condense l'air dans la caisse par la
trompe, le liquide monte dans le manomètre, cette augmentation de pression ne peut être produite que par la membrane de la fenêtre ovale, fortement comprimée en dedans,
puisque, en même temps, le tympan est repoussé en dehors,
mouvement qui ne pourrait tendre qu'à abaisser la pression
labyrinthique. Si on raréfie l'air de la caisse, le liquide
s'abaisse, ce qui prouve que malgré la compression labyrinthique produite par la tension en dedans du tympan
et de l'étrier, la saillie en dehors de la fenêtre ronde détermine un abaissement considérable de la pression labyrinthique. D'ailleurs, si on ferme la fenêtre ronde avec de la
cire, la condensation de l'air dans la caisse détermine alors

l'abaissement de la pression labyrinthique. Il est certain
que les mouvements de l'étrier ont pour conséquence des
mouvements en sens inverse de la fenêtre ronde et que
les mouvements de la fenêtre ronde retentissent inversement sur l'étrier.

Les ondes sonores qui arrivent de l'extérieur doivent se
transmettre beaucoup plus facilement par la chaîne que
par l'air de la caisse, mais lorsque la chaîne est ankylosée,
les vibrations tympaniques doivent encore mieux se propager sous la forme moléculaire par la chaîne que par
l'air de la caisse, contrairement à l'opinion de Yearsley.
L'audition atténuée qu'on observe dans ces cas, ne prouve
donc pas qu'elle s'effectue par l'intermédiaire de la membrane de la fenêtre ronde. Mais, lorsque les ondes sonores
arrivent dans la caisse par la trompe béante et sont perçues avec une grande intensité (autophonie), c'est probablement alors cette membrane qui joue le plus grand rôle
dans leur transmission.

Kessel, sur un sujet dont·la membrane tympanique
était perforée *et dont les osselets de l'ouïe avaient été enlevés*,
observa une amélioration très notable de l'audition, lorsqu'il
obturait la perforation ; il paraît certain que, dans ce cas,
les vibrations de la membrane étaient transmises à l'oreille
interne par le cadre tympanique osseux et le rocher.

Fonctions du muscle tenseur du tympan. — Les muscles
de l'oreille moyenne déterminent dans les conditions de
l'appareil de transmission des modifications qui permettent
de les considérer comme des instruments d'accommodation.
Le muscle tenseur du tympan tire en dedans le manche
du marteau et avec lui la membrane tympanique et par
conséquent la rend moins impressionnable par les vibrations extérieures ; il tend la chaîne des osselets, enfonce
l'étrier dans le vestibule, ce que démontre l'élévation de
la pression labyrinthique et empêche ainsi les grandes

excursions de l'étrier. Il augmente ainsi l'insensibilité de l'appareil de transmission et empêche l'action fâcheuse des ondes sonores de grande amplitude sur le contenu labyrinthique. Son action est constante, par suite de sa tonicité, mais elle n'est active et efficace que momentanément et sous l'influence de réflexes dont le labyrinthe est le point de départ et qu'on peut faire disparaître par la destruction du labyrinthe et de la moelle allongée (Pollak).

A chaque syllabe et surtout sous l'influence de sons musicaux, le muscle du marteau se contracte, plus fortement sous l'influence des notes élevées que des notes basses. Par la tension de ce muscle, les notes hautes sont mieux perçues, les notes basses deviennent moins intenses. Cependant les expériences sont encore incertaines, puisque, chez certains individus, le son perçu est élevé, chez d'autres il est abaissé, chez d'autres enfin il reste inaltéré. Cependant, d'une façon générale, on peut dire qu'il est élevé par suite de l'augmentation, peut-être seulement relative, de la perception des harmoniques supérieurs.

On observe quelquefois des cas de contraction volontaire du muscle du marteau, mais ils sont assez rares.

La contraction se produit, ou par voie réflexe, ou sympathiquement, en même temps que celle du tenseur du voile. Politzer pense que la surdité passagère qui accompagne le bâillement est due à la contraction synergique du tenseur du tympan, accompagnant la contraction du tenseur du voile qui se produit à ce moment.

Urbantschitsch a montré que le phénomène se produit dans les changements de position du corps; les mouvements de la tête et du cou influent sur la perception des sons, aussi bien que sur la production des bruits subjectifs.

Fonctions du muscle de l'étrier. — Ce muscle tire en dehors l'étrier en soulevant son extrémité antérieure, tandis que l'extrémité postérieure s'enfonce, il repousse aussi en dehors la chaine, détend le tympan en même temps qu'il abaisse la pression labyrinthique. Ce muscle est donc antagoniste du muscle du marteau, il permet à l'appareil vibrateur de transmettre des vibrations de faible amplitude, qui n'auraient pu le mettre en mouvement s'il n'avait,

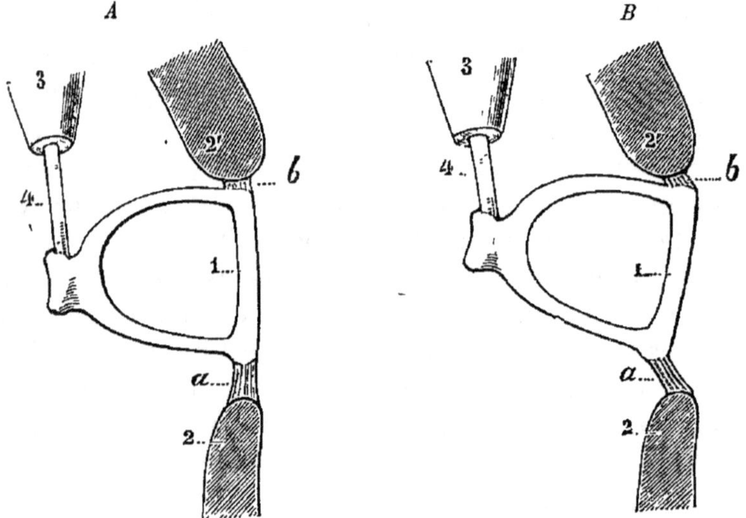

Fig 55. — Schéma représentant le mode de déplacement de l'étrier sous l'influence de la contraction du muscle de l'étrier. (Testut, *Anatomie humaine.*)

A, l'étrier au repos. — *B*, l'étrier après la contracture de son muscle.

1, base de l'étrier. — 2, rebord antérieur de la fenêtre ovale, avec *a'* son rebord postérieur. — 3, pyramide. — 4, tendon du muscle de l'étrier.

a, portion antérieure du ligament annulaire, plus longue que *b*, portion postérieure de ce même ligament.

au préalable, déterminé un relâchement favorable; on peut donc lui donner le nom de muscle de l'attention auditive. Ce muscle se contracte synergiquement avec plusieurs muscles de la face, surtout l'orbiculaire des paupières, ce qui explique les grimaces que l'on fait lorsqu'on tend l'oreille.

Bénédikt a montré que les *nerfs sensitifs* de la caisse sont le point de départ de réflexes retentissant sur la circulation du cerveau et surtout de la moelle allongée.

6.

PHYSIOLOGIE DE LA TROMPE

La trompe sert surtout à assurer la communication de l'air extérieur avec l'atmosphère limitée de la caisse. Malgré la position déclive de son orifice pharyngien, l'orifice tympanique est trop élevé, pour que, normalement, les sécrétions de la caisse puissent s'écouler par la trompe.

A l'état de repos, les parois de la portion cartilagineuse sont appliquées à elles-mêmes et cette occlusion de l'atmosphère intra-tympanique paraît favorable à la transmission des vibrations sonores par le tympan et à la transmission dans la caisse.

Les recherches de Hartmann ont montré qu'une pression de 10 millimètres de mercure suffisait normalement pour faire pénétrer l'air du pharynx vers la caisse; une pression moindre suffit pour chasser l'air de la caisse vers le pharynx.

Dans la phonation, au moins dans la prononciation de certaines lettres, a, i, u, malgré l'avis contraire de Zaufal, il se produit une fermeture de la trompe par suite de l'action du péristaphylin interne (releveur du voile), qui, en relevant le plancher de la trompe, ferme cet organe. C'est par erreur que certains auteurs (Gellé) le rangent parmi les dilatateurs.

Si on pratique l'expérience de Valsalva, on constate par l'observation directe, le manomètre auriculaire, la méthode graphique, que le tympan est repoussé en dehors. Dans l'expérience de Toynbee (déglutition avec la bouche et le nez fermés), le tympan est d'abord légèrement porté en dehors, puis il est fortement ramené en dedans.

La trompe peut conduire les ondes sonores de l'extérieur vers l'intérieur. Les expériences de Lucæ le démontrent et celles de Politzer prouvent que les sons peuvent également cheminer de l'intérieur vers l'extérieur. Le phénomène, heureusement, ne peut pas se produire lorsque les parois de la trompe sont intimement accolées l'une à l'autre. L'audition des sons venant du pharynx (autophonie), est très désagréable. La propagation dans la trompe des ondes sonores venant par la caisse est nuisible à l'audition, car la masse d'air renfermée dans la caisse, augmentée de celle que contiennent les cellules mastoïdiennes, vibre beaucoup plus énergiquement, sous l'influence des vibrations tympaniques, lorsque cette cavité est fermée, que lorsqu'elle est ouverte ; dans ce cas, l'effort mécanique se perd du côté du pharynx.

PHYSIOLOGIE DE LA RÉGION MASTOIDIENNE

Il est difficile d'attribuer un rôle bien important à la région mastoïdienne, il faut y distinguer deux parties : la région qui contient l'antre, et l'apophyse. En raison de son développement tardif et variable chez l'Homme, qui seul, avec les Singes supérieurs, la possède, l'apophyse qui est moins développée chez le Nègre que dans les autres races, où elle présente tant de variétés, doit être considérée comme une acquisition récente chez les êtres à station verticale, offrant une plus large surface d'insertion aux muscles qui s'y insèrent et qui se sont développés fortement, par suite de ces nouvelles conditions d'existence. Cet organe n'a rien à faire avec la bulle des autres Mammifères, qui est si développée chez beaucoup d'entre eux, et qui correspond à l'antre ; aussi, malgré les très grandes variations de développement de l'antre et de ses cellules chez l'Homme, doit-on penser que cet organe joue un autre rôle que de rendre les os plus légers; ce qui n'est guère utile dans cette région du crâne. On a considéré ce système de cellules comme représentant des résonnateurs.

Chaque vibration tympanique détermine dans la caisse une condensation de l'air qu'elle contient ; si la masse d'air était très limitée, les vibrations se propageraient très difficilement, la grande masse d'air que contiennent les cellules aériennes rendrait la propagation du son plus facile. Cette théorie n'a qu'une valeur très relative ; quant à moi, je la considère comme absolument mal fondée, puisque c'est surtout par les osselets ou par les os du crâne que se propage le son ; de plus, on n'a jamais observé de différences dans la finesse ou l'acuité de l'ouïe, entre les personnes à apophyse volumineuse et pneumatisée et celles qui ont une apophyse réduite de volume et massive.

PHYSIOLOGIE DE L'OREILLE INTERNE

Les vibrations sonores sont transmises à l'oreille interne surtout par l'étrier. Sa platine, mobile à l'état physiologique, exécute des mouvements de va-et-vient correspondant aux deux phases des vibrations sonores. Ces mouvements produisent dans le liquide périlymphatique et par son intermédiaire dans le sac clos du labyrinthe membraneux, rempli par l'endolymphe, des compressions ou condensations correspondantes, qui agissent sur les terminaisons nerveuses du nerf de la huitième paire, développées sur les parois du sac labyrinthique, au niveau des crêtes ampullaires, des taches vestibulaires et sacculaires et de la papille spirale de Corti.

Vestibule. — On admet généralement que l'utricule et le saccule sont des organes périphériques de l'audition, mais seulement pour les bruits. La première partie de cette proposition peut être considérée comme certaine, il n'en est pas de même de la seconde. Chez les animaux où l'organe de l'ouïe n'est représenté que par une vésicule dont les cellules pariétales sont hérissées de cils vibratiles, on a pu constater que certains groupes de cils vibraient à l'unisson de certains sons ; il en est de même pour les poils auditifs qui revêtent les filets antennaires des Crustacés. Il est donc très probable que les cils terminant les cellules des taches auditives permettent à l'animal d'acquérir une notion rudimentaire des qualités des sons.

Canaux semi-circulaires. — Dans l'hypothèse que nous avons exprimée dans notre définition, mais au sujet de laquelle nous tenons à formuler ici très nettement toutes nos réserves, que l'oreille serait l'organe du sens de l'orientation ou de l'espace, ce seraient les canaux semi-circulaires qui présideraient à cette fonction. On doit cependant reconnaître que la preuve n'en a pas été faite d'une façon absolue et que, même en admettant une relation entre le sens de l'équilibre et les canaux semi-circulaires, nous sommes loin de posséder la compréhension claire du mécanisme qui présiderait à cette fonction.

Les expériences de Flourens, qui observa des troubles de l'équilibre, distincts, correspondant à la section ou à l'excitation de chacun de ces trois canaux, placés, comme on le sait, dans le plan de chacune des dimensions de l'espace constituent la base fondamentale de cette théorie. Breuer et surtout Ewald ont poussé très loin la méthode et la précision dans ces recherches. Ce dernier semble avoir démontré, contrairement à ce que l'on observe pour les autres nerfs sensitifs spéciaux, que le bout central du nerf acoustique sectionné est directement excitable par les vibrations sonores. Il soutient, à la suite de ses très remarquables expériences, que les excitations qui se produisent sur les organes nerveux périphériques des crêtes ampullaires des canaux semi-circulaires, se transmettent par leurs troncs spéciaux, formant la branche *tonique* du nerf acoustique, (le reste constituant la branche *auditive*) aux centres nerveux, d'où elles s'irradient vers les cellules motrices commandant à tous les muscles du corps, pour leur distribuer le tonus convenable et pour assurer, dans les conditions normales, la conservation de l'équilibre. Sans vouloir entrer dans la critique détaillée de ces expériences, nous rappellerons que cette théorie semble contredite par l'absence et les anomalies congénitales assez fréquentes des canaux semicirculaires, par les expériences de Steiner qui a enlevé les canaux semi-circulaires chez le Requin, sans observer de troubles d'équilibre. Böttcher et Baginsky pensent encore que le cervelet est l'organe coordinateur des mouvements. Dans cette hypothèse, les troubles de coordination expérimentaux ou pathologiques, seraient produits par les excitations que subissent les nerfs ampullaires, excitations retentissant sur le cervelet; et non par leur destruction.

Limaçon. — Le limaçon serait l'organe présidant à l'analyse des sons, c'est tout ce que l'on sait d'une façon certaine. Quant au rôle que joue chacune des parties qui y sont renfermées, il est encore bien incertain.

On ne peut admettre l'ancienne hypothèse de Helmholtz, d'après laquelle les piliers de Corti, seraient les organes sensoriels terminaux de l'acoustique. En effet, d'après Hasse, ils manquent chez les oiseaux. Les cellules de Corti, au contraire, au nombre de 2,000, d'après Waldeyer, seraient bien développées. Chez les oiseaux, d'après Hensen, la membrane basilaire serait l'organe qui transmettrait aux cellules de Corti les vibrations de l'endolymphe.

Cette théorie, acceptée aujourd'hui par Helmholtz, s'appuie sur la structure de la lame basilaire et surtout sur ce fait que, depuis son origine jusqu'à sa terminaison, le diamètre de la lame basilaire augmente progressivement. Le premier tour de la membrane serait donc adapté pour l'analyse et la perception des sons les plus élevés. Cette hypothèse s'accorde avec l'observation de Moos, portant sur l'atrophie du nerf acoustique dans le premier tour du limaçon, les expériences de Baginsky et les observations cliniques de Bezold. Dans tous ces cas, les lacunes de l'audition se produisaient conformément à la théorie.

DEUXIÈME PARTIE

ÉTUDE GÉNÉRALE DES MALADIES DE L'OREILLE

CHAPITRE PREMIER

DIAGNOSTIC. EXAMEN. DU MALADE. ÉPREUVES DE L'OUIE

L'examen des malades atteints d'affections auriculaires peut paraître simple, par l'effet de l'habitude, au spécialiste déjà très exercé ; il peut aussi sembler facile à celui qui se contente d'entrevoir le symptôme dominant, sans chercher à pousser plus loin ses investigations. En procédant d'une manière aussi superficielle, le médecin risque de ne pas se rendre un compte exact de la véritable nature de l'affection, ou de laisser passer des points très importants. Quant au véritable spécialiste, il devrait remplir, pour chaque malade, une longue feuille d'observation ; c'est ainsi seulement qu'il arrivera à faire des diagnostics complets et précis, qu'il pourra donner à sa pratique ou à son enseignement une base rigoureusement scientifique. Dans ces conditions, l'examen du malade atteint d'une affection auriculaire est le plus souvent difficile et compliqué, et, dans nombre de cas, il faut beaucoup de science et de méthode pour arriver à un diagnostic exact précis et complet.

On doit commencer par interroger le malade, après avoir écrit sur sa feuille d'observation son nom, son âge et sa profession.

ANAMNÈSE

Il faut se rendre un compte exact de la valeur intellectuelle du malade, pour apprécier celle de ses réponses, et ne pas perdre de vue que dans les affections de l'oreille, surtout dans les formes lentement progressives, le malade, même intelligent, est exposé, d'ailleurs avec la meilleure foi du monde, à induire le médecin en erreur.

On doit d'abord demander au malade quelle est la raison qui l'amène ; les causes les plus ordinaires sont : la surdité, les bourdonnements, la douleur, les écoulements.

Durée de l'affection. — Cette question est très importante, parce que souvent le pronostic dépend de la réponse. Malheureusement, il est bien rare et bien difficile d'obtenir des renseignements précis et exacts sur ce sujet. Dans les cas chroniques surtout, les indications fournies sont le plus souvent fausses, et surtout pour la surdité, en particulier pour la surdité unilatérale, dont le malade s'aperçoit souvent très tardivement. Certains symptômes sont plus facilement observés et frappent beaucoup plus le malade que certains autres ; les bourdonnements, par exemple, beaucoup plus que la surdité. Même dans les cas aigus, les réponses sont souvent inexactes ou incertaines. Il faut éviter toute façon d'interroger abstraite, même avec les malades intelligents.

Cause. — Le malade indiquera lui-même assez facilement la relation qu'il peut y avoir entre son affection auriculaire et une maladie infectieuse aiguë, au cours de laquelle ou à la suite de laquelle la première a apparu. Ces

maladies sont : la rougeole, la scarlatine, la variole, la coqueluche, les oreillons, la diphthérie, le typhus, la méningite
cérébro-spinale, l'influenza. Il faut aussi songer aux maladies infectieuses chroniques, la syphilis, la tuberculose et
la fièvre intermittente, aux maladies générales de la nutrition, rachitisme, chlorose, leucémie, diabète. Il faut également passer en revue les maladies de l'appareil respiratoire, pneumonie, bronchite ; celles de la circulation, insuffisances valvulaires. anévrismes, athérome, artério-sclérose ;
les maladies du rein, surtout le mal de Bright ; les affections du système nerveux, méningites, tumeurs cérébrales,
apoplexie, tabes, hystérie, neurasthénie. Chez la femme,
les troubles de la menstruation, la puerpéralité ; il faut se
renseigner sur le fonctionnement des organes génitaux.
L'état du nez et du naso-pharynx· ont une grande importance, il faut demander au malade s'il est sujet aux rhumes,
s'il respire par la bouche ou par le nez.

Certaines professions, les métiers qui exposent à l'action continuelle des agents atmosphériques, des poussières,
qui font vivre les malades au milieu de bruits stridents,
déterminent souvent des maladies de l'oreille. Les musiciens sont, eux aussi, exposés par leur profession.

Certains médicaments, l'acide salicylique, la quinine,
l'antipyrine ont sur l'oreille une action fâcheuse qu'il faut
connaître.

Les traumatismes, auxquels les malades font souvent
remonter leur affection, n'ont été, bien des fois, que l'occasion qui leur a fait se rendre compte d'un état existant
déjà antérieurement.

L'hérédité a une importance très grande pour le pronostic, de certaines maladies, surtout de la sclérose. L'hérédité peut être directe ou bien sauter une ou plusieurs
générations.

Symptômes. — Le symptôme le plus fréquent, c'est la

dureté de l'ouïe. Depuis combien de temps existe-t-elle, est-elle venue rapidement ou lentement, progressivement ou par bonds, seule ou en même temps que d'autres symptômes, a-t-elle augmenté brusquement à un moment donné, dans quelles conditions? L'ouïe est-elle améliorée par les bruits extérieurs, par un voyage en chemin de fer (paracousie de Willis)? La voix est-elle entendue très bruyante ou avec un timbre très modifié? On ne saurait obtenir des renseignements exacts sur la différence qui peut exister entre les deux oreilles; pour cela, il faut nécessairement recourir à l'examen direct.

Les *bruits subjectifs* constituent un symptôme commun et très important. Ont-ils apparu seuls, ont-ils précédé, accompagné ou suivi les troubles de l'ouïe? Sont-ils continus ou intermittents, sont-ils augmentés par certaines excitations du corps on de l'esprit? coïncident-ils avec les battements du cœur? Ces bruits ressemblent-ils à un bouillonnement, à un chant, à un sifflet, à un susurrement, au son des cloches, entend-on plusieurs bruits à la fois?

La *douleur* existe d'ordinaire au début des processus inflammatoires. Est-elle superficielle ou profonde? Est-elle égale ou sujette à paroxysmes, augmente-t-elle par la mastication ou par les mouvements de la tête? La fermeture du conduit avec le doigt produit-elle un soulagement ou une exacerbation? La pression ou le choc sur l'apophyse mastoïde sont-ils douloureux; la douleur est-elle limitée à l'oreille ou s'irradie-t-elle vers les régions voisines?

Écoulement. — Existe-t-il un écoulement? A quelle époque remonte-t-il? A-t-il été précédé ou accompagné ou suivi de douleurs? Est-il purulent ou séreux, continu ou intermittent?

Existe-t-il une sensation de *pression interne, de plénitude, de pesanteur?* Ces sensations sont liées à des altérations de l'appareil de transmission.

Existe-t-il du *vertige*, est-il continu ou intermittent ? L'observe-t-on pendant la marche, ou aussi pendant le repos ? Le malade a-t-il tendance à tomber d'un côté plutôt que de l'autre ?

A-t-il des *nausées*, des *vomissements ?*

OTOSCOPIE

L'interrogatoire du malade terminé, il faut procéder à l'examen ; on ne peut voir directement que les diverses parties qui composent l'oreille externe et l'entrée du conduit. Pour pouvoir examiner l'intérieur du conduit et la face externe du tympan, il est nécessaire de disposer d'une source lumineuse dont les rayons viennent frapper l'entrée de l'oreille et de tubes ou spéculums que l'on introduit dans le conduit et qui dirigent la lumière directement vers la membrane du tympan.

Lumière. — On peut se servir de la lumière du jour, directe ou réfléchie par un mur blanc ou un miroir ; ce procédé, qui n'est malheureusement pas pratique, puisqu'il ne peut être employé en tout temps et en tout lieu, présente cependant de très grands avantages, il permet mieux que tous les autres d'apprécier les changements de coloration du tympan, et de reconnaître ainsi la présence des exsudats dans l'intérieur de la caisse.

Parmi les lumières artificielles, il faut choisir les plus blanches, qui se rapprochent davantage de la lumière solaire. On peut se servir d'une lampe à pétrole, munie d'un réflecteur. Nous recommanderons d'une façon toute particulière la lumière fournie par les becs Auer, qui est, croyons-nous, de toutes les lumières artificielles d'un emploi pratique, celle qui se rapproche le plus, par sa composition, de la lumière solaire. Ces becs brûlent relativement peu de gaz, ont un pouvoir éclairant très intense et dégagent peu de chaleur ; il n'est pas nécessaire de les munir d'un réflecteur ou d'une lentille.

Pour projeter la lumière il est bon d'avoir deux miroirs, l'un fixé au bandeau frontal, le même que l'on emploie en laryngologie et rhinologie, l'autre muni d'un manche à main (fig. 56). Les miroirs sont concaves, percés à leur centre d'un trou par lequel regarde le médecin, la distance focale est d'environ 15 centimètres ; elle est généralement plus grande pour les miroirs frontaux. Les myopes ou les hypermétropes, pour accommoder leurs yeux à cette distance de vision fixe, doivent porter des lunettes appropriées.

La lumière doit toujours être à gauche de l'observateur, car si elle était à droite, l'observateur pourrait se gêner lui-même avec la main droite.

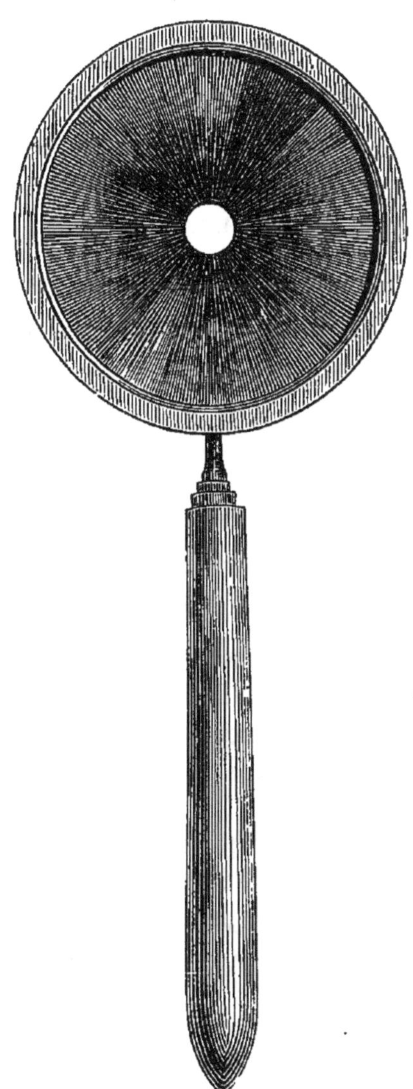

Fig. 56. — Miroir concave percé d'une ouverture frontale, avec son manche.

La tête du malade doit être orientée de façon que le miroir frontal qui éclaire le conduit reçoive les rayons lumineux sous un angle de 45°. Le miroir à main est tenu de la main droite, et appliqué sur le front.

La lumière des lampes à incandescence n'est pas aussi parfaite que celle des lampes Auer, mais le photophore électrique frontal alimenté par un accumulateur, transportable en tous lieux, représente certainement le moyen d'éclairage le plus pratique dans les interventions opératoires où l'on a besoin d'une lumière intense. Pour l'examen, la lumière des lampes à incandescence contient trop de rayons jaunes et rouges ; elle fait paraître le conduit et la membrane du tympan plus rouges qu'ils ne sont en réalité. Mais on peut, au moyen de la lampe électrique frontale, éclairer l'oreille dans toutes les positions du malade, avec une lumière très intense, suivre tous ses mouvements sans avoir à se préoccuper, comme avec le réflecteur, de la position de la source lumineuse.

Spéculums. — Les spéculums peuvent avoir plusieurs formes et être faits de diverses matières. Les spéculums les plus pratiques sont des tubes à section cylindrique ou elliptique (il est bon d'avoir les deux), terminés par un entonnoir évasé (fig. 57 et 58).

On doit avoir quatre grandeurs différentes. Nous préférons les spéculums en caoutchouc durci, ils sont très légers, n'irritent pas l'oreille comme les spéculums métalliques et supportent sans s'altérer le contact des substances qui attaquent le métal, nitrate d'argent, etc. Ils ont l'inconvénient d'être fragiles et de ne pouvoir séjourner dans l'eau bouillante, mais on peut les stériliser dans les solutions de sublimé ou d'acide phénique. On peut les remplacer par les nouveaux spéculums en aluminum. Les spéculums doivent toujours être noircis à l'intérieur. Les spéculums grossissants, dont le type est le spéculum de Brunton, ne doivent pas être conseillés. Tout ce qui est à voir sur le tympan, un œil exercé le verra sans grossissement; et comme on ne peut se servir de ces intruments dans les interventions, le spécialiste doit s'habituer à examiner toujours dans les mêmes conditions.

Dans quelques cas très favorables et chez les jeunes

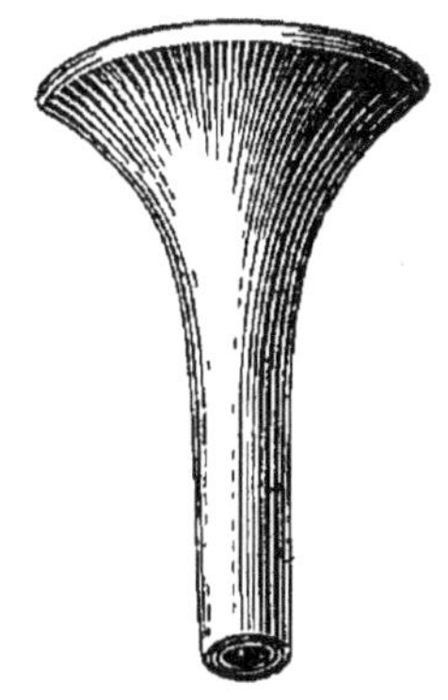

Fig. 57. — Spéculum de Politzer.

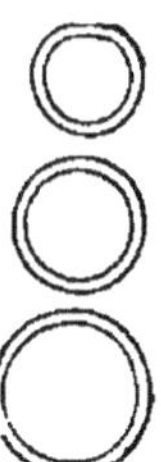

Fig. 58. — Section des divers modèles.

enfants, on peut arriver, en tirant simplement le pavillon en arrière et en haut, à voir le tympan ; plus rarement encore, il se présente à la vue ; mais, d'ordinaire, en raison des sinuosités du conduit, le spéculum est nécessaire. Pour préparer l'introduction de l'instrument et effacer les replis du conduit, on saisit avec la main correspondant au dos du malade, ou mieux, toujours avec la main gauche, la main droite devant être réservée pour les manipulations, le bord postéro-supérieur du pavillon ; l'annulaire et le petit doigt étant placés sur la face interne du pavillon, le médius sur la face externe. Le pavillon est attiré en haut et en dehors, pendant que l'autre main fait pénétrer le spéculum en lui imprimant des mouvements de rotation. On saisit alors le pavillon du spéculum entre le pouce et l'index de la main gauche, qui lui impriment des mouvements d'oscillation

propres, ou bien transmis par des
tractions opérées sur le pavillon ; on
peut combiner aussi les deux méthodes, et arriver ainsi, en modifiant la
position de l'axe du spéculum, à voir
successivement les diverses parties du
tympan.

Il faut faire pénétrer le spéculum
avec beaucoup de légèreté et de ménagements, car la paroi du conduit est
très sensible, surtout dans la partie
osseuse ; elle renferme de nombreux
filets émanant du pneumogastrique et
l'excitation de ces filets peut déterminer des accès de toux, parfois très
violents.

Nettoyage du conduit. — Lorsque
le malade est atteint d'otorrhée, il faut
toujours, avant d'examiner le conduit, le nettoyer, en y faisant passer
une injection d'eau boriquée tiède
avec une seringue (voir p. 236). Souvent, à l'extrémité du spéculum, des
amas de cérumen, des pellicules re-
foulés par l'instrument, arrêtent la
lumière et masquent le tympan.

Il faut prendre garde à ne pas les
soulever en introduisant le spéculum ; pour cela, il faut éviter de
racler la paroi du conduit, et, dans ce
but, il faut toujours introduire l'instrument en s'éclairant du miroir frontal. On enlève les petites masses cérumineuses et les pellicules, avec des
pinces coudées, à branches entre-

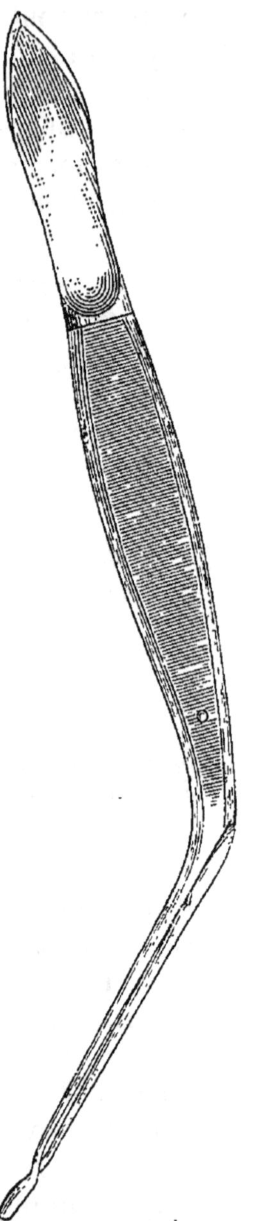

Fig. 59. — Pince cou-
dée à branches en-
tre-croisées.

7.

croisées ou non (fig. 59), ou avec une petite sonde, dont l'extrémité est munie d'un pas de vis et sur laquelle on a enroulé de la ouate.

En retirant le spéculum, il faut examiner les parois du conduit sur lesquelles pourraient se trouver des furoncles, qui ne sont pas toujours douloureux et qui, dans ces cas, n'auraient pas été révélés par la pression.

Couleur de la membrane du tympan. — La membrane du tympan et d'un gris bleuâtre à l'état physiologique, sa couleur permet alors de la distinguer nettement des parois

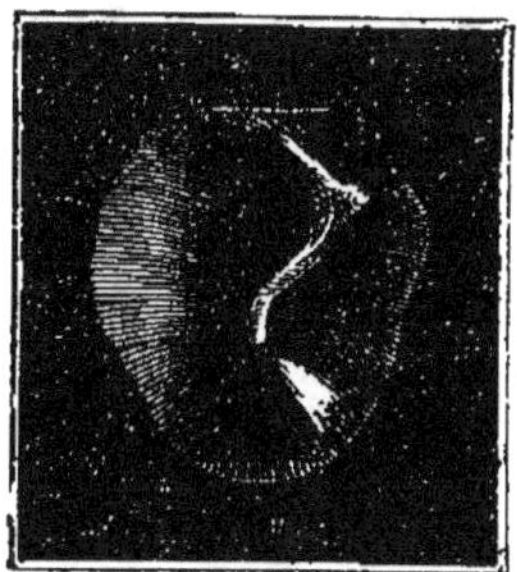

Fig. 60. — Image normale de la membrane du tympan droite (double grandeur).

du conduit, mais les différences de coloration sont bien moins sensibles à la suite de certains processus pathologiques. On s'orientera dans l'examen d'après le manche du marteau et l'apophyse externe qu'il faut toujours reconnaître, et prendre comme premiers points de repère. Le manche du marteau forme une strie blanchâtre descendant jusqu'au centre de la membrane, umbo, et surmontée par une saillie plus ou moins marquée, apophyse externe. De cette saillie part un repli à peu près horizontal, parfois très fortement marqué, qui se dirige en arrière et un autre, beaucoup moins saillant, qui se dirige en avant.

La membrane du tympan forme un cône dont le sommet est dirigé vers l'intérieur lorsque ce cône est plus allongé, par suite de la traction de la membrane en dedans, l'apophyse externe devient plus saillante, le repli postérieur plus prononcé. L'angle limité par le repli et par le manche du manteau relevé et plus rapproché de l'hori-

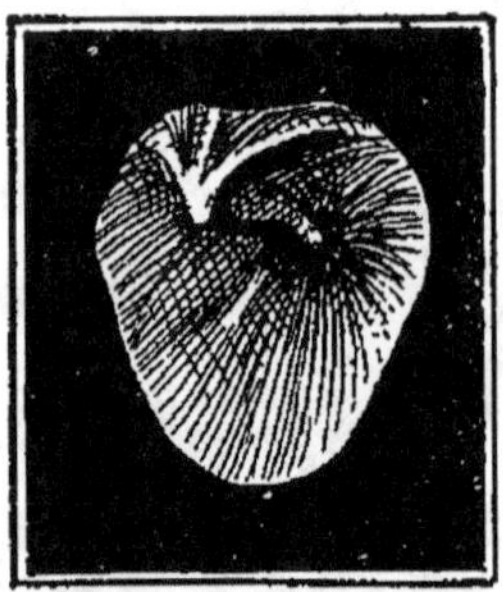

Fig. 61. — Tympan rétracté en dedans d'un homme atteint depuis deux mois d'un catarrhe de l'oreille moyenne et de la trompe (Politzer).

zontale, devient plus petit ; et, par suite de la perspective, le manche du marteau semble plus court (fig. 61).

Triangle lumineux. — Le triangle lumineux situé dans le quadrant antéro-inférieur, et dirigé obliquement de haut en bas et d'arrière en avant, est déformé ou même détruit par les modifications pathologiques de la forme du tympan. Le reflet qui lui donne naissance est dû à la forme conique de la membrane du tympan ; dans les conditions ordinaires de l'examen, la partie qui reçoit les rayons lumineux et les réfléchit normalement vers l'œil de l'observateur paraît brillante. On peut déplacer le triangle lumineux, en faisant varier la position de la tête du patient par rapport à l'œil de l'observateur.

La membrane de Schrapnell, région du tympan située au-dessus de l'apophyse externe et du pli postérieur, ainsi

que la partie postéro-supérieure du tympan, peuvent présenter des reflets lumineux produits par le même mécanisme.

La couleur grisâtre. de la membrane du tympan est
plus claire dans les parties où la membrane est plus rapprochée des parois de la caisse, plus sombre dans celles
qui en sont le plus éloignées. C'est la région de l'umbo
qui est la plus claire, les régions antéro-supérieures du
tympan sont les plus sombres.

L'extrémité inférieure du manche est entourée d'une
auréole blanchâtre ; cet aspect est produit par les cellules
cartilagineuses placées dans la trame de la membrane, en
cet endroit.

On peut voir parfois, par transparence, en arrière du
manche du marteau, la branche verticale de l'enclume, la

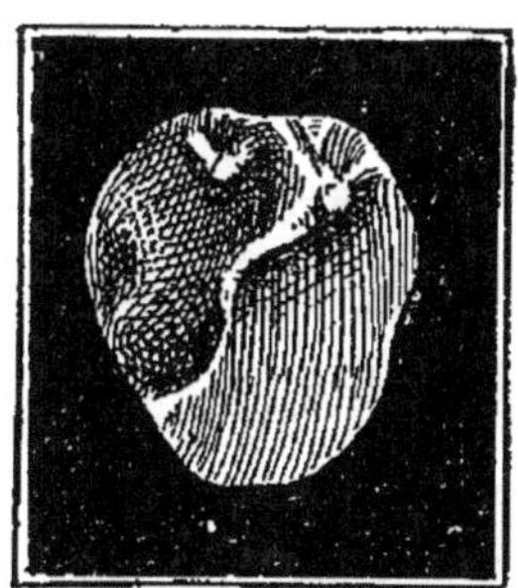

Fig. 62. — Membrane du tympan rétractée et appliquée contre la
paroi interne de la caissedans sa partie postérieure. (Politzer.)

corde du tympan, la tête et l'une des branches de l'étrier ;
près du bord inféro-postérieur de la membrane du tympan,
apparaît le bord antérieur de la niche de la fenêtre ronde,
sous forme d'un espace sombre (fig. 62).

Les lumières artificielles tendent à donner une couleur
rouge au tympan, c'est avec la lumière Auer et la lumière
de Drummond, que sa couleur naturelle est le moins modifiée.

Lorsqu'il y a des sécrétions accumulées dans la caisse, le tympan prend une couleur jaunâtre ou verdâtre.

Quand on n'a pas besoin de garder la main droite libre, pour tout ce qui concerne l'examen proprement dit, il vaut mieux se servir du miroir à main, à court foyer. On peut, avec cet instrument, varier beaucoup plus facilement les incidences lumineuses qu'avec le miroir frontal, et faire un examen plus délicat, plus complet, et plus minutieux.

Le spéculum pneumatique de Siegle est fermé herméti-

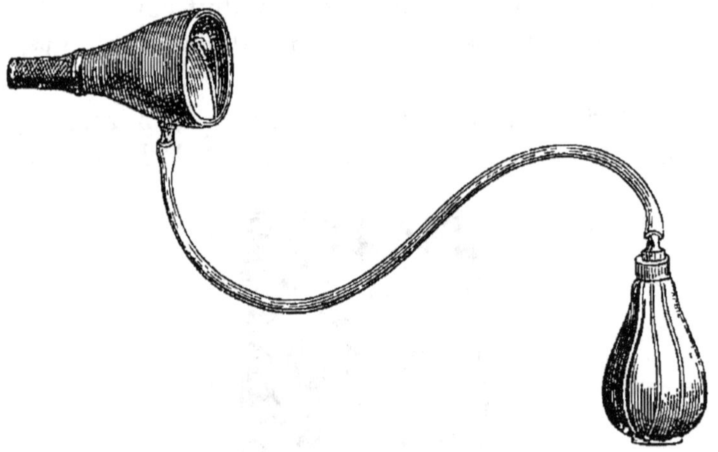

Fig. 63.—Spéculum de Siegle. 1/2 grandeur. Ballon 1/4 grandeur

quement par une lame de verre. L'extrémité tubuleuse, plus ou moins volumineuse, suivant les dimensions du conduit (il faut avoir trois tubes de différente grosseur qui se vissent sur la pièce externe), doit être introduite dans l'oreille, jusqu'à la portion osseuse du conduit. L'extrémité est entourée d'un tube de caoutchouc graissé, de façon que la fermeture du conduit soit maintenue hermétique. Une tubulure latérale, met la cavité du spéculum en relation avec une poire en caoutchouc, au moyen de laquelle on peut refouler l'air dans le conduit. Si on introduit l'instrument, la poire étant comprimée, il n'y a qu'à laisser les parois se redresser, pour obtenir une aspiration. On presse au contraire la poire, lorsque l'instrument a été introduit, pour faire de la compression ; pendant ce temps, on observe, au travers de la lame de verre, la mobilité du tympan, l'étendue de ses déplacements, qui peuvent se produire dans toute son étendue, ou en des points limités de sa surface.

Le spéculum de Siegle donne une bonne idée de la mobilité du tympan et même de celle du marteau dans les cas d'obstruction de la trompe. Mais lorsqu'il existe des synéchies, des ankyloses, une raideur plus ou moins marquée de l'articulation du marteau et de l'enclume, la sonde à ressort de Lucæ constitue un procédé de diagnostic bien supérieur (voir *Thérapeutique générale*, p. 247). Car souvent la mobilité de la chaîne n'est nullement en rapport avec celle de la membrane ; les portions antérieures et postérieures du tympan peuvent faire de grandes excursions, sans que le manche du marteau se déplace et ces différences ne sont pas toujours faciles à percevoir avec le spéculum de Siegle.

Miroirs tympaniques. — Bing a fait construire récemment de petits miroirs, dont la tige glisse le long de la face interne du spéculum, et que l'on peut faire pénétrer dans la caisse, lorsqu'il existe de larges perforations de la membrane. On peut, au moyen de ces miroirs, examiner l'intérieur de la caisse. Nous n'avons aucune expérience de ces instruments, mais ils ne nous paraissent pas être très pratiques, nous ne pensons pas qu'ils puissent donner des renseignements bien importants et surtout nous ne voyons pas très nettement le résultat pratique qu'on en pourra tirer.

EXAMEN DE LA TROMPE

Pour diagnostiquer l'état de la trompe, sa perméabilité, il faut y faire pénétrer un courant d'air par son orifice œsophagien. On peut constater aussi par ce procédé, lorsque la trompe laisse passer l'air, l'existence des perforations du tympan, que la vue ne permet pas toujours de reconnaître et la présence d'exsudats dans la trompe ou dans la caisse.

Procédé de Valsalva. — C'est le plus ancien procédé pour faire pénétrer l'air dans la trompe ; il consiste à faire une expiration prolongée, la bouche et le nez fermés. Ce procédé a le grave inconvénient de déterminer de la stase sanguine dans tous les vaisseaux de la tête et de disposer les personnes athéromateuses aux dangers d'une rupture vasculaire. Sa valeur diagnostique est faible, c'est en effet la méthode qui exige la plus forte pression pour écarter les parois de la trompe ; et bien souvent même, on ne peut, par ce procédé, qui doit être abandonné, arriver à faire pénétrer l'air dans la trompe, sans que l'on puisse conclure de cet insuccès à un état pathologique.

Procédé de Politzer. — Politzer a proposé, dans un but curatif, un procédé qui porte son nom et qui peut être également employé comme moyen de diagnostic. Il est fondé sur cette observation que, au moment où on avale, les deux parois de la trompe s'écartent l'une de l'autre, tandis que le voile s'accolant à la paroi postérieure du pharynx ferme hermétiquement l'espace naso-pharyngien. Si, à ce moment, on condense l'air dans le nez, une partie de cet air peut pénétrer dans la trompe et de là dans la caisse.

Pour faire l'opération, le médecin se place debout, en face du malade qui est assis, il introduit dans la narine droite, l'extrémité de l'ajutage (revêtu d'un tube de caoutchouc), d'une poire de Politzer tenue dans la main droite. Il serre la narine droite sur le tube avec le pouce de la main gauche, l'index est appliqué sur la narine gauche et la comprime fortement; on projette l'air à un moment donné, en pressant la poire. On peut aussi ajouter à la poire un appendice conique, qui y est fixé directement, ou qui s'y trouve relié par un tube de caoutchouc.

Politzer fait avaler une petite cuillerée d'eau au malade, et au moment précis où il avale, l'air doit être comprimé dans le nez. On doit surveiller le larynx, qui, par son mouvement d'ascension, indique le commencement de la déglutition, car le patient n'obéit pas toujours immédiatement au commandement.

Chez les petits enfants, la trompe est très perméable, l'espace naso-pharyngien très étroit, aussi n'a-t-on pas besoin de leur faire exécuter un mouvement de déglutition. D'ailleurs, le petit cri qu'ils poussent dès qu'on commence à comprimer le ballon, suffit à rendre la trompe suffisamment perméable pour que l'air puisse pénétrer.

Chez les enfants un peu plus âgés, il est difficile d'obtenir que la déglutition soit faite au moment voulu. L'opération devient très arduc, presque impossible, lorsqu'existent des tumeurs, des végétations adénoïdes dans le rhinopharynx. On peut, dans ce cas, faire prononcer à l'enfant la syllabe A (Lucæ) ou les syllabes : hack, heck, hick, houck (Gruber)[1].

D'après les recherches manométriques d'Urbantschitsch,

[1] Tout récemment, Bogdan vient de proposer un procédé ingénieux et simple, qui permet de procéder sans se hâter et d'analyser mieux le son qu'on ne peut le faire d'ordinaire, tout en évitant les bruits accessoires. Le patient fait une inspiration profonde et souffle fortement par la bouche, les lèvres ne laissant qu'une étroite ouverture; pendant tout ce temps, le voile est fortement appliqué contre la paroi postérieure du pharynx, mais il m'a semblé que l'orifice de la trompe n'était pas aussi largement dilaté par cette méthode que par le procédé de Politzer.

le procédé de Politzer exige la pression minima pour faire
pénétrer l'air. Cette pression doit être plus forte avec le
procédé phonatoire de Gruber, plus forte encore avec celui
de Lucæ. Avec le procédé de Politzer, il peut arriver qu'une
certaine quantité d'air pénètre dans l'estomac, que l'eau soit
projetée par la bouche. Ces inconvénients ne se produisent
guère si la quantité d'eau prise dans la bouche est très
faible et lorsque la compression de l'air est faite bien
synchroniquement avec le mouvement de déglutition.
Les autres méthodes ont l'inconvénient de compliquer les
bruits qui doivent se produire dans l'oreille, par suite de
la pénétration de l'air, de bruits phonatoires, qui rendent
l'auscultation incertaine.

Lorsqu'on peut employer le procédé, il vaut mieux se
servir avec ménagements de la méthode pure de Politzer.
Quelle que soit la manière dont il est appliqué, et surtout,
bien entendu, s'il l'est sans ménagements, ce procédé d'insufflation de Politzer peut présenter des inconvénients
assez graves, il peut déterminer du vertige, des bourdonnements qui, en général, disparaissent rapidement.

La rupture du tympan est un accident toujours à craindre,
et qu'il est difficile d'éviter.

Au point de vue du diagnostic, l'insufflation par la
méthode de Politzer est un procédé très inférieur au cathétérisme dont nous allons parler. Les bruits que produit la
pénétration de l'air dans la trompe sont de trop courte
durée, pour qu'on puisse les analyser suffisamment et en
tirer des indications suffisantes sur l'état de la muqueuse ;
il est même souvent difficile de dire si l'air a frappé le
tympan.

Cathétérisme. — Le cathétérisme de la trompe consiste
à introduire par la narine une sonde de forme particulière
dont on fait pénétrer l'extrémité ou bec dans l'orifice pharyngien de la trompe correspondante, tandis que par l'autre

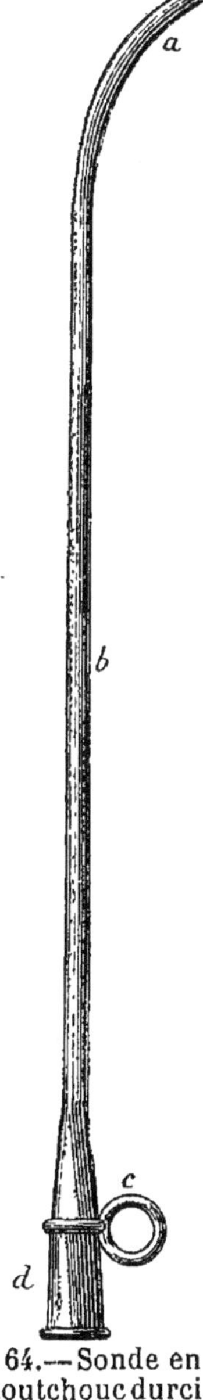

Fig. 64.— Sonde en caoutchouc durci pour la trompe.

a, bec. — *b*, corps.— *c*, anneau.—*d*, pavillon.

extrémité on insuffle de l'air au moyen de la poire de Politzer ou d'autres instruments plus compliqués.

La sonde est un tube composé de trois parties : le corps, le bec et l'entonnoir (fig. 64). Le corps, long de 14 à 16 centimètres, est cylindrique, il est terminé par une partie coudée, cylindrique également, longue de 2 à 3 centimètres, qui se réunit au corps sous un angle de 140 à 150°. L'extrémité du bec doit être unie, bien arrondie, sans aucune aspérité. Il faut avoir des sondes présentant plusieurs courbures. L'entonnoir, qui se trouve à l'autre extrémité, porte un anneau orienté dans le même plan que le bec et situé du même côté. Cet index sert à indiquer, après l'introduction de la sonde, la position exacte du bec.

Souvent, les fosses nasales que doit traverser la sonde, sont plus ou moins rétrécies ; il faut, pour cette raison, disposer de sondes de trois diamètres, au moins. Les sondes les plus employées sont en argent, en maillechort et en caoutchouc durci. Ces dernières, sont préférables, à notre avis, leur contact avec la muqueuse du nez est moins désagréable que celui des sondes métalliques, l'extrémité du bec de ces dernières irrite beaucoup plus l'entrée de la trompe, surtout lorsqu'elles sont maniées par des mains inexpérimentées. En faisant tremper le bec des sondes d'ébonite dans l'eau bouillante, on peut modifier sa courbure, à volonté. Ces sondes présentent le faible inconvénient d'être fragiles ; de plus, il ne faut pas les faire bouillir pour les désinfecter, mais les tremper dans une solution antiseptique de sublimé. Si on emploie des sondes métalliques, il faut les tremper dans l'eau chaude ou les frotter avec un tampon d'ouate avant de les introduire dans le nez.

Le malade et le médecin sont assis en face l'un de l'autre ; si le malade est grand et le médecin petit, celui-ci

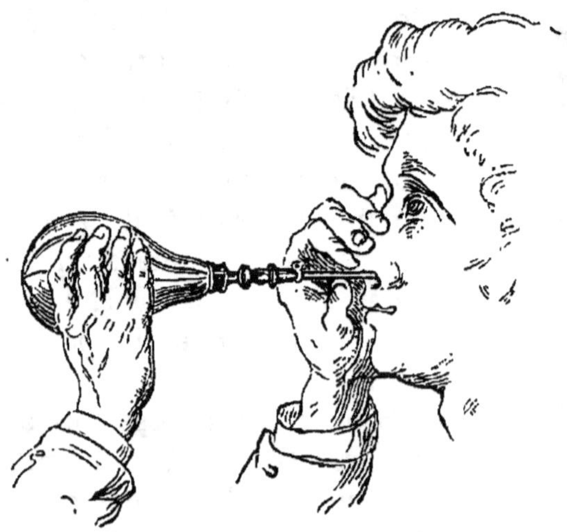

FIG. 65. — Fixation du cathéter introduit dans le canal de la trompe, tenu à l'aide de la main gauche.

pourra se lever. La tête du malade peut être arrêtée en arrière, par un mur, un dossier, ou fixée simplement par la main gauche de l'opérateur. On ne se sert qu'exceptionnellement du cathéter, chez les enfants au-dessous de huit ans.

Pour faire pénétrer la sonde, on relève l'extrémité du nez du patient, qui doit se tenir la tête droite, et on introduit le bec horizontalement. Lorsqu'il est entièrement engagé dans le nez, on relève rapidement l'extrémité

opposée de la sonde, de façon que son corps devienne
horizontal et on enfonce l'instrument dans cette position,

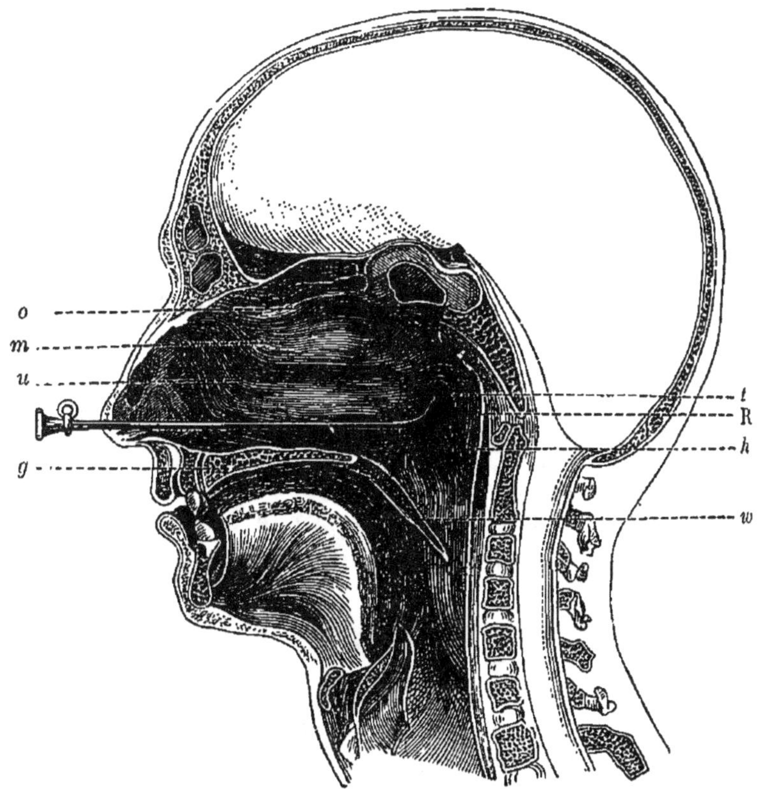

Fig. 66. — Coupe verticale de la cavité naso-pharyngienne avec
le cathéter introduit dans la trompe d'Eustache. (Politzer.)

u, cornet inférieur du nez. — *m*, cornet moyen. — *o*, cornet supérieur. —
g, voûte du palais. — *w*, voile du palais. — *h*, paroi postérieure du pharynx. —
R, fosse de Rosenmüller. — *t*, bourrelet postérieur de la trompe.

en prenant soin que l'extrémité du bec n'abandonne jamais
le plancher des fosses nasales.

1° *Procédé de Kramer*. — Lorsque le bec est arrivé au
contact de la paroi postérieure du pharynx, on en est
averti par la résistance qu'on éprouve. La sonde, dont le

bec est dirigé vers le bas, est ramenée de 2 centimètres à 2 centimètres et demi en avant, on lui fait subir en même temps un mouvement de bascule par le relèvement de l'entonnoir vers le haut. Dès que l'on sent nettement la résistance du voile, dont la convexité est embrassée par la concavité du bec, on fait une rotation de 3/8 de tour en dehors ; le bec doit alors se trouver dans l'orifice de la trompe. Ce procédé est le plus simple, le plus pratique, le moins douloureux pour le malade, dans le cas où le cathétérisme est mal exécuté. Il faut bien sentir la résistance du voile, car si on opère le mouvement de rotation trop tôt, le bec tombe dans la fosse de Rosenmüller. Si la pression est trop forte, ou irrite la muqueuse du voile, il se produit des mouvements de déglutition énergiques et de la toux réflexe, qui empêchent de recommencer l'opération.

Mais le voile constitue un point de repère mobile et incertain, c'est le principal reproche qu'on puisse faire à ce procédé, qui réussit cependant presque toujours entre des mains exercées.

2° *Procédé de Frank ou de Löwenberg.* — Au moment où la sonde abandonne la paroi postérieure du pharynx, on fait subir au bec une rotation en dedans, de 90°, tout en tirant l'entonnoir en dehors ; dès que le bec est arrivé au contact avec le bord postérieur de la cloison, sur laquelle il ne faut pas appuyer, on opère une rotation de 220° en dehors et la sonde doit tomber dans l'orifice de la trompe.

3° *Procédé de Kuh ou de Politzer.* — Après avoir touché la paroi postérieure du pharynx, on ramène la sonde en avant, le bec étant horizontal et tourné en dehors, on sent la résistance du bourrelet postérieur de la trompe, lorsqu'on a dépassé ce bourrelet, le bec est en position. Lorsque le bourrelet postérieur est très marqué, si la sonde vient butter brusquement contre lui, elle détermine une réaction douloureuse et la sonde peut sauter par-dessus l'orifice tubaire sans y pénétrer. Si, au contraire, le bourrelet est très peu marqué, il constitue un point de repère très incertain. Ce procédé est beaucoup moins sûr et plus douloureux, s'il est mal exécuté, que les précédents, qu'on doit lui préférer.

Avec toutes ces méthodes, il est nécessaire de pénétrer jusqu'au fond du pharynx nasal ; si cet organe est très étroit et très irritable, les contractions du voile et les réflexes de tout genre permettront difficilement d'opérer les manœuvres nécessaires. On les facilitera en faisant respirer le malade par le nez, car le voile se trouve alors moins élevé et occupe moins de place dans le rhino-pharynx. Si on veut pénétrer directement dans la trompe, sans faire aucune manipulation intra-pharyngienne, on peut employer l'une des deux méthodes qui suivent ; mais la première est peu sûre, en raison de l'incertitude de ses points de repère, elle est de plus compliquée, la seconde est d'une exécution très délicate.

4° Procédé de Lucœ. — On introduit la sonde dans la bouche, on applique la convexité du bec sur le voile du palais, on marque sur la tige le point où elle rencontre les incisives supérieures ; on introduit alors la sonde dans le nez, jusqu'à ce que l'index soit au niveau de l'orifice externe du nez, on exécute le mouvement de rotation externe et le bec doit se trouver dans la trompe.

5° Deuxième procédé de Löwenberg. — On introduit la sonde et lorsqu'on suppose que le bec est au niveau du voile, on fait exécuter un mouvement de déglutition ; si la sonde n'est que légèrement soulevée, on en conclut que le bec se trouve près de la ligne d'insertion du voile et on tourne la sonde en dehors. Si la sonde ne se déplace pas, c'est que le bec se trouve en avant de l'insertion du voile ; si elle subit de grands mouvements, c'est qu'elle est trop en arrière.

Nous proposons de combiner la méthode de Lucœ à celle

de Löwenberg, ce procédé mixte est beaucoup plus sûr et supprime les tâtonnements inévitables, surtout pour les élèves, dans la recherche de la ligne d'insertion du voile au palais.

Il faut pratiquer le cathétérisme avec beaucoup de douceur et de rapidité. On doit toujours examiner le nez, au préalable ; souvent, en effet, le cathétérisme est rendu difficile par les saillies cartilagineuses ou osseuses de la cloison, les tumeurs, les hypertrophies des cornets. Il faut, dans ces cas, se régler sur la disposition des fosses nasales (lorsqu'on ne croit pas devoir les opérer ou que le malade s'y refuse), pour faire pénétrer la sonde en contournant les obstacles qu'il ne faut jamais aborder de front, ni essayer de franchir par force. Le bec de la sonde doit toujours être dirigé vers le bas, et conserver le contact avec le plancher du méat inférieur, car lorsqu'il pénètre dans le méat moyen, le cathétérisme devient impossible. Lorsqu'une des narines est imperméable, on peut essayer de faire le cathétérisme par le côté opposé ; mais, dans ce cas, on doit se servir d'un bec plus long et plus fortement courbé et cette méthode est difficile et, réellement, peu pratique.

Parfois le cathéter introduit dans la trompe ne peut plus être retiré par suite des violentes contractions du voile qui se bombe fortement. Il ne faut pas tirer, mais faire fermer la bouche au malade, en le priant de respirer énergiquement par le nez.

On sait que le cathéter est en place, par l'auscultation et lorsqu'il ne se déplace pas au moment de la déglutition.

La sonde mise en place, on la maintient, soit avec une pince dans le genre de celle de Bonnafont (fig. 67), qui comprime les ailes du nez sur la sonde, soit avec les doigts, ce qui vaut mieux. On tient le corps de la sonde serré entre le pouce et l'index de la main gauche, les autres doigts servant à appuyer la main sur le front et le dos du nez. On introduit alors, dans l'entonnoir de la sonde, l'ajutage relié à la poire par un tube de caoutchouc, ou, ce qui est mieux, fixé directement à la poire. On doit tenir la poire entre le pouce placé en haut et en arrière, et les quatre autres doigts sur lesquels repose l'instrument. On peut aussi soutenir la poire, tout en la comprimant et on évite ainsi les secousses et les chocs très désagréables pour le malade.

L'instrument préconisé par Lucæ est peut-être plus commode, mais avec la poire on gradue mieux la pression et on se rend mieux compte des résistances à vaincre. Lucæ emploie une double poire semblable à celle des pulvérisateurs, que le médecin peut suspendre à sa boutonnière. Lorsqu'il est nécessaire d'employer une pression très forte pour faire pénétrer l'air dans la trompe, on peut utiliser la pression produite par une trompe à eau, une

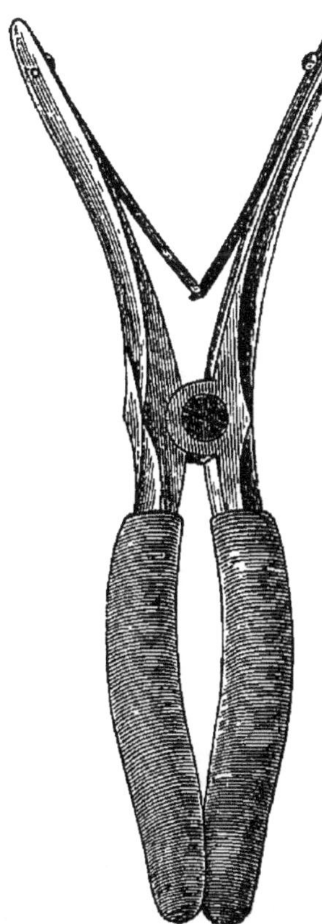

Fig. 67. — Pince nasale de Bonnafont.

pompe à compression ou une double poire fixée entre deux planches et que l'on comprime avec le pied. Dans les cas ordinaires, la pression doit rester très modérée, jusqu'à ce qu'on soit certain que l'air pénètre dans la trompe; elle doit alors augmenter progressivement, sans cesser cependant d'être modérée. On ne doit jamais employer une pression supérieure à celle qui est nécessaire pour faire pénétrer l'air dans la trompe. Si la pression est trop forte, il peut se produire des vertiges, des douleurs de tête, des ruptures du tympan. J'ai observé un cas très intéressant de diplacousie dysharmonique, qui sera publié ultérieurement, produit par des insufflations d'air trop violentes, exécutées par un spécialiste qui a cependant inventé un manomètre spécial. On peut déterminer aussi de l'emphysème lorsque le bec de la sonde se trouve en face d'une érosion de la muqueuse de la trompe. Ces érosions proviennent, le plus souvent, de la maladresse du médecin ; mais cet accident peut arriver au spécialiste le plus exercé, car, lorsque le malade se remue, ou fait de grands mouvements de déglutition, la sonde peut facilement éroder la muqueuse de la trompe. Ces érosions se produisent beaucoup plus facilement avec les sondes métalliques qu'avec les sondes en caoutchouc. Souvent, les tentatives de tubage, surtout avec des bougies trop rigides, produisent des excoriations de la muqueuse, et les insufflations postérieures déterminent facilement l'emphysème.

L'emphysème est immédiatement accompagné d'une sensation de corps étranger dans la gorge, le malade éprouve de la difficulté à respirer et à avaler. Il peut se propager au larynx au cou et au dos. Il faut faire dans les cas graves à la muqueuse de la gorge des incisions permettant l'écoulement de l'air et des massages du cou. Les symptômes disparaissent, d'ordinaire rapidement d'eux-mêmes, on doit attendre leur disparition complète pour refaire le cathétérisme.

Lorsqu'une perforation du tympan se produit, l'insufflation s'accompagne d'un bruit intense, qui n'existe pas avec un tympan normal. Cet accident ne détermine aucune suite fâcheuse, au contraire, l'audition en est le plus souvent améliorée. Ces perforations, d'ailleurs, cicatrisent très vite, sans que le malade s'aperçoive même qu'elles se sont produites.

Les sondes métalliques doivent être, après qu'elles ont servi, passées à l'eau bouillante ; les sondes de caoutchouc doivent être trempées dans une solution antiseptique. Chaque malade aura sa sonde particulière, afin d'éviter toute chance d'infection.

L'air projeté dans la trompe renferme toujours en très grande quantité des microorganismes ; le procédé le plus simple et le plus pratique pour le tamiser, consiste à placer un tampon d'ouate dans l'entonnoir du cathéter.

Auscultation. — On peut vérifier la pénétration de l'air dans la caisse par les modifications de voussure, de couleur ou d'éclat de la membrane du tympan, mais l'ausculation constitue la véritable méthode pratique, permettant de se rendre compte, en même temps que de la pénétration de l'air dans la trompe et la caisse, des conditions dans lesquelles elle se produit. L'auscultation se fait au moyen de l'otoscope.

L'otoscope est un tube de caoutchouc de 60 à 80 centimètres de long, terminé par deux olives de caoutchouc ou d'ivoire, de couleur différente, destinées à être introduites, l'une dans l'oreille du patient, l'autre dans celle du médecin. Ce tube transmet à l'oreille du médecin les bruits produits dans celle du malade.

On doit éviter, pour le tube otoscopique, tout contact, surtout avec le bras droit de l'observateur, qui se déplace constamment pendant l'opération, parce que le frottement des vêtements sur le tube fait naître des bruits accessoires masquant les bruits auriculaires. Ces rencontres peuvent être plus facilement évitées, si le médecin place le tube dans son oreille gauche, quelle que soit l'oreille qu'on ausculte.

Le bruit que produit l'air, insufflé dans la trompe d'une oreille normale, ressemble à un souffle doux, à un bruit de pluie sur les feuilles des arbres (Deleau). Lorsque l'air vient frapper le tympan, il donne lieu à un bruit de choc, sec et parcheminé lorsque le tympan est tendu, plus doux lorsqu'il est relâché.

Lorsque la trompe est rétrécie ou lorsqu'on se sert de sondes très étroites, il se produit une élévation de la tonalité du son, qui peut même devenir sifflant. Lorsque les parois de la trompe sont très gonflées, le bruit devient léger et filiforme. Ces bruits apparaissent au moment où finit la compression de la poire, ils semblent éloignés et on sent en comprimant le ballon une résistance anormale. Lorsque la sécrétion est en petite quantité le bruit devient rude.

Les bruits que détermine l'air en pénétrant dans la trompe et la caisse semblent très rapprochés. Lorsqu'au contraire l'air, après avoir pénétré dans la partie interne de la trompe, revient dans le pharynx, le bruit est très éloigné.

Dans les cas douteux, on peut démontrer la pénétration de l'air dans la caisse au moyen d'un tube recourbé rempli de liquide et fixé au conduit par un bouchon de caoutchouc, de façon à servir de manomètre.

Le tympan présente toujours des modifications d'aspect après la pénétration de l'air ; elles sont cependant, parfois, très difficiles à reconnaître.

Les râles indiquent toujours la présence de sécrétions abondantes dans la trompe. Les râles qui se produisent à l'entrée de la trompe paraissent très éloignés, les râles développés dans la caisse semblent au contraire très rapprochés. Lorsqu'on entend mieux ces râles en fermant l'olive avec le doigt et en écoutant sur la paroi du tube qu'en écoutant par l'extrémité du tube ouvert, c'est que les râles ont pris naissance dans la gorge.

Les râles sont à grosses bulles quand la sécrétion est visqueuse, à petites bulles dans le cas contraire.

Le bruit de perforation est très distinct et très élevé lorsque la perforation est étroite, il peut même être entendu à plusieurs mètres. Il peut manquer et être remplacé par un souffle, si la perforation est très large. Dans ce cas, le médecin perçoit sur son tympan une sensation désagréable produite par le contact de l'air chaud.

Examen par la sonde. — Lorsque le cathétérisme n'a pas réussi, il faut examiner la trompe avec la sonde. Le sondage de la trompe est surtout un procédé thérapeutique, mais il sert aussi pour le diagnostic; il indique la place et l'étendue des rétrécissements de la trompe. On doit employer des bougies en boyau ou en baleine, les bougies en celluloïde sont trop fragiles. Ces bougies ont 20 à 25 centimètres de long et 1 à 2 millimètres d'épaisseur, elles sont terminées par un bout arrondi. Avant de faire l'opération, on introduit la sonde dans le cathéter, jusqu'à ce qu'elle apparaisse à l'orifice du bec. On fait un trait à l'encre sur la sonde au niveau de l'entonnoir. On fait un autre trait, 24 millimètres plus loin, cette longueur correspond à la longueur moyenne de la trompe.

Le cathéter mis en place est fixé avec une pince, ou même avec la main gauche, on fait pénétrer la sonde, on marque le point où elle est arrêtée par le rétrécissement; la distance comprise entre le premier index et le point noté indique la place du rétrécissement. Il ne faut jamais enfoncer la sonde plus loin que le dernier index, car on pénétrerait dans la caisse et on pourrait léser les osselets et le tympan. Si le cathéter n'a pas une courbure convenable, s'il n'est pas bien exactement placé dans l'orifice de la trompe ; et même s'il est bien en place, avec des bougies trop rigides, il arrive assez souvent qu'on fasse subir des érosions à la muqueuse de la trompe et que l'insufflation soit suivie d'emphysème.

EXAMEN DU NEZ ET DU PHARYNX NASAL

Le nez et le naso-pharynx ont des relations anatomiques, physiologiques et pathologiques trop intimes avec la trompe et la caisse du tympan, pour que, dans aucun cas, on puisse se dispenser de compléter l'examen de l'oreille par l'examen de ces organes.

Le malade est assis en face du médecin, qui se sert de l'éclairage frontal, comme pour l'examen de l'oreille.

Examen du pharynx. Rhinoscopie postérieure. — Le malade ouvre largement la bouche, la langue est déprimée avec un abaisse-langue. On observe d'abord l'état de la bouche, du voile, des amygdales, du pharynx buccal, puis on examine avec un petit miroir à manche recourbé le pharynx nasal et les choanes. Le miroir, préalablement chauffé, est introduit obliquement entre la paroi latérale de l'isthme du gosier et la luette, pendant que l'on comprime la langue avec l'abaisse-langue. Le malade doit respirer par le nez, car le voile pend alors librement, tandis que si le malade respire par la bouche, le voile est accolé à la paroi postérieure du pharynx et empêche tout examen. Cependant on observe fréquemment que le malade n'arrive pas, surtout dans les premières séances, à respirer par le nez; en lui faisant adopter un mode de respiration buccale très doux, on voit souvent que le voile pend suffisamment pour que l'on puisse passer le miroir derrière lui et faire l'examen. Souvent, cependant, il est difficile d'examiner le rhino-pharynx et il faut ramener le voile en avant avec des crochets du type de celui de Voltolini. J'ai fait construire chez Mathieu un releveur muni d'une lampe électrique et de son miroir, qui peut être utilisé lorsqu'on doit faire dans la région examinée quelques manipulations avec la main droite. On peut aussi se servir du releveur de Schmidt, qui fixe le voile, ou plus simplement d'un tube de caoutchouc passé dans le nez, ramené par la bouche et noué en avant. On examine successivement la bourse pharyngienne, l'amygdale pharyngienne, les orifices postérieurs des narines, les trompes et les fossettes de Rosenmüller. On se rend compte si tous ces organes sont à l'état normal comme volume et coloration. Les bourrelets qui limitent les orifices des trompes en avant et en arrière sont d'un rose clair, tandis que les autres parties sont d'un rouge vif.

8.

Rhinoscopie antérieure. — La rhinoscopie antérieure qui se fait à l'aide de spéculums spéciaux qu'on introduit dans chaque narine, renseigne sur l'état du nez proprement dit. Ce n'est que dans les cas où l'atrophie des cornets est assez avancée, que l'on peut apercevoir par cette voie la paroi postérieure du pharynx et les orifices des trompes. Pour bien faire cet examen, il faut toujours s'aider d'un stylet boutonné, qui permet de contrôler par le toucher les données souvent difficiles à interpréter, qu'on acquiert par la vision.

ÉPREUVES DE L'OUIE

L'épreuve de l'ouïe a une très grande importance, parce qu'elle indique, en même temps que le degré, le siège de la maladie. Il y a beaucoup d'altérations de l'ouïe qui se produisent sans aucune modification des parties visibles de l'oreille. Souvent aussi l'intensité des troubles fonctionnels ne correspond pas aux lésions que l'on observe, mais les méthodes sont encore bien incertaines et parfois leurs données sont contradictoires. La plus grande difficulté que l'on rencontre, c'est d'être obligé de s'en rapporter, dans l'examen fonctionnel, aux indications fournies par le malade. Avec les enfants, il est impossible d'avoir des réponses précises et certaines ; avec les grandes personnes, même intelligentes, c'est souvent très difficile. Un autre grave inconvénient, c'est que nous ne possédons pas actuellement de mesures précises et toujours comparables, le phonographe proposé par Lichtwitz réalisera peut-être ce desideratum, pour le moment, on doit s'en tenir à l'acoumètre de Politzer (fig. 68). Un autre grave inconvénient des instruments sonores, c'est qu'ils ne reproduisent qu'une série des sons que l'oreille est susceptible d'entendre.

Les ondes sonores peuvent se propager dans l'oreille par voie aérienne ou par voie cranienne.

Conductibilité aérienne. — On peut étudier les conditions de la transmission aérienne au moyen de la montre
de l'acoumètre, de la parole et des sons musicaux.

Quel que soit le procédé employé, il faut faire fermer les

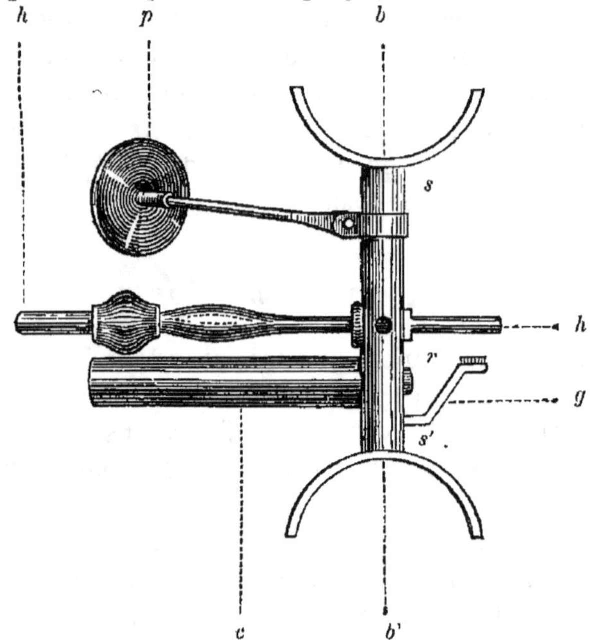

FIG. 68. — Acoumètre de Politzer.

c, cylindre d'acier horizontal relié par un écrou serré à la colonne verticale en
caoutchouc durci s, s'. — h, h', marteau à percussion, mobile autour de son
axe. — g, pièce limitant l'excursion du marteau. — b, b', demi-anneaux par
lesquels on tient l'instrument entre les doigts. — p, plaque métallique que l'on
appuie sur le crâne.

yeux au malade, qui peut croire qu'il doit entendre ou non,
suivant la distance à laquelle l'objet sonore est placé, et
qui peut lire les paroles sur les lèvres du médecin.

Lorsqu'une seule oreille est atteinte ou si les deux
oreilles le sont inégalement, il faut faire fermer hermétiquement, par le malade, l'oreille que l'on n'examine pas ;
malgré les précautions que l'on prend, il arrive souvent
que le malade entend par cette oreille, il faut donc la faire
fermer aussi hermétiquement que possible.

On doit être prévenu que les malades entendent souvent
mieux ou plus mal à certaines heures de la journée, soit le
matin, soit le soir, et dans certaines conditions, dépendant du mouvement, de la position, du voisinage du repas.

Épreuve avec la montre. — La montre ne donne que
deux sons ; mais elle est commode, et l'intensité du son
est constante ; celle de l'instrument dont on se sert doit être
moyenne. Il faut être prévenu que les gens âgés entendent
la parole à une assez grande distance et n'entendent pas
la montre ; dans les maladies de l'oreille, l'inverse se produit très souvent. On place la montre dans l'axe de l'oreille
du malade que l'on interroge après lui avoir fermé les
yeux. On peut exprimer l'audition par une fraction dans
laquelle le numérateur représente la distance à laquelle le
malade entend la montre, le dénominateur, la distance à
laquelle cette même montre est entendue par une oreille
saine. On emploie l'acoumètre comme la montre.

Épreuve avec le langage. — Dans l'épreuve avec le langage parlé, après avoir pris les précautions que nous avons
indiquées, on se sert de mots moins faciles à deviner que
les phrases.

On examine d'abord le malade avec le langage chuchoté
qui peut être entendu à 20 ou 25 mètres. Comme, d'ordinaire, on ne dispose pas de l'espace nécessaire, le malade
est tourné du côté du mur, le médecin lui tourne le dos et
parle devant le mur parallèle, c'est l'épreuve par le chu-
chotement doublement réfléchi, si le patient n'entend pas, le
médecin se retourne de son côté, s'il n'entend pas encore, le
patient doit se retourner du côté du médecin, alors on élève
peu à peu la voix et si c'est nécessaire on va jusqu'au cri.

Épreuve avec les sons musicaux. — Dans certaines affections du labyrinthe, il y a des sons ou groupes de sons qui
ne sont pas perçus ; on peut examiner l'oreille avec des
diapasons simples ou des diapasons munis d'étaux (fig. 69)

qui fournissent des sons différents, suivant la hauteur à laquelle se trouvent les étaux, et les sifflets de Galton pour les sons les plus élevés.

Conductibilité cranienne ou mieux cranio-tympanique. — Les ondes sonores ne sont pas conduites seulement et directement par les os du crâne au liquide labyrinthique ; mais aussi, dans une large mesure, par les osselets de l'ouïe ; en effet, dans certains cas où la conductibilité est intermittente, on peut la rétablir par une insufflation d'air dans la trompe, qui agit surtout en dispersant les sécrétions qui empêchaient la chaîne de remplir ses fonctions conductrices.

L'épreuve de la conductibilité cranio-tympanique peut se faire avec la montre, que l'on applique sur l'apophyse mastoïde et sur la tempe ; il faut être prévenu que la perception cranienne à la montre disparaît à partir de soixante ans et souvent plus tôt. On ne peut donc conclure de l'absence de perception cranio-tympanique avec la montre à une affection de l'appareil nerveux, tandis que si, chez un sourd, la perception cranio-tympanique avec la montre est conservée, on peut exclure une affection labyrinthique.

Épreuve de Weber. — Si on appuie le manche d'un diapason en vibration

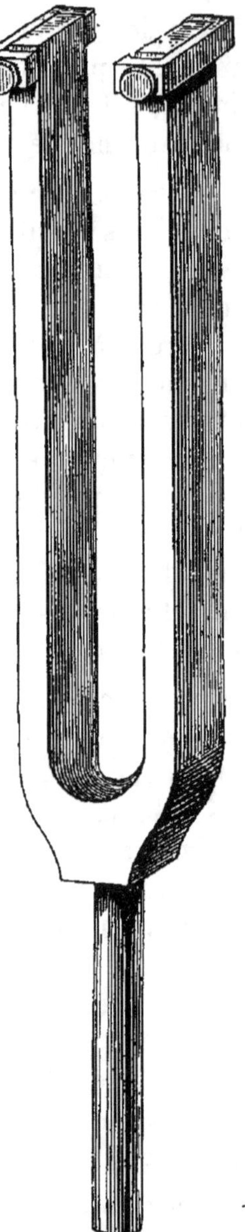

FIG. 69. — Diapason avec étaux. 1/2 grandeur.

sur le vertex d'une personne dont l'ouïe est normale, elle entendra résonner le son avec une égale intensité dans les deux oreilles. Si on lui fait fermer l'un des deux conduits, le son résonnera avec une force plus grande dans l'oreille fermée. Lorsqu'il existe une affection unilatérale de l'appareil de transmission, le son du diapason vertex sera entendu plus fortement du côté malade, à tel point même qu'il semble que l'autre oreille n'entende pas. Plus l'audition est forte du côté de l'oreille malade, plus on a de raison de croire que l'on a affaire à une affection simple de l'oreille moyenne sans participation du labyrinthe. Si, au contraire, dans toutes les positions du diapason, le son n'est pas entendu, ou n'est que faiblement entendu par l'oreille malade, il faut conclure à une affection de l'appareil percepteur.

L'*épreuve de Weber* donne de bons résultats dans les surdités unilatérales, mais les données qu'elle fournit sont beaucoup moins nettes dans les surdités bilatérales, et d'autant moins, qu'il existe une différence moindre entre les deux oreilles.

Épreuve de Rinne. — Si on applique le pied d'un diapason bas, vibrant doucement, sur l'apophyse mastoïde d'une personne jouissant d'une ouïe normale, au bout d'un certain temps, le patient ne percevra plus aucun son; si on présente à ce moment l'instrument devant le pavillon, le son sera perçu encore pendant un certain temps.

Cette observation montre la supériorité, à l'état normal, de la transmission aérienne sur la transmission craniotympanique.

Dans ce cas, l'épreuve de Rinne est dite positive, R +; dans le cas contraire elle est dite négative R —.

On doit admettre, en principe, que dans les surdités dues à une affection de l'appareil de transmission, la conductibilité cranio-tympanique est plus forte que la conductibilité aérienne, c'est le contraire qui a lieu dans les affections dues à une affection de l'appareil percepteur. Malheureusement, en fait, les données du procédé de Rinne sont souvent erronées. On obtient souvent R + dans des affections certaines de l'oreille externe ou moyenne et R — dans des affections non douteuses de l'oreille interne. Il faut, en cas de doute, renverser l'épreuve.

Épreuve de Schwabach. — Schwabach a montré que la durée de la perception du son du diapason vertex était plus grande dans les maladies de l'appareil de transmission que chez les personnes saines, que la durée de la perception, chez les personnes atteintes d'une maladie de l'appareil percepteur, était généralement moindre que celle des personnes normales. Il est facile de comprendre comment on peut, d'après cette donnée et par comparaison, étudier les conditions de l'audition.

Épreuve de Bing. — Lorsque le diapason placé sur le vertex ou sur l'apophyse mastoïde ne s'entend plus, si on introduit le doigt dans l'oreille à examiner, on peut faire entendre encore le son. C'est la perception secondaire de Bing. Elle n'existe pas lorsqu'il y a une résistance à la conductibilité dans l'oreille moyenne ou externe ; si, par ce procédé, une affection du nerf n'est pas exclue positivement, on doit cependant pouvoir admettre qu'un raccourcissement considérable de la perception secondaire coïncidant avec l'allongement, ou tout au moins la normalité de la durée de la perception primaire, doit être rapporté à une résistance à la conductibilité, située dans la région moyenne de l'oreille.

Procédé de Gellé. — Nous avons tenu à indiquer le procédé de Gellé, malgré la faible valeur diagnostique de cette méthode. Si, chez une personne dont l'oreille est normale, on comprime l'air dans le conduit, pendant que vibre un diapason reposant sur le sommet du crâne, il se produira immédiatement une diminution notable de la perception, dans l'oreille où l'on a fait la compression de l'air. Cette diminution de la perception est due à la compression du liquide labyrinthique et à la tension de la chaîne. Si la chaîne est immobile, surtout à la suite de l'ankylose de l'étrier, la compression de l'air ne changera rien à la perception du diapason. Si, au contraire, la chaîne est intacte, et le labyrinthe malade, la compression de l'air diminuera la perception et déterminera aussi du vertige.

L'épreuve de Gellé n'a de valeur que dans les cas très tranchés, où le diagnostic peut être fait par les méthodes courantes; d'après Rœhrer, les résultats qu'elle donne coïncideraient dans 7/10 des cas avec ceux de la méthode de Rinne. Dans les cas légers d'affections du labyrinthe ou de l'oreille moyenne, dans les cas fréquents où ces deux portions de l'oreille sont simultanément atteintes, cette épreuve reste presque toujours incertaine. Politzer, qui serait porté cependant à attribuer au vertige que produit la condensation expérimentale de l'air une certaine importance diagnostique, reconnaît lui-même, que dans de nombreux cas d'affections labyrinthiques bien marquées, il ne se produit pas.

Dans la pratique courante, les deux premiers procédés doivent être surtout employés; dans les cas difficiles et douteux, le procédé de Bing et surtout celui de Schwabach permettront plus sûrement de résoudre les difficultés du diagnostic.

Il existe d'autres procédés plus ou moins pratiques, plus ou moins compliqués, mais qui ne permettraient pas d'espérer le succès dans les cas où ceux que nous avons décrits laisseraient le médecin incertain.

Lorsqu'on se trouve en présence d'affections centrales ou périphériques, isolées, il est assez facile d'arriver à un diagnostic certain; il n'en est pas de même lorsque ces maladies se combinent avec une affection de l'appareil de transmission, et, dans ces cas, les résultats fournis par les diverses épreuves sont souvent contradictoires.

Épreuve par l'électricité. — On peut étudier l'état de l'oreille au moyen de l'électricité, et tirer de cet examen des conclusions importantes pour le diagnostic.

En raison de la complication de ce procédé d'examen, nous ne croyons pas devoir séparer l'étude du diagnostic électrique et celle de la thérapeutique électrique; on les trouvera exposées ensemble au chapitre de la thérapeutique générale, page 262.

RECHERCHE DE LA SURDITÉ SIMULÉE

Pour déceler la surdité simulée, que ne peut révéler l'examen direct, parce que les altérations organiques ne correspondent pas aux troubles de l'ouïe, on peut employer plusieurs procédés.

Procédés pour reconnaître la simulation de la surdité unilatérale. — *Epreuve de Coggin.* — D'un tube en T partent trois tubes de caoutchouc, deux aboutissent aux oreilles du patient, l'autre à un entonnoir, dans lequel on parle très doucement. On serre tantôt l'un, tantôt l'autre des tubes et le simulateur est bientôt mis en défaut.

Epreuve de Moos. — On place, comme dans l'épreuve de Weber, le diapason sur le vertex, le patient dit entendre le son dans l'oreille bonne, on la ferme avec le doigt, il dit qu'il n'entend plus rien, il ment; c'est donc un simulateur.

Epreuve de Schwartze. — On utilise ce fait, que l'on ne peut fermer une oreille d'une façon absolument hermétique. On fait fermer l'oreille déclarée bonne et on parle ou on fait vibrer un diapason devant elle ; si le malade dit ne rien entendre, c'est un simulateur.

Procédé de Teuber. — Deux tubes venant d'une chambre voisine sont mis en rapport avec les oreilles du patient et celles d'un témoin, on y parle alternativement. Le simulateur, auquel on fait répéter les mots entendus, se trompera bientôt.

Procédé de Gruber. — Si on ferme avec le doigt le conduit, dès que le son du diapason vibrant devant lui n'est plus entendu et qu'on appuie le diapason sur ce doigt, le son réapparaît et dure un certain temps, le simulateur mentira et dira qu'il n'entend plus rien dans l'oreille saine.

Simulation de la surdité double. — Avec les simulateurs de la surdité double, il faut employer la ruse, appeler le simulateur pendant la narcose, lui adresser inopinément et en l'examinant attentivement, des injures ou des menaces.

Le visage du sourd est très expressif, il cherche à comprendre ; le simulateur n'ose pas fixer, son visage reste sans expression ; il dit ne pas sentir les vibrations du diapason vertex, le vrai sourd les ressent parfaitement. La meilleure façon de démasquer un simulateur de surdité bilatérale, c'est de l'examiner par comparaison avec un vrai sourd.

CHAPITRE II

SYMPTOMATOLOGIE GÉNÉRALE

ANOMALIES DE L'OUÏE

Anesthésie de l'ouïe. — La diminution plus ou moins complète de la sensibilité acoustique est le phénomène que l'on observe le plus fréquemment dans les maladies de l'oreille. Elle peut être congénitale ou acquise.

Congénitale, elle peut être due à des anomalies ou à des affections développées pendant la vie intra-utérine, de l'oreille interne, moyenne, du tronc de l'acoustique, ou du système nerveux central ; parfois, à l'autopsie, on ne trouve aucune lésion.

Acquise, elle est due à des altérations des mêmes organes, qui se sont produites pendant la vie, à des obstructions accidentelles (par corps étrangers) ou pathologiques du conduit.

L'*hérédité*, d'une façon complexe et encore mal définie, joue un rôle étiologique important dans l'un comme dans l'autre cas.

La dureté de l'ouïe ou la surdité peuvent exister à tous les degrés ; mais le plus souvent elles ne se comportent pas de la même manière vis-à-vis des diverses sources sonores. Généralement, la perception des bruits et de la montre est plus affaiblie que celle du diapason et du langage, plus rarement c'est l'inverse. La perception cranienne pour la montre disparaît d'une façon plus ou moins précoce, avec l'âge.

L'intensité de l'ouïe est diminuée, à l'état normal, dans diverses conditions; lorsque l'ouïe est affaiblie, ces variations sont bien plus marquées. On observe même, que certains sons (diapason) seront entendus d'une façon intermittente. Parfois la surdité augmente sans aucune cause apparente, d'autres fois on peut incriminer l'état psychique, les mouvements ou la position de la tête ou du corps. Après les repas, elle augmente ainsi que dans le bâillement, par suite de la tension du tympan, causée par la contraction synergique du tenseur du tympan avec le tenseur du voile. Dans les affections catarrhales, la surdité est généralement plus marquée le matin que le soir.

Les affections du système nerveux central : l'hystérie, la neurasthénie, l'épilepsie, les troubles vaso-moteurs, déterminent de grandes variations de la perception aérienne ou cranio-tympanique; la surdité brusque peut constituer l'aura des attaques d'épilepsie. Parfois, le degré de l'anesthésie alterne périodiquement dans l'une et l'autre oreille.

L'inégalité de la sensibilité acoustique des deux côtés ne permet pas au malade de se rendre un compte exact de la direction des ondes sonores et ainsi se trouve engendrée la *paracousie de lieu*.

Surdité partielle. — La surdité plus ou moins complète peut être limitée à un nombre plus ou moins considérable de notes ou de groupes de notes, que l'on trouve réunies, soit à l'extrémité supérieure, soit à l'extrémité inférieure de l'échelle des sons perceptibles ; ou bien, au contraire, dispersées d'une extrémité à l'autre.

La disparition de la perception pour les sons de tonalité élevée est une conséquence bien connue de l'âge. Certaines affections déterminent cette surdité partielle; il semble résulter des observations faites, que conformément à la théorie de Helmholtz les lésions portant sur le premier tour basal de la spire limacienne intéressent la perception des sons aigus, les lésions portant au contraire sur le sommet, la perception des sons graves. Dans les autres cas, les lésions seraient dispersées sur diverses régions de la membrane basilaire.

On peut rapprocher de la surdité partielle la sensibilité spéciale pour certains sons.

Absence de sensibilité musicale. — Certains individus sont absolument incapables de se rendre compte de l'harmonie ou de la dissonance produites par les sons musicaux ; chez d'autres, au contraire, la dissonance détermine une sensation très pénible. Les premiers sont parfois incapables, non seulement d'apprendre un air, mais de le reconnaître. Lennox Browne cite[1] le cas d'une personne qui ne reconnaissait le chant du *God save the Queen* que lorsqu'elle voyait l'assistance se lever. Cette fâcheuse disposition est vraisemblablement liée à la constitution des centres nerveux, plutôt qu'à la structure du labyrinthe.

Hyperesthésie de l'ouïe. — L'*hyperacousie*, ou *oxyecoia*, se caractérise par une sensibilité plus grande de l'ouïe pour tous les sons et tous les bruits, ou bien pour quelques-uns seulement. Ce phénomène est en somme assez rare, le plus souvent il est passager. L'hyperacousie s'observe après l'ablation des bouchons de cérumen, après la narcose chloroformique. Elle est assez fréquente dans la neurasthénie, l'hystérie, la migraine, les diverses affections du système nerveux. Elle peut être le phénomène avant-coureur d'une surdité d'origine cérébrale, d'une méningite cérébro-spinale. On l'a observée au début de la fièvre, à la suite des maladies infectieuses, pendant le mal de dent, à la suite de l'extraction d'une dent.

[1] *La voix, le chant et la parole.* Traduit de l'anglais par le Dr Garnault.

Paracousie ou hyperacousie de Willis. — Ce phénomène, qui se produirait surtout dans les affections de l'oreille moyenne (Burkner le considère même comme ayant une signification pronostique favorable, en ce sens qu'il exclurait les affections de l'oreille interne), consiste en ce que le malade entend mieux au milieu du bruit et en ce que après avoir été exposé au bruit, il peut entendre des sons qui ne lui étaient pas perceptibles auparavant.

Il existe de ce phénomène deux interprétations différentes : les uns, avec Politzer, Roosa, Bürkner, pensent que les ondes sonores de grande amplitude, en mettant en branle la chaîne plus ou moins raidie, lui permettent de vibrer ensuite plus facilement ; les autres, Gellé, Lœwenberg et surtout Urbantschitsch, pensent que le phénomène est dû à la sensibilisation plus ou moins forte, plus ou moins durable de tout l'appareil acoustique nerveux, par l'action des ondes sonores énergiques.

Nous croyons que les deux mécanismes interviennent en général simultanément, mais les expériences de Politzer, d'une part, comme celles d'Urbantschitsch, de l'autre, prouvent qu'il peut y avoir prédominance ou même exclusion de l'un ou de l'autre dans tel ou tel cas.

Paracousie de lieu. — La paracousie de lieu est déterminée par l'inégale puissance auditive des deux oreilles. En effet, la notion de la direction et du lieu d'origine du son est liée à l'audition biauriculaire et lorsqu'une oreille devient sensiblement plus faible, le bruit ou le son semblent toujours venir du côté de l'oreille la meilleure.

L'*hyperesthésie acoustique vraie* consiste en une sensation pénible produite par certains sons, semblable à celle que nous éprouvons, à l'état normal, pour les notes élevées. Ce phénomène s'observe fréquemment chez les anémiques, les hystériques, les neurasthéniques, il est très fréquent dans les névralgies du trijumeau, l'hémicranie, l'appareil

acoustique restant sain. Mais cependant on l'observe plus
fréquemment dans les maladies du labyrinthe et de la
caisse, dans la sclérose en particulier et il ne dépend pas
de l'état de l'ouïe, car on peut observer l'hyperesthésie
acoustique en même temps que la surdité complète. Sapolini
l'a vue se produire chez des personnes qui faisaient usage
de teintures au nitrate d'argent pour leurs cheveux.

Diplacousie. — La répétition de la sensation consciente,
correspondant à une excitation sonore, peut être due à la
persistance de la sensation ou bien elle peut prendre le
caractère d'un écho. La première forme, beaucoup plus
rare, est due à l'exagération du phénomène physiologique
observé par Urbantschitsch, de la persistance de la sensation
sonore et doit être rapporté à une hyperesthésie. Dans le
cas de Gumpert, on obtenait une augmentation du phénomène en fermant une des oreilles, ce qui semble prouver
que le phénomène se produisait bien dans une seule
oreille.

Dans la *diplacousie échotique*, il ne s'agit plus d'hyperesthésie, mais il semble que la sensation se produit plus
tardive et plus faible dans une oreille que dans l'autre.
Les choses se passent ainsi, surtout dans les cas où l'oreille
moyenne est atteinte, mais cette condition n'est pas suffisante, car dans bien des cas où l'une des oreilles est
intéressée dans son appareil de transmission ou bien lorsque
les deux oreilles sont atteintes inégalement, la diplacousie
ne se produit pas ; il faut donc admettre, avec Kayser, un
retard dans la perception centrale ou un ralentissement de
la conductibilité nerveuse.

Dans la *diplacousie dysharmonique*, l'un des sons est
entendu exactement par une des oreilles, tandis que dans
l'autre il est faux. Le patient éprouve la sensation d'un
son double. Le son faux peut être de plusieurs tons plus
haut ou plus bas que le son vrai.

Chez un malade, très musicien et très observateur, que j'ai eu l'occasion de voir et dont je publierai prochainement la remarquable observation, pour les notes les plus basses de son violon, la note fausse était de deux tons au-dessus de la note vraie, la différence allait en s'atténuant, puis la note fausse devenait plus basse que la note vraie et la différence dans ce sens atteignait quatre tons pour les notes les plus élevées. On observait, du jour au lendemain, des variations dans ces rapports. La diplacousie dysharmonique s'était produite chez ce malade à la suite de violentes insufflations d'air dans la caisse, exécutées par un spécialiste.

Nous ne pouvons aborder ici le problème très complexe et très incertain de l'explication de la diplacousie. Nous nous bornerons à dire qu'une seule explication ne saurait convenir à tous les phénomènes et il nous paraît même probable, que si nous acceptons ces grandes divisions, d'une origine centrale et d'une origine labyrinthique, qui paraissent déjà légitimées, il faudra encore reconnaître que ces manifestations sont produites par des processus très différents, développés dans le labyrinthe ou dans les centres et qui nécessiteront l'établissement de plusieurs subdivisions.

BRUITS SUBJECTIFS

On donne le nom de **bruits subjectifs** aux diverses sensations acoustiques qui ne correspondent pas à des excitations sonores venues de l'extérieur, mais se développent par suite de l'excitation réflexe des organes périphériques de l'audition ou des centres nerveux (*bruits subjectifs vrais*) ; ou bien sont éveillées par des sons nés dans l'oreille ou dans son voisinage, mais toujours à l'intérieur du corps (*bruits entotiques*).

Les **bruits subjectifs vrais** se produisent très fréquem-

ment dans toutes les affections des organes de transmission : les inflammations du conduit et de la caisse, le
catarrhe, les processus adhésifs aboutissant à la formation
d'adhérences entre la membrane, les osselets et les parois
de la caisse, par suite de la contraction du muscle tenseur
du tympan ; et même, contrairement à l'opinion générale,
mais conformément à celle déjà émise par Urbantschitsch,
qui a fait complètement disparaître, comme je l'ai fait
moi-même, des bourdonnements intolérables par la section
du muscle de l'étrier, par la contraction exagérée du muscle de l'étrier.

Les bruits subjectifs qui se produisent dans les nerfs
acoustiques ou les centres nerveux peuvent se développer
par voie réflexe, à la suite d'inflammations du facial et du
trijumeau, en particulier de la dentalgie, à la suite de
troubles vasomoteurs et de processus inflammatoires de
la caisse, de l'excitation électrique de l'acoustique, de
chutes et de coups sur la tête, de commotion violente (dans
les accidents de chemin de fer, par exemple), d'intoxications, surtout par la quinine et l'acide salicylique.

Les bruits subjectifs peuvent se produire à la suite de
nombreuses affections générales, de l'anémie, en particulier; ils peuvent être même influencés par de simples changements dans la position du corps, l'ingestion des aliments.

Nous ne pouvons encore nous faire une idée du mécanisme qui préside à la pathogénie de ces bruits, et qui est
certainement très varié; si nous pouvons dire, dans certains cas, que les bruits subjectifs paraissent liés à des
excitations ou à des irritations des organes nerveux qui
président à l'audition, si, par l'excitation directe ou réflexe
de ces organes, on augmente, dans beaucoup de cas, les
bourdonnements, le contraire est aussi fréquent; et, comme
l'a démontré avec beaucoup de précision Urbantschitsch, de
nombreuses actions, développées surtout dans la zone du
trijumeau, produisent la sédation rapide, durable ou non,

9.

des bourdonnements. Comme Itard l'avait déjà observé, les bourdonnements diminuent au milieu du bruit et Lucæ a obtenu d'assez bons effets, malheureusement peu durables, en présentant devant l'oreille où siègent les bourdonnements des diapasons vibrants.

L'action thérapeutique, très souvent efficace des diverses formes de massage : massage externe du tragus et du conduit (Gerst, Hommel, Zaufal), massage et massage vibratoire de la trompe (Urbantschitsch, Laker, Garnault), du massage vibratoire direct du tympan (Lucæ, Jacobson, Garnault), pour une large part, est due à des actions vasomotrices et inhibitrices, qui seront certainement utilisées dans l'avenir beaucoup plus que dans le présent. Nous devons voir, dans l'atrophie qui accompagne les scléroses, la cause directe des bruits subjectifs. Les bruits, en effet, sont pour le nerf spécial de la huitième paire, des manifestations comparables aux névralgies, dont les nerfs de la sensibilité générale sont le siège dans les processus atrophiques (Benedict).

Les bourdonnements sont d'ordinaire localisés dans l'oreille ou la moitié correspondante du crâne, parfois dans la région temporale ou occipitale. Dans les premières périodes, cependant, le patient est parfois porté à les considérer comme venant de l'extérieur et à leur attribuer une réalité objective.

Le caractère des bruits est très variable. Ils peuvent être comparés à des tintements de cloches, des sifflements, des bouillonnements, à des bruits de vapeur, au vol des insectes, à leurs divers bruissements. Ils sont plus fréquemment de tonalité haute que de tonalité basse et prennent rarement un caractère musical.

Il n'est pas très rare d'observer simultanément chez un malade plusieurs bruits, l'un d'eux pouvant s'améliorer par le traitement, l'autre persister.

Les bruits subjectifs peuvent être très intenses, au point

de rendre la vie impossible et de conduire le patient au
suicide, ou bien, au contraire, être très peu marqués. Il est
rare qu'ils se maintiennent avec la même intensité. Toutes
les causes d'excitation : émotion, mouvement, ingestion de
liquides alcooliques, les augmentent; la menstruation, la
grossesse et beaucoup d'autres causes, agissent dans le
même sens.

Les bruits subjectifs peuvent être continus ou intermittents. Il arrive fréquemment qu'ils sont très intermittents
au début et tendent ensuite à se rapprocher de plus en plus
du type continu.

Parfois, les bruits subjectifs se manifestent en dehors
de toute surdité ; on les appelle dans ce cas « bruits nerveux » ; souvent, au contraire, ils apparaissent et se développent simultanément avec la surdité ; mais les bourdonnements sont généralement observés par le malade bien
avant la surdité. Parfois, les bourdonnements constituent
un prodrome des surdités consécutives à une sclérose de
l'oreille ou à une affection du cerveau.

Les relations qui se manifestent entre la surdité et les
bourdonnements, aussi bien dans leur évolution progressive que dans leur évolution régressive, sous l'influence
d'un traitement, sont si variées, qu'il est impossible de
rien dire de général à ce sujet. Dans des cas où le nerf
acoustique est absolument dépouillé de toute sensibilité,
spéciale, les bruits subjectifs peuvent encore se produire.

Chez des sujets atteints de maladies mentales, on observe
fréquemment des hallucinations de l'ouïe; il ne faut pas
confondre les erreurs d'interprétations de bruits subjectifs,
qui se produisent parfois chez des individus à cerveau parfaitement sain, et qui, au début surtout, attribuent une
origine extérieure à ces bruits, avec des hallucinations de
l'ouïe, qui peuvent, à la vérité, se produire, quoique bien
rarement, chez des personnes à cerveau sain, sous l'influence
d'une excitation corticale passagère. On observe que chez

les personnes dont le cerveau est malade, les affections de l'oreille favorisent l'apparition des hallucinations de l'ouïe.

Bruits entotiques. — Nous avons donné plus haut la définition des bruits entotiques; ils se manifestent plus facilement ou avec plus d'intensité, lorsque l'excitabilité de l'oreille interne ou les conditions de résonance de l'oreille moyenne sont augmentées.

Bruits vasculaires. — Ils étaient déjà connus d'Hippocrate. D'après Moos, ils pourraient se produire lorsque le bulbe de la veine jugulaire est très dilaté. D'après v. Tröltsch, lorsque le canal carotidien est très rétréci, les anévrismes cirsoïdes de la région, l'anévrisme de l'artère basilaire, le développement exagéré de l'artère de l'étrier, les bruits de souffle de l'anémie, l'insuffisance aortique, peuvent donner lieu aux bruits entotiques.

Bruits musculaires. — Les contractions du tenseur du voile et du musle tenseur du marteau engendrent un bruit de claquement sec.

Le bruit est produit dans le premier cas par l'écartement des parois cartilagineuses de la trompe, dans le second, par les mouvements de la membrane du tympan.

AUTOPHONIE

L'autophonie consiste en une résonance extrêmement forte de la voix, qui produit sur le sujet la sensation qu'il éprouverait s'il parlait, la tête dans un tonneau. Les consonnes *m* et *n*, qui sont prononcées le voile étant détendu, sont les sons vocaux qui déterminent la résonance la plus intense. La résonance peut se produire, même pour le souffle.

Poorten a introduit dans la trompe un cathéter présentant un orifice sur sa convexité; la résonance se produisait seulement pendant que l'orifice était ouvert. Il est cependant certain que, la trompe étant dans son état normal, l'autophonie peut encore se produire, par exemple, quand on bouche le conduit auditif, et l'on ne sait pas alors si le phénomène est dû aux conditions de résonance de l'air renfermé dans les organes de l'ouïe ou aux modifications de la tension dans l'appareil de transmission.

Les inflammations et catarrhes naso-pharyngiens sont la cause la plus ordinaire de l'autophonie passagère; les cicatrices siégeant au voisinage de l'orifice pharyngien de la trompe, déterminent, au contraire, une autophonie durable. Dans l'un comme dans l'autre cas, le phénomène est dû à l'ouverture anormale, passagère ou permanente, de l'orifice pharyngien de la trompe. Dans d'autres circonstances, dont le type est fourni par l'autophonie qui accompagne le bâillement, le phénomène est produit par le spasme des muscles dilatateurs de la trompe.

L'autophonie liée au catarrhe naso-pharyngien dure peu, cependant elle persiste encore parfois un certain temps, après la disparition de l'affection qui lui a donné naissance.

VERTIGE, NAUSÉES, VOMISSEMENTS

Les **vertiges** et **les troubles de l'équilibre** sont des manifestations fréquentes dans les affections de l'oreille, mais ils peuvent être dus également à des troubles du cerveau et du cervelet.

Le vertige peut être produit par la compression du labyrinthe, par suite de la compression de l'air dans le conduit, de la pression produite sur le tympan ou sur l'étrier par les injections ou le contact de la sonde. Les variations brusques et très marquées de la pression dans la caisse, peuvent déterminer le vertige, comme cela arrive fréquemment à la suite des douches d'air. La rétraction du muscle du marteau produit le même résultat. Les affections de l'oreille moyenne qui déterminent une compression du labyrinthe amènent avec elles, fréquemment, le vertige combiné aux divers degrés de la surdité.

Le vertige peut aussi se produire par suite de divers réflexes partis du nez et de différentes régions de l'oreille. Les injections d'eau dans le conduit, peuvent déterminer le vertige, mais par voie réflexe en dehors de tout phénomène de compression. En effet, la pression restant la même, une injection froide déterminera du vertige et une injection chaude n'en produira pas. On peut produire le vertige par la section du facial.

L'intensité du vertige est très variable, il peut entraîner une simple indécision de la marche ou bien rendre la station droite absolument impossible ; la rapidité avec laquelle se produisent les attaques, fortes ou faibles, est extrêmement variable ; parfois le vertige augmente très progressivement, d'autres fois il arrive à son acmé avec une extrême brusquerie.

Les attaques de vertige sont en général assez courtes, mais elles peuvent durer des heures et même des journées. Elles peuvent disparaître sans laisser de traces ou bien être suivies d'une incertitude dans la marche qui dure un temps plus ou moins long.

Quant à la fréquence, elle est également très variable ; les attaques peuvent se produire plusieurs fois par jour ; d'autres fois elles n'apparaissent qu'à de rares intervalles ; elles peuvent même prendre le type intermittent. Je décrirai avec les maladies de l'oreille interne, le complexus clinique dans lequel sont associés, la surdité, les bourdonnements, le vertige et les vomissements, et que l'on a le tort de désigner sous le terme de maladie de Ménière, car il correspond à des causes fort diverses.

PHÉNOMÈNES RÉFLEXES

Phénomènes réflexes portant sur les organes des sens. — Les otites purulentes diminuent fréquemment le pouvoir visuel, par contre, il arrive souvent que l'inflammation des diverses parties de l'oreille le relève.

On a observé, dans maintes circonstances, que des actions sur les terminaisons du trijumeau : simples contacts, cautérisations de la muqueuse du nez, massage externe du tragus, massage et surtout massage vibratoire de la gorge, des trompes, agissent immédiatement sur les centres acoustiques, en produisant la sédation des bruits subjectifs et même l'amélioration momentanée ou durable, suivant les circonstances, de l'audition.

D'autre part, on a observé la surdité à la suite de la névralgie du trijumeau, de la dentalgie. D'après Weber-Liel, les névralgies du trijumeau ne détermineraient pas toujours uniquement la surdité ou les bourdonnements par leur action sur les centres acoustiques, mais aussi en causant le spasme du tenseur du tympan.

L'excitation du nerf auditif peut amener divers réflexes retentissant sur la motricité, la vascularisation et dans la sphère des autres organes des sens. De même que les excitations de la vue par une lumière plus ou moins intense ou par les diverses couleurs, que les excitations du tact, de l'odorat et du goût retentissent sur l'audition, le phénomène inverse se produit, sans sortir des conditions physiologiques. Mais, de même que les excitations parties de l'œil sont celles qui agissent de la façon la plus marquée sur l'ouïe, les excitations auditives déterminent la production de sensations visuelles subjectives et l'apparition subjective de couleurs. Le phénomène se produit très facilement et se manifeste d'une façon très marquée chez certains individus, et certaines notes, parfois, causent l'apparition très nette d'une couleur. Par contre, d'Arsonval a observé sur lui-même une surdité momentanée, à la suite de l'action sur l'œil d'une lumière électrique très intense. Nous pensons, avec Urbantschitsch, qu'il s'agit là simplement de réflexes directs et physiologiques. Le terme d'audition colorée semble faire intervenir l'action des centres d'idéation, il me paraît qu'à ces simples réflexes s'appliqueraient mieux les termes de photisme sonore et de phonisme lumineux.

Réflexes psychiques et intellectuels. — Les excitations de l'appareil nerveux de l'audition, les maladies des différentes parties de l'organe auditif, peuvent donner naissance à des troubles psychiques, à des hallucinations de l'ouïe.

Les inflammations du conduit, les corps étrangers, les bouchons de cérumen ont souvent donné lieu à des troubles de ce genre et même à du vertige et du délire.

Les affections de l'oreille moyenne peuvent produire les mêmes phénomènes, fréquemment elles entraînent l'aprosexie et des troubles profonds dans le caractère.

Les affections de l'oreille peuvent être la cause de véritables psychoses et Köppe attribue, dans leur production, une importance spéciale à l'irritation du trijumeau.

Les excitations sonores agissent par action réflexe sur les centres nerveux. Ces excitations peuvent amener le sommeil ou le réveil chez les hystériques et Lichtwitz a montré que le même son pouvait amener l'un ou l'autre résultat, suivant qu'il était produit devant l'une ou l'autre oreille.

Phénomènes réflexes sympathiques. — Ces phénomènes sont beaucoup plus importants qu'on ne l'admet généralement, nous en énumérerons quelques-uns.

D'après Samuel, lorsqu'on excite électriquement le nerf auriculo-temporal du lapin, le pavillon du même côté s'enflamme et cette inflammation se produit aussi bientôt, dans le pavillon du côté opposé.

L'inflammation sympathique du conduit n'est pas rare, et d'après Urbantschitsch elle se produit exactement au même point des deux côtés.

Depuis longtemps, on sait qu'une otite purulente peut déterminer de l'inflammation de la caisse du côté opposé. Berthold a montré que les lésions du trijumeau causaient de l'inflammation dans l'oreille de l'autre côté, et il est certain que l'occlusion d'une oreille détermine la diminution de l'ouïe du côté opposé. J'ai observé, à maintes reprises, que les diverses sortes de massage vibratoire, dans la trompe ou sur le tympan, arrêtaient les bruits et augmentaient l'audition, non seulement du côté traité, mais du côté opposé.

On observe très fréquemment, que toutes les opérations dans une oreille déterminent une amélioration de l'ouïe du côté opposé; et il est très vraisemblable que les affections labyrinthiques unilatérales agissent fâcheusement sur l'autre oreille.

Hyperesthésie réflexe. — Les excitations de diverse nature, du conduit, donnent lieu à des sensations douloureuses dans les dents et dans les divers points du corps. Le sondage de la trompe détermine une sensation qui est ressentie dans le larynx; il a, au contraire, une influence favorable sur les névralgies du trijumeau et de l'occipital. Les états inflammatoires de la caisse et les anomalies de tension de la chaîne donnent lieu à des douleurs irradiées, qui sont ressenties dans la tête, surtout du côté malade et moins parfois du côté opposé.

Anesthésies réflexes. — Les maladies inflammatoires de la caisse peuvent déterminer l'anesthésie du pavillon et du conduit.

L'anesthésie de la membrane du tympan, si fréquente dans la sclérose, doit être plutôt rapportée aux altérations de cette membrane, qu'à un processus réflexe.

Phénomènes réflexes moteurs. — Ils se manifestent sous forme de spasmes ou de paralysies.

Les réflexes moteurs spasmodiques consistent surtout en convulsions et attaques d'épilepsie, déterminées par les corps étrangers du conduit, les bouchons de cérumen. Il n'est pas rare d'observer, dans ce cas, du blépharospasme.

Hinton a observé des crises épileptiformes à la suite du tubage de la trompe.

De nombreux auteurs ont vu les polypes de l'oreille déterminer des crises d'épilepsie. On les a également constatées à la suite d'otorrhées aiguës ou chroniques.

Les paralysies réflexes sont exceptionnelles. On a cependant observé la paralysie faciale produite dans un cas où existait un bouchon de cérumen, et dans un autre cas elle a pu être rapportée à un polype.

SENSATIONS DE PLÉNITUDE ET DE PESANTEUR

Cette sensation est fréquente. On l'observe dans le cas où le conduit est fermé par des bouchons, des corps étrangers ; avec le gonflement de ses parois, lorsque le tympan est rétracté, soit par la contraction de son tenseur, soit par suite de l'obstruction de la trompe ; on l'observe encore lorsque cette rétraction est accompagnée d'inflammation ou de catarrhe de l'oreille moyenne et dans les cas où existent des adhérences du tympan, consécutives à ces processus. Le phénomène se produit rarement dans les affections de l'oreille interne.

PHÉNOMÈNES VASOMOTEURS ET TROPHONÉVROTIQUES

Pavillon. — Les expériences de Claude Bernard ont montré que la section des nerfs sensitifs et moteurs déterminait un abaissement de température du pavillon, la section du sympathique, au contraire, une élévation de température. Brown-Séquard a observé, à la suite de la section du corps restiforme d'un côté, au voisinage du bec du calamus scriptorius, des hémorragies sous la peau du pavillon, qui furent suivies de gangrène.

Conduit auditif. — Les affections catarrhales et inflammatoires de l'oreille moyenne déterminent très fréquemment des troubles de la sécrétion des glandes cérumineuses ; la production du cérumen peut être augmentée ou diminuée, et l'on voit, dans ces cas, aussi bien qu'à la suite d'opérations sur le tympan et la caisse, de véritables inflammations, précédées d'une diminution de la sécrétion, se produire dans le tégument du conduit. Les hémorragies vicariantes du conduit sont dues à des troubles vasomoteurs, car elles se produisent par transsudation sanguine au niveau des glandes cérumineuses.

D'autre part, le conduit peut être le point de départ de réflexes du même ordre. Urbantschitsch a vu l'introduction du doigt dans le conduit déterminer l'épistaxis.

Boyer a observé l'atrophie d'un bras, par suite de la présence d'un corps étranger dans le conduit. Il paraît certain que le massage du conduit, au moyen d'un tube, qui produit d'excellents résultats dans les inflammations de la caisse, agit en mettant en jeu des actions vasomotrices et trophonévrotiques. Il en est de même de l'action semblable que possède le massage de la trompe.

L'action favorable qu'ont ces diverses manœuvres sur les bourdonnements, doit probablement être en partie rapportée à des phénomènes de ce genre et à des actions inhibitrices d'ordre réflexe.

Caisse du tympan. — La muqueuse de la caisse peut être le siège de troubles trophonévrotiques et vasomoteurs, allant jusqu'à l'hémorragie, déterminés par des affections des portions centrales du facial, qui renferment les fibres vasomotrices, de l'intermédiaire de Wrisberg ou des centres nerveux. Bacchi a observé l'apparition d'une otite purulente, chaque fois que l'on produisait une irritation sur le membre inférieur. Urbantschitsch et Itard ont signalé des inflammations trophonévrotiques, même phlegmoneuses de la caisse, à la suite de traumatismes extérieurs. Urbantschitsch obtint, dans un cas de ce genre, la guérison rapide par l'application des courants d'induction, ce qui corrobore son interprétation.

Gellé a observé, à la suite de l'hémisection de la moelle, une congestion très intense et une inflammation de la muqueuse de la caisse du côté opéré. Baratoux constata le même phénomène, qui se produisait également à la suite de la section du sympathique.

Les observations de Hagen sont cependant en contradiction avec les précédentes ; de plus, Prussack et Berthold n'ont pas constaté une dilatation immédiate des vaisseaux de la caisse, pouvant être considérée comme la conséquence directe de la section nerveuse. On doit, pour le moment, s'en tenir à l'opinion de Valentin, d'après laquelle ce ne serait pas directement, mais par suite de l'affaiblissement du pouvoir de résistance des tissus, que se produit l'inflammation de la caisse, constante après la section.

L'influence du trijumeau sur la caisse est encore plus marquée. Tous les auteurs sont d'accord pour constater que l'inflammation de la caisse suit la section du trijumeau et, de plus, la carie des dents occasionnant la névrite des nerfs dentaires, branches du trijumeau, amène très fréquemment l'hyperhémie et l'inflammation de la caisse. Cependant, les auteurs sont loin de s'entendre sur l'interprétation des phénomènes. Les expériences de Berthold, qui semblent les mieux conduites, lui auraient montré que, ni la section, ni l'excitation électrique des bouts du trijumeau sectionné, ne détermineraient de vaso-dilatation *immédiate* de la caisse ;

les inflammations de cet organe, qui se produisent réguliè-
ment à la suite de cette section, devraient être, d'après lui,
rapportées à des actions purement trophiques, transmises
par des fibres spéciales appartenant au trijumeau.

Les hémorragies de la caisse ont été fréquemment observées dans les troubles de la menstruation.

Apophyse mastoïde. — Les phénomènes trophiques ou
vasomoteurs, dont l'apophyse mastoïde est le point d'arrivée
ou le point de départ, semblent être beaucoup moins importants.

Les troubles de l'audition, qui se produisent dans la migraine, sont très vraisemblablement dus à des actions vasomotrices portant sur les centres acoustiques. Les troubles
de l'ouïe coïncident fréquemment avec des troubles vasomoteurs produits dans la sphère du sympathique ou dans
celle du plexus cervical.

RAPPORTS ENTRE L'ÉTAT DE L'ŒIL ET LES AFFECTIONS DE L'OREILLE OU D'ORIGINE OTITIQUE

Nous traitons cette question en divers points de cet
ouvrage avec assez de développements, pour nous dispenser
de l'étudier ici (voir la *Table alphabétique des matières*).

FIÈVRE

La fièvre, à un degré variable, est un symptôme qui
accompagne fréquemment les inflammations de l'oreille
moyenne et les complications intra-craniennes de ces
affections. La fièvre intense et les frissons constituent un
symptôme précoce de la rétention du pus. Cependant,
comme l'a montré Schwartze (voir chapitre des *Interventions opératoires*), la fièvre constitue un symptôme très
incertain de la mastoïdite. Dans la lepto-méningite et l'ab-

cès du cerveau, elle ne présente rien de caractéristique.

La fièvre intermittente est souvent accompagnée de manifestations intermittentes, non purulentes, dans l'oreille, que nous étudions au chapitre de l'*Etiologie générale*

DOULEUR

La douleur peut être consécutive à l'inflammation ou à la névralgie. On donne à cette dernière forme de douleur, le nom d'otalgie.

Douleur par suite d'inflammation. — *Douleur de l'oreille externe.* — On l'observe dans l'inflammation phlegmoneuse et surtout l'herpès du pavillon. Bien que le fait se produise quelquefois, il est très rare que les inflammations du conduit soient indolores, elles déterminent, au contraire, une sensation douloureuse extrêmement pénible, qui s'accroît par tous les mouvements de l'articulation temporo-maxillaire. Cette douleur est d'ordinaire plus forte le soir que le matin. Les corps étrangers, les bouchons de cérumen, déterminent aussi des sensations plus ou moins pénibles dans le conduit.

La *membrane du tympan* ne devient pas le siège d'une douleur bien marquée lorsqu'elle est envahie par de l'inflammation, mais sa sensibilité à tous les contacts est encore augmentée.

On observe toujours la douleur auriculaire lorsque *la caisse* est remplie par une accumulation de liquide ; cependant, lorsque la phase aiguë est passée, la douleur fait place à une sensation de plénitude.

Dans l'otite moyenne inflammatoire, les douleurs sont d'ordinaire intenses, beaucoup plus fortes chez les enfants ; elles sont intermittentes et présentent une exacerbation vespérale et nocturne. La douleur, surtout chez les enfants, peut présenter des phases de rémission absolument complète. Les douleurs dues à l'inflammation de la trompe semblent partir de la région du larynx. Dans l'otite suppurée, les douleurs disparaissent souvent immédiatement après l'ouverture spontanée ou artificielle du tympan ; parfois elles persistent, probablement en raison de l'inflammation du périoste.

C'est dans les inflammations aiguës des *cellules mastoïdiennes* que l'on observe les douleurs les plus intenses de cette région. Mais on constate, lorsque l'inflammation est limitée au tégument, des douleurs violentes, spontanées ou consécutives à la pression, sans que les cellules soient intéressées ; par contre, il arrive souvent, lorsque l'inflammation est centrale, que les téguments restent indemnes et que la douleur, même très violente, ne soit pas augmentée par la pression. Il ne faut pas oublier que des mastoïdites très graves sont parfois accompagnées de douleurs très faibles et qu'au contraire, l'apophyse mastoïde peut être le siège de douleurs extrêmement pénibles, sans que, à l'ouverture, on constate la trace de la moindre inflammation dans ses cellules.

Lorsque les *cellules osseuses logées dans la partie corticale de la pyramide* et qui communiquent avec l'oreille moyenne s'enflamment, cette inflammation se communique au ganglion de Gasser ; il se produit alors des douleurs intenses, localisées dans la sphère de distribution du trijumeau.

La carie du temporal est accompagnée de sensations douloureuses extrêmement violentes, intermittentes, qui s'étendent aux régions voisines du crâne, où parfois elles sont plus violemment ressenties que dans l'oreille, et même à la tête tout entière. Leur violence et leur durée doivent mettre l'attention du médecin en éveil.

Otalgie. — La névralgie du pavillon est rare, on l'observe surtout dans l'herpès ; elle est généralement localisée à certains points. La névralgie du conduit auditif externe est, en général, sous la dépendance du nerf auriculo-temporal ; elle est rare et limitée à certains points.

L'otalgie tympanique est, de beaucoup, la manifestation la plus fréquente de l'otalgie. Elle est peut-être due à une affection locale des rameaux tympaniques du trijumeau, du glosso-pharyngien et du sympathique ; ou bien elle peut être produite par voie réflexe, lorsque les autres parties de ces nerfs, surtout les rameaux du trijumeau, sont atteintes. Lorsque la troisième branche de ce nerf est malade, l'otalgie n'est pas limitée à l'oreille moyenne, elle s'étend à l'oreille externe. L'otalgie est le plus souvent intermittente ; les attaques durent en général plusieurs heures.

Les causes les plus ordinaires de l'otalgie sont : le refroidissement, l'anémie, l'hystérie, la neurasthénie, les troubles sexuels, la perinévrite des troncs nerveux, les pressions qu'ils peuvent subir, l'hyperhémie, l'inflammation et les tumeurs du ganglion de Gasser, la carie des os du crâne, la syphilis, le carcinome du maxillaire supérieur et du pharynx, le cancer de la langue, les ulcérations du larynx, l'otite intermittente et très fréquemment, surtout chez les enfants, la carie des dents et les troubles dans l'évolution de la dent de sagesse. Les bruits très intenses ou de tonalité très élevée peuvent déterminer l'otalgie.

L'otalgie est généralement aiguë, parfois chronique.

La névralgie de l'apophyse mastoïde est assez rare ; elle peut atteindre une très grande intensité et faire supposer l'existence d'un processus inflammatoire profond.

La névralgie des diverses régions de l'oreille peut se produire indépendamment de tout état inflammatoire, dans les névroses, à la suite des névralgies, des inflammations, de l'action du froid.

ANESTHÉSIE

L'anesthésie de l'oreille n'est pas un phénomène très rare, elle dépend le plus souvent d'une anesthésie du trijumeau. C'est l'anesthésie du pavillon que l'on observe le plus fréquemment, puis celle du conduit ; elle peut être complète ou incomplète, générale ou locale. On peut l'observer à la suite des inflammations du conduit, d'affections nerveuses périphériques et surtout centrales.

La sensibilité de la membrane du tympan est toujours plus ou moins diminuée dans la sclérose de l'oreille moyenne et, en général, dans tous ses états atrophiques. Lichtwitz, Gellé, etc., ont observé l'anesthésie complète ou incomplète de la membrane du tympan dans l'hystérie. Lichtwitz a constaté l'anesthésie de la trompe pour le courant d'air, chez des hystériques.

ÉCOULEMENTS D'OREILLE

Les liquides produits dans l'oreille, ou venus du voisinage, peuvent s'écouler par le conduit, qui est la voie ordinaire ; beaucoup plus rarement par la trompe, et, enfin, par des trajets fistuleux. Ils peuvent alors se frayer librement une voie au dehors ou donner lieu à des abcès par congestion. Les substances dont on peut observer l'écoulement sont : le mucus, le sérum, le pus, le sang, le liquide céphalo-rachidien et la substance cérébrale.

Écoulement de mucus. — Cette substance ne peut se former que dans la caisse et ne s'écoule que par des perforations de la membrane du tympan, tout à fait exceptionnellement par des trajets fistuleux ; on peut dire que sa présence dans le conduit constitue une preuve certaine de la perforation du tympan.

Écoulement de sérum et de pus. — Ces substances peuvent provenir du conduit, c'est-à-dire de ses propres parois, à la suite de l'eczéma et de l'inflammation purulente de cet organe ; ou bien peuvent traverser ses parois, lorsqu'elles proviennent d'un abcès de la parotide, d'un ganglion lymphatique suppuré, de la cavité mastoïdienne, d'un abcès épidural, d'un abcès du cerveau.

Il est rare que du tympan parte en quantité notable du sérum ou du pus.

L'oreille moyenne est le siège le plus fréquent de la production du pus ou du sérum.

La quantité de la sécrétion est très variable, quelle qu'en soit l'origine ; lorsqu'elle est très peu abondante, elle se concrète en croûtes fétides. Le pus est blanchâtre, brun rouge, lorsqu'il contient du sang, jaunâtre ou bleu. Certains médicaments contenant du plomb, du bismuth, rendent le pus noir, par formation d'un sulfure aux dépens de l'hydrogène sulfuré qu'il contient.

Souvent, dans les cas aigus, surtout lorsque la sécrétion est profuse, le pus n'a qu'une odeur fade, mais dans les cas chroniques, la fétidité plus ou moins marquée est la règle. On doit toujours, dans ces cas, surtout lorsque la fétidité est intense et persistante, penser à la carie.

Écoulement de sang. — L'écoulement de sang par le conduit n'est pas très fréquent ; il se produit à la suite d'inflammation, de néoplasmes du conduit, mais alors le sang est mêlé à du pus. Les traumatismes, blessures directes ou fractures du conduit, peuvent être une cause d'hémorragie. Signalons enfin les hémorragies vicariantes, d'ordre vasomoteur et les *hémorragies habituelles*, qui se produisent en certains points du conduit. La membrane du tympan, à la suite des inflammations ou de blessures, ne peut donner lieu qu'à des hémorragies insignifiantes.

La caisse est le point de départ le plus ordinaire des hémorragies. Elles peuvent provenir de sa muqueuse elle-même, par érosion de ses vaisseaux, surtout dans l'influenza. On l'observe aussi dans le mal de Bright, la diphtérie, la leucémie, la fièvre typhoïde, le typhus, etc. C'est un symptôme fréquent de la carie ; elle peut être aussi amenée par des embolies, des efforts, la strangulation, les troubles de la menstruation.

Les hémorragies de la caisse peuvent être dues à des néo-formations. Les polypes et les granulations sont les causes les plus ordinaires de ces hémorragies, qui ne sont jamais bien graves. Le carcinome et l'angiome donnent lieu à des hémorragies beaucoup plus abondantes.

Les hémorragies des vaisseaux du voisinage peuvent être produites par des fractures du crâne, des traumatismes venus de l'extérieur, des interventions chirurgicales, par l'érosion de ces vaisseaux, soit spontanée, soit à la suite de caries ou de nécroses des os. Ces vaisseaux sont : l'artère carotide, la veine jugulaire, les sinus, latéral, pétreux supérieur et pétreux inférieur.

Écoulement du liquide céphalo-rachidien. — C'est généralement à la suite des fractures du crâne qu'il se produit, surtout lorsque le tégument tympanique ou la paroi extérieure du labyrinthe sont fissurés ; on peut l'observer également à la suite de blessure de la paroi externe du labyrinthe.

La quantité de liquide écoulé est très variable ; l'écoulement dure de cinq à huit jours. Le liquide céphalo-rachidien réduit la liqueur de Fehling et renferme très peu d'albumine.

Écoulement de la substance cérébrale. — On a observé dans un certain nombre de cas, à la suite de perforation du crâne par cholestéatomes, de fractures, l'écoulement de la substance cérébrale dans la caisse et le conduit.

CHAPITRE III

ÉTIOLOGIE GÉNÉRALE

MALADIES CONSÉCUTIVES AUX MALADIES DE L'OREILLE

HÉRÉDITÉ

L'hérédité a une influence marquée sur le développement des maladies de l'oreille, aussi bien congénitales qu'acquises; et c'est surtout sur les affections de l'oreille moyenne qu'elle se fait sentir.

Nos connaissances sur le mécanisme qui préside à cette action de l'hérédité ne reposent que sur un petit nombre de faits observés. On doit vraisemblablement incriminer surtout la prédisposition héréditaire au catarrhe naso-pharyngien, l'étroitesse de la trompe, de la caisse et des fenêtres, qui favorisent le développement des processus adhésifs.

Dans les affections acquises de l'oreille, tantôt on observe l'influence de l'hérédité directe, tantôt celle de l'hérédité indirecte; dans tous les cas, il est très rare qu'elle porte sur tous les enfants d'une même génération. Bien que les avis soient partagés et que les statistiques donnent des résultats très différents, on doit admettre que dans la surdité congénitale, qui aboutit toujours à la surdi-mutité, l'hérédité joue un rôle très considérable, mais l'hérédité indirecte a certainement une influence beaucoup plus marquée que l'hérédité directe. Les unions consanguines ont surtout une influence fâcheuse, lorsque les alliés présentent des tares ; mais, en principe, les unions consanguines sont mauvaises et ont des résultats fâcheux aussi bien pour l'homme que pour les animaux.

La surdité congénitale ou acquise est la complication la plus fréquente des unions consanguines, parmi tous les troubles physiologiques que l'on peut observer. D'après Albertoni, les aveugles pour les couleurs présentent souvent des troubles acoustiques.

AGE

Chez l'enfant, on rencontre plus fréquemment les maladies de l'oreille que chez l'adulte, en raison de l'actif travail de nutrition dont la caisse est le siège à cette époque, et à cause des végétations adénoïdes. Ce sont, chez l'enfant, les processus inflammatoires de l'oreille moyenne qui dominent.

SEXE

D'après Bürkner, jusqu'à la douzième année, les filles, d'une façon absolue et relative, présentent plus fréquemment des maladies de l'oreille que les garçons. Vers la treizième années, l'égalité tend à se rétablir, puis les garçons reprennent l'avantage; d'après Bürkner et Bezold, le nombre des hommes atteints de maladie de l'oreille serait à celui des femmes dans la proportion de 6 : 4.

SAISONS

D'après Knapp, les mois d'hiver donneraient plus de maladies de l'oreille que les mois d'été, dans la proportion de 62 p. 100 à 38 p. 100. On admet généralement que les affections inflammatoires de l'oreille sont les plus fréquentes au printemps et en automne. Cependant Bürkner et Leymann affirment que c'est surtout au printemps et en hiver.

CLIMAT

Dans les climats froids, les maladies de l'oreille sont plus fréquentes que dans les climats chauds. L'air de la mer semble avoir, malgré l'opinion contraire de Guye, une influence défavorable sur la sclérose, c'est à peu près tout ce que l'on peut dire actuellement à ce sujet. Les études de Nimier, faites pour la France, sur les données des conseils de revision, montrent qu'il est actuellement bien difficile de rien dire de précis au point de vue du climat, si on étudie son influence pour les diverses régions d'un pays où les différences ne sont pas extrèmement tranchées.

PROFESSION

Les professions qui ont l'action la plus fâcheuse sur l'oreille sont celles dans lesquelles l'individu se trouve exposé à des bruits continus ou intenses ; tels sont les chaudronniers, les forgerons, les riveurs, les conducteurs de machines de chemin de fer, les artilleurs. Lorsque les détonations sont très fortes, intenses, comme lorsqu'il s'agit de coups de fusil, de canon, de mine, d'explosions de toute sorte, le tympan peut être déchiré ; mais, en dehors de ces cas, ce sont des lésions de l'oreille interne que l'on constate, sans participation de l'oreille moyenne. On observe de la surdité, des bourdonnements, et ces phénomènes se produisent beaucoup plus rapidement lorsque l'individu est atteint une affection de l'oreille moyenne, ancienne ou intercurrente. C'est la conclusion à laquelle Blake et Lannois sont arrivés à propos du téléphone.

Les divers bruits qui se produisent en chemin de fer et le sifflet en particulier, déterminent chez les conducteurs et chauffeurs une surdité qui n'épargnerait même pas les aiguilleurs. Lorsque les machines seront mues par l'électricité, les trépidations et les bruits deviendront moins intenses ; mais, dès maintenant, les compagnies devraient abaisser la hauteur du son de leurs sifflets.

RELATIONS ENTRE LES MALADIES DE L'OREILLE ET LES MALADIES INFECTIEUSES

On trouve entre les diverses maladies infectieuses un trait commun : elles sont déterminées par un agent extérieur qui pénètre dans l'organisme à un moment donné, peut même préexister dans les germes (syphilis) et qui évolue ensuite de façons fort diverses, en raison de ses propriétés spécifiques naturelles, de celles que peuvent déterminer en lui les circonstances ; avant ou après sa pénétration (virulence), de la condition de résistance du terrain sur lequel il évolue et de nombreuses autres conditions intercurrentes, qu'il peut rencontrer dans la nature et dont quelques-unes ont été réalisées par l'expérimentation.

Nos connaissances sur la nature des agents de l'infection sont encore bien incomplètes ; si nous savons, en effet, que la tuberculose, la fièvre typhoïde et quelques autres affections sont certainement dues à des microbes, il est plusieurs maladies qui, cependant, ont avec les précédentes de grandes ressemblances cliniques, telles que la scarlatine et la variole, mais dont nous ne connaissons pas l'agent causal : ce serait, d'après Koch, un microorganisme de nature absolument différente. Sur la nature exacte de la syphilis, nous ne savons absolument rien.

Quant au processus suivant lequel se fait l'invasion de l'oreille, il laisse souvent prise à bien des incertitudes, semblables d'ailleurs à celles qui existent encore au sujet de la plupart des manifestations générales ou locales des maladies infectieuses.

Il existe deux formes principales d'infection locale, qui peuvent se manifester isolément ou se combiner l'une à l'autre : la forme idionosogène et l'infection par propagation.

Nous trouvons le type de la forme idionosogène dans l'otite des oreillons ; semblable à une fusée qui traverse l'espace sans y laisser de traces de son passage et vient éclater au but, l'agent pathogène, microbe ou toxine, disons d'une façon plus générale, virus, traverse l'organisme sans y donner lieu à aucune manifestation ; arrivé dans le testicule ou dans l'oreille, il y détermine des phénomènes qui peuvent avoir une véritable gravité ; et, ce qui paraîtra plus singulier encore, c'est que ce sont les organes du côté droit qui sont le plus souvent choisis, ou du moins atteints les premiers. C'est le plus souvent dans le labyrinthe que se localise l'action des virus ; les altérations qui s'y produisent sont souvent définitives, car elles ne consistent pas en une inflammation simple, mais en thromboses déterminant des exsudats et en hémorrhagies produisant des destructions irréparables.

Le plus souvent, c'est par les vaisseaux et les lymphatiques que circulent microbes ou toxines qui, partis d'un foyer de culture, comme dans la parotidite ou le croup, vont se manifester en certains points d'élection. Les choses ne se passent pas toujours de même. Netter et d'autres observateurs ont démontré que, dans le nez, la bouche et la gorge, cultivaient des microbes pathogènes qui ne donnent lieu à aucune manifestation ; le microbe de l'influenza, le bacille de Koch, peuvent, par exemple, déterminer des localisations primitives du côté de l'apophyse mastoïde, sans que, dans la trompe ou la caisse on observe la moindre trace de réaction. Les microbes ont simplement traversé ces organes qui sont restés indemnes et sont allés créer plus loin des foyers idionosogènes d'un type particulier.

L'infection se produit bien plus souvent par une simple propagation qui s'opère de proche en proche, et c'est dans la caisse que se font d'ordinaire les cultures, le plus souvent purulentes, qui tendent à fuser ensuite, avec leurs microbes et leurs toxines, dans toutes les directions, se combinant à divers degrés avec les manifestations idionosogènes qui ont pu les précéder ou même se développer simultanément.

La trompe d'Eustache constitue la voie la plus fréquente par laquelle se produit l'infection de la caisse ; ce tube, toujours ouvert dans la gorge, largement béant, lorsque les muscles tubaires sont parésiés, plus perméable encore chez l'enfant que chez l'adulte, en raison de sa largeur et de sa direction, se trouve dans les meilleures conditions pour transmettre à la caisse les bacilles qui, partis de la gorge, forment des cultures en traînées le long de ce canal conducteur dépourvu de ses moyens de défense ordinaires ou incapable de lutter contre la virulence exaltée des bacilles.

Tel microbe peut être doué de propriétés pathogènes peu actives et devenir plus tard extrêmement virulent : c'est ainsi que les complications otitiques de l'influenza ont été bien plus graves et plus nombreuses pendant l'épidémie de 1889-1890 que pendant les précédentes, et bien plus aussi à la fin de l'épidémie qu'au début.

Les conditions nouvelles dans lesquelles se trouvent les microbes qui vivent dans les cavités naturelles sans y déterminer aucun trouble, permettent, lorsque les conditions du terrain varient, l'évolution de processus pathogènes dont le développement était auparavant impossible. Par exemple, l'action du froid peut déterminer les processus de la pneumonie ou du coryza, bien que l'agent véritable soit un microbe habitant constamment les voies respiratoires supérieures. Les conditions nouvelles qui se produisent, et qui ont une importance très inégale suivant les cas, sont donc, d'une part le degré de virulence du bacille, évoluant dans un milieu de culture différent de la normale, d'autre part et surtout, la diminution de la résistance de l'organisme tout entier et en particulier de l'organe infecté. Maggiora et Gradenigo ont montré que les mêmes bacilles peuvent se trouver dans les liquides des otites catarrhales et purulentes, et nous devons penser avec eux que ce sont beaucoup plus les conditions dans lesquelles ils cultivent que l'intensité de leur virulence primitive, qui règlent le sort du processus.

La statistique a montré d'ailleurs, d'une manière définitive, que les organes déjà atteints se laissent beaucoup plus facilement que les autres envahir par les bacilles et que la gravité des attaques précédentes a une grande importance pour le pronostic des nouvelles affections.

Les microbes partis du naso-pharynx peuvent encore aboutir à l'oreille par une autre voie, par les communications lymphatiques larges et directes qui mettent la muqueuse de la gorge et du nez en relation avec les espaces subduraux ; c'est par cette voie que les microbes de la méningite épidémique pénètrent d'abord dans le crâne, puis dans la périlymphe par l'aqueduc du limaçon, les gaines périlymphatiques des vaisseaux et des nerfs, et enfin dans la caisse, à travers la fenêtre ronde. La fente pétro-squameuse, le prolongement de la dure-mère et les vaisseaux arqués qu'elle contient constituent encore une voie facile, surtout chez l'enfant, pour la propagation de l'infection du crâne à la caisse.

Le pus arrive aussi parfois dans la caisse à travers la scissure de Glaser ; et, très exceptionnellement, les localisations idionosogènes primitives de l'apophyse peuvent donner naissance, en suivant une voie inverse de la voie ordinaire, à des otites moyennes, purulentes, infectieuses,

Enfin, la perforation du tympan constitue l'une des voies les plus fréquentes et les plus faciles de l'infection. Quel que soit l'état d'un sujet atteint d'une perforation de la membrane du tympan, bien que l'on n'observe aucun écoulement, ni même aucun suintement, ce malade n'est pas plus sûr du lendemain que ne l'est un individu porteur d'un anévrisme ou un soldat sur le champ de bataille : il est à la merci ou d'une nouvelle poussée aiguë ou des conséquences d'une carie profonde qui peut évoluer sans bruit.

Il règne encore bien des incertitudes sur le mécanisme des localisations et des infections qui se produisent en corrélation avec les maladies infectieuses. Ainsi, le plus souvent, le bacille d'Eberth n'existe pas dans l'oreille atteinte de complications typhiques. D'ordinaire, on ne rencontre pas non plus le *Diplococcus pneumoniæ* dans les complications auriculaires de la méningite épidémique, dont il peut cependant être considéré comme l'agent causal, et pourtant on trouve souvent ce microbe associé à d'autres bacilles dans des otites qui n'ont aucun caractère spécifique. Jusqu'à présent, les microorganismes dont on a constaté la présence dans l'oreille sont les staphylocoques et les streptocoques de la suppuration, le *Bacillus pyocyanœus*, le *Diplococcus pneumoniæ*, le *Pneumo-bacillus* de Friedländer, le bacille de Koch, le bacille de Klebs et le bacille de la fièvre typhoïde.

MALADIES INFECTIEUSES AIGUES

Rougeole. — Nous prendrons comme type des maladies infectiéuses aiguës, la rougeole, — bien que son agent causal ne soit pas déterminé, — à cause de sa fréquence et de la gravité moyenne de ses complications otitiques.

Jusque dans ces derniers temps, les médecins considéraient cette affection comme complètement inoffensive pour l'oreille. Cette opinion est absolument inexacte, mais la gravité des complications dépend de celle des épidémies. Le nombre des cas de rougeole avec complications du côté de l'oreille varie, suivant les statistiques, de 2 à 10 p. 100; mais Tobeitz, sur 40 cas de rougeole compliquée, a observé 19 affections auriculaires, 19 également sur 22 cas mortels. Souvent le catarrhe de la caisse ne dépasse pas un léger degré, il ne se produit qu'une simple hyperhémie avec troubles labyrinthiques passagers, mais il n'en est pas toujours ainsi. Parfois, l'on voit apparaître, avant que la rougeole soit entièrement confirmée, des phénomènes labyrinthiques très graves et durables, produits par une localisation idionosogène du virus; mais, dans l'immense majorité des cas, c'est à la période de desquamation et au niveau de la caisse, que se développent les phénomènes inflammatoires. Ils peuvent atteindre divers degrés et montrent une tendance très destructive. Les douleurs sont intenses et se calment brusquement, lorsque survient la perforation spontanée du tympan. Malheureusement, il se produit très fréquemment, comme conséquences de ces otites abandonnées à elles-mêmes, des délabrements précoces et irréparables des muqueuses, des complications mastoïdiennes et méningitiques, ces dernières consistant d'ordinaire en abcès épiduraux, développés, à la suite de caries profondes, à la surface de la dure-mère et dont le pronostic est toujours extrêmement sérieux. Lorsque les complications ont atteint un certain degré de gravité, la muqueuse de la caisse reste granuleuse, elle a tendance à produire des polypes; il se fait à sa surface une desquamation abondante et ces amas exfoliés (cholestéatomes) ferment l'orifice de l'antre, amenant des explosions mastoïdiennes secondaires et rongeant peu à peu la mince lamelle osseuse qui sépare la cavité cranienne de la caisse du tympan. La perforation spontanée du tympan, d'ordi-

naire peu étendue, bien que placée cependant dans une
position favorable à l'écoulement du pus, se referme assez
souvent; il se produit alors des phénomènes de rétention,
le pus peut fuser dans toutes les directions et donner lieu
à des panotites souvent mortelles. Les phénomènes très
graves dus au cholestéatome et à la carie peuvent se produire longtemps après l'apparition des complications auriculaires, alors que rien parfois ne semble les faire pres-
sentir; aussi, faut-il que le médecin ait une conscience
très nette des responsabilités qu'il encourt, tant en ne
donnant pas les premiers soins nécessaires qui souvent
arrêteront les phéncmènes aigus et empêcheront le mal
d'évoluer, qu'en ne prévoyant pas ou en ne surveillant pas
les complications qui pourront en résulter.

Scarlatine. — Les données statistiques qui suivent, mon-
treront la fréquence et la gravité des complications otitiques
de la scarlatine : 5 à 10 p. 100 de toutes les affections de
l'oreille, 12 à 28 p. 100 des otites purulentes ont eu,
d'après les diverses statistiques, la scarlatine pour point de
départ. Schmalz a trouvé qu'elle avait été, dans 4,26
p. 100 des cas, la cause de la surdi-mutité; et enfin, sur
1,500 malades atteints d'affection de l'oreille et vus
dans une seule année, Haug l'a notée à l'origine 434 fois.
Le plus souvent, c'est vers la troisième ou la quatrième
semaine que s'établit dans l'oreille un état catarrhal, qui
a de grandes tendances à devenir purulent et à passer ensuite à l'état chronique. Les otites qui apparaissent avant
la confirmation des symptômes de la scarlatine sont d'une
gravité particulière, et, jusqu'à ce que se soit produite la
rupture du tympan, sont accompagnées de phénomènes
méningitiques intenses qui peuvent tromper le médecin.;
l'examen du tympan rectifiera le diagnostic. L'angine, le
gonflement des glandes salivaires et l'otite, forment la triade
caractéristique de la scarlatine. Ces scarlatines, ainsi que

l'otite qui les accompagne, et les fréquentes mastoïdites qui les compliquent, sont d'une extrême gravité. Mais l'otite de la scarlatine manifeste toujours une puissance destructive énorme, qui se trouve portée à son maximum dans les formes diphthéritiques. On observe souvent une nécrose très étendue et très profonde de l'oreille, qui amène des hémorragies graves, la méningite, la thrombophlébite des sinus, la carie et la nécrose mastoïdiennes, la paralysie faciale. Les otites chroniques développées à la suite de la scarlatine ont une gravité particulière, et le sarcome vient assez souvent les compliquer. Bien que, dans nombre de cas, ses efforts soient appelés à rester impuissants, le médecin a pour devoir strict d'intervenir le plus tôt possible.

Diphthérie. — D'après les statistiques, les complications otitiques paraissent beaucoup moins fréquentes dans la diphthérie que dans la scarlatine, mais il faut tenir compte qu'elles sont, dans la diphthérie, beaucoup plus tardives, et que les malades sont souvent emportés avant qu'elles aient eu le temps de se produire.

En général, les symptômes débutent, alors que la gorge est déjà prise, par un catarrhe tympanique, comme dans la scarlatine, mais ils sont loin d'être toujours en rapport avec la gravité de l'infection principale.

Parfois, la gorge étant encore libre et l'oreille moyenne indemne, on voit apparaître brusquement des symptômes labyrinthiques présentant l'allure du complexus de Ménière. Ces phénomènes précoces sont dus à l'invasion du labyrinthe par le bacille de Klebs, qui détermine l'érosion des vaisseaux, des thromboses et des hémorragies, mais qui pénètre surtout par les lymphatiques et l'aqueduc du limaçon.

Il est également certain que le bacille de Klebs peut pénétrer par la trompe dans la caisse, où l'on trouve des membranes diphthéritiques ; mais, d'après Paltauf, Baginsky, etc., les grands délabrements que l'on observe sont surtout dus à l'action des streptocoques évoluant sur un terrain si bien préparé.

Les conséquences les plus ordinaires sont la paralysie (temporaire il est vrai) des muscles tubaires, qui détermine la stagnation des exsudats dans la trompe, la paralysie (et la dégénérescence qui la suit souvent) des muscles propres de l'oreille, enfin des troubles labyrinthiques persistants, consécutifs à des hémorragies graves ou à des thromboses intenses.

Influenza. — Jusqu'à ces derniers temps, on n'avait observé aucun retentissement de l'influenza sur l'organe auditif. Il faut en chercher la raison dans une observation trop superficielle, et dans ce fait que les épidémies anciennes avaient eu infiniment moins de gravité que celle de 1889-1890, pendant laquelle les complications otitiques furent observées dans 12 p. 100 des cas, mais se montrèrent, comme je l'ai déjà dit, beaucoup plus nombreuses et plus sérieuses à la fin de l'épidémie qu'au commencement.

Que la cause de l'influenza réside dans la monade flagellée de Klebs ou dans le petit bacille de Kitasato et de Pfeiffer, il s'agit, semble-t-il, d'un organisme vivant dans le sang, capable de produire, par son action propre ou celle de ses toxines, des manifestations intra-otitiques idionosogènes, mais préparant surtout les voies à tous les microbes vulgaires, dont l'action s'exerçant après la sienne devient absolument désastreuse. A tous ces microbes, suivant la juste expression de Ribbert, le microbe de l'influenza sert de fourrier.

La forme gastro-entérique de l'influenza paraît laisser l'oreille indemne ; par contre, la forme catarrhale, qui se localise principalement sur l'appareil respiratoire, est celle qui amène habituellement les complications auriculaires. Souvent elles ne se manifestent que par une poussée banale de catarrhe de la caisse, qui peut atteindre divers degrés ; mais les formes plus graves prennent un caractère plus spécial : la région devient douloureuse, le tympan présente une rougeur diffuse et se couvre de bulles, l'apophyse est très sensible et devient le siège d'une inflammation interne et externe, le malade ressent des bourdonnements parfois très violents.

La perforation, d'assez petite taille, se trouve rarement située dans la membrane de Schrapnell : la guérison est généralement lente, surtout en l'absence d'un traitement bien dirigé.

La forme hémorragique d'emblée est caractéristique de l'influenza ; à la période d'acmé ou au début de la défervescence, le malade a une épistaxis, il ressent dans les oreilles de violentes douleurs qui s'irradient au loin, il redoute le bruit et le mouvement, la fièvre et la surdité augmentent brusquement. Les bulles, qui recouvrent le tympan violacé, éclatent ; lorsque cet organe est resté transparent, on observe des points ecchymotiques sur la muqueuse de la caisse. L'hémorragie, faible en général, peut cependant devenir assez importante, mais le sang est bientôt remplacé par du pus. L'incision précoce abrège beaucoup la durée de la guérison. Chez les individus affaiblis et tuberculeux, l'otite de l'influenza aura de graves conséquences.

Les complications mastoïdiennes se produisent lorsque la perforation est mal placée et lorsqu'elle se referme ; on les observe surtout à la fin des épidémies ; elles guérissent généralement si l'opération a été faite à temps. Cependant Ludewig n'a pu, par l'opération, sauver un malade de la mort ; l'inertie du médecin traitant et les erreurs de diagnostic ont également coûté la vie à plus d'un malade. Exceptionnellement, la mastoïdite peut être primitive, la caisse, au début du moins, restant indemne ; Haug signale deux cas de ce genre.

Dans la forme nerveuse, les complications otitiques, rares mais douloureuses, siègent exclusivement dans l'oreille interne. Elles sont caractérisées par les symptômes labyrinthiques, vertiges, vomissements, hyperacousie d'abord, anesthésie acoustique ensuite. Elles guérissent le plus souvent, mais on les combattra le plus tôt possible par les moyens que nous avons proposés en étudiant les complications de la rougeole.

Pneumonie. — Les complications otitiques de la pneumonie sont rares, peu importantes et aboutissent généralement à la guérison. Elle sont cependant parfois accompagnées de symptômes méningitiques, d'épistaxis qui, souvent, paraît être un signe de la thrombose du sinus longitudinal. On pourra faire, même dans les cas douteux, l'incision précoce du tympan.

Il existe des otites dites pneumoniformes qui paraissent dues à des diplocoques : elles débutent par un frisson et prennent le masque de la pneumonie.

Dans les otites purulentes de la pneumonie, on trouve toujours des streptocoques et des staphylocoques ; mais, chose singulière, on n'y rencontre le pneumocoque que très irrégulièrement.

Méningite cérébro-spinale épidémique. — Les maladies du cerveau et de ses enveloppes rentrent, pour la moitié, dans les causes de la surdi-mutité, et la méningite cérébro-spinale, à elle seule, joue un rôle prépondérant ; une grande partie des enfants qui survivent à la méningite restent sourds, mais les données statistiques sont très incomplètes, car les médecins se préoccupent rarement d'en recueillir pour ce qui concerne les maladies de l'oreille ; d'autre part, le spécialiste ne connaissant ni les cas de guérison, ni les cas de mort, les autres ne lui étant que rarement adressés par les médecins, il est impossible de fournir des chiffres sérieux.

Les complications de la forme intermittente sont moins graves, mais celles des formes sidérante, foudroyante et même abortive, présentent toujours un caractère de gravité exceptionnelle, au point de vue fonctionnel comme au point de vue vital. Les troubles otitiques apparaissent sous la forme d'un complexus de Ménière d'une extrême intensité, l'hyperesthésie devient prodigieuse et fait place à une complète anesthésie sensorielle et sensitive de l'oreille. Les douleurs sont rares, durent peu, mais peuvent être intenses; au sortir du coma, le malade est généralement sourd et, dans les épidémies les plus légères, la guérison, ordinairement relative, est toujours très lente.

Souvent l'otite est purement labyrinthique ; parfois, cependant, évolue en même temps qu'elle une otite moyenne ressemblant à celle de l'influenza, qui se développe par propagation à travers la trompe, mais qui peut aussi, lorsqu'elle est consécutive à l'otite labyrinthique, naître par suite du passage du virus à travers la fenêtre ronde.

On n'a jamais trouvé dans le labyrinthe le *Diplococcus pneumoniæ* ni le *Diplococcus intra-cellularis* que l'on considère comme les agents de la méningite épidémique; il est vrai qu'on ne les retrouve pas toujours non plus dans l'intérieur du crâne. Tous les organes de l'oreille interne et le nerf acoustique peuvent être détruits par suite des processus purulents, des nécroses et des caries qui se produisent à la suite de thromboses vasculaires. Le tronc du facial, lui-même, quoique plus résistant, peut être intéressé. Il se forme dans le labyrinthe un tissu cicatriciel qui, d'après Steinbrügge, aurait tendance à l'ossification.

Le pronostic, toujours très grave au début, est défavorable, lorsque l'amélioration ne se produit pas pendant la convalescence, et lorsque le traitement, qui devra consister surtout en applications d'électricité et de massage, ne sera pas institué de très bonne heure.

Oreillons. — Bien que les complications auriculaires des oreillons soient graves, fréquentes et d'un pronostic souvent fâcheux, les médecins ne paraissent guère les avoir observées ; aussi les statistiques, recueillies surtout par des spécialistes, n'ont-elles absolument aucune valeur. Dans les traités de médecine les plus récents et les plus complets, c'est à peine si ces complications sont indiquées d'un mot.

Les symptômes auriculaires apparaissent quelquefois trois ou quatre jours avant que l'affection se soit franchement déclarée, le plus souvent, du troisième au huitième jour après son début, parfois enfin, lorsque les phénomènes testiculaires — qui manquent rarement dans le cas où l'oreille est prise — commencent à entrer dans la voie de régression.

La véritable otite parotidique se localise dans l'oreille interne, sans aucune participation de l'oreille moyenne ; elle débute brusquement, par des bourdonnements intenses, des nausées, des douleurs céphaliques, du vertige, des troubles de la coordination. Les perceptions aérienne et cranio-tympanique sont abolies. Les douleurs sont rares et disparaissent, d'ordinaire très vite. Comme il arrive pour les testicules, dans le cas d'otite double, l'oreille droite est souvent prise avant l'autre.

Les affections de l'oreille moyenne n'ont pas le caractère spécifique de celle de l'oreille interne : ce sont des otites catarrhales ou purulentes, d'un caractère banal, qui guérissent facilement, et lorsqu'elles compliquent l'otite interne, le pronostic, bien que restant grave, en est cependant amélioré. Elles sont dues à une simple propagation de l'infection par la scissure de Glaser, tandis que, pour les autres, on doit admettre une véritable métastase comme pour le testicule. On ignore absolument la nature de l'agent causal des oreillons et des altérations qui se produisent dans le labyrinthe ; il n'existe pas, en effet, une seule nécropsie qui puisse nous renseigner à cet égard.

Tous les symptômes disparaissent rapidement, excepté la surdité, qui peut entraîner la surdi-mutité, lorsque la maladie s'est produite pendant le bas âge.

Fièvre typhoïde. — Les complications otitiques de la fièvre se rencontrent dans 2 à 4 p. 100 des cas simples, et, d'après Lutchau, dans 8 p. 100 des cas où se produit une rechute: elles sont donc beaucoup plus fréquentes qu'on ne l'admet généralement et leur gravité est souvent très grande ; on a observé, mais rarement, la gangrène du pavillon. A la période de défervescence, se produisent plus fréquemment des furonculoses graves du conduit, suivies parfois de nécroses profondes des os. Il existe, en outre, des parotidites typhiques qui fusent vers le conduit par les incisures de Santorini et qu'il ne faut pas confondre avec les abcès du conduit.

Souvent l'otite moyenne typhique, qui débute du vingt-cinquième au trente-cinquième jour, est simplement catarrhale et peut disparaître sans laisser de traces, mais souvent aussi elle devient purulente. La perforation, probablement en raison de la position horizontale du malade, se fait dans la région postéro-supérieure, c'est-à-dire en un point qui ne permet pas l'écoulement du pus, aussi les symptômes aigus, qui précèdent la rupture, persistent-ils souvent encore après. La muqueuse de la caisse se gonfle, devient granuleuse, il y a tendance à la formation de polypes, à la desquamation épithéliale et, par conséquent, développement de cholestéatomes.

La mastoïdite complique fréquemment l'otite purulente typhique ; mais, tandis que, dans les otites banales, cette complication est tardive, elle se produit ici de très bonne

heure. Cette mastoïdite guérira généralement, mais lentement, à condition que l'on ait fait à temps l'incison de Wilde
ou l'ouverture de l'apophyse, suivant la gravité et la nature
des cas. Lorsque la perforation se referme, ou lorsque s'établit la mastoïdite, apparaissent des phénomènes qui peuvent
faire croire à un retour de la fièvre typhoïde ; de même,
les rechutes sont souvent accompagnées d'un retour offensif du côté de l'oreille ; on constate assez fréquemment,
soit en même temps que l'otite moyenne, soit à l'exclusion
de tout symptôme labyrinthique, des bourdonnements et
une dureté d'ouïe confinant parfois à la surdité et pouvant
être durable. Moos et Steinbrügge, qui sont à peu près les
seuls à avoir fait des nécropsies, ont trouvé dans le labyrinthe une infiltration de petites cellules, des hémorragies vestibulaires avec néoformations conjonctives.

On a observé assez souvent, pendant le cours de la
fièvre typhoïde, des otites purulentes, simplement dues à
l'écoulement dans le conduit, de l'eau glacée qui dégouttait
des compresses placées sur la tête ; pour éviter cet accident, on devra fermer le conduit auditif avec de l'ouate.
Il est cependant certain que l'action du froid, simplement
appliqué sur la région, peut déterminer, par la seule mise
en jeu des actions trophonévrotiques, des otites moyennes
catarrhales et même purulentes.

Typhus exanthématique. — Cette affection est accompagnée de complications très fréquentes de l'oreille : 50 p. 100
d'après Murchison, 32 p. 100 d'après Hartmann. Elles
peuvent porter sur l'oreille moyenne, l'apophyse mastoïde,
le labyrinthe ; mais, en général, elles sont légères et le
pronostic est favorable.

Variole. — Dans cette maladie, cependant nettement
infectieuse, les localisations auriculaires sont rares (au
moins si l'on se place simplement au point de vue clinique), peu importantes, passagères et aboutissent tou-

jours à la guérison. Aussi les cliniciens ont-ils contesté leur existence. Cependant Wendt, dans ses autopsies, n'a trouvé la muqueuse de la caisse saine que sept fois sur cent sept oreilles examinées; il rencontra presque toujours l'hyperhémie de la caisse et des pustules sur sa muqueuse; deux fois même il y observa un dépôt croupal. Moos a rencontré des streptocoques dans le labyrinthe.

MALADIES INFECTIEUSES CHRONIQUES

Otite intermittente. — La malaria, les fièvres paludéennes, surtout celles des tropiques, déterminent fréquemment des complications auriculaires, qui se manifestent d'ordinaire pendant les accès, mais parfois aussi après. Comme les accès, elles peuvent se produire longtemps après que le malade a quitté le foyer d'infection où sa maladie s'est développée. Ces otites intermittentes se traduisent ordinairement par des catarrhes de la caisse, qui peuvent aller jusqu'à la purulence et la perforation du tympan, et qui sont accompagnés de bourdonnements, de surdité, de névralgie; parfois même, c'est le syndrome de Ménière qui apparaît à chaque crise.

C'est avec le sulfate de quinine que l'on obtiendra les meilleurs résultats, mais il faut manier cette substance avec ménagements, autrement, elle déterminerait des manifestations labyrinthiques qui pourraient se substituer à celles que l'on veut faire disparaître.

Tuberculose. — Toutes les parties de l'oreille peuvent être atteintes par la tuberculose. Le lupus du pavillon est assez fréquent, mais il est très rare qu'il soit primitif. Le plus souvent, il revêt la forme de *lupus vulgaris* ou *maculosus;* les formes *ulcerans* et *hypertrophicus* sont heureusement exceptionnelles. Le lupus du pavillon se propage assez fréquemment au conduit; Gruber l'a observé sur le tympan; on l'a même rencontré dans la caisse. Le conduit peut être également envahi par la tuberculose vraie, venue de l'oreille. La tuberculose du tympan produite par un envahissement parti de la caisse est très commune. On a également vu, mais plus rarement, des nodules tuberculeux se développer primitivement sur cette membrane et aboutir à l'ulcération.

La forme la plus fréquente de la tuberculose de la caisse est la suivante : chez les phtisiques arrivés à la période cachectique, s'établit une suppuration abondante qui s'écoule à l'extérieur, après la rupture du tympan. La suppuration, la surdité, la rupture du tympan, ne sont accompagnées d'aucune douleur; ce symptôme n'apparaît que lorsque l'oreille moyenne est envahie par les streptocoques. Ces otites purulentes constituent un symptôme d'une extrême gravité et indiquent une fin prochaine. Les seuls médicaments ayant une action suspensive, mais qui, malheureusement, s'épuise bien vite, sont l'iodoforme et le baume du Pérou, que l'on peut employer isolément ou associés. L'acide borique, qui est très efficace contre les otites purulentes banales, paraît amener, au contraire, une exacerbation des otites tuberculeuses.

Les complications mastoïdiennes de ces otites sont fréquentes et souvent, à la suite de l'ostéite et de la carie de la paroi externe de l'apophyse, le pus fuse en dehors. Mais lorsque cette paroi externe est très condensée, le pus n'arrive pas à se faire jour et l'apophyse devient douloureuse. Le pus se porte alors vers le crâne, des caries profondes se produisent dans cette direction et la mort survient par suite d'une méningite de la base ou d'un abcès du cerveau.

Les cas où le pus reste enfermé dans l'apophyse, ou ceux, encore exceptionnels, dans lesquels il se produit une tuberculose primitive de la cavité mastoïdienne sont souvent d'un diagnostic difficile et doivent cependant être opérés de bonne heure. Les nombreuses données recueillies surtout par Schwartze et ses élèves montrent jusqu'à l'évidence que, contrairement à l'opinion soutenue récemment par plusieurs auteurs, le symptôme fièvre, qui manque dans un si grand nombre de cas, ne saurait avoir une grande importance, même pour le diagnostic de la mastoïdite en général. On pourra confondre ces cas avec des névralgies, mais les petits ganglions placés sur l'apophyse mastoïde et les ganglions du cou, sont presque toujours engorgés lorsqu'il s'agit réellement de tuberculose. S'il y a doute, il ne faut pas hésiter à ouvrir l'apophyse. Toutes les parties du rocher peuvent devenir la proie de la carie ; ces lésions amènent des accidents graves mettant la vie en danger.

Chez les enfants scrofuleux, on observe souvent des otites purulentes torpides, à écoulement faible et intermittent, et qui n'ont pas encore une tendance destructive aussi marquée que les précédentes. Les otites de ce genre sont surtout graves lorsque la perforation siège au niveau de la membrane de Schrapnell ; il se produit, dans ces formes, des caries à évolution lente qui, pour ce dernier cas, portent surtout sur la mince lamelle osseuse du *tectum tympani*, et il n'est pas rare qu'un coup de foudre vienne tirer le malade et le médecin de la trompeuse sécurité où ils s'attardaient.

Le labyrinthe est souvent intéressé à la suite d'une propagation venant de la caisse ; on y rencontre fréquemment le bacille de Koch. Les parties molles peuvent être complètement détruites, le rocher tout entier frappé de carie, sans que l'on ait observé d'autres symptômes que des bourdonnements, presque toujours de tonalité basse et la surdité. Les malades ne ressentent ni vertige ni douleur, les plus graves destructions évoluent en silence : aussi, faut-il se tenir sur ses gardes et toujours penser aux tendances éminemment destructives que possède la tuberculose de l'oreille.

Syphilis. — Bürkner rapporte à la syphilis 5 p. 100 des cas d'otite moyenne purulente et 7 p. 100 des cas de surdité nerveuse qu'il a eu l'occasion d'observer. Sur 10,000 malades, Haug a constaté l'origine syphilitique dans 2,6 p. 100 des cas.

Les manifestations syphilitiques du pavillon n'ont rien de très spécial; les gommes, en s'ulcérant, peuvent amener des pertes de substance énormes et même la destruction complète du pavillon.

On ne connaît qu'un seul cas de syphilis primaire du conduit, signalé par Zucker. Les ulcérations et les condylomes y sont, au contraire, fréquents; ces derniers doivent être réduits par des attouchements au nitrate d'argent ou à l'acide chromique; ils ne peuvent être confondus qu'avec des granulations, mais les autres signes de la syphilis, les névralgies persistantes, éclaireront le diagnostic. Les gommes du conduit sont rares, mais les exostoses sont fréquentes et peuvent déterminer l'atrésie du conduit. Elles se distinguent des exostoses rhumatismales et autres, par ce fait, qu'elles sont généralement diffuses et unilatérales.

On a observé sur la membrane du tympan des papules syphilitiques qui s'ulcèrent plus tard. Baratoux y a rencontré des gommes. Dernièrement, j'ai vu, chez un syphilitique, apparaître dans la région postérieure du tympan, sans phénomènes prémonitoires d'aucune sorte, une large plaque de nécrose et la cicatrisation se produire ensuite très rapidement; la caisse était restée indemne.

Les lésions de la caisse appartiennent le plus souvent à la période secondaire de la syphilis héréditaire ou acquise. L'otite catarrhale ou l'otite purulente n'ont rien en elles-mêmes de très particulier, mais les névralgies qui les accompagnent, névralgies produites par l'inflammation du périoste, sont très intenses et presque caractéristiques, par les exacerbations nocturnes, qui les distinguent de l'otalgie dentaire et des névralgies de l'otite intermittente.

Knapp a montré un fait d'une très grande importance : c'est que l'insufflation d'air par la trompe, loin de produire, comme à l'ordinaire, une amélioration des symptômes, dans les otites moyennes syphilitiques, amène, au contraire, le résultat inverse.

Il existe, enfin, un autre signe précieux : la perception cranio-tympanique est très précocement abolie ou détruite; contrairement à ce qui se produit d'ordinaire dans les otites moyennes, le signe de Rinne est positif, c'est-à-dire que le diapason vibrant est entendu plus longtemps, lorsqu'on le place devant l'oreille, que lorsqu'on applique son manche sur le crâne, derrière le pavillon.

La cavité de l'apophyse mastoïde peut devenir le siège d'une inflammation purulente, de gommes; plus souvent il se produit à sa surface une périostite, qui aboutit parfois à la carie de l'os, mais qui a pour conséquence plus ordinaire la production à sa surface d'une ostéite condensante et de rugosités semblables à celles que l'on observe sur les parois de la caisse, développée sous l'influence de la même cause.

On a vu les manifestations primaires de la syphilis transmise par des instruments sales, se développer sur la trompe, mais bien plus souvent la trompe s'est montrée le siège de manifestations secondaires venues du naso-pharynx, l'une des régions du corps où elles se produisent le plus souvent. Le catarrhe tubaire est très fréquent; les ulcérations aboutissant à des cicatrices rétractiles, cause d'atrésie plus ou moins complète de la trompe, ne sont pas rares non plus. Les soudures syphilitiques du voile avec la paroi postérieure du pharynx, sont d'un pronostic fâcheux pour l'avenir de l'oreille, surtout lorsqu'elles sont complètes.

Les affections de l'oreille interne n'ont rien de très caractéristique; souvent il existe des lacunes dans la perception des sons, surtout pour les notes hautes.

Dans la syphilis héréditaire, qui, d'après Baratoux, s'attaque moins à l'oreille interne qu'à l'oreille moyenne, le diagnostic est souvent des plus délicats ; il faut toujours rechercher et rapprocher les signes de la triade d'Hutchinson : érosions dentaires, symptômes oculaires et auriculaires.

La syphilis peut amener des troublés auditifs brusques, en atteignant d'une façon encore obscure les centres nerveux ou le nerf acoustique. Ces manifestations apoplectiformes, accompagnées du syndrome symptomatique de Ménière, se distinguent mal des affections apoplectiformes, non syphilitiques, d'origine labyrinthique.

L'étude de la syphilis de l'oreille permet de dégager une vérité générale, qui se montre ici d'une façon particulièrement éclatante, c'est que les affections qui portent sur un organe ou un système organique, en font un *locus minoris resistentiæ* et qu'elles influent énormément sur l'élection que paraît avoir la maladie pour cet organe ou ce système, ainsi que, dans une très large mesure, sur l'intensité des manifestations qui s'y produisent.

Rhumatisme. — Ce sont surtout les formes chroniques du rhumatisme qui retentissent sur l'oreille. Il peut atteindre le pavillon, qui devient rouge et douloureux, déterminer des hyperostoses du conduit, de la parésie des muscles tubaires, des troubles de la coordination, des bruits subjectifs, des vertiges, c'est-à-dire des symptômes de congestion labyrinthique, mais il porte surtout sur les articulations des osselets de l'ouïe. Les mouvements de ces articulations déterminés par la douche d'air et même par les bruits intenses deviennent alors extrêmement douloureux. Ces troubles peuvent être passagers, mais souvent les altérations produites par le rhumatisme et les symptômes fonctionnels qui y correspondent, sont durables.

Le salicylate de soude appliqué avec modération et les injections de pilocarpine constitueront le meilleur traitement.

MALADIES DE LA NUTRITION

Diabète sucré. — Chez les diabétiques, l'oreille externe et le conduit sont souvent le siège d'un prurit très intense, d'un eczéma particulièrement rebelle et d'une furonculose récidivante entraînant des nécroses profondes des tissus et des caries osseuses. La persistance de ces manifestations peut même conduire à rechercher le sucre dans l'urine des malades qu'on ne soupçonnait pas d'être diabétiques.

Les manifestations du diabète dans l'oreille moyenne sont d'une gravité exceptionnelle ; à l'occasion d'une simple otite catarrhale, liée le plus souvent à une légère poussée dans le naso-pharynx, s'établit une otite moyenne purulente précoce, accompagnée de douleurs des plus violentes ; l'audition disparaît très rapidement et l'on voit apparaître des nécroses et des caries profondes, causes de violentes hémorragies. On trouve dans le pus de ces otites moyennes les divers microbes de la suppuration ; l'étendue des ravages qu'ils produisent et la rapidité avec laquelle ils s'exercent sont dus à la présence du sucre, on connaît en effet l'expérience de Budgwid, qui, ayant injecté à des animaux de très petites quantités de Staphylococcus aureus, déterminait des abcès, par la seule introduction du glucose dans la circulation.

Les otites diabétiques ont, chez les sujets jeunes, un caractère plutôt phlegmoneux, chez les gens âgés, un caractère gangréneux, en raison de l'artério-sclérose des diabétiques, qui doit être également considérée comme la cause des hémorragies graves qui surviennent chez ces malades pendant les opérations.

Il ne faut pourtant pas hésiter à ouvrir l'apophyse mastoïde, dans la mastoïdite diabétique, qui amène souvent la gangrène de la région ; avec une rapidité surprenante, mais

il faut redoubler de précautions antiseptiques.. Il est rare
que l'incision de Wilde soit suffisante.

On observe parfois (Gruber) des manifestations labyrinthiques isolées et Steinbrügge a trouvé dans cet organe des
extravasations sanguines.

Goutte. — Les manifestations de la goutte dans l'oreille
interne et moyenne semblent ne présenter rien de bien
caractéristique. Mais le pavillon et le conduit s'enflamment
facilement au moment des attaques et sont souvent le siège
de nombreux dépôts d'urates. On a affirmé, sans en avoir
donné la preuve bien certaine, que les altérations du cartilage, chez les goutteux, favorisaient la production de l'o-
thématome spontané. Toynbee et surtout Pritchard et
Kirchner ont montré que, dans le rhumatisme comme dans
la goutte se développaient fréquemment des exostoses du
conduit.

Rachitisme. — Le rachitisme diminue la résistance de
l'oreille à toutes les causes d'altération. Les lacunes osseuses
qui existent en différents points de cet organe, surtout au
niveau du *tectum tympani*, facilitent la propagation des
infections.

C'est surtout l'oreille moyenne qui est le siège de troubles
rachitiques ; d'après Eitelberg, 9 p. 100 des affections de
l'oreille des enfants pourraient être rapportées à cette cause.
Sur 250 enfants rachitiques, il a observé 25 fois l'otite
moyenne purulente, 5 fois l'eczéma, 15 fois l'otite catarrhale moyenne, sur ces 500 tympans, 39 seulement étaient
normaux.

Leucocythémie. — Depuis longtemps, on sait par de
nombreuses observations que, dans cette maladie, il peut
se produire des troubles du côté de l'oreille ; mais dans ces
dernières années seulement, on a montré par des nécrop-

sies, qu'ils consisteraient en une exsudation, tantôt leucé-
mique, tantôt sanguine (Gradenigo), qui se produit dans la
caisse ou dans le labyrinthe, parfois dans les deux organes
en même temps. Dans cette affection, les exsudations sont
fréquentes sur tous les points du corps ; mais les manifestations oculaires, beaucoup plus nombreuses, semblent indiquer une prédisposition des vaisseaux de cet organe, l'o-
reille ne vient qu'après. Il est probable que les manifestations auriculaires se produisent d'autant plus facilement
que l'organe a déjà souffert antérieurement.

La surdité se produit brusquement, elle est accompagnée de douleurs vives, de vertiges très marqués, de
vomissements, de bruits subjectifs intenses, parfois de
collapsus et de paralysie faciale.

A l'autopsie, on trouve dans la caisse et le labyrinthe, des
exsudats qui ont tendance à s'organiser.

On devra éviter les brusques insufflations d'air ou de vapeurs irritantes dans la caisse, qui peuvent provoquer l'hémorragie.

Les observations les plus complètes et les plus intéres-
santes, accompagnées de recherches anatomo-pathologiques, sont celles de Politzer, de Gradenigo, de Steinbrügge, de Lannois et de Wagenhaüser ; il n'en existe que
neuf en tout.

INTOXICATIONS

Un très grand nombre de substances introduites dans
l'organisme peuvent déterminer des manifestations auriculaires, nous ne parlerons que de quelque-unes.

Le **sulfate de quinine** amène des bourdonnements et de
l'anesthésie acoustique, très vraisemblablement par suite
de l'ischémie labyrinthique qu'il produit.

Il a été établi que la gravité des troubles otiques n'est
pas proportionnelle aux quantités de quinine administrées.

Les surdités résultant de l'intoxication chronique par la quinine sont généralement incurables.

L'acide salicylique détermine par le même mécanisme des bourdonnements, des vertiges et une diminution de la sensibilité acoustique, précédée d'une période hyperesthésique ; l'ouïe revient ensuite rapidement à la normale. Les personnes souffrant déjà d'une affection d'oreille sont atteintes d'une façon bien plus rapide et bien plus durable que les autres. Il en est de même pour la quinine.

Le **chloroforme** amène dans l'oreille des troubles beaucoup plus fréquents qu'on ne le croit généralement ; il cause souvent, surtout chez les nerveux, une hyperesthésie acoustique, qui peut être douloureuse et faire place ensuite à la surdité. Moos a observé, à la suite de son emploi, la diplacousie et la paracousie.

L'usage immodéré du **tabac** produit une angine et un catarrhe consécutifs de la caisse qui n'ont rien de spécial ; il amène également des bourdonnements, de la surdité et la paralysie du nerf acoustique, parfois le syndrome symptomatique de Ménière.

L'iodure de potassium détermine souvent le catarrhe de la caisse. Des musiciens, à la suite de son emploi, ont constaté qu'ils avaient perdu des notes et que leur oreille était désaccordée.

Les intoxications **saturnine** et **mercurielle** produisent souvent de la surdité ; cette dernière substance peut déterminer, chez les personnes sensibles, l'apparition de l'eczéma du conduit.

L'arsenic cause également la surdité et fait apparaître des ulcérations sur le conduit.

Sapolini a observé de l'hyperesthésie suivie de surdité, même les symptômes de Ménière, causés par l'usage de teinture au **nitrate d'argent** pour noircir les cheveux ; la guérison, qui est la règle après la cessation de l'emploi du toxique, ne se produit cependant pas toujours.

RELATIONS DES MALADIES DU NEZ ET DU NASO-PHARYNX
AVEC LES MALADIES DE L'OREILLE

Je ne pense pas que dans un traité des maladies de l'oreille, même très étendu, à plus forte raison dans ce manuel, l'étude des maladies du naso-pharynx doive prendre une large place. Il est nécessaire de les signaler, de les définir brièvement, d'indiquer en passant l'importance et la fréquence de leur retentissement sur les affections de l'oreille. Mais si nous pensons que pour l'unité et l'ordre du travail, il est avantageux que tous ces éléments s'y trouvent rassemblés ; nous croyons devoir rester très succinct et nous renvoyons aux traités spéciaux pour l'étude des procédés d'examen de la cavité naso-pharyngienne ; bien plus encore que pour les maladies de l'oreille, nous éviterons, dans la mesure du possible, les discussions théoriques se rattachant à l'étiologie et à la pathogénie des affections que nous allons brièvement étudier[1].

Épistaxis. — Il est rare que le sang s'écoule dans les trompes et y détermine des inflammations ; le fait peut cependant se produire ; mais c'est surtout le tamponnement postérieur appliqué à la suite des épistaxis qui détermine des retentissements inflammatoires dans les trompes. Le tamponnement postérieur est très rarement nécessaire ; lorsqu'on devra y avoir recours, il faudra laisser le tampon en place pendant le minimum de temps nécessaire, car bien qu'on ne doive se servir que de tampons antiseptiques (gaze iodoformée et salicylée), toujours on

---

[1] Nous publions en ce moment dans le *Traité de médecine générale*, qui parait chez *Maloine*, une étude des « Maladies du nez » plus étendue, mais ne sortant cependant pas du cadre pratique qui convient au médecin général.

trouve en abondance des bacilles à la surface de la muqueuse en contact avec le tampon.

L'irritation produite par le contact du tampon et la rétention des sécrétions, détermine rapidement une inflammation qui se propage aux trompes et à la caisse.

Catarrhe naso-pharyngien aigu simple ou angine catarrhale aiguë non spécifique. — Cette affection est caractérisée par le développement brusque d'un état catarrhal aigu dans l'espace naso pharyngien, avec rougeur, douleur et formation d'un exsudat. Dans cette forme simple ou non spécifique, l'affection n'est pas liée à l'action d'aucun microbe spécifique, ou ne coïncide pas avec le développement d'aucune autre affection spécifique générale ou locale.

Étiologie. — Il est extrêmement probable que le catarrhe naso-pharyngien aigu simple est lié, comme le coryza aigu simple, à l'action de l'un ou de plusieurs de ces nombreux bacilles, particulièrement les Streptococci, Staphylococci et Pneumococci, qui vivent constamment à l'intérieur des voies respiratoires supérieures. Le froid est l'occasion la plus ordinaire du développement du catarrhe naso-pharyngien, soit qu'il agisse localement, soit même que par son action sur les parties les plus éloignées du corps, il ait amené, par une voie réflexe, des troubles vaso-moteurs et nutritifs déterminant la résistance moindre du terrain, et probablement aussi, par contre-coup, une exaltation de la virulence des microbes. Comme pour le coryza aigu, la contagion directe, quoique encore discutée, paraît très vraisemblable.

Certaines vapeurs irritantes : chlore, iode, acide osmique, déterminent des troubles inflammatoires directs et immédiats, sur lesquels viennent se greffer des actions microbiennes ultérieures.

Symptômes. — Le malade éprouve d'abord dans la

gorge une sensation de sécheresse ; cette sensation, d'abord pénible, devient bientôt douloureuse ; la muqueuse, d'abord rouge et sèche, se couvre ensuite d'une sécrétion épaisse et jaunâtre ; la rougeur et la congestion de tout le naso-pharynx s'étendent aux amygdales et au voile du palais ; la déglutition devient difficile ; la fièvre apparaît. Les symptômes peuvent ne pas dépasser ce degré, mais dans les formes de catarrhe simple, que l'on peut appeler, par comparaison, virulentes, se développe un véritable phlegmon, qui peut se résoudre ou aboutir à l'abcès rétro-pharyngien.

Thérapeutique. — Lorsqu'il s'agit d'un catarrhe naso-pharyngien simple, de faible ou moyenne intensité, il suffira souvent de prendre des mesures relativement simples, qui souvent seront couronnées de succès. Le séjour à la chambre et surtout au lit est le meilleur moyen d'éviter les complications ; on amènera la sudation par les boissons chaudes et diaphorétiques ; la quinine et l'antipyrine seront employées avec succès pour combattre la fièvre et les douleurs céphaliques ; on fera autour du cou l'enveloppement de Priessnitz.

La révulsion intestinale est indiquée, l'asepsie de l'intestin ne doit pas être négligée, sans que l'on puisse cependant en espérer les merveilleux résultats qu'on en avait promis. On peut encore, dans ces cas légers, conseiller les gargarismes tièdes au biborate de soude. Nous repoussons l'usage des douches nasales, même des douches pharyngiennes et nous croyons que le traitement que nous proposons est bien supérieur, mais il doit être exécuté par une main exercée ; il consistera en un badigeonnage exact de la cavité naso-pharyngienne exécuté avec une sonde recourbée, entourée d'ouate et imbibée de cocaïne en solution à 10 p. 100 ; après que l'on aura ainsi enlevé exactement les sécrétions on fera avec la même solution, le massage par vibration de la région, puis on appliquera, de la même manière, une solution de pyoctanine à 1 p. 100 et de chlorure de zinc à 1 p. 100. La première de ces substances agit comme antiseptique, la seconde comme astringent, bien entendu ; on n'appliquera après la cocaïne, que l'une de ces substances mais les applications alternatives seront d'autant plus fréquentes que l'affection prendra une tournure plus grave. L'action combinée du massage par vibration et de ces substances astringentes ou antiseptiques est, je crois, le meilleur procédé que nous puissions opposer au développement du phlegmon et de l'abcès[1]. Lorsque, ce qui est fréquent, l'affection a tendance à se propager au larynx, on fera des pulvérisations chaudes avec un liquide contenant du benzoate de soude, de l'eau de laurier-cerise, du bromure de potassium et de la cocaïne, en cas de menace de phlegmon, le malade avalera des morceaux de glace.

Le procédé que nous indiquons constitue la manière la plus sûre de s'opposer à la propagation si fréquente de l'infection dans les trompes. On évitera même, lorsque la phase aiguë est passée, de chasser les sécrétions de la gorge au moyen de la poire de Politzer. On ne fera l'insufflation de Politzer que lorsque les oreilles elles-mêmes sont prises et seulement après que la phase aiguë sera bien évidemment passée.

Le malade, lorsqu'il se mouche, ne devra pas fermer en même temps les deux narines, en agissant ainsi, il ne s'exposera pas à refouler les liquides infectés dans les trompes et dans l'oreille moyenne.

Nous n'étudierons pas ici les diverses affections générales aiguës, telles que la variole, la scarlatine, la rougeole, etc., qui déterminent dans le naso-pharynx des manifestations locales retentissant par divers procédés pathogé-

---

[1] Voir mon livre : *Le Massage vibratoire et électrique des muqueuses*, 1849. *Société d'éditions scientifiques.*

niques sur l'organe de l'ouïe ; ou qui, telles que l'érysipèle, la diphthérie, sont plutôt des maladies locales déterminant des symptômes généraux et intéressant l'oreille soit par suite d'une simple propagation par les trompes, soit par suite de retentissement à distance.

Catarrhe naso-pharyngien chronique. — Les manifestations du catarrhe chronique du nez et de la gorge ; et nous comprenons sous ce terme les altérations caractérisées par l'hypertrophie aussi bien que par l'atrophie de la muqueuse, sont essentiellement polymorphes et retentissent fréquemment et souvent gravement sur l'organe de l'ouïe. Les formes hypertrophiques, surtout, déterminent une inflammation chronique de la trompe et de la caisse qui, lorsqu'elle évolue lentement, aboutit pour la muqueuse de ces organes, comme pour celle de la gorge, à la sclérose, mais qui, à chaque poussée aiguë dans la gorge, répond par une poussée catarrhale qui peut facilement devenir purulente.

La pharyngite simple ou granuleuse doit être traitée par le massage vibratoire appliqué avec des solutions cocaïnées (dans les premiers temps seulement) et des pommades mentholées, que l'on appliquera seules, dès que l'accoutumance se sera produite.

Le catarrhe chronique du nez est ordinairement lié au catarrhe de la gorge, mais en outre de cette relation de continuité, il faut considérer que tout obstacle à la respiration nasale retentit indirectement sur l'état de la muqueuse de la gorge. Indépendamment des inconvénients très graves et très nombreux, intéressant la santé générale, que produit la respiration buccale, elle détermine directement un état inflammatoire chronique de la muqueuse de la gorge et une très grande susceptibilité de cet organe vis-à-vis de toutes les causes d'altération qui donnent lieu à des poussées aiguës se répercutant facilement dans l'oreille. Aussi, faut-il faire disparaître toutes les causes d'obstruction nasale. L'état catarrhal simple ou hypertrophique du nez sera traité par le massage vibratoire ; les hyperplasies, myxomateuses ou non, doivent être cautérisées au galvanocautère ou détruites par l'électrolyse ; l'hypertrophie de l'extrémité postérieure des cornets, que l'on ne recherche pas assez, doit être détruite avec l'anse galvanique introduite par le nez et fixée avec l'index passé derrière le voile du palais dans le pharynx.

Contre l'ozène, ou plutôt la rhinite atrophique fétide, il n'existe qu'une seule médication efficace, c'est le massage vibratoire du nez et du pharynx appliqué, avec patience, par une main très exercée, en même temps que les solutions de sublimé et le baume du Pérou. L'électricité, sous forme de courants continus, est un bon adjuvant du massage vibratoire.

Sänger vient de publier (*Therapeut. monats.*, 10 octobre 1894), un travail intéressant, dans lequel il affirme avoir obtenu des résultats remarquables au moyen de simples obturateurs du nez ; nous avons déjà mis la méthode en expérience, mais nous regrettons de ne pouvoir encore, au moment où nous corrigeons les épreuves, nous prononcer sur sa valeur.

Maladies des amygdales buccales et pharyngienne. — Les diverses maladies des amygdales qui déterminent une inflammation chronique du pharynx et qui constituent par leur seul volume, lorsqu'elles sont hypertrophiées, une cause d'irritation pour cet organe, qui, en outre, deviennent si facilement la porte d'entrée de tous les microbes pathogènes, doivent être traitées de diverses manières, suivant leur nature. Nous croyons que, à moins qu'il ne s'agisse d'enfants au-dessous de dix ans, les cautérisations ponctuées, au galvanocautère, doivent être préférées à la guillotine, qui expose davantage aux hémorragies. Contre les affections chroniques des cryptes amygdaliennes, on doit avoir recours à la discision avec un crochet et aux injections interstitielles de pyoctanine.

L'hypertrophie de l'amygdale pharyngienne (végétations adénoïdes du pharynx) est accompagnée d'un état inflammatoire chronique qui, plus que toutes les autres altérations du pharynx, retentit sur l'organe de l'ouïe.

Les végétations pendant à la voûte obstruent parfois directement l'orifice du pharynx, mais c'est bien moins à cette cause, qu'à la propagation par la trompe de l'inflammation dont la glande pharyngienne hypertrophiée est toujours le siège, qu'il faut attribuer l'état catarrhal de l'oreille, presque constamment lié à la présence des végétations adénoïdes, et les otites suppurées que la moindre exacerbation peut engendrer.

On doit enlever les végétations adénoïdes sous le chloroforme, nous croyons que l'opération devra être faite avec des instruments du type des couteaux annulaires. Au moyen de ces instruments, on enlèvera le gros, mais l'opération doit être complétée avec une cuiller tranchante, montée sur un manche de forme convenable, du type de la cuiller de Trautmann, on vérifiera avec le doigt et on pourra compléter dans tous les cas l'opération en une seule fois. Les récidives seront d'une extrême rareté. Le curettage des végétations adénoïdes devra être précédé, dans quelques cas, de l'ablation à l'anse galvanique des extrémités postérieures des cornets qui, par leur hypertrophie, constituent souvent un obstacle grave à la respiration nasale. Aussi attribue-t-on à des récidives (qui sont certainement d'une extrême rareté, si elles existent), la persistance après l'opération des troubles fonctionnels, qui n'est due qu'à la persistance de la cause.

Comme pour toute opération, il est nécessaire d'agir sans précipitation et sous le contrôle du doigt. L'anesthésie au bromure d'éthyle, le malade étant placé dans la station droite, doit être repoussée. Le patient n'ouvre pas la bouche spontanément, on doit se hâter d'opérer, pour éviter la chute du sang dans la glotte et le bromure d'éthyle ne présente justement d'avantages que parce que, convenablement employé, il procure l'analgésie, tout en laissant intacte la puissance de réaction de la glotte. Le chloroforme, moins dangereux certainement que le bromure d'éthyle lorsque l'opération dure un certain temps, devra être employé de préférence ; le malade étant placé la tête en bas, le curettage sera exécuté très soigneusement, de la façon que nous l'avons indiquée. Nous ne pensons pas que dans ces conditions, il puisse se produire de récidive, car les récidives apparentes sont dues au développement du tissu adénoïdien qui n'a pas été rasé, il y a donc tout avantage à faire l'opération aussi complète que possible et sans précipitation.

Les hémorragies qui peuvent se produire immédiatement après l'opération, parfois au bout de quelques jours, seront toujours facilement arrêtées par les injections nasales d'eau boriquée froide ou par le tamponnement postérieur ; mais il ne faudra pas laisser le tampon trop longtemps à demeure, l'accumulation du pus déterminant facilement une propagation infectieuse vers l'oreille.

Les opérations sur les amygdales buccales ou pharyngienne et sur les cornets déterminent facilement, par propagation de l'inflammation consécutive, et aussi par suite d'altérations trophonévrotiques, des troubles de l'oreille, qui peuvent aller jusqu'à la production d'otites suppurées perforantes. Ces phénomènes peuvent être dus, surtout lorsqu'ils sont consécutifs à l'opération des végétations adénoïdes, à la propagation directe. Le meilleur moyen de les éviter, c'est de condamner le malade à un séjour au lit, immédiatement après l'opération ; on fera des injections d'eau boriquée avec une seringue rétropharyngienne, lorsque ce sera possible, mais en raison de l'âge des malades, ces injections devront être faites plutôt par le nez, avec de très grandes précautions, pour éviter de chasser le pus dans les oreilles. Aussi bien à la suite de ces interventions que dans toutes les affections aiguës du naso-pharynx, il faut recommander aux malades de se moucher une seule narine à la fois, ce sera une excellente précaution, pour éviter que les matières infectieuses soient projetées dans la caisse par les trompes ; on peut également et pour la même raison faire cette recommandation au malade dans le coryza.

Nous bornerons ici nos observations concernant les maladies du pharynx, car ce n'est pas une étude véritable que nous avons eu l'intention de faire, nous avons simplement voulu rassembler dans ce chapitre quelques notions qui nous paraissaient importantes au point de vue qui nous occupe plus spécialement. Dans les chapitres consacrés à l'étude des affections de la trompe et à celles de la caisse, ou retrouvera encore de nombreuses indications concernant les relations pathogéniques du naso-pharynx avec l'organe de l'ouïe.

MALADIES DU TUBE DIGESTIF

On peut, le plus souvent, rapporter avec autant de vraisemblance, à l'anémie, les affections de ce système qui paraissent retentir sur l'oreille.

Cependant, l'ictère grave peut amener des hémorragies de la caisse, et les vers intestinaux peuvent produire des troubles sensoriels qu'Ackermann attribue à des réflexes vasomoteurs cérébraux.

L'otalgie ou névralgie de la caisse pouvant être rapportée à des caries dentaires n'est pas rare. Ces caries, soit par irradiation, soit par par voie réflexe, peuvent même déterminer des troubles vasomoteurs ou trophonévrotiques de la caisse et même l'inflammation purulente de cet organe. L'ablation de la dent cariée fait disparaitre en général les troubles névralgiques et même parfois les otites purulentes. Eitelberg a pu déterminer une surdité passagère, en introduisant dans la cavité d'une dent cariée un tampon imbibé d'éther. On a cependant exagéré beaucoup l'influence des affections dentaires sur les maladies de l'oreille ; on leur a notamment attribué beaucoup d'otites infantiles survenues pendant la dentition et qui doivent être plus exactement rapportées à de simples propagations tubaires.

MALADIES DE L'APPAREIL CIRCULATOIRE

Les bruits artériels ou veineux, qui peuvent être produits par divers mécanismes, rendent souvent les malades hypocondriaques et peuvent même les conduire à la folie.

Beaucoup de maladies infectieuses, l'endocardite en particulier, peuvent être la cause d'embolies, qui, en s'arrêtant dans les vaisseaux du labyrinthe ou de la caisse y déterminent des thromboses, des exsudats et même des hémorragies.

L'apoplexie cérébrale est souvent accompagnée d'une surdité uni ou bilatérale. Les hémorragies de la capsule interne et du noyau lenticulaire amènent souvent la paralysie acoustique croisée.

MALADIES DE L'APPAREIL URINAIRE

Les affections parenchymateuses ou interstitielles du rein retentissent, beaucoup plus fréquemment qu'on ne le croyait autrefois, sur l'oreille. Dieulafoy et ses élèves ont bien montré la fréquence de ce rapport et ont pu être conduits par l'observation de la surdité et des bourdonnements, brusquement survenus, à chercher avec succès l'albumine dans les urines.

Schwartze a bien vu des exsudats et des hémorragies

dans le labyrinthe, mais on peut, avec Gradenigo, se demander si ces lésions n'ont pas été produites par la pyémie. De même, pour beaucoup de cas étudiés par Dieulafoy et ses élèves, d'autres affections, notamment la syphilis, n'ont pas été suffisamment écartées.

MALADIES DE L'APPAREIL GÉNITAL

Ces relations sont surtout fréquentes et importantes chez la femme. La masturbation, surtout chez la femme, amène, soit l'hyperesthésie, soit l'anesthésie de l'ouïe.

Sous l'influence des troubles utérins, on observe souvent de l'hyperhémie qui peut aller jusqu'aux ruptures vasculaires (ces hémorragies ont parfois aussi un caractère vicariant) et amener des troubles fonctionnels ou des otites purulentes. La grossesse agit sur l'ouïe, tantôt dans un sens favorable, tantôt dans le sens inverse. Baratoux a vu une opération dans l'oreille amener les règles.

MALADIES DES ORGANES CONTENUS DANS LA CAVITÉ CÉPHALO-RACHIDIENNE

Dans cette dernière partie, qui est d'une extrême importance, nous étudierons d'abord les affections des organes contenus dans la cavité céphalo-rachidienne qui retentissent sur l'oreille; puis, nous indiquerons celles dont le point de départ, au contraire, a été dans l'oreille, et qui se sont propagées aux organes renfermés dans la cavité céphalo-rachidienne. Mais nous croyons devoir, tout d'abord, indiquer les relations existant entre l'œil et l'oreille, elles sont d'une grande importance au point de vue qui nous occupe.

Relations entre l'oreille et l'œil. — Les relations directes entre ces deux organes, à l'état physiologique, par l'intermédiaire du système nerveux, sont très connues, bien que leurs voies soient fort mal définies ; l'audition colorée et la vision sonore montrent l'étroitesse de ces relations. Non seulement on observe dans l'œil des phénomènes montrant que les affections de l'oreille retentissent sur cet organe, mais il peut nous fournir des éléments de diagnostic dans les cas douteux et aussi de bonnes indications pour le pronostic.

Dans les otites aiguës purulentes et accompagnées de phénomènes cérébraux, le réseau de l'œil est gonflé, la papille congestionnée ; il existe, en un mot, de la névrite optique, soit d'un seul côté, soit des deux. Ces symptômes graves disparaissent avec une extrême rapidité, lorsque le tympan est ouvert, surtout lorsqu'on ne laisse pas aux seules forces de la nature le soin de faire la perforation.

La congestion de la papille, dans les cas de diagnostic douteux, est une bonne indication de l'ouverture de l'apophyse mastoïde. Lorsque, après l'opération, la papille se congestionne ou reste congestionnée, le pronostic est le plus souvent fatal.

La congestion et l'hyperhémie du nerf optique sont dues à l'augmentation, par suite de l'inflammation, du liquide céphalo-rachidien et à l'excitation produite sur les troncs nerveux, à leur sortie du bulbe, par l'augmentation de la pression.

En même temps que les otites aiguës, on observe souvent le nystagmus, surtout horizontal, et Jacobson a signalé la diplopie, au début de l'attaque de Ménière.

Kipp a observé six fois, sur sept cas, une relation entre le ramollissement du corps vitré et les maladies de l'oreille. Inversement, Moos a vu une surdité bilatérale complète, faire suite à une inflammation de la base du crâne, consécutive à une panophtalmie causée par l'opération de la cataracte double. On a observé aussi que l'acuité visuelle diminue temporairement, pendant la phase aiguë d'une inflammation de la caisse.

Tabes. — Certains observateurs ont nié l'importance des troubles auriculaires dus au tabes ; d'autres, au contraire, ont considéré comme d'origine tabétique, des affections auriculaires, des scléroses, qui ne s'y rattachent certainement en aucune façon.

Au début, on observe généralement de l'hyperesthésie, qui se transforme ensuite en anesthésie, mais l'hyperesthésie électrique, et c'est là un bon signe, dure assez longtemps.

Dans les formes tabétiques pures, les deux oreilles sont prises avec la même intensité et l'évolution qui consiste en une atrophie et une sclérose du nerf acoustique est très lente. Il existe des formes brusques, dans lesquelles on observe la disparition précoce de la conductibilité cranio-tympanique, le syndrome de Ménière ; on doit les considérer comme des formes combinées de tabes et de syphilis, dans lesquelles le labyrinthe est intéressé.

Épilepsie. — Les attaques peuvent être précédées d'une véritable aura auriculaire consistant, soit en hypoesthésie, soit en hyperesthésie. Après les crises, on observera souvent des surdités passagères, dont quelques-unes cependant ont duré plusieurs années. Les hallucinations de l'ouïe, les vertiges, les bourdonnements, ne sont pas rares ; l'oreille des musiciens peut se trouver momentanément désaccordée.

Luc a observé l'hémorragie du conduit à la suite d'une crise.

Neurasthénie. — Les troubles de l'oreille dans la neurasthénie consistent en hyperesthésies, bourdonnements et vertiges.

Ce vertige, d'après Charcot, simule assez souvent le vertige de Ménière. Tous ces phénomènes seraient dus, d'après Beard, à une congestion passive des centres ner-

veux, du labyrinthe et du nerf acoustique, analogue à celle
que l'on observe au fond de l'œil, dans cette affection.

Hystérie. — Il est impossible, en raison de leur variété,
de rien dire de général sur les troubles sensoriels acoustiques de l'hystérie.

Le pronostic ne peut cependant être indiqué qu'après
un diagnostic exact, qui est extrêmement difficile à établir
lorsque l'hystérie, comme c'est souvent le cas, se greffe
sur des lésions auriculaires d'autre nature.

La surdité hystérique est ordinairement unilatérale,
cependant j'ai eu occasion de l'observer bilatérale et
absolue.

Lorsque la surdité est unilatérale, le diapason placé sur
le sommet du crâne n'est entendu que du côté sain. Lichtwitz a montré qu'il n'est pas exact, ainsi que Walton l'avait
avancé, qu'à l'hémianesthésie de la peau soit liée la surdité
du même côté.

La surdité hystérique apparaît d'ordinaire brusquement,
disparaît de même ; elle est souvent précédée d'une mer-
veilleuse hyperesthésie. Hyperesthésie et anesthésie peuvent alterner. Les phénomènes peuvent se produire en
revêtant le masque du complexus de Ménière ; il est extrêmement difficile de faire la part qui revient aux lésions de
l'oreille ; mais, d'ordinaire, les troubles fonctionnels sont
absolument hors de proportion avec ces lésions.

C'est l'hypnose et la suggestion employées avec beaucoup
de mesure et de précautions, qui constituent le meilleur
mode de traitement des troubles hystériques.

On a souvent observé, dans le conduit des hystériques,
des hémorragies qui ont un caractère vicariant, et qui ne
laissent aucune trace de leur passage.

Tumeurs cérébrales. — De toutes les maladies du cerveau, ce sont les tumeurs du cerveau et de ses enveloppes

qui s'accompagnent le plus souvent de complications otitiques et qui donnent lieu aux symptômes les mieux caractérisés. Les tumeurs des centres cérébraux agissent par la pression et la destruction qu'elles déterminent dans les centres acoustiques nerveux et aussi par les altérations trophonévrotiques qu'elles amènent dans l'oreille; les tumeurs des méninges agissent surtout par compression sur le tronc de l'acoustique.

D'après Calmeil, les tumeurs cérébrales, considérées dans leur ensemble, se compliqueraient, dans un neuvième des cas, de phénomènes otitiques; mais il est probable que cette proportion est en réalité plus élevée. Ce sont les tumeurs du pont de Varole qui donnent lieu le plus fréquemment à ces complications.

D'après Virchow, le nerf acoustique est de tous les nerfs craniens celui sur lequel se développent le plus fréquemment les tumeurs.

Les symptômes sont les mêmes que ceux de la maladie de Ménière : vertige, bourdonnement, surdité à degrés divers. Ils sont le plus souvent unilatéraux et se compliquent fréquemment, dès le début, d'une légère paralysie faciale. Il existe souvent une douleur persistante dans la région postérieure de la tête (Lucæ); on observe également des troubles de la vue et des paralysies des divers nerfs craniens, dont la marche dépend de la région où est située la tumeur.

Le diagnostic, entre les lésions de l'oreille d'origine centrale et celles d'origine labyrinthique est difficile; dans les deux cas, le diapason vertex est latéralisé du côté sain, et les symptômes sont les mêmes.

Les paralysies précoces des autres nerfs porteront à admettre l'origine centrale. La perception cranienne est diminuée ou abolie de bonne heure dans les affections du labyrinthe, tandis qu'elle persiste longtemps dans les affections d'origine centrale. D'après Gradenigo, l'exagération tion de l'excitabilité électrique de l'acoustique est un symptôme précoce de valeur, pour les tumeurs çérébrales. Parfois aussi (Weber-Liel), on observe l'anesthésie du conduit auditif. Dans bien des cas, le diagnostic est très difficile.

Nous n'étudierons pas ici les relations existant entre l'oreille et les affections du cerveau, telles que *hémorragie, embolie, ramollissement, encéphalite, sclérose générale, hydrocéphalie aiguë ou chronique, abcès primitifs du cerveau*. Ces relations sont encore très rares et très mal définies.

Pachyméningite hémorragique. — Cette affection peut évoluer sans déterminer aucuns symptômes auriculaires ; d'autres fois, on observe de la surdité et des bourdonnements, des hallucinations de l'ouïe et des vertiges.

La papille optique, de même que le tympan, sont ordinairement congestionnés ; mais, en l'absence de la congestion oculaire, la congestion tympanique peut être un bon moyen de diagnostic. On trouve souvent, sur la face interne du tympan, une néo-membrane qui s'organise, et dans laquelle se développent des vaisseaux ; en même temps, se produisent dans le labyrinthe et la caisse, des hémorragies suivies d'ordinaire de dégénérescence.

Maladies mentales. — Sur 531 fous, Luys a observé 20 sourds. Moos a rencontré la forme dite oreille de Morell dans 68 p. 100 des cás et Gradenigo a constaté que les déformations de l'oreille sont relativement très fréquentes chez les fous. D'après Vali, l'oreille simienne et le tubercule de Darwin seraient très communs chez les fous, mais non chez les folles. Schwable, tout en s'inspirant, comme Lombroso et tous les auteurs modernes, de la théorie évolutionniste, depuis longtemps au-dessus de toutes les attaques, ne voit pas dans l'oreille simienne une véritable forme de régression ; il considère, au contraire, comme telles, celles dans lesquelles l'oreille est fortement enroulée.

L'othématome spontané des fous est infiniment plus rare qu'on ne l'a cru, mais les altérations spontanées du cartilage, qui se produisent chez eux avec une fréquence relative, y déterminent facilement les hémoragies, sous l'influence de la cause la plus légère. Le plus souvent cependant, ce sont les coups de poing, les violences graves que ces malheureux subissent de la part de leurs gardiens qui déterminent le développement de l'othématome.

COMPLICATIONS INTRA-CRANIENNES DES MALADIES DE L'OREILLE

Je signalerai seulement les bouchons de cérumen, les corps étrangers du conduit, qui amènent souvent des psychoses et même des attaques d'épilepsie, et nous arrivons aux phénomènes, beaucoup plus importants et très graves, dont l'oreille moyenne peut être le point de départ.

Les complications intra-craniennes des maladies de l'oreille sont le plus souvent mortelles, et beaucoup de cas diagnostiqués simplement par les médecins : méningite, pyémie, fièvre infectieuse, abcès du cerveau, sont dus, dans la grande majorité des cas, et sans que le médecin ni le public le soupçonnent, à la propagation, par des processus divers, de l'inflammation siégeant dans l'oreille.

L'otite purulente chronique est l'affection qui donne le plus souvent lieu aux propagations intra-craniennes ; bien loin derrière elle vient l'otite purulente aiguë, et enfin, il ne faut pas oublier que la simple affection catarrhale de l'oreille moyenne, beaucoup plus rarement à la vérité (mais le fait est cependant certain), peut déterminer la méningite.

Si maintenant, on rapproche de ce fait que chez les enfants surtout, la mort par accidents intra-cérébraux est fréquente, les chiffres qui suivent : von Tröltsch, sur 47 rochers de 24 enfants, n'en a trouvé que 18 sains. Wreden, sur 80, n'en a trouvé que 14, et Kutscharianz, sur 230 cas, seulement 30, on peut imaginer dans combien de cas la mort doit être imputable à des accidents auriculaires. Dans la grande majorité des cas, elle eût pu être évitée, si ces notions étaient plus répandues dans le public et si elles avaient été présentes à l'esprit du médecin. La responsabilité de la direction supérieure de l'enseignement français qui s'oppose systématiquement à l'institution si nécessaire de l'enseignement des maladies de l'oreille dans ses Facultés, est formidable.

Lorsque l'infection reste limitée en dehors de la dure-mère, il se produit de la pachyméningite externe et des abcès extra-duraux ; la perforation de la dure-mère donne lieu à la lepto-méningite purulente ; lorsque les agents de l'inflammation pénètrent dans le cerveau, ils y déterminent des abcès du cerveau. On peut enfin observer la phlébite et la thrombose des sinus pétreux supérieur et surtout latéral, même lorsque les parties osseuses voisines ne sont pas cariées.

Tous ces processus peuvent se combiner et se combinent souvent à des degrés divers.

L'inflammation de la caisse peut atteindre les organes intra-craniens, soit par suite d'une propagation indirecte, à distance, par les vaisseaux, soit par propagation directe à travers la suture pétro-squameuse du tegmen tympani, l'hiatus subarcuatus et les prolongements méningitiques qu'on y observe chez les enfants, les lacunes d'ossification qui se trouvent souvent en ce point ; par l'intermédiaire des cellules mastoïdiennes qui communiquent avec la caisse, et sont situées sur la face postérieure du rocher et enfin par le pore acoustique interne ou le canal du limaçon lorsque les agents de l'inflammation ont pénétré dans le labyrinthe par l'une de ses fenêtres.

La perforation des parois osseuses vers les organes craniens peut se faire directement à la suite de caries ou par l'action de masses cholestéatomateuses. Les perforations de la paroi supérieure, mince, de la caisse et de l'antre, conduisent dans la fosse cérébrale moyenne, celles du système de cellules de la paroi postérieure du rocher dans la fosse cérébrale postérieure. La carie de la paroi interne de l'apophyse mastoïde a pour complication immédiate la thrombose et la phlébite des sinus et la propagation vers les organes enfermés dans la fosse cérébrale postérieure. La carie de la paroi interne peut déterminer la déhiscence du canal de Fallope, du canal semi-circulaire externe et l'infection consécutive par le pore acoustique interne. La carie du plancher peut amener la phlébite du sinus de la veine jugulaire et la carie de la paroi antérieure, l'érosion de la carotide.

Pachyméningite ou méningite purulente externe; abcès épidural. — On donne le nom de méningite purulente externe à l'inflammation purulente limitée à la paroi externe de la dure-mère qui a résisté à l'envahissement. La dure-mère peut être recouverte d'une simple couche purulente, ou bien on voit se former entre elle et la paroi osseuse des accumulations purulentes considérables (*abcès épidural*). De l'avis de tous les auteurs, c'est la complication intra-cranienne la plus fréquente des maladies de l'oreille.

D'après Barker et plusieurs autres auteurs, la fosse cérébrale moyenne en serait le siège le plus fréquent, ce qui est très naturel, en raison de la facilité de la propagation dans cette direction; cependant Schubert, dans une communication toute récente, dit l'avoir observée neuf fois, dans la fosse cérébrale postérieure et trois fois seulement dans la fosse cérébrale moyenne. Souvent, la pachyménin gite externe se développe à la suite de caries par propagation directe, mais elle peut aussi se développer à la façon des abcès sous-périostiques, sans que la paroi osseuse qui sépare la cavité cranienne de l'oreille moyenne soit perforée.

Symptômes, diagnostic. — Le diagnostic de la pachyméningite externe est très difficile, car, d'une part, les douleurs locales peuvent manquer, même lorsqu'il s'agit de volumineux abcès épiduraux ; d'autre part, les symptômes que l'on constate d'ordinaire, vertige, nausées, ralentissement du pouls, congestion et névrite du nerf optique, fièvre et frisson, nystagmus, ne permettent pas de distinguer l'abcès épidural de la leptoméningite et des inflammations du cerveau.

Cependant, la sédation de toutes les manifestations, après un abondant écoulement par l'oreille, constituera un assez bon symptôme. Lorsque, après l'ouverture de l'antre, on observe encore les symptômes d'une inflammation intra-cranienne, on constatera sûrement, par l'opération, la présence de l'abcès épidural.

La pachyméningite externe peut se compliquer de méningite interne et d'abcès du cerveau, qui se développent, soit à la suite de la perforation de la dure-mère, soit par propagation des éléments septiques, à travers la dure-mère restée imperforée.

Traitement. — L'opération est le seul traitement qu'il y ait à appliquer contre la pachyméningite externe (voir le chapitre des *Interventions opératoires*).

Leptoméningite purulente. — La méningite d'origine otitique se développe à la suite de la stase du pus dans l'oreille, des caries, des cholestéatomes et par les processus d'infection que nous avons indiqués déjà à plusieurs reprises.

Elle peut être précédée de la pachyméningite externe et d'un abcès épidural, avec ou sans rupture de la dure-mère. En cas de rupture, les dimensions de la perforation sont variables, elle peut être déterminée par la progression vers la surface d'un abcès du cerveau. Elle peut être limitée ou s'étendre à toute la base et même à la convexité et au canal médullaire.

Symptômes, évolution. — La méningite purulente éclate et évolue parfois avec une brusquerie et une rapidité extrêmes ; d'autres fois, au contraire, elle s'établit et évolue lentement.

Le premier symptôme qui attire l'attention est le mal de tête, localisé ou général, au début intermittent, mais qui devient continu et le plus souvent intolérable. Puis apparaissent les nausées, la somnolence, les contractures des muscles, l'hyperesthésie de la peau, la névrite optique, le resserrement de la pupille, la sensibilité à la lumière, le délire. La raideur du cou ne se produit que dans les cas de propagation à la moelle, puis les pupilles deviennent inégalement dilatées, les muscles des extrémités, la vessie et l'intestin sont complètement paralysés. Dans les premières phases, la température est très élevée et le malade a de violents frissons ; le pouls, fréquent au début, se ralentit ensuite. Le malade meurt dans le coma, avec tous les symptômes d'une paralysie générale, ou plus rarement au milieu des convulsions. La durée de la maladie peut n'être que de deux à trois jours ; elle peut cependant mettre plusieurs semaines pour arriver à son terme, plus rarement plusieurs mois. Chez les enfants, la mort arrive très rapidement.

Diagnostic. — Dans les cas très marqués, le diagnostic est facile, mais la simple rétention du pus, dans les otites aiguës et la pachyméningite consécutive, donnent lieu à tous les symptômes du début de la méningite. L'intervention permettant l'écoulement du pus, en faisant cesser les symptômes, constituera le meilleur moyen de diagnostic. L'abcès du cerveau est difficile à distinguer de la méningite, d'ailleurs les deux affections coïncident souvent.

La fièvre typhoïde et le typhus s'en distinguent en ce que les symptômes méningitiques apparaissent tardivement, ainsi que par leur forme spéciale d'évolution, et par la courbe de température.

Dans la pyémie et la phlébite des sinus, les phénomènes d'excitation cérébrale sont beaucoup moindres (voir l'étude de ces affections).

Le *diagnostic différentiel* avec la méningite tuberculeuse, surtout chez un individu atteint d'otite suppurée, est plus difficile, d'après Huguenin. Il est peu probable qu'une affection, mortelle en deux ou trois jours, soit de nature tuberculeuse.

L'examen de la rétine peut montrer des tubercules de la choroïde. La stase rétinienne unilatérale ou débutant d'un seul côté, doit faire penser à la méningite purulente ; les prodromes sont tout à fait semblables dans la méningite otitique et la méningite tuberculeuse. La paralysie lente du nerf optique plaide en faveur de la tuberculose, la paralysie rapide en faveur de la méningite. L'aphasie doit faire admettre, si l'otorrhée est à gauche, la méningite purulente; si elle est à droite, la méningite tuberculeuse partielle.

Pronostic, traitement. — En dehors du cas de Barker, qui a obtenu par l'ouverture du crâne, dans un cas de méningite consécutive à une otorrhée scarlatineuse, la guérison en cinq semaines, tous les cas observés se sont terminés par la mort. On se borne actuellement à faire des applications de glace, des injections de morphine; c'est-à-dire que l'on conduit sûrement le patient à la mort par les moyens les plus doux. On doit opérer, et plus l'opération sera précoce, plus les chances de succès seront grandes. Les succès que l'on a obtenus dans d'autres complications otitiques intra-craniennes, considérées autrefois comme mortelles, telles que la thrombo-phlébite des sinus, sont un gage d'espérance pour l'avenir.

La photophobie, la névralgie et l'insensibilité, sont la conséquence des lésions que subit la cinquième paire. La thrombose de la veine jugulaire se reconnaît à son gonflement et à sa sensibilité. Elle amène fréquemment des nausées et des vomissements, par suite de la compression du pneumogastrique au niveau du trou déchiré. La thrombose limitée aux petits sinus pétreux supérieur et inférieur, ne présente pas de symptômes spéciaux.

Phlébite. — Sur 72 cas réunis par Hessler, la phlébite des sinus s'est produite 11 fois de 1 à 10 ans; 15, de 10 à 20; 24, de 20 à 30; 8, de 30 à 40; 5, de 40 à 50; 2, de 50 à 60; 1, de 60 à 70; 36 fois à droite; 33 fois à gauche; 18 fois à la suite d'une otite purulente aiguë; 51 fois à la suite d'une otite purulente chronique.

55 malades étaient du sexe masculin, 15 du sexe féminin.

Lebert a observé 14 malades masculins pour 2 féminins.

Le tableau suivant montre dans quelle proportion les divers sinus sont atteints.

	72 cas réunis par Hessler.	85 par Robin.
Phlébite du sinus latéral seul.	23	52
— — latéral et veine jugulaire.	27	»
— — pétreux supérieur.	5	»
— — pétreux inférieur	3	6
— de tous les sinus du côté malade . .	4	»
— du sinus pétreux supérieur et de la veine jugulaire interne	2	»

Thrombose et phlébite des sinus, pyémie et septicémie, d'origine otitique. — La plupart des auteurs ont confondu la thrombose et la phlébite des sinus ; nous croyons devoir

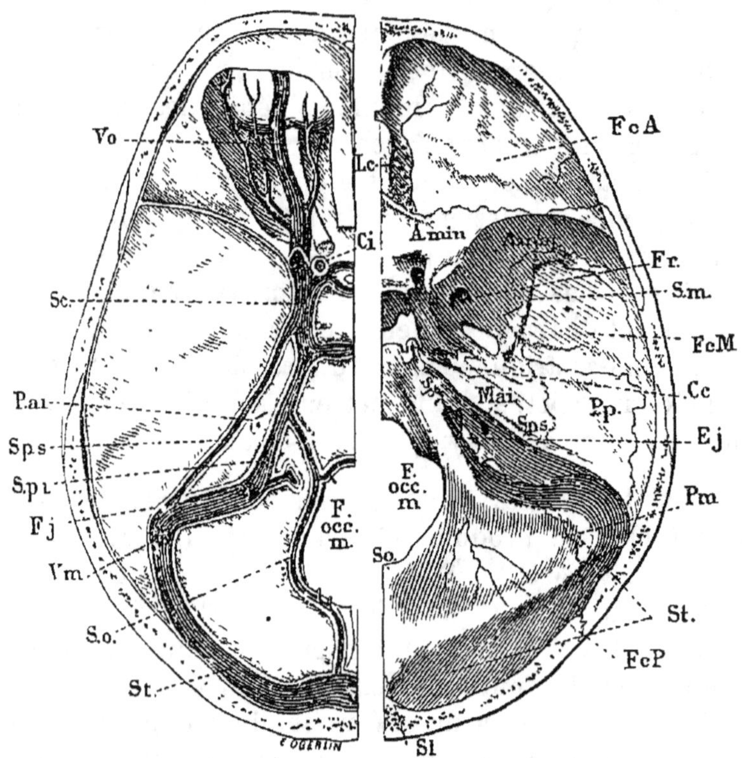

Fig. 69 *bis*. — La moitié gauche représente les sinus crâniens, d'après Heitzmann ; la moitié droite représente la base du crâne d'après le même auteur ; cette figure est destinée à montrer les relations existant entre les sinus du crâne et la veine ophthalmique.

Moitié gauche. — *St*, sinus latéral, transverse, des Allemands. — *So*, sinus occipital. — *Vm*, ouverture des veines mastoïdiennes. — *Fj, foramen jugulare*. — *Spi*, sinus pétreux inférieur. — *Sps*, sinus pétreux supérieur. — *Pai*, pore acoustique interne. — *Sc*, sinus caverneux. — *Ci*, carotide interne. — *Vo*, veine ophtalmique.

Moitié droite. — *Sl*, sillon longitudinal. — *St*, sillon transverse. — *Pm*, partie mastoïdienne. — *Pp*, partie pétreuse. — *Fj, foramen jugulare*. — *Cc*, canal carotidien. — *Sm*, sillon méningien. — *Fr, foramen rotundum*. — *Lc*, lame criblée. — *F. occ. m*, grand trou occipital. — *A. maj*, grande aile. — *A. min*, petite aile du sphénoïde. — *FcA*, fosse cérébrale antérieure. — *FcM*, fosse cérébrale moyenne. — *FcP*, fosse cérébrale postérieure.

séparer la simple thrombose, d'ordinaire guérissable, et le

plus souvent consécutive à un catarrhe de l'oreille moyenne, de la phlébite, dans laquelle le thrombus est atteint par les organismes de l'infection purulente.

La **thrombose** du sinus longitudinal supérieur détermine des accidents épileptiques, et des hémorragies nasales, chez les enfants. Un symptôme assez bon, mais inconstant, de la thrombose du sinus latéral est le signe de Griesinger, l'œdème circonscrit et douloureux derrière l'oreille ; le symptôme de Gerhardt, la réplétion inégale des veines jugulaires, n'est pas non plus constant. La thrombose du sinus caverneux détermine d'abord de la stase dans la veine ophtalmique, l'œdème rétrobulbaire et de tous les organes renfermés dans l'orbite ; par la compression des nerfs moteurs, des troubles des mouvements de l'œil, et la ptose de la paupière supérieure.

	Hessler.	Robin.
Phlébite du sinus pétreux inférieur et du sinus caverneux.	»	4
Phlébite de la veine jugulaire seule	»	10

La **thrombose** des sinus, consécutive, dans la grande majorité des cas, à l'otite moyenne suppurée, n'est pas une complication rare de cette affection. Elle se produit par propagation directe, au niveau d'une partie cariée ou d'une lacune congénitale de l'os temporal, le plus souvent au niveau de la fosse sigmoïde ; ou bien par le transport des produits septiques, au moyen des veines qui les charrient dans les sinus.

Les parois des sinus présentent une assez grande résistance, mais souvent, cependant, on les trouve perforées à l'autopsie.

Très souvent, les phlébites des sinus sont accompagnées de pachy- ou de leptoméningite, d'abcès du cerveau dus aux mêmes causes ou développés comme complications des phlébites. Le tableau symptomatologique devient alors extrêmement complexe.

Symptômes, évolution. — En faisant l'étude des throm-
b oses, nous avons indiqué les symptômes qui correspondent à la thrombose des divers sinus ; nous les retrouverons
ici, puisque les phlébites sont des épiphénomènes des
thromboses.

La phlébite des sinus et la pyémie d'origine otitique,
qui peut exister s ans phlébite des sinus, sont indiquées par
un violent frisson, une très forte élévation de température
et l'accélération du pouls. Les rémissions fréquentes de la
fièvre, suivies de frisson et de retour offensif de tous les
symptômes, sont caractéristiques de la pyémie otitique. Ces
phénomènes existent toujours, mais à des degrés très divers
d'après lesquels on ne peut cependant pas toujours établir le
pronostic. Les vomissements, la rigidité du cou et la névrite
optique sont des phénomènes plus inconstants.

L'affection peut évoluer très rapidement, la mort se produire au bout de très peu de jours, dans le collapsus ou à
la suite de métastases dans les divers organes ; ou bien elle
peut évoluer en plusieurs semaines ou plusieurs mois et se
terminer après plusieurs rémissions, de la même manière.
Il peut arriver que tous les symptômes, soient ou absents
ou assez peu marqués pour que l'on puisse seulement à l'autopsie constater la présence de la phébite des sinus, ainsi
que cela arriva chez un malade d'Urbantschitsch, mort en
présentant une pneumonie et une pleurésie métastatiques.

La pyémie d'origine otitique, sans phlébite des sinus,
n'est pas très rare et elle est accompagnée des mêmes
symptômes généraux que la phlébite des sinus.

Diagnostic. — Les symptômes de la pyémie ne peuvent
être rapportés à une phlébite des sinus que lorsqu'on
observe en même temps les symptômes de thrombose.

Souvent la phlébite des sinus est compliquée de la méningite et de l'abcès du cerveau et les symptômes sont alors
très complexes. La phlébite isolée se caractérise par la vio-

lence des frissons et de la fièvre, par ses rémissions, ia conservation de la conscience pendant les crises. Dans la méningite et les abcès du cerveau, les phénomènes d'excitation cérébrale sont beaucoup plus marqués. Le vertige et les nausées n'ont pas une grande valeur pour le diagnostic différentiel.

Pronostic. — La phlébite des sinus a été longtemps considérée comme mortelle. Le pronostic reste toujours grave, cependant il l'est aujourd'hui beaucoup moins, puisque sur 24 opérations qui ont été faites, on compte 16 guérisons. Mais il importe que l'opération soit précoce et prévienne la septicémie générale et les métastases.

Le pronostic de la pyémie otitique, sans suppuration des sinus, qui n'est pas rare, est beaucoup plus favorable.

Traitement. — Il n'existe aucun traitement en dehors de l'opération (voir le chapitre des *Interventions chirurgicales*). Il doit être aidé, bien entendu, par la quinine, l'antipyrine, les toniques, l'alcool, etc.

L'hémorragie de la carotide a été observée 19 fois jusqu'à ce jour, 13 fois à droite, 6 fois à gauche ; 12 fois chez l'homme, 7 fois chez la femme ; entre neuf et cinquante ans, mais surtout de vingt à trente.

Anatomie pathologique. — Dans tous les cas, la paroi osseuse qui sépare le sinus de la caisse était détruite et la perforation se trouvait toujours au point où la portion verticale de la carotide s'unit à la portion horizontale. Dans la grande majorité des cas, les lésions sont de nature tuberculeuse. Sokolowsky a observé la perforation à la suite de la pénétration dans l'oreille d'un acide concentré. La durée de l'affection de l'oreille concomitante a varié de trois mois à vingt ans.

Symptômes. — L'écoulement du sang rouge est toujours profus, mais pas toujours pulsatile. Quelquefois il forme un jet plus ou moins fort. La quantité de sang écoulé a varié de 240 à 1,500 grammes. 7 fois on a pu arrêter le sang par tamponnement, 2 fois par ligature.

Dans 2 cas, après le tamponnement, le sang continua à s'écouler par la trompe et dans 2 cas la mort se produisit en quelques minutes ; dans le cas de Broca, au bout de deux mois et demi. Une seule hémorragie a pu produire la mort, d'autres fois, il en a fallu une vingtaine.

Diagnostic. — Le sang carotidien est rouge et l'hémorragie s'arrête par la compression de la carotide, le sang qui vient des veines est sombre ; lorsqu'il y a jet ou pulsation le diagnostic est évident. Les hémorragies de l'artère méningée moyenne que l'on observe à la suite de caries ou de fractures du crâne sont beaucoup moins abondantes.

Pronostic. — Jusqu'ici, la mort s'est produite dans tous les cas.

Traitement. — On doit commencer par le tamponnement qui ne sera suffisant que dans les petites hémorragies ; car, dans les grandes, le sang s'écoulera par la trompe. On fera aussi la compression digitale prolongée de la carotide et si cela ne suffit pas, sa ligature. Les hémorragies se produisent encore après cette intervention et même après la ligature des deux carotides et dans aucun des cas connus, le résultat fatal n'a pu être évité.

Hémorragie du sinus transverse et du bulbe de la veine jugulaire. — Wreden a rassemblé 18 cas d'hémorragie des sinus, à la suite de phlébite et 12 à la suite de traumatisme. Parmi ces cas, l'un deux, qui s'était produit à la suite d'une carie, fut mortel en quatre jours.

Huguier a rapporté un cas d'hémorragie veineuse, mortelle en deux jours, Böke, Kuhn, Syme, Wreden, etc., en ont rapporté plusieurs cas. Toute la paroi osseuse du sinus peut être transformée en un séquestre, sans qu'il se produise d'hémorragie.

Abcès du cerveau. — L'origine otitique pour les abcès du cerveau serait constatée dans 30 p. 100 des cas d'après Schubert, 50 p. 100 d'après von Bergmann ; il est probable que la proportion réelle est encore supérieure.

Nous empruntons le tableau publié par Hessler qui est le plus étendu :

Sur 176 abcès du cerveau, 106 siégeaient dans les hémisphères cérébraux, 59 dans le cervelet, 9 dans ces deux organes, 2 dans le pont.

Des 106 abcès des hémisphères, 26 se compliquaient de méningite, 13 de thrombophlébite. Des 59 abcès du cervelet, 10 se compliquaient de thrombophlébite, 6 de méningite. Des 9 abcès communs aux deux parties du cerveau, 2 se compliquaient de thrombophlébite, 1 de méningite.

Le cholestéatome de l'oreille moyenne et de l'apophyse fut observé 6 fois avec les abcès du cerveau, 5 fois avec ceux du cervelet, 1 fois avec les abcès communs.

Chez 145 malades, on observa l'abcès 13 fois de 1 à 10 ans, 38 fois de 10 à 20, 50 fois de 20 à 30, 23 fois de 30 à 40, 9 fois de 40 à 50, 7 fois de 50 à 60, 5 fois de 60 à 70. Sur 151 cas, 93 se rapportaient à l'homme, 58 à la femme. Sur 164 cas, 90 étaient à droite et 72 à gauche. Sur les 13 cas se rapportant à des enfants de 1 à 10 ans, 8 fois l'abcès siégeait dans les hémisphères, 5 fois dans le cervelet.

L'abcès du cerveau se développe beaucoup plus fréquemment pendant le cours d'une otite moyenne purulente chronique que pendant le cours de l'otite purulente aiguë.

Berudgen a signalé dans un cas la coïncidence de l'abcès avec un catarrhe aigu de la caisse.

L'abcès du cerveau peut se développer par continuité, c'est-à-dire qu'il y a une communication directe par suite de la carie osseuse et de la perforation de la dure-mère entre la source du pus et la surface du cerveau. Plus fréquemment, cette continuité n'existe pas et le transport des éléments infectieux s'est fait par les lymphatiques. Dans quelques cas très rares, on a même vu l'abcès siéger du côté opposé à l'affection auriculaire.

Il n'existe pas de relation absolue entre le point du temporal où se produisent les caries et le territoire cérébral qui deviendra le siège de l'abcès; cependant, en règle générale, les abcès du lobe temporal correspondent aux caries du tegmen tympani et de la face supérieure du rocher, les abcès du cervelet, à la carie de la face postérieure du rocher, plus rarement à celle de l'apophyse mastoïde.

Le nombre des abcès est très variable, parfois il y n'en a qu'un, d'autres fois plusieurs, isolés ou réunis entre eux, ou encore reliés par un trajet fistuleux à la dure-mère enflammée mais imperforée, en face de la carie du rocher.

Leur volume varie de celui d'un pois à celui d'un œuf d'oie. Ils peuvent être très voisins de la surface, ou bien, au contraire, très profondément enfoncés dans la substance cérébrale.

Trente-sept fois on a trouvé l'abcès capsulé; 25 fois sans capsule; mais, d'après v. Bergmann, cette capsule est plutôt une membrane pyogénique et n'isole pas l'abcès au milieu de la [masse nerveuse.

Jansen, dans sa statistique des maladies de l'oreille, recueillie à la clinique de Berlin, signale 7 cas; 1 seul cas d'abcès du cerveau sur 2,650 otites aiguës, avec 149 ouvertures de l'apophyse mastoïde, 6 cas sur 2,500 otites purulentes chroniques avec 206 ouvertures de l'apophyse mastoïde.

Symptômes. — Les symptômes des abcès du cerveau dépendent de leur étendue et de leur siège. Il ne faut pas oublier que ceux qui sont logés dans la substance blanche, peuvent, malgré leur volume très considérable, ne produire aucun symptôme et n'être révélés qu'à l'autopsie.

On distingue les abcès aigus et les abcès chroniques.

L'abcès aigu se développe d'ordinaire au cours d'une otite aiguë, il se manifeste par de violents maux de tête qui peuvent constituer le seul symptôme, ou bien, il se produit de la fièvre, des frissons, du vertige, du délire et le malade meurt dans le coma, ou bien au milieu de crises épileptiformes.

L'abcès chronique a été étudié d'une façon magistrale par von Bergmann. L'étude des symptômes, qui suit, est un résumé de son travail. Ce sont :

1° Les symptômes dépendant de la formation du pus, considérée en elle-même : fièvre, frisson, malaise, faiblesse, nausées. Ces symptômes s'observent toutes les fois qu'existe du pus dans l'organisme ; ils n'ont de valeur que lorsqu'ils se combinent avec l'élévation de la température et la sensibilité à la percussion dans l'une des moitiés du crâne et lorsqu'ils persistent après l'ouverture de l'apophyse mastoïde.

2° Les symptômes dus à l'augmentation de la pression intra-cranienne : le mal de tête existe dans presque tous les cas, le plus souvent persistant, mais d'intensité variable, on peut le faire apparaître ou bien on peut augmenter son intensité par la percussion sur le point correspondant de la surface cranienne ; ce signe est loin d'avoir une valeur absolue ; le ralentissement du pouls ; le vertige, qui s'exagère d'ordinaire en même temps que les crises du mal de tête ; les vomissements, la respiration de Cheyne-Stokes, le coma ;

la stase de la papille optique, plus rare que dans les tumeurs du cerveau.

, 3° Les symptômes qui dépendent du siège de l'abcès. Ces symptômes manquent dans la moitié des abcès cérébraux d'origine otitique, lorsqu'ils siègent dans la substance blanche. Ils se manifestent lorsque l'abcès se rapproche de la substance excitable. Lorsque, dans un hémisphère, l'abcès progresse d'arrière en avant, on observe d'abord la paralysie du membre inférieur, de la sensibilité générale, puis de la région du facial et du lingual. Les symptômes suivent la progression inverse, lorsque l'abcès va d'avant en arrière.

Les symptômes communs aux abcès des trois lobes du cerveau sont : l'hémiplégie ou l'hémiparésie et les contractures du côté opposé du corps. La paresthésie du côté opposé est commune aux abcès des lobes frontal et temporal.

La paralysie du facial ou de l'hypoglosse, les convulsions isolées ou combinées à l'hémiplégie du côté opposé sont caractéristiques des abcès du lobe frontal.

Les symptômes de l'abcès du lobe occipital sont les convulsions générales, avec secousses du côté opposé et l'hémiopie.

L'abcès du cervelet donne lieu à de très violents maux de tête, à des vomissements et nausées très intenses et à du vertige très accentué.

Évolution. — L'abcès peut évoluer d'une manière aiguë en une à trois semaines; ou d'une manière subaiguë, en deux à trois mois.

Les abcès à évolution rapide n'ont généralement pas de capsule.

Dans l'évolution des abcès chroniques, on observe très souvent des phases de rémission. Parfois les symptômes cérébraux n'apparaissent que quelques heures avant la mort.

En dehors de l'intervention opératoire, la mort est la règle absolue. Elle peut se produire par méningite, par rupture de l'abcès à la surface du cerveau ou dans les ventricules, par encéphalite, compression des centres circulatoires et respiratoires et par métastases, surtout dans les poumons.

Diagnostic. — Lorsque les symptômes sont peu marqués le diagnostic différentiel est très difficile et lorsque la méningite apparaît, les symptômes demeurent très compliqués. En dehors de ceux que nous avons examinés, on attachera une grande importance au mal de tête violent, continu ou intermittent de la région temporale ou occipitale. La stase papillaire n'est pas constante.

Le diagnostic différentiel de l'abcès du cerveau et des tumeurs cérébrales, en dehors du fait que l'abcès otitique est accompagné d'une lésion de l'oreille, est d'une extrême difficulté. (Voir à ce sujet le travail de v. Bergmann [1].)

Traitement. — Il est exclusivement chirurgical. (Voir le chapitre des *Interventions chirurgicales.*)

---

[1] *Die chirurgische Behandlung der Hirnkrankheiten*, 1889.

CHAPITRE IV

THÉRAPEUTIQUE GÉNÉRALE

L'étude de la thérapeutique générale se divise naturellement en deux parties, l'une consacrée au traitement local,
l'autre au traitement général.

TRAITEMENTS LOCAUX

Nous étudierons successivement l'emploi de la chaleur,
du froid, la saignée, le traitement mécanique, le traitement
électrique et le traitement médicamenteux de l'oreille.

CHALEUR

La chaleur est une médication très ancienne, qui a été
employée avec un succès relatif pour arrêter et calmer
les douleurs auriculaires. On peut l'appliquer sous deux
formes : bains et enveloppements.

Bains. — Le malade incline la tête du côté opposé, et
on remplit le conduit d'eau tiède, qui doit y séjourner pendant vingt à vingt-cinq minutes. L'eau se refroidissant très
rapidement, on lui a substitué l'huile, mais il est difficile
d'en débarrasser ensuite le conduit. Ces bains tièdes ont
une action incontestablement sédative sur la douleur; ils
ont un inconvénient, c'est de faire macérer l'épithélium
du conduit et de la membrane du tympan; cet inconvénient

n'est pas suffisant, étant donnés les services qu'ils rendent, pour autoriser à proscrire leur emploi.

L'enveloppement chaud et humide. — Ce procédé a remplacé presque complètement les cataplasmes. On applique, au voisinage de l'oreille, une compresse imprégnée d'eau tiède, on recouvre d'une lame de gutta et on fixe avec une bande. On laisse le tout en place pendant quatre ou cinq heures.

Cataplasmes. — Cependant, von Troltsch et Schwartze recommandent très vivement les cataplasmes, comme un bon moyen pour arrêter les écoulements profus anciens. Lorsqu'on ne peut les tolérer, il faudrait en appliquer successivement trois ou quatre en ne les laissant que peu de temps, et les remplacer alors par l'enveloppement humide. Dans tous les cas aigus on doit absolument s'abstenir de l'emploi des cataplasmes.

Enveloppement de la tête. — On peut, lorsque l'inflammation de l'oreille est très douloureuse, employer avec avantage l'enveloppement complet de la tête, qui est très sédatif.

Il faut proscrire sévèrement l'emploi des raisins, figues, oignons bouillis dans du lait ou dans de l'eau, etc., introduits dans le conduit. Ces corps déterminent à un haut degré la macération épidermique, et il reste dans le conduit des débris végétaux susceptibles de se putréfier.

LE FROID

Le froid est un moyen thérapeutique d'une application très récente, qui a l'inconvénient d'être parfois mal toléré, au début, et qui, à ce moment, produit plutôt une exacerbation qu'une sédation de la douleur ; mais il constitue contre l'inflammation, surtout lorsqu'elle est aiguë, un procédé bien plus rationnel et bien plus recommandable que la chaleur.

On peut se servir de compresses froides, que l'on applique sur l'oreille, après avoir hermétiquement fermé le conduit avec de l'ouate. On peut aussi placer avec avantage, sur l'apophyse mastoïde, un sac rempli de glace, dans les inflammations de cet organe et de la caisse. La cravate de Winternitz, appliquée sur les parties latérales du cou, refroidit aussi l'oreille, en même temps qu'elle fait contracter la carotide, mais le tube de Leiter (fig. 70) constitue le meilleur procédé pour appliquer le froid sur la région auriculaire. Cet instrument n'est autre chose qu'un tube de plomb replié en spirale, accolé à lui-même, et qu'on peut facilement mouler sur toutes les régions ; l'eau, à laquelle on peut donner la température que l'on désire, arrive par une extrémité du tube et sort par l'autre.

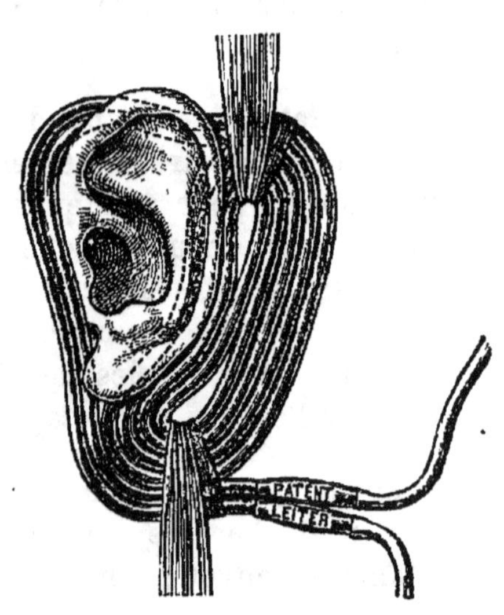

FIG. 70. — Appareil de Leiter.

On a pu combiner avec avantage les applications superficielles, froides, avec les bains du conduit.

SAIGNÉES

Les saignées locales constituent un moyen sédatif de la douleur et de l'inflammation, qui agit très efficacement et parfois très rapidement. Il y a plusieurs moyens de faire la saignée : scarifications, sangsue artificielle de Heurteloup, sangsues. C'est ce dernier procédé que seul nous recommanderons, c'est aussi le plus pratique; s'il est excellent dans les inflammations aiguës, ses résultats sont nuls dans les hyperhémies chroniques. Lorsqu'il s'agit d'inflammations de la membrane du tympan ou du conduit, en raison de la disposition des vaisseaux, il faut appliquer les sangsues (1 à 2 chez l'enfant, 3 à 6 chez l'adulte) sur le tragus ou dans son voisinage immédiat. Lorsqu'il s'agit d'un processus inflammatoire de la caisse et de ses annexes, on doit les placer au contraire sur l'apophyse mastoïde, en arrière du point d'insertion du pavillon. Il faut placer dans le conduit un tampon d'ouate, pour empêcher la pénétration des animaux et recouvrir les plaies, après l'application des sangsues, avec une couche de collodion iodoformé.

Schwartze pense qu'en outre de l'action déplétrice, il y aurait également à admettre une action révulsive. Les saignées (de 30 à 100 grammes de sang chez l'adulte) modifient la réplétion des vaisseaux de l'oreille externe moyenne et des sinus; elles ne paraissent avoir aucune influence sur la circulation de l'oreille interne, car tous les vaisseaux de cet organe se rendent dans le sinus pétreux et la veine jugulaire.

Les scarifications du conduit, très en honneur autrefois, sont aujourd'hui trop oubliées, car elles peuvent rendre des services dans les inflammations de cet organe, de la membrane du tympan et même de la caisse.

TRAITEMENT MÉCANIQUE

Les moyens mécaniques agissent par eux-mêmes, ou bien préparent l'oreille à l'examen, ou à d'autres applications.

Injections dans l'oreille par le conduit. — Pour faire ces injections, il faut avoir sous la main un récipient qui contient le liquide qu'on injecte, un bassin réniforme recevant le liquide qui s'écoule de l'oreille et une seringue.

Les injections peuvent, à elles seules, déterminer la guérison, lorsqu'il s'agit de l'ablation de corps étrangers, de bouchons de cérumen; dans tous les autres cas, elles effectuent dans l'oreille le nettoyage qui doit précéder l'examen ou les autres applications thérapeutiques.

Les seringues que l'on emploie doivent être aseptisables : les nouvelles seringues à piston d'amiante sont les plus convenables, elles doivent avoir une contenance de 120 à 130 grammes; leur piston sera terminé par un anneau pour le pouce, et le corps de la seringue sera muni, en arrière, de deux anneaux pour les doigts. On ne doit pas employer les canules olivaires, qui empêchent le reflux du liquide, ni les canules trop pointues qui peuvent blesser le malade.

Le diamètre de la section du tube, à l'orifice, doit être de 2 à 3 millimètres, pour que le jet puisse avoir une énergie suffisante.

On peut aussi se servir d'irrigateurs, d'injecteurs, des seringues anglaises ou ennémas, dont l'emploi est si recommandable pour les injections nasales. Ces instruments doivent être munis d'une canule analogue à celle qui est adaptée aux seringues. On doit se servir de ces instruments le moins possible, parce qu'ils ne permettent pas de régler la pression. Le clysopompe, au moyen duquel on peut régler l'intensité du jet, leur sera préféré.

Lorsque le traitement doit être fait par les malades eux-mêmes, ils emploieront des seringues d'étain ou de caoutchouc, de 40 à 60 centimètres cubes de capacité ; la canule de ces seringues ne doit pas être olivaire, mais conique. Les petites seringues à bon marché, en verre, ne permettent pas d'obtenir un jet assez puissant.

La température des injections doit être de 30° : plus chaudes, elles produiraient une sensation douloureuse, détermineraient des vertiges, des nausées, des vomissements; plus froides, elles auraient les mêmes inconvénients et de plus pourraient amener une violente inflammation de l'oreille, ou l'exagérer lorsqu'elle existe déjà.

L'eau doit avoir bouilli, on y ajoutera, lorsqu'il existe ou qu'on soupçonne une perforation du tympan, une demi-cuillerée à café de sel de cuisine, ou mieux deux cuillerées à café d'eau mère de Salies-de-Béarn par litre, parce que l'eau pure a une action irritante sur les muqueuses. Lorsqu'il existe du pus en grande abondance, épais, et ayant tendance à se concréter, on emploiera avantageusement le sulfate de soude : une demi-cuillerée à café par litre d'eau. Ce sel dissout la substance albuminoïde découverte par Miescher dans le pus et qui reste insoluble dans l'eau pure. La pression doit être faible au début de l'injection, on l'augmentera ensuite peu à peu. Qu'elle s'exerce par l'intermédiaire du tympan, ou qu'elle s'applique directement sur les fenêtres du labyrinthe, la pression produira, si elle est trop forte, du vertige, des nausées, des bourdonnements, des maux de tête. Dans les cas d'otorrhée ancienne, il faut être très prudent, la mort a été observée plusieurs fois à la suite d'injections qui avaient pénétré dans le crâne, s'ouvrant avec facilité les voies préparées par le processus inflammatoire chronique et la carie des os.

Dans les affections purulentes de l'oreille, on peut fixer à la canule un petit tube de caoutchouc ; un aide manœuvre la seringue, pendant que l'opérateur dirige le jet à travers le spéculum, dans la perforation.

Schwartze et Toynbee ont construit des canules recourbées, au moyen desquelles on peut faire directement le lavage de l'antre, au travers de la perforation.

Hartmann a construit des canules spéciales recourbées à leur extrémité (fig. 71), destinées à être introduites dans les perforations de la membrane flaccide de Schrapnell. Nous-même en avons fait construire, chez Mathieu, d'une forme spéciale, et présentant cette commodité qu'on peut les adapter sur les manches qui servent à porter les petits instruments de chirurgie courante employés pour l'oreille.

Le malade doit être assis et pencher l'oreille du côté
opposé à celui où se fait l'injection. On attirera le pavillon
en haut et en arrière pour redresser le conduit. La canule
de la seringue sera enfoncée de un demi-centimètre à un

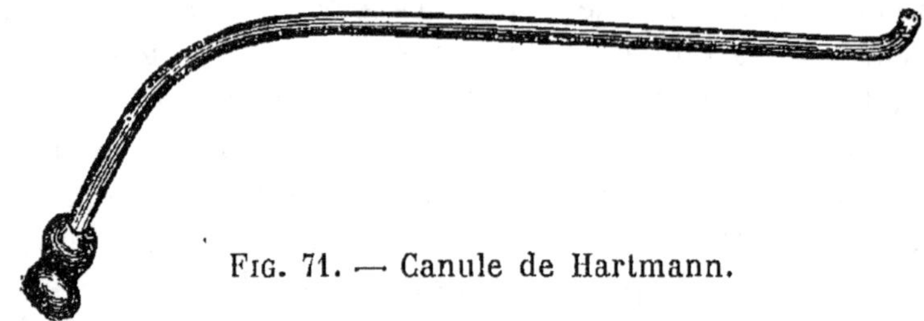

FIG. 71. — Canule de Hartmann.

centimètre dans le conduit et appliquée doucement sur la
paroi postérieure et supérieure.

Injections dans l'oreille par la trompe. — Le meilleur
procédé pour nettoyer la caisse, c'est de faire passer un courant d'eau par la trompe. On introduit par le nez un cathéter
fortement recourbé, on l'enfonce profondément dans la
trompe, après qu'on s'est assuré qu'il est bien placé en
faisant une injection d'air, puis on adapte la seringue dans
le pavillon de la trompe, et on fait passer le courant d'eau
bouillie, chargée de chlorure de sodium ou de sulfate de
soude stérilisés, sous une pression modérée. Il faut, bien
entendu, être certain qu'il y a une perforation assurant le
libre écoulement de l'eau par le conduit. Le malade, après
avoir fait une large inspiration, doit suspendre sa respiration, pendant que passe ce courant d'eau, pour éviter que
les gouttes d'eau ne lui tombent dans le larynx. Les
malades peuvent même apprendre à fermer le pharynx
nasal par la contraction du voile. Lorsque, pour une raison
ou pour une autre, on ne peut se servir du cathéter, on
fera l'injection par une narine en fermant l'autre hermétiquement, le voile se contracte et le liquide pénètre par les
trompes; mais cette méthode ne peut être employée que
lorsque les deux caisses doivent être lavées.

Delstanche a fait, avec un certain succès, des injections de paraffine liquide dans la caisse, à travers la trompe, dans des cas où la membrane du tympan intacte était reliée à la caisse par des adhérences récentes qu'il détruisait, ou tout au moins distendait mécaniquement dans quelques cas. Ce liquide inerte est ensuite parfaitement résorbé ; cette application semble même favoriser la résorption des exsudats.

Séchage du conduit. — Après les injections, il faut sécher le conduit par le tamponnement. On peut aussi enlever par ce moyen les sécrétions qui l'obstruent. On doit se servir d'ouate hydrophile antiseptique. On fait d'abord de petits cônes que l'on roule entre les doigts et que l'on introduit dans l'oreille, puis on complète la dessiccation en enroulant l'ouate autour de l'extrémité des pinces auriculaires (fig. 59), ou du pas de vis terminal d'un stylet porte-ouate. On fait incliner la tête du côté que l'on sèche et avec ces deux instruments qui doivent toujours être employés sous le contrôle de l'œil, on peut même pénétrer dans la caisse. Lorsqu'il y a des granulations, le moindre contact les fait saigner abondamment. Après les injections et les instillations on doit fermer le conduit avec de l'ouate afin de protéger l'organe contre l'action du froid. Dans les cas de perforations guéries du tympan, on doit fermer aussi le conduit, pour empêcher la pénétration du froid, de la poussière et de l'humidité. Il ne faut pas serrer le tampon, pour ne pas comprimer le tympan et pour ne pas empêcher les ondes sonores de pénétrer.

Pansement de la caisse. — Dans certains cas d'otite suppurée, où les injections déterminent de l'inflammation et produisent du vertige, on devra se contenter de faire le pansement sec de la caisse, au moyen de petites boulettes de coton, que l'on introduira avec la pince par la perforation du tympan et que l'on retirera ensuite.

Action de l'air condensé. — L'air condensé peut être introduit dans l'oreille par le conduit ou par la trompe.

Condensation de l'air dans le conduit. — On peut concentrer l'air dans le conduit avec une poire munie d'une olive, comme l'ont fait Lucæ et Sexton, lorsqu'il y a perforation du tympan, afin de chasser, par le courant d'air, les produits de la suppuration dans la gorge par la trompe ; mais il vaut toujours mieux, lorsqu'on le peut, chasser le pus vers le conduit au moyen de la condensation de l'air dans la trompe.

Condensation de l'air dans la trompe. — La condensation de l'air par la trompe, exécutée uniquement par la méthode de Politzer, ou par l'intermédiaire du cathéter, est un procédé thérapeutique de premier ordre, qui agit mécaniquement, mais d'une manière complexe sur les diverses parties de l'oreille et constitue un modificateur puissant des symptômes et même des lésions dont cet organe est le siège. La douche d'air écarte les parois de la trompe, leur rend leur mobilité, assure la perméabilité et par suite, la ventilation de l'oreille moyenne. La douche d'air refoule en dehors la membrane du tympan attirée en dedans par suite d'adhérences à la caisse ou par la pression extérieure de l'air, lorsque l'air de la caisse est raréfié en raison de sa résorption partielle à la suite de l'obstruction de la trompe. Elle peut rendre au tympan une partie de son élasticité et de sa mobilité; elle mobilise et peut même détruire les brides et adhérences étendues entre le tympan, les osselets et les parois de la caisse, mais elle n'a que peu ou point d'action sur celles qui, si fréquemment, relient les branches de l'étrier aux parois de la fenêtre ovale. La douche d'air, par suite de son action sur le tympan, diminue la tension qui existe dans l'appareil de transmission, lorsque la membrane est fortement tendue en

dedans ; elle rend aux articulations de la chaîne leur mobilité, évite ou tout au moins retarde l'ankylose.

La douche d'air chasse les sécrétions par la ou les perforations du tympan, lorsqu'elles existent. Si, au contraire,
la caisse est close, elle fait refluer une partie des sécrétions de la trompe dans la gorge, l'autre partie dans la
caisse. De plus, le courant d'air disperse sur toute la surface des parois, les masses de liquide sécrété, accumulées
dans les régions les plus déclives de l'organe et en favorise
ainsi la résorption. La muqueuse de la caisse présente en
effet de très grandes analogies avec les séreuses ; à sa surface, comme l'a montré Kessel, s'ouvrent les stomates de
nombreux vaisseaux lymphatiques, qui présentent en outre
sur leur trajet des dilatations ampullaires. La pression
aérienne agissant sur ces vésicules qu'elle met en action
par la pression directe et l'excitation qu'elle leur communique, provoque l'aspiration de l'exsudat de la caisse par
une véritable succion.

Raréfaction de l'air. — La raréfaction de l'air peut s'opérer brusquement, par succion dans le conduit, au moyen
d'un tube terminé par une olive. La meilleure manière de
la produire consiste à employer les masseurs bien connus
du tympan, de Delstanche, qui font exécuter une gymnas-
tique de va-et-vient à la membrane et à la chaîne, si
on fait alterner la compression et la raréfaction de l'air, ou
qui peuvent agir simplement comme aspirateurs. Il faut
les employer avec ménagement pour ne pas produire
d'ecchymoses ou de ruptures du tympan ; on fait sept ou
huit aspirations dans une séance. Cette méthode, assurément féconde, n'a cependant pas donné tous les résultats
qu'on en avait espéré au début.

Politzer fait aussi la raréfaction lente de l'air dans le
conduit, au moyen d'un tampon enduit de matières grasses
qui obture parfaitement l'oreille, l'air confiné est partiel-

lement résorbé. Bing a proposé dans ce but une olive obturatrice à soupape.

Massage. — Le massage de l'oreille peut être appliqué sous deux formes : à l'extérieur et par la trompe. Le massage agit de deux façons : directement, par son action sur le cours de la lymphe et médiatement, par son action sur les centres nerveux où il détermine des phénomènes d'excitation ou d'inhibition dans ces centres eux-mêmes, et des phénomènes vasomoteurs trophiques à distance, par l'intermédiaire de ces centres.

Le massage externe du cou, proposé par Gerst, favorise surtout la résorption des exsudats. Les règles de son application ont été formulées par Zaufal; Politzer le recommande aussi dans les gonflements de la trompe et dans l'otalgie, il a pu également rendre des services contre les bourdonnements. Le malade s'assoit sur une chaise basse, la tête baissée en avant, la poitrine nue ; le masseur, dont les mains sont imprégnées de vaseline[1] se place en arrière ; il applique la main gauche sur la région mastoïdienne, l'autre sur la région parotidienne, l'index gauche touchant la racine du pavillon, l'index droit le tragus. On opère, avec une force croissante, des frictions dirigées vers le bas jusqu'à la clavicule et l'épaule, les séances doivent durer de trois à cinq minutes ; on en fera trois, de trois minutes, par jour, ou deux de cinq.

Eitelberg a employé le massage au commencement des processus inflammatoires, sous forme d'effleurage et de pression sur la surface interne du conduit, au moyen d'un tube qu'il y introduisait.

---

[1] Nous rappellerons cependant qu'un masseur dé très grande autorité et qui a créé la technique du massage vibratoire externe, le Dr Kellgren, recommande de masser toujours à sec. Voir: *Nouveaux mouvements dans le traitement manuel appliqué a la médecine et à la chirurgie*. Traduit de l'anglais, par le Dr Carnault. Paris, 1895, Maloine.

Hommel a proposé un procédé qui tient le milieu entre le massage proprement dit et le procédé de Delstanche, dont nous avons parlé; il consiste à exercer avec le doigt des pressions intermittentes sur le tragus, ce qui produit des alternatives de compression et de décompression de l'air dans le conduit, met en mouvement le tympan et la chaîne, agit sur les conditions de nutrition et de vascularisation de l'oreille moyenne par voie directe en même temps que réflexe, et sur le cerveau. Il faut faire par jour quatre à six séances d'une minute à une minute et demie, avec 120 à 150 mouvements.

Enfin Urbantschitsch a obtenu, par le massage externe du cou, du nerf auriculo-temporal et du nerf sus-orbitaire, des résultats très remarquables, dans des cas de surdité et de bourdonnements, traités sans succès par les autres méthodes.

Massage vibratoire. — Urbantschitsch et plus récemment Laker et moi, avons étudié avec soin le *massage et la dilatation vibratoires de la trompe.* Ce procédé consiste à introduire dans la trompe des bougies olivaires de boyau ou de baleine, montées sur une tige métallique (ce sont ces bougies que je fixe par leur partie métallique sur mon vibrateur électrique), analogues à celles que nous avons déjà employées, comme moyen de diagnostic, pour le sondage simple de cet organe. Elles sont introduites de la même manière. On leur fait franchir le point rétréci, on les ramène en arrière, on refait le premier mouvement et ainsi de suite. La sonde passera ainsi avec plus de facilité que si on exécutait une simple dilatation. Urbantschitsch fait environ 200 vibrations par minute, Laker beaucoup plus; d'après mon expérience, le nombre le plus favorable est de 600 à 700. Les vibrations rapides sont beaucoup moins douloureuses que les vibrations lentes, il n'y a guère qu'avec mon vibrateur électrique (fig. 72) que

l'on peut obtenir cette très grande rapidité en même
temps qu'une absolue régularité des vibrations.

Les séances dureront, au début,
une demi-minute, on pourra aller
jusqu'à trois ; lorsqu'il n'y aura pas
de réaction, on pourra aller jusqu'à
cinq ; dans tous les cas, lorsque le
massage est bien exécuté, la réaction doit être faible.

Le massage vibratoire de la
trompe est surtout indiqué, dans
les cas de catarrhe subaigu ou chronique des trompes et de la caisse ;
il produit toujours une amélioration de l'ouïe et une diminution
des bruits, en même temps qu'il
amène la disparition de l'inflammation et du gonflement et la résorption des exsudats, et ses résultats
sont toujours supérieurs à ceux que
donne la dilatation simple. Dans
quelques cas de sclérose vraie ou de
labyrinthite, j'ai obtenu par ce procédé de remarquables résultats sur
l'audition ou sur les bourdonnements, parfois sur les deux, mais
plutôt, cependant, sur ces derniers.

On peut enfin vibrer les lèvres
et l'orifice de la trompe par le pha-

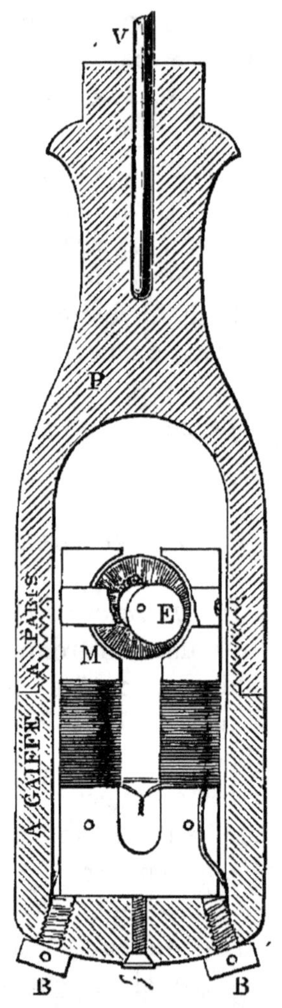

Fig. 72. — Section du vibrateur électrique que j'ai proposé pour
le traitement vibratoire des oreilles, de la gorge et du nez. Il
est construit d'après le principe proposé par Gautier, Larat et
Gaiffe, de l'application des machines de Gramme excentriques
à la production des vibrations.

E, étui en bois de l'instrument. — B, bornes sur lesquelles on place les
fils. — M, machine de Gramme. — E, excentrique enfilé sur son axe.

14.

rynx, au moyen de sondes recourbées, et l'on obtiendra de bons résultats sur l'audition et les bourdonnements, dans les cas de catarrhe de la trompe, par un double mécanisme : en mettant en jeu les actions nerveuses dont nous avons parlé et en améliorant l'état local du naso-pharynx.

Le massage, dans ce dernier cas, se fera de préférence avec la main. Le massage de la trompe se fera surtout au moyen de mon vibrateur; pour cela on se servira de bougies mi-partie baleine ou gomme et mi-partie métal, que j'ai fait construire chez Mathieu et que l'on fixe dans mon vibrateur. Les bougies de celluloïde doivent être abandonnées, car elles se brisent trop facilement.

Massage vibratoire direct de la membrane du tympan et des osselets. — Le professeur Lucæ a publié, il y a dix ans environ, un premier mémoire[1] et il y a quelques mois un second[2] sur cette méthode, qui paraît être appelée à prendre une place très importante dans le traitement de la surdité et des bourdonnements. Je crois avoir perfectionné très notablement ce procédé que je vais étudier, comme il est juste, en résumant le travail de Lucæ; d'ailleurs, mes résultats, encore inédits, concordent, d'une façon générale, avec les siens.

Lucæ a employé sa méthode dans la sclérose et le catarrhe sec atrophique, les processus adhésifs de la caisse, l'ankylose des osselets et l'otite moyenne hypertrophique, où les méthodes ordinaires ne donnent que peu ou point de résultats. Lucæ est parti de cette constatation, que les

---

[1] *Ueber eine Methode zur mechanischen Behandlung der chronischen Beweglichkeitsstœrungen im schalleitenden Apparate des Gehœrorganes.* (Arch. f. Ohrenheilk, XXI, p. 84.)

[2] *Ueber einige wesentliche Verbesserungen meiner federnden Drucksonde und deren therapeutische Anwendung bei gewissen Formen chronischer Hœrstœrungen.* Tirage à part de la Berliner Klin. Wochenschr., 1894, n. 16.

grands mouvements imprimés par l'intermédiaire de l'air condensé, d'un côté ou de l'autre du tympan, à cet organe, ne sont transmis à la chaîne que dans une mesure très faible; il y aurait donc avantage à agir directement sur les osselets.

Lucæ exerce des vibrations, directement sur la chaîne au moyen d'une *sonde à ressort, drückfedernde Sonde*, qu'il applique sur l'apophyse externe du marteau. Cette sonde se compose d'un manche droit que l'on tient à la façon d'une plume à écrire et à l'extrémité duquel est fixé un ressort à boudin, glissant dans un tube enveloppant, terminé par une pelote que l'on applique sur l'apophyse externe [1]. La tête du malade est immobilisée et sous l'œil, aidé de la lumière, on applique avec douceur, mais solidement, la cupule terminale sur la courte apophyse. La première séance doit être courte. Pour épargner de la douleur, ou tout au moins une sensation désagréable au patient, il ne faut pas que la pelote perde le contact avec l'apophyse externe. Depuis dix ans, Lucæ a soigné par cette méthode beaucoup de malades, et a eu de très remarquables résultats; il croit, avec raison, que si son procédé n'a pas été plus employé, c'est que son application est très délicate et qu'une main inexpérimentée produit un sensation très pénible, loin d'amener aucune amélioration. Cette observation est vraie pour toutes les applications manuelles des méthodes vibratoires. Afin de diminuer l'impression désagréable produite par l'instrument, Lucæ fait séjourner la pelote pendant quelque temps avant l'introduction, dans une solution de cocaïne à 10 à 15 p. 100, refroidie au moyen d'un mélange réfrigérant. La pelote est introduite couverte de cristaux, mais l'action anesthésiante est due plus vraisemblablement au froid qu'à la cocaïne. Quant à moi, je me contente, plus pratiquement,

[1] Cet instrument est construit chez Detert. Franzozische-Strasse, 53, à Berlin.

d'envelopper la cupule d'une mince couche d'ouate, ce qui m'a toujours suffi. Le malade tolère ainsi des mouvements relativement énergiques, ce qui a une importance thérapeutique considérable. Une main très exercée peut, du degré de résistance de la chaîne, du plus ou moins de mobilité du marteau, tirer, au point de vue du diagnostic, des indications précieuses et arriver souvent, dans des cas où les autres méthodes de diagnostic restent en défaut à distinguer par ce seul fait une affection de l'organe de transmission d'une affection du labyrinthe.

Dans des cas où tout indiquait une affection du labyrinthe et où la chaîne était parfaitement mobile, même dans des cas où le syndrome de Ménière apparaissait, très marqué, Lucæ a obtenu, par l'application de sa sonde, une amélioration très notable de la surdité et des bruits.

Les douches d'air et le massage par l'air au moyen du masseur de Delstanche, peuvent être combinés avantageusement au massage de Lucæ, excepté dans les cas de sclérose et d'atrophie du tympan, où ils sont contre-indiqués.

La méthode de Lucæ est surtout indiquée, lorsque, dans la première ou les premières séances, on obtient une amélioration notable de l'ouïe et une diminution sensible des bourdonnements.

Je crois que l'on doit conserver la sonde de Lucæ pour le diagnostic, car elle permet de se rendre, par le tact, un compte exact de la mobilité da la chaîne; mais, pour le traitement, je propose de lui substituer l'instrument vibrateur dont la description suit. Sur l'un ou l'autre des trois tubes d'un spéculum de Siegle on monte une bague de métal à laquelle est fixée une lame faisant ressort. Une seconde lame est placée en dedans et soudée à ses deux extrémités (fig. 73). Dans l'axe du système se trouve une tige métallique qui traverse librement la lame soudée et est fixée par une vis à la lame libre. L'extrémité de cette tige est enroulée en un ressort à boudin terminé par une pelote que l'on met, sous l'œil, en contact avec l'apophyse du marteau ; cela fait, on fixe la tige en serrant la vis, et un aide, ou l'observateur lui-même, applique sur la lame libre, au moyen de mon vibrateur et de sa sonde ou plus simplement avec la main, les vibrations qui sont transmises directement à la chaîne. Mon instrument a l'avantage de n'être pas douloureux et de communiquer à la chaîne des vibrations beaucoup plus rapides et plus régulières que ne saurait le faire la main avec la sonde de Lucæ.

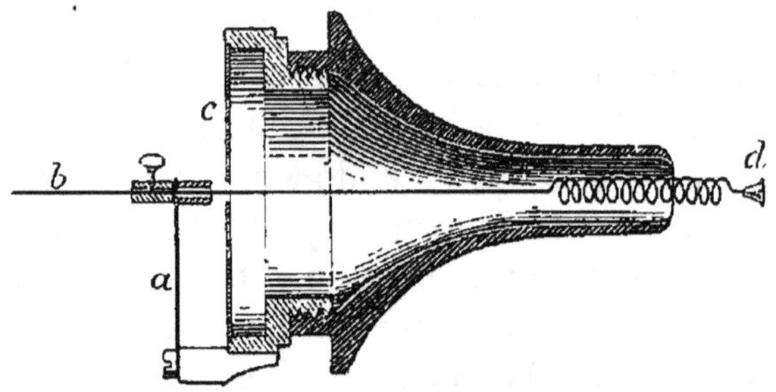

FIG. 73. — Vibrateur pour l'oreille de Garnault.

a, lame élastique sur laquelle on applique la tige de mon vibrateur électrique ; elle est soudée par le bas, et à cette lame est fixée la tige *b* terminée par un petit tampon *d* et traversant librement la lame perforée *c*, qui la maintient dans l'axe du spéculum.

On aura trois ressorts différents plus ou moins tendus que l'on emploiera suivant les cas. Mes résultats concordent essentiellement avec ceux qu'a obtenus Lucæ pendant une pratique de treize années. D'autres auteurs, Walb, entre autres, ont obtenu de bons résultats du traitement de Lucæ.

Garey et Houghton ont fait le massage du tympan et de la chaîne au moyen du phonographe ; Wilson, au moyen du téléphone, déjà employé, il y a quelques années, par Jacobson et abandonné par cet auteur ; ces auteurs américains prétendent avoir obtenu de très remarquables résultats, au double point de vue de l'amélioration de l'audition et de la diminution des bruits, mais, je ferai à leurs instruments, surtout au premier, le reproche d'être peu pratiques; de plus, les vibrations sont transmises par l'air et non appliquées directement, ce qui est le grand avantage de la méthode de Lucæ et de la mienne et enfin les vibrations mécaniques, seules efficaces, se compliquent ici de sons intenses, dont l'effet est non seulement inutile mais fâcheux, surtout lorsque le labyrinthe est déjà intéressé[1]. D'ailleurs des observations très récentes semblent en contradiction avec les premières et l'efficacité de ces procédés reste encore fort douteuse.

INSTRUMENTS DESTINÉS A OUVRIR LA MEMBRANE DU TYMPAN

Parmi les instruments les plus usuels, nous voulons citer : le **myringotome**, et l'**aiguille à paracentèse** (fig. 75), dont tous les médecins doivent savoir se servir. Il faut, avant d'inciser, fixer solidement la tête du malade et désinfecter soigneusement le conduit. On se méprend souvent sur la distance à laquelle se trouve situé le point de la membrane du tympan que l'on veut atteindre, en raison de l'obliquité et de la forme conique du tympan, dont les débutants ne se rendent pas compte, ils feront bien de marquer ce point à l'avance avec une matière colorante portée sur un stylet. Le couteau doit être fixé dans l'axe du manche (fig. 74) lorsqu'on veut inciser la paroi du conduit; il doit faire avec le manche un angle obtus, lorsqu'on veut s'en servir pour le tympan.

INSTRUMENTS DESTINÉS A AMÉLIORER L'AUDITION

Nous les diviserons en trois catégories : 1° Ceux qui améliorent l'audition en agissant par la voie aéro-tympa-

[1] Pour tout ce qui concerne la question du massage vibratoire, son historique, sa technique, ses diverses applications, on pourra consulter mon livre: « *Le massage vibratoire et électrique des muqueuses, sa technique, ses résultats dans le traitement des maladies du nez, de la gorge, des oreilles et du larynx*. Paris, 1894. 1 vol. in-8°, avec figures. Société d'éditions scientifiques.

niquè; 2° ceux qui agissent par la voie ostéo-tympanique ;
3° ceux qui peuvent agir par les deux voies; 4° ceux qui
agissent immédiatement sur le tympan.

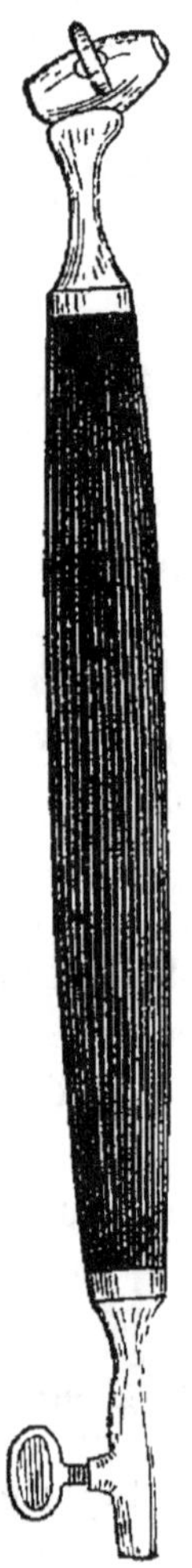

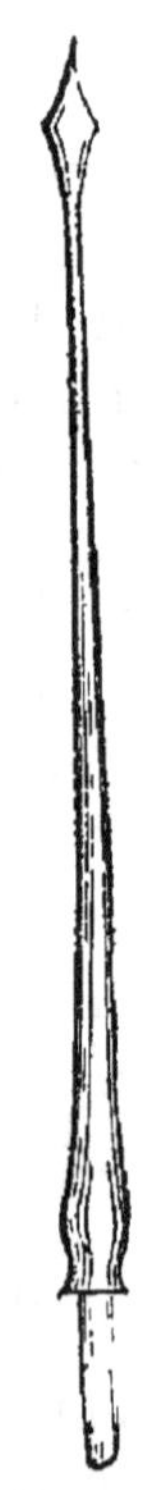

Fig 74. — Manche servant à monter les instru
ments servant pour la chirurgie de l'oreille;
à l'une des extrémités, ils peuvent être mon-
tes dans le prolongement de son axe, à l'autre extrémité ils sont montés de façon à
former avec lui un angle obtus.

Fig. 75. — Ai-
guille à pa-
racentèse.

1º *Instruments agissant par voie aéro-tympanique*. — D'une façon générale, ces instruments se composent d'une partie externe, élargie, d'un pavillon destiné à servir de collecteur pour les ondes sonores, d'un tube conducteur, dont l'extrémité est introduite dans le conduit et qui dirige les ondes sonores vers le tympan.

Le plus connu des instruments de ce genre est le tube acoustique de Dunker (fig. 76), qui se compose d'un entonnoir en caoutchouc durci, ordinairement conique, sui-

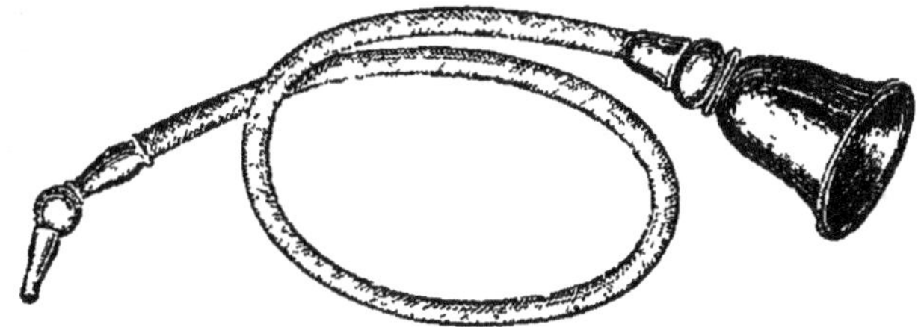

FIG. 76. — Tube acoustique de Dunker,

vant le conseil de Chladni. Lambert avait donné aux collecteurs qu'il introduisait dans le conduit la forme parabolique, le foyer correspondant à l'orifice du tube conducteur.

Itard prétendant que la forme conchoïdale est la meilleure et ne pouvant faire construire des instruments à son gré, se servait, comme cornet acoustique, de coquillages coniques dont il introduisait l'extrémité pointue dans le conduit. L'expérience a montré que ces instruments n'avaient aucun avantage. Le tube doit avoir 75 centimètres à 1 mètre, s'il est trop court les sons prennent un caractère criard. Le tube est en caoutchouc, renforcé par un cordon métallique en spirale, recouvert d'un tissu, il se termine par une olive que l'on introduit dans l'oreille. Cet instrument peut surtout servir dans la conversation; l'entonnoir est alors rapproché de la bouche de la personne qui parle.

Itard introduisit une modification heureuse dans tous

ces instruments, il intercepta l'orifice avec une toile métallique serrée, ce qui enlève au son le caractère bruyant et lui donne en même temps plus de netteté et de pureté.

Lorsqu'il ne s'agit plus d'entendre une conversation, mais des sons venant d'une certaine distance, ou bien lorsque les patients, tout en ayant conservé leurs organes de transmission, sont atteints de cette forme de surdité dans laquelle l'audition ne se produit que lorsque le tympan et la chaîne ont été préalablement mis en mouvement par des vibrations très énergiques déterminées par le bruit, les cris, il faut avoir recours à des instruments susceptibles de fournir à l'oreille des vibrations plus intenses. Burckardt-Merian a construit un appareil qui, à ce point de vue, rend de bons services (fig. 77). Le collecteur est composé de deux surfaces paraboliques dirigées l'une vers l'autre et l'extrémité interne du tube est munie d'une languette métallique qui empêche la déperdition des ondes sonores vers l'extérieur. Weigelt et Hartmann ont aussi fait construire des instruments du même genre (fig. 78). Leiter a construit des instruments de plus petite taille, faciles à dissimuler, que l'on cache dans le manche

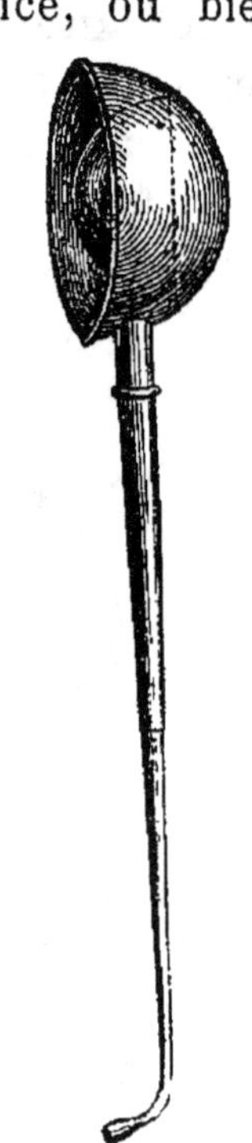

Fig. 77. — Cornet acoustique de Burckardt-Mérian.

d'un parapluie, la poignée d'une canne, c'est à ce point de vue seulement que ces instruments présentent quelques avantages. L'instrument d'Aschendorf se compose de deux cloches emboîtées et soudées par leur bord ; entre les deux se trouve un espace rempli d'air, la cloche externe communique en haut avec le tube conducteur. La cloche interne, fermée en haut, présente des fentes latérales. Cet instrument parait vibrer plus énergiquement que les autres. Cependant, il faut redouter le trop grand éclat des vibrations et repousser complètement, dans la construction de ces appareils, le métal, qui les rend trop bruyantes, on risquerait ainsi d'épuiser très rapidement la sensibilité acoustique du malade, surtout lorsqu'elle est affaiblie, comme cela arrive à peu près constamment à la suite des affections de l'oreille moyenne, surtout de la sclérose.

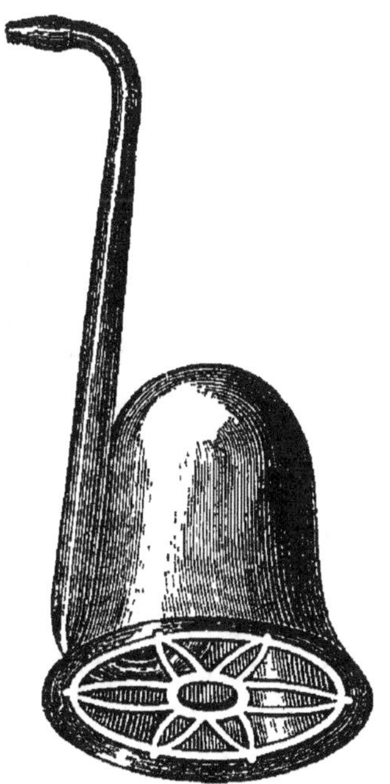

FIG. 78. — Cornet acoustique de Weigelt et Hartmann.

2° Instruments agissant par la voie ostéo-tympanique. — Lorsque ces divers instruments ont été essayés sans succès, on peut recourir aux instruments de cette deuxième catégorie, dont les résultats sont, dans leur ensemble, inférieurs aux précédents, mais qui peuvent cependant, quoique rarement, se montrer supérieurs ou être utilisés lorsque leur efficacité a été éprouvée. Ces instruments sont généralement peu utiles pour la conversation, ils améliorent plutôt l'audition pour les notes musicales.

Les deux instruments les plus connus sont l'audiphone de Rhodes, de Chicago, et le dentaphone. L'audiphone est constitué par une plaque de caoutchouc durci, qui est en contact, par un manche fixé au bord inférieur, avec les incisives supérieures. La plaque a sa convexité dirigée vers l'extérieur. Au moyen de cordons, on peut orienter cette convexité dans la direction voulue. Le dentaphone se compose d'un collecteur formé par une plaque vibrante, très mince, enchâssée dans un cadre, comme les plaques téléphoniques et d'un fil qui transmet les vibrations aux dents. Ces appareils sont plus efficaces dans les surdités consécutives à l'otite moyènne purulente que dans celles qui proviennent de l'otite moyenne scléreuse.

3° *Instruments pouvant agir par les deux voies.* — Nous avons admis, pour les instruments de la première catégorie, qu'ils agissaient par l'intermédiaire de l'air, sur le tympan. Il est probable que leur partie terminale, adhérente au conduit (et c'est là une condition essentielle de leur bon fonctionnement), transmet au conduit les vibrations qui

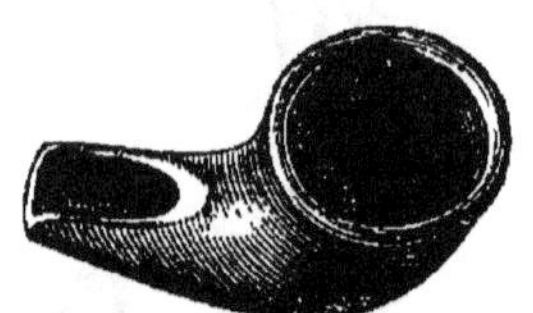

FIG. 79. — Cornet acoustique de Politzer.

aboutissent également par voie aérienne et par voie osseuse à l'organe percepteur.

Politzer a fait construire un petit appareil (fig. 79) semblable au pavillon d'un cor de chasse, dont les dimensions concordent avec celles du conduit auquel il est destiné, que l'on introduit dans cet organe, le pavillon tourné en arrière vers la conque et appliqué contre elle.

Cet instrument est basé sur l'observation faite par Politzer que l'on peut améliorer l'audition en augmentant, par une plaque réfléchissant les ondes sonores, la surface du tragus. Bien que l'air soit le véhicule principal des ondes sonores, il paraît probable que cet instrument agit aussi en transmettant les vibrations dont il est animé à la paroi du conduit.

D'après Politzer, d'une façon générale, par cet instrument, l'audition est améliorée du simple au double, dans le quart des cas il n'a sur elle aucune influence, dans quelques cas même, il peut la diminuer.

Lorsque, par suite de la disparition précoce de la dent

de sagesse, de cicatrices, il se produit un rétrécissement
du conduit, on peut y introduire ces petits tubes d'argent,
en forme d'entonnoir, qu'on appelle des abrahams et qui
agissent doublement, en maintenant le conduit ouvert et en
transmettant leurs vibrations à ses parois. Dans la surdité
véritable leur utilité est très faible.

4° Instruments agissant immédiatement sur le tympan. —
D'après les idées anciennes, le tympan était un organe
servant à transmettre les vibrations amplifiées au labyrinthe, par l'intermédiaire de la chaîne, mais servant aussi
à les concentrer sur la fenêtre ronde.

Toute perforation du tympan, en établissant une communication entre l'air du conduit et celui de la caisse, empê-
chait ou gênait tout au moins ce processus (Toynbee); on
interprétait dans ce sens les résultats favorables obtenus
dans les cas de perforation du tympan au moyen de tampons introduits dans le conduit. Cette opinion, que les conditions de l'audition dépendent en majeure partie de l'intégrité du tympan, est erronée.

Erhard d'abord, Lucæ ensuite et enfin Politzer démon-
trèrent que les tampons ou tympans artificiels agissent par
la pression qu'ils exercent sur la chaîne et la preuve,
c'est qu'il importe peu qu'ils soient complets ou incomplets, qu'ils ferment complètement ou non la perforation.

Le tampon ou la lame interposée agiraient en vibrant et
transmettant leurs vibrations à la chaîne. D'après Knapp,
la lame vibratoire agissant sur l'apophyse externe remet-
trait la chaîne dans une position convenable pour la
transmission des vibrations. Berthold a observé un cas dans
lequel, *l'étrier ayant été enlevé*, il obtint une amélioration
très sensible de l'ouïe en fermant une perforation du tympan par un fragment de la membrane coquillière de l'œuf.
Dans ces conditions, le tympan très épaissi est comparable
aux tympans artificiels, ses vibrations peuvent être trans-

mises au labyrinthe par l'air de la caisse et par l'anneau
tympanique, que Berthold considère à la suite de son observation, comme la voie de beaucoup la plus importante de la
transmission. Nous sommes très disposés à partager cette
opinion de Berthold que, dans les cas où la chaine est interrompue ou fonctionne mal, la conductibilité par le cadre
tympanique joue un rôle important et il en est peut-être
même ainsi en dehors de ces cas pathologiques.

Les observations de Yearsley, 1848, furent les premières
qui attirèrent l'attention ; il enfonçait un tampon d'ouate

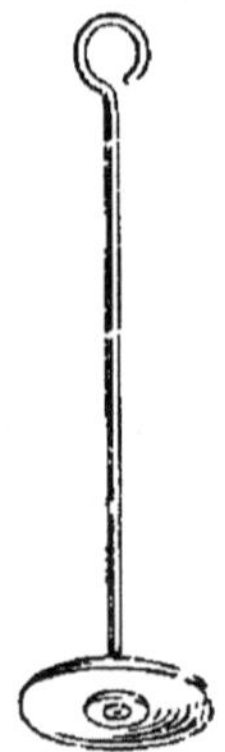
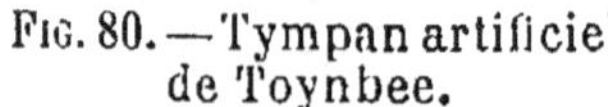
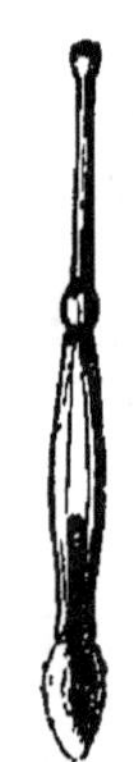

<table>
<tr><td>Fig. 80. —Tympan artificiel
de Toynbee.</td><td>Fig. 81. — Porte-ouate de
Hassenstein.</td></tr>
</table>

humide dans le conduit et obtenait parfois des résultats
remarquables. Toynbee le remplaça par une plaque de
caoutchouc durci supportant un fil d'argent servant à l'introduction (fig. 80). Lucæ remplaça le fil d'argent par un
petit tube de caoutchouc et Hartmann emploie des lames
de baleine. J'ai fait représénter (fig. 81) le porte-ouate de
Hassenstein.

Politzer a imaginé un instrument dont il dit avoir obtenu
d'excellents résultats. Il se compose d'une plaque de caoutchouc fixée sur le tragus et dans laquelle glisse un tube
de caoutchouc recourbé, qui s'appuie sur la conque à

l'extérieur et sur le tympan à l'intérieur ; cet instrument est souvent mal supporté par les malades.

Greffe tympanique. — Pour ne pas diviser la question de la prothèse tympanique, nous indiquerons ici des opérations de greffe, qui consistent à fermer d'une façon définitive, au moyen d'un fragment cutané (greffage direct) ou par l'application d'un morceau de la membrane coquillière de l'œuf (greffe indirecte), les perforations qui n'ont pas une tendance naturelle à cicatriser ; ce procédé sera étudié et apprécié ailleurs.

Prothèse du pavillon. — On fait, pour remplacer le pavillon, des pièces en caoutchouc, qui n'ont aucune efficacité au point de vue de l'audition et qui ne sont utilisées qu'au point de vue plastique.

Les appareils de prothèse ont une certaine valeur, mais ils peuvent être très dangereux en épuisant rapidement la sensibilité du nerf acoustique, lorsqu'elle est déjà affaiblie. Les instruments de métal doivent être rejetés dans tous les cas ; en raison de l'éclat de leurs vibrations, ils sont plus dangereux qu'utiles.

Il faut souvent tâtonner, avant de trouver l'instrument qui convient le mieux au malade, qui, dans tous les cas, ne doit pas choisir un instrument, sans s'éclairer au préalable de l'avis d'un spécialiste. En somme, tous les moyens de prothèse et de correction sont de faible valeur et ne peuvent être comparés, sous le rapport de l'efficacité et de la précision, aux lunettes, pour l'œil ; à peine pourrait-on les comparer à de simples loupes. Tous les essais d'utilisation du téléphone ou du microphone, pour ces appareils, ont complètement échoué.

Ablation des polypes. — Pour l'ablation des polypes, on se servira d'une anse du type figuré ci-contre (fig. 82).

On emploiera des cuillers à bords tranchants (fig. 83 et 84), de taille et de courbure variable pour le curettage des polypes de la caisse, des granulations de la caisse ou du conduit, ainsi que pour le raclage des parties cariées, qu'il est fréquent de rencontrer sur les parois de la caisse, en même temps que les polypes.

ÉLECTRICITÉ

L'électricité peut être appliquée sous diverses formes : on peut l'employer à la cautérisation, à l'électrolyse, sous forme de courants faradiques ou de courants galvaniques.

Cautérisation. — On peut employer, dans l'oreille, de

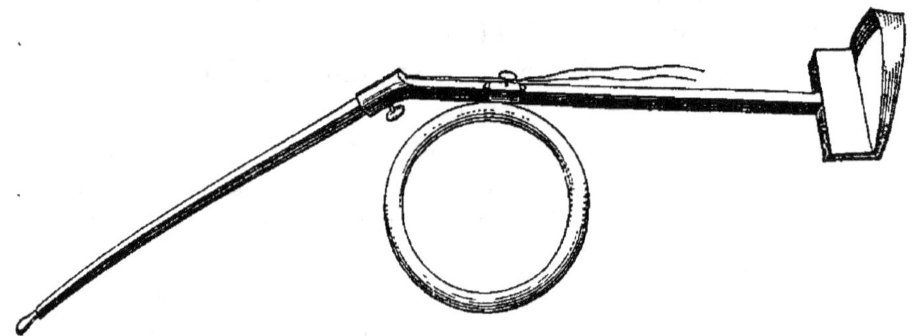

FIG. 82. — Anse de Wilde.

fins cautères électriques, pointus ou boutonnés, pour cautétériser le point d'implantation des polypes ou les bourgeons formés de tissu de granulations, développés sur la caisse ou les parois du conduit ; on peut aussi se servir de l'anse chaude pour enlever des tumeurs fibreuses qui auraient résisté à l'anse froide. Ces divers instruments doivent être actionnés par un accumulateur muni d'un rhéostat, les accumulateurs sont très préférables, dans la pratique, aux piles à grande surface et doivent être seuls employés.

L'emploi du galvanocautère ne présente aucun inconvénient sérieux, cependant, il est suivi d'une réaction assez
vive, qui se traduit par des maux de tête, du vertige et
appliquées au voisinage des os, les cautérisations trop étendues ou trop profondes, peuvent assez facilement donner
lieu à des nécroses ; on insufflera dans la caisse, après
qu'on l'aura employé, de la pyoctanine en poudre, subs-

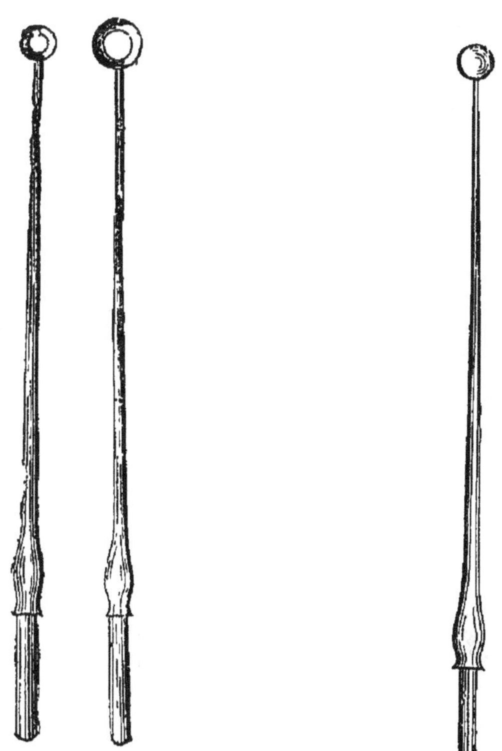

Fig. 83. — Curettes pour les granulations. Fig. 84. — Curette à bords tranchants de Wolff.

tance très antiseptique et dépourvue de toute causticité.

On peut aussi se servir de cautères fins, à extrémité bou-
tonnée ou non (fig. 86) pour pratiquer dans la membrane
du tympan des perforations se cicatrisant moins rapide-

ment que celles qu'on fait avec le couteau ; on introduit l'instrument froid au contact du tympan et on le fait
rougir brusquement, tout en l'appliquant sur la membrane.

Électrolyse. — L'électrolyse a été employée par Gruber
pour détruire les granulations et les restes de polypes. Cette
méthode est lente et douloureuse, nous recommandons de
préférence les curettages et
la galvanocaustie. Baratoux et

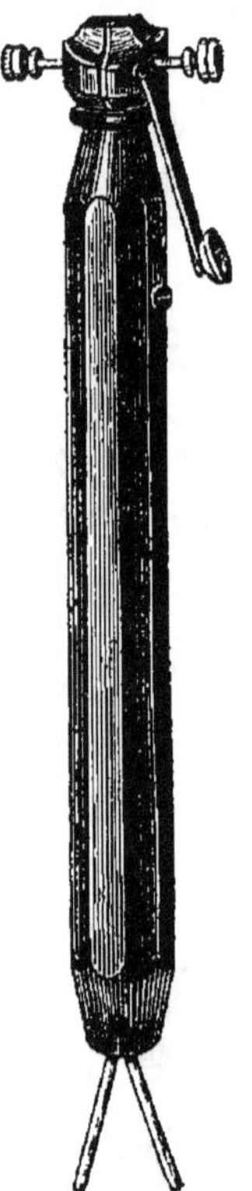

Fig. 85. — Manches pour cautères.

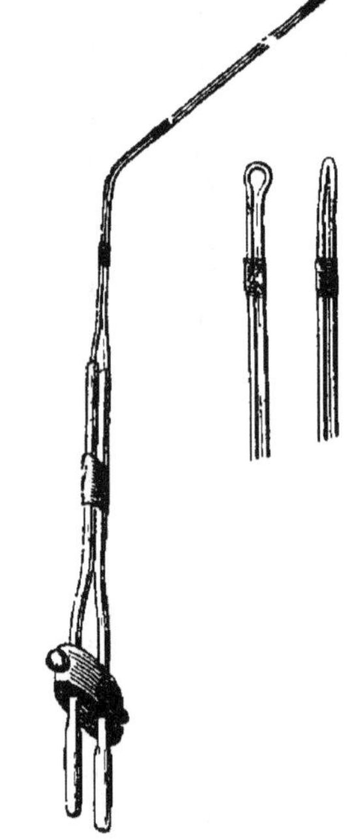

Fig. 86. — Cautères pour
l'oreille, 1/2 grandeur.

Suarez de Mendoza ont employé l'électrolyse dans les
rétrécissements de la trompe, ce procédé est dangereux et
doit être absolument proscrit, car il peut amener facilement des soudures définitives des parois et l'atrésie incu-

15.

rable de la trompe ; on doit leur préférer toujours le sondage et le massage, surtout sous la forme vibratoire.

Faradisation. — Sous l'impulsion de Duchenne, les courants faradiques furent très employés contre la surdité et les bourdonnements ; malheureusement, les brillants résultats annoncés ne se vérifièrent pas et les espérances conçues ne furent pas réalisées. Duchenne introduisait l'un des pôles, sous la forme d'un fil, dans le conduit rempli d'eau tiède, l'autre pôle était appliqué sur l'apophyse mastoïde, le cou, ou bien placé dans la trompe. Urbantschitsch, cependant, dit avoir obtenu, par la faradisation, de bons résultats, dans les bourdonnements, la surdité, dans l'otalgie et les névroses de l'apophyse mastoïde. Il faisait agir un fort courant d'induction pendant 3 à 5 minutes, un pôle au tragus, l'autre au cou.

Galvanisation. — L'emploi purement empirique des courants continus dans les maladies de l'oreille, eut, après la découverte de Volta, une grande vogue, qui fit place à un oubli complet, l'un et l'autre immérités ; mais, en 1869, les recherches très remarquables de Brenner les remirent en honneur et fournirent des règles scientifiques et logiques de leur emploi.

Brenner trouva que la formule de réaction du nerf acoustique, à l'état physiologique, pour les courants constants, était la même que celle des nerfs moteurs.

Il la formula de la façon suivante :

KaS.	K'	AS.	—
KaD.	$K>$	AD	—
KaO.	—	AO	k

Ce qui signifie, que lorsque l'on applique la cathode (pôle négatif) au tragus et l'anode (pôle positif) sur le côté opposé du cou ou sur le dos de la main, il se produit à la fermeture d'un courant d'une certaine force, KaS, une sensation sonore K', dans l'oreille excitée, sensation qui va

en diminuant et disparaît K> pendant que le courant passe,
KaD. A l'ouverture du courant ainsi orienté, KaO, il ne se
produit aucune sensation sonore —.

Si c'est l'anode qui est au tragus, on ne constate aucune
sensation acoustique — à la fermeture et pendant le
passage du courant AS et AD, mais à l'ouverture AO, un
son faible, k, est entendu.

Ces bruits seraient dus, d'après Brenner, à l'excitation
directe du nerf acoustique ; lorsque l'excitation électrique
devient plus énergique, la tonalité du son deviendrait plus
élevée, si le courant augmente il se produira des bourdonnements.

D'après Kiesselbach, la sensation sonore ne serait pas
due à l'excitation directe du nerf ; mais, par suite de
l'excitation électrique, le nerf auditif deviendrait capable
de percevoir les bruits artériels normaux, renforcés par
le conduit et qu'à l'état ordinaire il ne percevait pas. La
tonalité des bruits perçus serait constante et correspon-
drait ainsi à la tonalité propre du conduit, elle serait
indépendante de l'intensité de l'excitation. L'opinion de
Brenner est plus généralement admise.

La cathode étant placée au tragus d'une oreille qui n'a
pas encore été excitée, il faut un certain nombre de
couples pour provoquer la réaction sonore, par exemple
8 ; c'est ce que Brenner appelle l'excitabilité primaire, E^1.
On peut alors, sur ce nerf déjà excité, déterminer avec
un nombre inférieur de couples, par exemple 6, une
excitation qui ne se serait pas produite auparavant, c'est
l'excitabilité secondaire de Brenner, E^2. Si alors on fait
agir, pendant un certain temps, avec un nombre d'éléments
encore moindre, l'anode, sur le tragus, et qu'au moyen du
commutateur on la remplace brusquement par la cathode,
on aura la plus forte excitation possible du nerf acoustique,
pour une force de courant donnée. L'excitation de AO
s'ajoute à celle de KaS, et on a comme résultante K'+k,

c'est ce que Brenner appelle l'excitabilité tertiaire de l'oreille, E^3.

Dans l'oreille non excitée, il se produit des phénomènes de réaction inverses, auxquels Brenner a donné le nom de réaction paradoxale, Erb et Bénédict ont montré qu'ils n'ont rien de paradoxal, cette oreille étant sous l'influence de l'autre électrode.

Il faut toujours commencer par déterminer la formule de réaction du nerf, chez la personne qu'on traite; cette recherche est souvent rendue très difficile, sinon impossible, par les phénomènes accessoires qui apparaissent souvent avec une très grande énergie; ce sont : la douleur, les convulsions faciales, les vertiges et les nausées. Ces deux derniers phénomènes seront plus facilement évités, si les électrodes sont placées du même côté du corps, sur une même verticale. Cependant, même alors, ils peuvent survenir parfois et sans qu'on puisse le prévoir, avec une très grande intensité; il faut donc instituer le traitement électrique avec une extrême prudence.

Lorsqu'il existe des obstacles situés dans le conduit, au passage du courant, la réaction ne se produit pas, ou se produit très difficilement; au contraire, le nerf réagit beaucoup plus facilement lorsqu'il existe des perforations du tympan, divers états favorisent également les réactions du nerf, par exemple l'état de jeûne. On peut constater une augmentation de l'excitabilité du nerf acoustique, comparée à la normale, ou, au contraire, une diminution de cette excitabilité. Il existe, d'après Brenner, un certain nombre de variétés pathologiques dans la réaction de l'appareil acoustique et d'anomalies ; pour leur étude et leur traitement, nous devons renvoyer au mémoire de Brenner [1]. On peut constater une réaction électrique normale et même exagérée dans le nerf acoustique

----

[1] *Unters. u. Beobacht. a. d. Geb. d. Elektroth.*, Leipzig, 1868 et 1869.

d'une personne complètement sourde, et chez laquelle
la conductibilité osseuse a complètement disparu, dans la
syphilis du labyrinthe, qui nous fournit un bon exemple de
la valeur diagnostique de la méthode. Dans les cas pathologiques, on doit s'efforcer de ramener, par le traitement
galvanique, le nerf acoustique à sa formule normale.
Cependant, le retour à la formule normale peut se produire
sans que le nerf recouvre toutes ses fonctions.

Dans le traitement d'une hyperesthésie simple, avec
sensations acoustiques, il faut éviter toute excitation de
l'oreille, et, par conséquent, toute action cathodale. On
intercalera le corps dans le courant, et lorsqu'on voudra
faire cesser l'action du courant, on le diminuera peu à
peu, avec le collecteur ou mieux avec le rhéostat, de
façon à éviter toute secousse d'ouverture ; c'est dire que
l'on doit mettre l'anode en contact avec l'oreille. Si la réaction, dite paradoxale, se développait dans l'autre oreille,
on se servirait d'une électrode anodale double, placée en
avant de chaque tragus.

Si, en même temps que l'hyperesthésie, il y a renversement de la formule normale, on fera rentrer peu à peu
de nouveaux couples dans le courant, ou mieux on augmentera très progressivement sa force avec le rhéostat et on
ouvrira brusquement le courant.

D'après Erb, le courant galvanique donnerait de bons
résultats dans le traitement des bruits subjectifs.

Si les bourdonnements sont accompagnés d'une anomalie de la réaction acoustique électrique, on peut
admettre qu'ils sont d'origine nerveuse ; dans ce cas
seulement, on peut attendre de bons résultats du traitement électrique. Lorsque les bourdonnements disparaissent complètement par l'application du courant anodal,
on peut espérer les guérir ; plus vite ils réapparaîtront
avec leurs caractères, plus leur guérison sera lente. Les
séances dureront de 5 à 15 minutes, elles doivent être

poursuivies avec régularité et persévérance pendant des mois, parfois pendant un an.

Les lois de la réaction électrique de l'oreille, à l'état physiologique, posées par Brenner, ont été vivement attaquées, les résultats ont été très contestés et on a observé que les phénomènes pathologiques ont pu persister après le retour de la réaction normale.

Les résultats obtenus sont parfois lents, d'autres fois rapides, souvent ils ne durent pas ; on peut attribuer les insuccès, pour une certaine part, à l'emploi trop tardif de l'électricité et au manque de régularité et de persévérance dans l'application et, il faut bien le dire avec Erb, à l'emploi incorrect de l'électricité par le médecin.

La méthode n'a pas jusqu'ici donné de très brillants résultats, mais elle est encore à l'étude; il nous parait, d'après notre expérience personnelle, que si on l'appliquait à temps et judicieusement, il y aurait beaucoup plus à espérer des progrès qui pourraient être réalisés par un emploi plus méthodique et plus correct.

Quoi qu'il en soit, et il faut bien le dire, il résulte des vérifications qui ont été faites par divers auteurs, des résultats de Brenner, que les lois de la réaction électrique n'ont aucune valeur générale et que parfois on obtient de meilleurs résultats en appliquant le courant d'une façon très différente de celle qu'il conseille.

Ainsi, les alternances de courant, fréquemment répétées, ont pu produire de bons résultats et Erb a pu aller jusqu'à conseiller d'agir sans aucun plan, lorsqu'en suivant les indications de Brenner, on n'aura pas obtenu de résultat.

On choisira une pile qui permettra au médecin de faire également les diverses opérations d'électrolyse courantes du nez, pour ne pas faire double emploi. Il faut avoir également un galvanomètre apériodique, pour mesurer l'intensité du courant employé et un rhéostat pour pouvior augmenter ou diminuer plus progressivement la force du courant qu'on ne saurait le faire avec le collecteur, au moyen duquel on ne peut faire entrer ou sortir du circuit moins d'un couple à la fois. Il faudra également un excitateur simple ou double de l'oreille et une plaque que l'on doit placer sur un autre point du corps, qui sera le cou, ou mieux le bras *du même côté du corps.*

EMPLOI LOCAL DES MOYENS MÉDICAUX

Applications locales à la surface de la peau dans la région de l'oreille. — Les badigeonnages de teinture d'iode, les vésicatoires agissant comme révulsifs doivent être appliqués sur l'apophyse mastoïde.

Les injections sous-cutanées, doivent être faites à la tempe et mieux au-dessous de l'apophyse mastoïde; on ne les appliquera pas en avant du tragus, en raison de la richesse de cette région en vaisseaux.

Applications médicamenteuses dans le conduit auditif. — Les liquides que l'on fera pénétrer dans le conduit, à part les liquides très riches en alcool, doivent être chauffés, avant que d'être introduits dans le conduit. On peut mettre 8 à 10 gouttes de liquide dans l'oreille. Lorsque le liquide attaque le métal, on le fait chauffer au bain-marie dans le flacon, on le prend et on le fait pénétrer dans le conduit avec un compte-gouttes ; si le liquide n'attaque pas le métal, on le tiédira dans la cuiller qui sert également à le verser. Le malade doit pencher la tête du côté opposé, on tire le pavillon en arrière et on chasse l'air du conduit en faisant des pressions sur le tragus.

Le liquide ne pénètre spontanément dans la caisse que dans les cas où existent de larges perforations du tympan.

Le procédé de Politzer ou celui de Valsalva exécutés lorsque le liquide est déjà dans le conduit, chassent l'air qui est remplacé par le liquide; on peut également faire faire une aspiration au malade, le nez et la bouche étant fermés.

Pour faire pénétrer le liquide dans la partie postérieure de l'oreille, on fait coucher le malade sur le dos, la tête reposant sur l'oreille opposée. On peut aussi faire pénétrer dans la caisse le liquide introduit dans le conduit, en exerçant une compression avec un ballon muni d'une olive.

Pour que le liquide introduit ne sorte pas du conduit, il faut en fermer l'entrée avec un tampon d'ouate. Gruber a préconisé l'emploi de bougies gélatineuses chargées de médicaments et que l'on introduit dans le conduit, où elles fondent.

Les matières médicamenteuses pulvérulentes peuvent être introduites au moyen de pulvérisateurs spéciaux, ou simplement d'un tube de caoutchouc durci, de verre ou d'un tuyau de plume reliés à un tube de caoutchouc, au moyen desquels on insuffle la poudre. On peut même employer un simple tube de caoutchouc dont l'extrémité est taillée en biseau. Les applications locales de nitrate d'argent ou d'acide chromique doivent être faites au moyen d'un stylet de platine, préalablement chauffé et que l'on plonge dans la substance. On porte ensuite le stylet au-dessus d'une flamme, de façon à fondre la substance qui forme une perle adhérent à son extrémité. Il ne faut pas trop chauffer l'acide chromique, qui se transformerait en oxyde noir de chrome, substance inactive. Le point touché doit être bien séché au préalable avec du coton, de façon à éviter la diffusion de la substance caustique; lorsque l'action a été suffisante on enlève le caustique par une injection.

Applications médicamenteuses par la trompe d'Eustache. — On peut faire pénétrer par la trompe des vapeurs ou des liquides.

Vapeurs. — Les vapeurs, très employées autrefois, ont

été aujourd'hui presque complètement abandonnées. Cependant, on injecte encore des vapeurs de chlorhydrate d'ammoniaque au moyen de l'appareil que nous représentons (fig. 87). Il faut essayer les vapeurs sur du papier de tour-

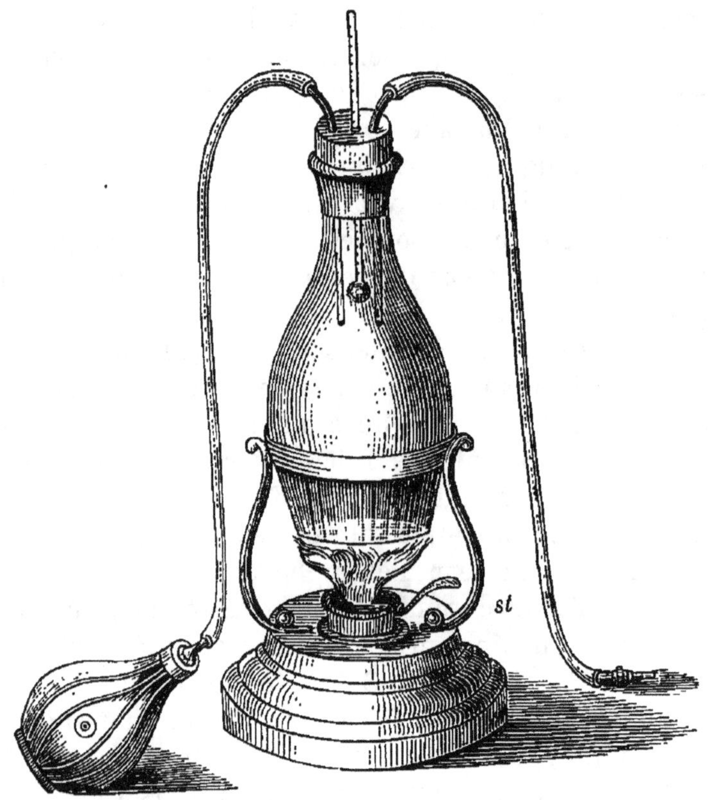

Fig. 87. — Appareil de vaporisation.

nesol humide, et on ne doit employer les vapeurs que si elles sont absolument neutres, car acides ou alcalines, elles sont très irritantes.

Lorsqu'on veut insuffler les vapeurs d'une substance très volatile, comme l'éther et le chloroforme, le menthol, la térébenthine, il suffit de placer le tube du ballon comprimé dans le goulot du flacon qui la contient, l'air qui rentre dans le ballon se charge de vapeurs que l'on projette ensuite dans la trompe par l'intermédiaire du cathéter. La pénétration des vapeurs dans la caisse produit de l'irritation et de l'injection des parois de la caisse et de la membrane du tympan.

Liquides. — Kramer a montré la possibilité de faire pénétrer dans la caisse, des liquides, avec un tympan intact. Lorsque le liquide a pénétré dans la caisse, le malade ressent dans l'oreille une sensation de plénitude et éprouve une surdité momentanée, le tympan est plus ou moins injecté. On s'assure que le cathéter est en place, par une insufflation d'air et l'auscultation, on l'enfonce solidement dans l'orifice de la trompe, et l'on chasse en même temps les mucosités qui peuvent obstruer la trompe. On introduit dans le pavillon du cathéter, avec le compte-gouttes, 7 à 8 gouttes d'un liquide préalablement tiédi, que l'on projette ensuite par une forte compression de l'air.

Il faut se méfier fortement de ces injections, les liquides injectés ont beau être antiseptiques, pour peu qu'ils soient irritants, ils déterminent trop fréquemment une poussée inflammatoire, parfois très violente, dans l'oreille moyenne. Cependant, les instillations de chlorure de zinc à 2 p. 100, appliquées avec beaucoup de précautions dans la trompe, de façon qu'elles ne pénètrent pas dans la caisse, constituent une très bonne méthode.

TRAITEMENT GÉNÉRAL

Nous ne pouvons rentrer ici dans des détails circonstanciés sur les cas et les conditions dans lesquels un traitement général doit être appliqué. Il y a beaucoup d'affections de tout l'organisme, notamment les diathèses, la tuberculose, la syphilis, la strume, qui retentissent sur l'oreille et qui doivent être traitées attentivement ; sans médication générale, le traitement local ne saurait alors aboutir. Nous étudierons dans le corps de ce livre les affections qui sont justiciables d'un traitement général. Nous nous bornerons ici à quelques indications.

Les cures climatériques peuvent avoir une heureuse influence sur certaines affections de l'oreille. Les malades atteints de catarrhe chronique du naso-pharynx, des trompes et de la caisse, et qui sont sujets à des poussées aiguës, pourront séjourner l'hiver, avec avantage, dans les climats chauds. Les otites purulentes pourront être heureusement modifiées par un séjour dans un pays de forêts ou de montagnes.

On a prétendu que les otites scléreuses étaient améliorées, surtout au point de vue des bourdonnements, par un séjour sur les montagnes. Cette action, si elle existe, ce qui est pour moi très douteux, n'est que passagère.

Dans les cas d'otorrhées survenues chez des malades lymphatiques ou scrofuleux, les bains chlorurés sodiques de Salies, les bains sulfureux de Cauterets, de Barèges, les bains d'eau de mer chaude ont une certaine valeur, sans pourtant dispenser jamais du traitement local. Les catarrhes chroniques, chez les sanguins, sont généralement mal influencés par ces agents excitants qui peuvent faire apparaître ou développer chez eux les symptômes labyrinthiques.

Les bains de mer et même le séjour au bord de la mer agissent, d'après la plupart des auteurs, très défavorablement dans la sclérose, surtout lorsqu'il existe des phénomènes labyrinthiques.

Les bains de mer froids ne peuvent être pris qu'avec les plus grandes précautions ; dans tous les cas où il existe une affection de l'oreille, il faut toujours fermer bien hermétiquement le conduit avec un tampon d'ouate, ne jamais mettre la tête sous l'eau, et après le bain, assurer la réaction.

La suggestion et le transfert ont pu être employés avec succès dans les cas de surdités hystériques.

TRAITEMENT DU NEZ ET DU PHARYNX NASAL

Les affections du nez et du pharynx nasal jouent un rôle très important dans l'étiologie des maladies de l'oreille, mais nous ne pouvons entrer ici dans le détail des méthodes de traitement, médicales ou chirurgicales, que l'on doit appliquer dans les nombreuses affections de ces organes.

Nous dirons seulement un mot des procédés les plus ordinairement employés.

La douche nasale. — Elle doit être administrée avec une seringue anglaise (ennéma) et non pas avec le siphon de Weber, qui nettoie moins bien et expose davantage à l'entrée de l'eau dans les trompes. Pour prendre sa douche nasale, le malade baisse la tête en avant, il introduit la canule nasale dans une des narines et penche la tête du côté opposé ; la canule ne doit pas être dirigée parallèlement au dos du nez, mais parallèlement à l'axe de la cavité buccale. Avant de commencer l'injection, il faut s'assurer que la seringue est bien purgée d'air. Le liquide employé doit avoir une température de 37°. L'eau pure irritant la muqueuse, on pourra y ajouter une demi-cuillerée à café de sel de cuisine par litre d'eau, ou mieux une cuilerée à bouche d'eau de Salies. Lorsqu'on ajoute à l'eau des substances médicamenteuses, on pourra corriger leur action irritante, en faisant ajouter cette même quantité de sel à l'eau, lorsque le sel n'agit pas chimiquement sur le médicament employé.

L'injection sera bien exécutée lorsque l'eau reviendra régulièrement par l'autre narine et qu'il ne se produira pas ensuite de céphalalgie ; on fera passer la moitié de la douche d'un côté, l'autre moitié de l'autre. Pendant la douche, le patient respirera lentement, et régulièrement en tenant la bouche constamment ouverte.

On emploiera parfois avec avantage des seringues à bout recourbé, que l'on introduit par la bouche et que l'on fait passer derrière le voile, pour faire des injections rétro-nasales.

On a prodigieusement abusé de la douche nasale, ainsi que de l'insufflation d'air dans la caisse; ces deux mé-thodes sont souvent nuisibles. Dans un grand nombre de cas, la douche nasale doit être remplacée par le massage vibratoire.

Les **pulvérisations** peuvent être liquides ou solides.

Les **pulvérisations liquides** se font avec un pulvérisateur muni d'une double poire à compression; le pulvérisa-teur peut se prolonger en un tube droit que l'on introduit dans le nez ou en un tube recourbé que l'on introduit dans le naso-pharynx derrière le voile. Le liquide de la pulvéri-sation peut être chauffé au bain-marie.

Pulvérisations des poudres. — Les pulvérisateurs, au moyen desquels on introduit les poudres, sont des tubes droits ou recourbés, munis d'une poire qui comprime l'air et projette la poudre.

Les **cautérisations** se font au moyen de cautères droits ou courbes, rougis par des accumulateurs.

L'électrolyse a été surtout employée pour détruire les épaississements et éperons de la cloison; d'une façon géné-rale, ce procédé est très inférieur à la section par la scie ou au moyen des fraises mues par le tour des dentistes, bien qu'il trouve son indication dans quelques cas.

Les déviations en masse de la cloison seront corrigées au moyen de pinces et d'instruments que nous ne pouvons décrire ici.

Les **végétations adénoïdes** du pharynx, auxquelles con-vient mieux le nom d'amygdale laryngée, constituent une des causes les plus fréquentes des inflammations catarrhales des trompes et de la caisse, elles peuvent être enlevées par diverses méthodes, qui ne sauraient être énumérées ou critiquées dans ce livre.

Le **massage vibratoire** de la gorge et du nez, imaginé par Braun et que j'ai, le premier, appliqué en France, est une méthode de grande valeur. Il se fait en exécutant sur la surface des muqueuses du nez et du pharynx, au moyen de sondes métalliques droites ou recourbées, entourées d'ouate imbibée de substances médicamenteuses, des mouvements rapides (600 à 700 par minute) avec une grande régularité, soit avec le vibrateur électrique que j'ai proposé, soit de préférence avec la main. Cette méthode, qui assure mieux que tout autre la pénétration et l'action des médicaments dans la muqueuse, agit aussi directement et mécaniquement, en tant que massage vibratoire, sur la circulation du sang et de la lymphe, la nutrition des nerfs et des glandes; elle s'est surtout montrée efficace dans les rhinites hypertrophiques et atrophiques simples ou fétides, la pharyngite diffuse, les rhinites vasomotrices et les névroses réflexes d'origine nasale.

TROISIÈME PARTIE
ÉTUDE SPÉCIALE DES MALADIES DE L'OREILLE

CHAPITRE PREMIER
OREILLE EXTERNE

MALADIES COMMUNES AU PAVILLON ET AU CONDUIT

ECZÉMA

L'eczéma du pavillon et du conduit est une affection très commune, qui ne se présente pas avec des caractères très différents de ceux que nous constatons dans l'eczéma des autres parties du corps.

On peut distinguer une forme aiguë et une forme chronique.

L'eczéma aigu débute par une sensation de chaleur, des démangeaisons, de la rougeur, puis apparaissent des vésicules, qui crèvent et la surface de l'ulcération se recouvre de croûtes, sous lesquelles on trouve un liquide visqueux, épais, parfois purulent; dans le conduit, les croûtes se mêlent au cérumen dont la sécrétion peut être augmentée ou diminuée. Lorsque l'affection est abandonnée à elle-même, l'eczéma devient chronique et cette forme est surtout caractérisée par l'épaississement considérable des tissus; le pavillon devient parfois difforme et le conduit peut être plus ou moins complètement obstrué.

L'eczéma de l'oreille siége de préférence sur le sillon au niveau duquel se fait l'union de la peau de l'oreille avec celle du crâne, en arrière du pavillon, et sur le lobule.

L'eczéma de l'oreille peut se manifester sans cause apparente, par propagation de la même affection développée sur la face, à la suite de traumatismes, d'irritations de nature variée, produites surtout par l'emploi de diverses substances irritantes, telles que l'iodoforme, ou, plus fréquemment, dépendant de la médecine populaire, par les huiles et les pommades que l'on a laissé rancir sur place, à la suite des otorrhées. Les individus faibles et débilités, lymphatiques, rachitiques et scrofuleux donnent plus de prise à l'affection. Les femmes y sont plus disposées pendant la période cataméniale.

Chez les enfants surtout, l'apparition de l'eczéma aigu est souvent précédée de fièvre. La sensation de chaleur et la démangeaison sont parfois extrêmement pénibles. L'obstruction du conduit auditif externe peut déterminer mécaniquement des troubles de l'audition dans l'eczéma aigu comme dans l'eczéma chronique, mais c'est surtout dans cette dernière forme que l'on observe une diminution de l'ouïe ; il se produit même des bruits subjectifs qui sont sous la dépendance de l'hyperhémie ou de l'inflammation concomitante de l'oreille moyenne et interne. Les formes légères, circonscrites ou récentes, guérissent parfois spontanément. Les vieux eczémas chroniques peuvent aboutir à l'éléphantiasis du pavillon et du conduit, ou tout au moins à un épaississement plus ou moins considérable de ces organes.

Pronostic. — Le pronostic des formes aiguës ou chroniques légères est bon, à condition que le traitement soit bien exécuté, le pronostic des vieilles formes chroniques est au contraire grave. Les otites furonculeuses du conduit ne sont pas rares dans le cours de l'eczéma.

Traitement. — Si l'eczéma guérit parfois facilement et

sans traitement, il faut se souvenir que, souvent aussi, il exige des soins minutieux et une grandè patience; on ne doit pas négliger de traiter l'état général et les affections intercurrentes.

On guérira souvent la forme aiguë, au début, par de simples pulvérisations faites avec : poudre d'amidon, 1 ; acide borique pulvérisé, 2 ; ou bien, amidon et calomel à parties égales. Mais il ne faut pas introduire de poudre dans le conduit. Contre la douleur on emploiera les badigeonnages de cocaïne, le tube de Leiter. On devra éviter toute injection et l'approche de liquides simplement aqueux. J'ai obtenu les meilleurs résultats par l'emploi de pommades avec : vaseline, 10, ichthyol, 1 à 5.

Lorsque le malade est à la période des croûtes, on les fera disparaître en appliquant dans le conduit ou sur le pavillon, de la gaze imprégnée de diverses pommades : onguent diachylum d'Hebra, pommade de Lassar, onguent à l'oxyde de zinc (1 : 30); l'emplâtre de Pick (acide salicylique, 1 ; emplâtre de savon, 10). La créoline (créoline, 2, vaseline, 100), proposée par Eitelberg, est un assez bon moyen, surtout lorsque l'eczéma est fétide, en raison de ses propriétés désodorisantes. Knapp a préconisé les badigeonnages avec le nitrate d'argent à 1 à 3 p. 100. Dans ces formes, j'ai obtenu les meilleurs résultats par la méthode suivante : à la première visite, je fais un pansement compressif avec de la gaze imprégnée d'ichthyol, 5 ; lanoline, 20, qui reste en place trois ou quatre jours, puis, suivant la quantité des croûtes, j'exécute des badigeonnages et un nettoyage minutieux avec une solution de nitrate d'argent à 3 p. 100, je remets un pansement à l'ichthyol et je fais deux jours après un nouveau nettoyage au nitrate d'argent; je procède ainsi jusqu'à la guérison, que j'ai toujours obtenue et avec une très grande rapidité. Lorsqu'il existe des rhagades ou ulcérations profondes du pavillon, je les cautérise légèrement à la pierre infernale; pour les ulcérations profondes du conduit, je fais une instillation tiède de nitrate à 10 p. 100, pendant cinq minutes. Toutes ces applications sont suivies d'un lavage rapide à l'eau salée. S'il n'y a pas d'ulcération trop profonde et lorsque je constate un épaississement des tissus, je pratique dès le début, comme Delstanche, le massage du pavillon ; je fais celui du conduit par l'intermédiaire d'un tube de plomb. En présence d'ulcérations ou de rhagades profondes, j'attends leur cautérisation pour commencer le massage.

Je me bornerai à citer les affections suivantes de l'oreille externe qui sont très rares : **séborrhée, pemphigus, psoriasis, icthyose, acné** et qui ne présentent rien de bien spécial ; elles suivent la même évolution que lorsqu'elles se développent sur les autres parties du corps.

HERPÈS ZOSTER

Cette affection assez rare se caractérise par l'éruption de groupes de vésicules sur différents points du pavillon, du conduit et même du tympan (Hartmann), elle est d'ordinaire accompagnée de très violentes douleurs dans toute la tête et surtout la région de l'oreille. Ces éruptions sont symptomatiques d'affections du trijumeau ou du nerf grand auriculaire, elles peuvent aussi accompagner les névralgies du facial.

Traitement. — Les douleurs locales doivent être traitées par l'application d'injections sous-cutanées de morphine, l'ingestion de narcotiques et d'antipyrine. On appliquera sur les vésicules ouvertes une pommade à l'acétate de plomb et des pulvérisations de poudre de calomel et d'acide borique.

ÉRYSIPÈLE

L'érysipèle primaire du conduit, qui se produit à la suite d'excoriations de la peau, consécutives à de légers

traumatismes et surtout à l'eczéma, est rare ; plus fréquemment, l'érysipèle du pavillon et du conduit se développe par suite de la propagation de l'érysipèle facial. Le
gonflement porte beaucoup moins sur le conduit que sur
le pavillon, qui se recouvre fréquemment de bulles. L'érysipèle du conduit ne présente, ni dans son évolution, ni
dans son traitement, rien de bien spécial.

OTITE DIPHTHÉRITIQUE

La diphthérie du conduit, qui peut être isolée ou bien
combinée à celle du pavillon, est rarement primitive.
Beaucoup plus fréquemment, elle est combinée à la diphthérie de la gorge et de l'oreille moyenne.

Dans tous les cas, le tégument est tapissé par une
fausse membrane très adhérente ; lorsqu'on l'enlève, on
trouve au-dessous une surface ulcérée et saignante, extrêmement douloureuse au moindre contact. Le calibre du
conduit est généralement rétréci, par suite du gonflement
de ses parties.

Tout le pourtour de l'oreille est également enflammé,
les glandes et les ganglions sont tuméfiés. D'après Wreden,
Wendt et Blau, les formes de diphthérie primitives de
l'oreille externe, sont extrêmement douloureuses, les
formes secondaires, seraient plutôt accompagnées de
l'anesthésie de ces parties.

L'évolution du processus est très variable.

Lorsque les ulcérations sont superficielles, elles guérissent sans laisser de traces, tandis que, lorsqu'elles sont
profondes, les cicatrices rétractiles qui leur succèdent peuvent amener le rétrécissement et même l'atrésie du conduit.

Le pronostic de la diphthérie primaire du conduit est
relativement favorable. Lorsque la diphthérie de l'oreille
externe est une complication de la diphtérie de l'oreille

moyenne, le pronostic, au point de vue de l'audition, est toujours très sévère, en raison des destructions très graves qui se produisent.

Actuellement, la diphthérie, quelle que soit sa localisation, nécessite un traitement général par le sérum de Behring-Roux et un traitement local.

Roux a observé que l'association de topiques locaux toxiques, sublimé, acide phénique, semblait donner de mauvais résultats et il recommande les solutions boriquées les solutions à 50 p. 1000 d'eau de Labarraque, la glycérine salicylée ou un bleu composé de violet et de vert de méthyle ; c'est à cette dernière substance employée en solution à 2 p. 100, que nous donnerons la préférence, comme topique de la diphthérie du conduit.

NÉVROSES

Anesthésie. — Elle peut se produire dans l'hystérie (Lichtwitz), après une otite externe de longue durée, consécutivement à diverses affections de l'oreille moyenne. Elle peut être symptomatique de diverses affections centrales, de l'hémorragie de la moelle allongée, des tumeurs cérébrales, de la méningite cérébro-spinale.

L'hyperesthésie accompagne les états névralgiques du trijumeau et des autres nerfs sensitifs de l'oreille.

En dehors du traitement général (bromure, quinine, valériane) le meilleur traitement local sera l'électricité, les applications de pommades calmantes, de petits vésicatoires en avant du tragus ou sur l'apophyse mastoïde, les pointes de feu sur l'apophyse mastoïde.

TROPHONÉVROSES

Beaucoup d'altérations de la sécrétion cérumineuse doivent être rapportées à des trophonévroses, surtout chez les vieillards. On doit également souvent rapporter à des trophonévroses, les inflammations du conduit.

Néoplasmes de l'oreille externe.

Bien que, parmi les néoplasmes dont nous allons nous occuper, tous ne soient pas communs aux deux parties qui composent l'oreille externe, nous préférons ne pas les séparer dans leur étude.

Nous diviserons ces néoplasmes en bénins et malins.

Néoplasmes bénins.

KYSTES

Ils peuvent être de trois espèces : les *kystes par rétention ou athéromes*, les *kystes vrais* et les *kystes dermoïdes*.

KYSTES PAR RÉTENTION

Ils se forment aux dépens des glandes sébacées, évoluent lentement et restent indolores, leur volume varie de celui d'un pois à celui d'une plume d'oie. Ils peuvent se développer sur les parois du conduit ou en n'importe quel point du pavillon, c'est surtout sur la paroi postérieure de cet organe qu'ils atteignent le volume le plus considérable.

La peau de ces kystes, dans la région superficielle, s'amincit et parfois se perfore, une partie de leur contenu, formé de cellules épithéliales, de graisse, de cholestéarine, s'écoule et il s'établit des suppurations chroniques avec trajets fistuleux.

KYSTES VRAIS

On les observe seulement sur le pavillon. Hartmann croit qu'ils peuvent se développer spontanément. Cependant ils se relient parfois à des traumatismes ; en tout cas,

16.

ils semblent liés, le plus souvent, à des altérations, traumatiques ou non, du cartilage. Leur contenu normal est séreux, mais il peut être sanguinolent et même purulent.

KYSTES DERMOÏDES

Ces tumeurs sont congénitales, situées parfois sur le pavillon lui-même, plus souvent en arrière, le plus souvent en avant; elles renferment des débris épithéliaux, de la graisse, parfois des poils et du cartilage, elles sont parfois situées sous le périoste et munies d'un pédicule.

Traitement. — Le traitement des kystes vrais consistera à aspirer leur contenu avec un trocart capillaire et à faire pénétrer dans leur cavité une solution de glycérine iodée (Schwartze); ou bien, après avoir largement ouvert la poche, à la bourrer de gaze iodoformée. Quant aux kystes de la première et de la troisième catégorie, après avoir incisé la peau avec précaution, énucléé soigneusement la tumeur, on nettoie le sac et on fait un pansement compressif. Le sac kystique des kystes congénitaux est plus mince que celui des kystes athéromateux. Lorsque la paroi kystique est incomplètement enlevée, il s'établit d'ordinaire des fistules persistantes. Nous avons obtenu de très bons résultats par le traitement électrolytique.

FIBROMES ET MYXOFIBROMES

Ils se développent surtout sur le lobule, à l'occasion de traumatismes, de sa perforation ; ils sont beaucoup plus rares sur le pavillon. Ils peuvent atteindre le volume d'un œuf de poule. Ces tumeurs sont plus communes et atteignent leur plus grand développement chez les Nègres.

Les **adénomes fibreux** (Klingel) et les **papillomes** sont des tumeurs rares du pavillon et du conduit.

CHÉLOÏDES

Il se forme parfois des chéloïdes sur le pavillon, à la suite de traumatismes et sur le lobule après sa perforation.

Toutes ces tumeurs doivent être enlevées d'une façon complète.

ANGIOMES

Ces tumeurs, congénitales ou développées lentement, à la suite de la congélation de l'oreille externe, se forment de préférence au niveau du lobule et du tragus; on peut cependant les observer dans le conduit. Lorsqu'elles sont volumineuses, elles peuvent donner lieu à des sensations douloureuses. La rupture des vaisseaux peut causer des hémorragies graves et même mortelles.

Traitement. — La destruction de ces tumeurs au moyen du thermo ou du galvanocautère est un bon moyen; bien supérieure encore est l'électrolyse, qui mérite, à notre avis, la première place. Les injections interstitielles de perchlorure de fer, qui peuvent amener des gangrènes et des embolies mortelles, sont dangereuses et doivent tomber dans l'oubli. On a pu obtenir la guérison de gros anévrismes, par la ligature de vaisseaux afférents et même de la carotide.

Lorsque ces tumeurs sont pédiculées, on les enlèvera à l'anse chaude.

On a observé l'anévrisme cirsoïde de l'artère auriculaire postérieure qui déterminait des bruits très intenses.

POLYPES

Les polypes du conduit sont des tumeurs conjonctives, pédiculées, qui peuvent se développer sur les parois de l'oreille externe et de l'oreille moyenne.

Les polypes naissent le plus souvent dans le conduit, sur les parois postérieure et supérieure de la région osseuse, au voisinage du tympan. Parfois, en partie sur le conduit et la membrane du tympan, rarement sur la portion de la paroi cartilagineuse. Nous renvoyons leur étude au chapitre spécial qui les concerne.

Enchondromes. — Les enchondromes du conduit sont d'une extrême rareté. On doit les détruire.

Ostéomes et exostoses du conduit. — Nous étudierons ces tumeurs avec les atrésies du conduit et au chapitre des *Interventions chirurgicales*.

Néoplasmes malins.

SARCOME

Le sarcome proprement dit, ainsi que le *fibro-sarcome* et l'*ostéo-sarcome*, ont été observés, quoique rarement, dans l'oreille externe.

Le diagnostic doit être fait aussitôt que possible, à l'aide du microscope et l'opération doit être complète. On enlèvera la tumeur et les ganglions déjà intéressés, on curettera les os, afin d'éviter une récidive, qui, malheureusement se produit, d'ordinaire, très vite.

ÉPITHÉLIOMA PRIMITIF

L'épithélioma primitif de l'oreille externe peut apparaître sur le pavillon ou le conduit.

L'épithélioma débute par l'apparition de plusieurs nodules qui s'ulcèrent, se recouvrent de croûtes et simulent un eczéma ou un lupus; le diagnostic doit être fait au plus tôt avec le microscope et l'opération devra consister à enlever toutes les parties suspectes. Sur le pavillon, l'épithélioma se développe souvent dans les parties supérieures. Abandonné à lui-même, il gagne fatalement le conduit, les ganglions voisins et s'étend en surface comme en profondeur. Son évolution est plus lente que celle du sarcome.

Il ne faut pas hésiter à sacrifier avec le couteau, le galvanocautère ou la curette tranchante, toutes les parties atteintes et les ganglions suspects. Il vaut mieux laisser bourgeonner la plaie, que conserver un lambeau qui pourrait devenir le point de départ d'une récidive. Dans les cas où l'épithélioma est encore bien limité sur le pavillon, on obtiendra la guérison, tout en produisant les moindres délabrements, par l'électrolyse, suivie de pansements à la pyoctanine ou de l'application de la pâte de Manec :

Acide arsénieux .ʻ	1 partie.
Sulfure de mercure.	3 —
Eponge calcinée	6 —

sur un tampon d'amadou. Arsenic à l'intérieur.

MALADIES PROPRES AU PAVILLON

Le pavillon est sujet aux accidents et aux affections qui se produisent sur les autres parties du corps, nous ne les décrirons que dans les cas où elles présenteront un caractère suffisamment spécial.

TRAUMATISMES

En raison de sa situation, le pavillon et surtout le pavillon gauche, est exposé aux traumatismes ; les contusions y sont fréquentes et doivent être traitées par les moyens résolutifs ordinaires. A la suite des sections et des arrachements, les bords des plaies doivent être affrontés soigneusement et maintenus par les moyens de contention ordinaires.

Il est certain que le pavillon, complètement séparé de l'oreille, même depuis plusieurs heures, a pu se souder après avoir été remis en place et suturé. Il ne faut pas oublier qu'à la suite de ces blessures, l'atrésie du conduit auditif externe peut se produire.

Les piqûres faites dans le lobule, avec des pointes malpropres, pour placer les boucles d'oreille, peuvent donner lieu à des suppurations et à de l'eczéma. Par suite de tractions sur les boucles d'oreille, il se produit souvent une déchirure du lobule, qui, souvent, atteint la périphérie. Il faut faire l'accolement des bords, après avivement, si la plaie est déjà cicatrisée.

Dans la scrofule, le seul poids des boucles d'oreille peut suffire à fendre le lobule et à engendrer de l'eczéma ; il faut faire enlever les boucles d'oreille, et si la section a été complète et qu'on veuille corriger cette difformité, on devra aviver les bords, les maintenir en contact et parfois assurer leur réunion par un ou deux points de suture.

OTHÉMATOME

Cette affection ne présente aucun danger, elle consiste

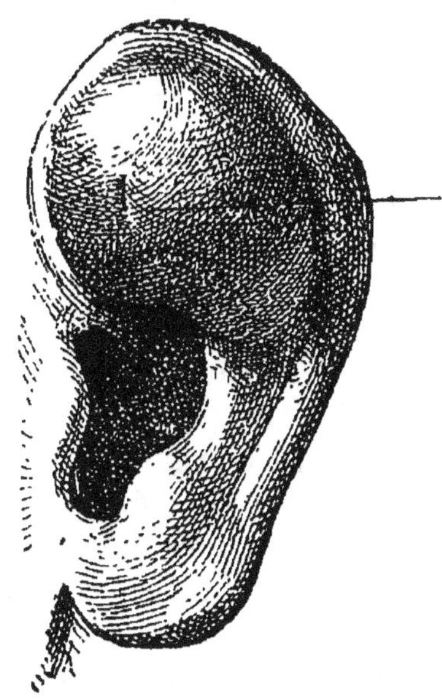

Fig. 88. — Othématome.

en une bosse sanguine, de volume très variable, qui se

développe rapidement dans la région supérieure du pavillon, ordinairement au niveau de la division de l'anthélix en deux branches (fig. 88).

La douleur et la réaction, parfois nulles, sont, au contraire, dans d'autres cas, très vives. Le sang se trouve accumulé entre le cartilage et le périchondre qui se sont séparés, la résorption peut se faire rapidement, spontanément et sans laisser de traces. D'autres fois elle est très lente à s'établir, il peut même se produire de longues suppurations et le pavillon reste déformé et ratatiné ; c'est cette déformation que l'on observe chez les lutteurs, les boxeurs de profession et que les sculpteurs antiques ont représentée dans plusieurs statues de divinités et de lutteurs.

Étiologie. — L'othématome peut se produire par traumatisme, chez des individus dont la santé générale est d'ailleurs parfaite et chez qui l'oreille n'a subi aucune altération, comme cela est arrivé plusieurs fois, à la suite de brutalités subies par de jeunes enfants.

L'othématome peut aussi se développer spontanément, et cela, par suite de troubles de nutrition, bien étudiés par Virchow et Parreidt, surtout chez les fous. A ce propos, se pose la question de savoir si, dans ces cas, l'othématome est absolument spontané, ou si plutôt, par suite des altérations qui se sont produites spontanément dans le cartilage, le moindre traumatisme peut être l'occasion d'un othématome. Chez les fous, ce seraient surtout les violences de leurs gardiens qu'il faudrait considérer comme la cause, au moins occasionnelle, de l'épanchement sanguin. La question se complique encore davantage, parce qu'il n'est pas douteux que les altérations de nutrition du cartilage puissent succéder à des traumatismes souvent répétés ; ces altérations s'établissent peu à peu et peuvent donner lieu ultérieurement à l'extravasation sanguine, soit spontanément, soit à l'occasion d'un traumatisme, même léger,

On allègue à l'appui de cette dernière manière de voir, que, d'après la plupart des statistiques, le nombre des fous atteints d'othématome est plus considérable que celui des folles, les gardiennes étant moins brutales que les gardiens; de plus, on observe l'othématome des fous beaucoup plus souvent à gauche qu'à droite, ce qui est favorable à l'opinion de l'origine traumatique.

Il est cependant certain que chez les fous l'othématome s'est produit dans certains cas en dehors de tout traumatisme récent ou ancien; de plus, l'othématome a pu apparaître successivement à droite, puis à gauche ou bien inversement. Dans ces cas bilatéraux, d'ailleurs assez rares, il faut admettre l'origine nerveuse et les troubles de nutrition, sans vouloir nier l'importance causale du traumatisme, prépondérante, si on considère l'ensemble des cas.

Rappelons-nous d'ailleurs que Brown-Séquard a pu provoquer l'othématome, chez des animaux, à la suite de la section des corps restiformes. Les altérations, spontanées ou non, observées dans le cartilage, consistent en dégénérescence hyaline, fissures, formations de lacunes remplies de sérum.

Diagnostic. — Il est facile; en raison de son développement rapide, la tumeur ne peut être confondue avec une périchondrite, un angiome ou un néoplasme.

Pronostic. — Généralement bon, la guérison se fait souvent spontanément et parfois sans laisser de traces, le plus souvent l'oreille reste déformée ou ratatinée, parfois il s'établit une suppuration prolongée, qui peut aboutir à l'élimination d'une partie plus ou moins importante du cartilage.

Traitement. — Au début, on restera dans l'expectative, on pourra toujours cependant appliquer des compresses d'eau blanche; dans les cas où la douleur est vive (othématome traumatique), on pourra faire des applications du sac de glace ou du tube de Leiter, des enveloppements froids, des badigeonnages de teinture d'iode ; un peu plus tard, on emploiera le massage, que l'on appliquera avec modération et qu'on fera suivre d'un bandage compressif. On pourra évacuer une partie du liquide, lorsqu'il est très abondant, par des aspirations capillaires faites avec toutes les précautions antiseptiques. Souvent, dans les cas un peu anciens, il n'y a plus de sang dans la tumeur, mais un liquide sirupeux. L'introduction d'un liquide modificateur a donné de mauvais résultats. L'ouverture de l'hématome, le nettoyage et la compression, peuvent être utiles en cas de suppuration, mais l'établissement d'un séton est une pratique condamnable, qui expose aux longues suppurations et aux destructions consécutives.

PERICHONDRITE

La perichondrite du pavillon est une affection rare qui se produit spontanément ou à la suite de processus inflammatoires aigus ou chroniques du pavillon, de l'otite circonscrite ou même de l'otite moyenne suppurée, et peut s'étendre à tout le pavillon, donnant parfois lieu à des abcès qui fluent vers la région rétro-maxillaire. Contrairement à ce que l'on observe pour l'othématome, l'évolution de la périchondrite est lente, elle se produit assez souvent à la suite des fistules et des abcès par congestion, qui fusent vers la région parotidienne. Comme dans l'othématome, la tumeur renferme un liquide visqueux, le périchondre est séparé du cartilage qui est rugueux.

Traitement. — Applications de résolutifs, de glace, de teinture d'iode, massage, compression, ponction aspiratrice ; lorsqu'il y a des fistules et de la suppuration, il faut ouvrir les fistules, curetter et enlever les parties nécrosées ; pansements antiseptiques.

PHLEGMON ET GANGRÈNE

On observe des phlegmons du pavillon, qui l'intéressent dans son entier ; lorsqu'ils se produisent sur des organismes débilités ou après des maladies infectieuses, la gangrène du cartilage, toujours suivie d'une déformation du pavillon, en est la conséquence fréquente. On voit souvent se développer, à la suite du phlegmon du pavillon, des fistules dirigées vers le conduit, le cou ou la région parotidienne.

Le **pronostic** est très sévère, car la gangrène du pavillon est un symptôme de cachexie profonde de l'organisme.

Le **traitement** consistera en pansements antiseptiques, piqûres de morphine, résection des parties nécrosées et toniques généraux.

BRULURES DU PAVILLON

Les seules observations spéciales que nous ayons à faire à propos des brûlures du pavillon, c'est qu'il faut éviter avec soin, dans le cas où il existe des brûlures intenses de la conque et du tragus, les atrésies du conduit, qui peuvent se produire par suite du bourgeonnement de la plaie et du développement d'un tissu de granulation. Il faut placer dans le conduit un drain à demeure et cautériser fréquemment les bourgeons charnus à la pierre infernale. Les brûlures légères du pavillon peuvent déterminer une hyperhémie ultérieure, désagréable, de cet organe.

CONGÉLATION DU PAVILLON

Comme pour les brûlures, il peut y avoir plusieurs degrés. Lorsque l'action du froid n'a pas été très forte, l'oreille peut revenir à l'état normal, en présentant encore pendant longtemps une tendance à l'hyperhémie. On peut,

avec avantage, faire des badigeonnages à la teinture d'iode.
Urbantschitsch recommande d'enduire le pavillon avec
une solution de gutta-percha dans le chloroforme. Dans
les cas très graves, rares dans nos pays, il peut se produire, consécutivement, des suppurations suivies de la
formation de cicatrices et même de la gangrène.

LUPUS

Le lupus du pavillon est une affection peu commune. Les
cas de lupus primitif sont beaucoup plus rares que ceux
de lupus secondaire, la forme la plus ordinaire est le lupus
maculosus. Le pronostic du lupus est toujours grave, même
dans les formes bénignes ; celui du lupus ulcérant est
d'une extrême gravité.

Le traitement consistera en curettages, scarifications et
cautérisations au galvanocautère et surtout au chlorure de
zinc.

J'ai obtenu des résultats très rapides, complets et défi-
nitifs, par la destruction électrolytique du lupus maculosus.

MALADIES PROPRES AU CONDUIT AUDITIF EXTERNE

BLESSURES, PLAIES, FRACTURES

Les blessures, plaies et fractures peuvent être produites
directement ou indirectement.

Les **blessures directes** du conduit sont, le plus ordinairement, la conséquence de l'introduction de corps étrangers
piquants (aiguille à tricoter, crayon, etc.), dans le conduit.
Les traumatismes peuvent être légers et superficiels, ils
peuvent ne déterminer qu'une otite externe légère, circonscrite ou diffuse ; mais si les corps sont malpropres, ils donneront souvent lieu à un phlegmon, et la suppuration consé-

cutive, détruisant et traversant la paroi supérieure du conduit, a pu perforer la paroi de la fosse cérébrale moyenne et déterminer une méningite mortelle. Les instruments pointus enfoncés brusquement et vigoureusement dans le conduit peuvent traverser la paroi supérieure du conduit, pénétrer dans le crâne et déterminer des accidents très graves et même mortels (écoulement du liquide céphalo-rachidien, infection purulente et vertiges graves).

Les **blessures indirectes** peuvent se produire : 1° à la suite de chocs sur la mâchoire inférieure, qui est projetée contre la paroi antérieure du conduit, toujours très mince et présentant toujours chez l'enfant, parfois chez l'adulte, mais plus fréquemment chez le vieillard, des lacunes d'ossification qui en diminuent la résistance. Il faut redresser la paroi, enlever les esquilles. De toutes les fractures du conduit, celles-là sont les moins graves ; 2° à la suite de chutes ou de chocs sur l'occiput. Dans ces cas, la fracture intéresse le plus souvent la paroi postérieure du conduit ; ces fractures, lorsqu'elles sont limitées au conduit, peuvent déterminer des mastoïdites sans autres symptômes ; 3° à la suite de chocs et de coups sur le vertex ; la fracture intéresse alors la paroi supérieure et, même limitée au conduit, a souvent des conséquences très graves, écoulement du liquide céphalo-rachidien, hernie du cerveau, vertiges, infection purulente des méninges.

Ces fractures, surtout celles des deux dernières catégories, sont fréquemment combinées à des déchirures du tympan et à des fractures du rocher. Dans ces cas, la surdité à divers degrés, temporaire ou définitive, vient s'ajouter aux symptômes. L'appréciation de la gravité des cas est très difficile, le diagnostic et surtout le pronostic doivent toujours être très réservés. Les malades doivent être surveillés et suivis, car il se produit souvent, par la suite, des séquestres, des bourgeons charnus et des fistules, conséquences de la carie. L'hémorragie, qui peut manquer si la peau du conduit n'a pas été déchirée, n'est pas en rapport direct avec la gravité du traumatisme.

Dans tous les cas, il faut faire des irrigations antiseptiques du conduit, suivies de pulvérisations d'iodoforme. Lorsqu'il y a des esquilles, il faut bourrer le conduit avec de la gaze iodoformée, qui sera renouvelée tous les jours, pour permettre les irrigations.

BRULURES

Les brûlures du conduit déterminent des plaies qu'on traitera par les solutions antiseptiques.

CORPS ÉTRANGERS DU CONDUIT

La question des corps étrangers du conduit sera étudiée plus loin dans un chapitre spécial.

PARASITES VÉGÉTAUX

Les animaux qui viennent accidentellement dans le conduit auditif externe ne méritent pas le nom de parasites. Il n'en est pas de même de certains végétaux appartenant à la classe des Champignons, qui s'y développent, y prospèrent et pour cela, de même qu'en raison des affections spéciales qu'ils peuvent produire, méritent une place spéciale à côté des corps étrangers de l'oreille.

Ce sont surtout des *Aspergillus* que l'on trouve dans le conduit, mais on y rencontre également des *Pyliriasis* et plusieurs autres espèces. Ces champignons se développent sans cause bien appréciable, et malgré le traitement et la guérison, reviennent avec opiniâtreté. On les voit apparaître surtout chez les gens de condition misérable et vivant au milieu de l'humidité; les corps gras introduits ordinairement dans un but thérapeutique, forment un excellent substratum pour le développement de ces parasites. Mais le mycélium dépasse rapidement la couche graisseuse et celle

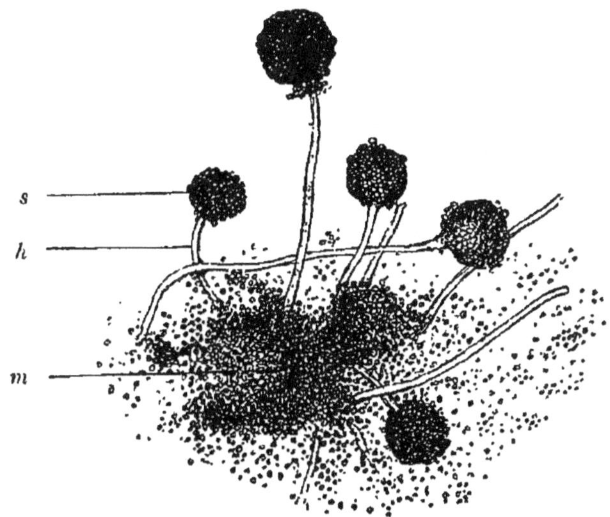

FIG. 89. — Aspergillus niger.

m, réseau mycélial recouvert de nombreuses spores détachées. — *h*, hyphe. *s*, sporange, avec spores mûres.

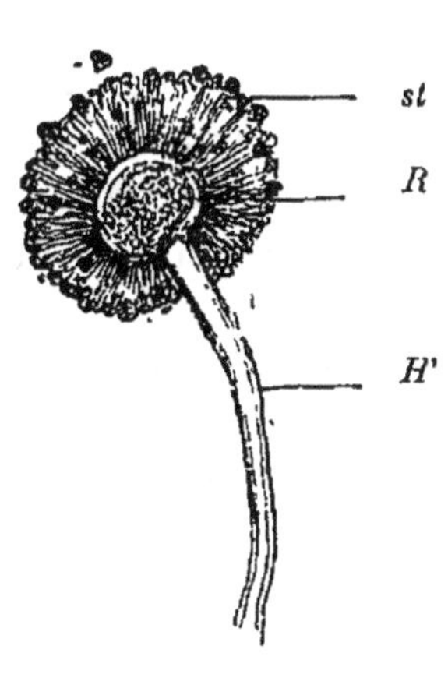

FIG. 90.

H, hyphe. — R, réceptacle. — *st*, stérigmates couverts de spores.

des lamelles épithéliales, et pénètre dans l'épithélium du conduit et celui du tympan. Souvent, les champignons évoluent sans produire aucun symptôme, mais souvent aussi le malade éprouve des démangeaisons et on peut constater de la rougeur, du gonflement, en un mot, une véritable otite externe. La peau du conduit peut s'enlever d'un seul morceau comme un doigt de gant, ou par fragments. On voit, d'ordinaire, lorsque l'on a affaire à des Aspergillus, des taches noires ou brunes sur les parois du conduit; avec la loupe, on peut distinguer de petits points obscurs : les sporanges.

La guérison se produit toujours, il n'y a pas de complications graves à redouter, mais il faut prévoir la possibilité de nombreuses récidives. On remplira le conduit, d'alcool pur, tiède, qu'on étendra d'eau, s'il est mal supporté, mais dont on élèvera la concentration le plus possible. On pourra employer aussi l'alcool avec l'acide salicylique dans la proportion de 2 p. 100; il se produit, à la suite de ces applications, une desquamation du conduit.

ANOMALIES DE LA SÉCRÉTION DU CONDUIT

Les glandes qui se trouvent dans le conduit, les glandes sébacées et les glandes cérumineuses, peuvent présenter des troubles qui se traduisent par l'augmentation ou la diminution de la quantité des substances qu'elles sécrètent, ou par les modifications de nature que subissent ces substances.

L'hypersécrétion des glandes peut s'observer dans les hyperhémies fréquentes du conduit, l'eczéma, les otites circonscrites ou diffuses de cet organe, l'inflammation desquamative de la peau du conduit, après la guérison des suppurations de l'otite moyenne, consécutivement à la présence d'un corps étranger.

La diminution ou la disparititon complète de la sécrétion dans le conduit se produit souvent sans cause apparente; elle est plus fréquente chez les personnes à peau sèche. On l'observe fréquemment en même temps que les affections catarrhales de l'oreille.

On badigeonnera le conduit avec la pommade et la solution suivantes que l'on emploiera alternativement :

Pommade :

Vaseline . . . . 10 gr.
Précipité blanc 0gr,2

Solution :

    Glycérine. . . . .   20 gr.
    Teinture de voix vomique . . . .   2 —

L'hypersécrétion des glandes du conduit se produit également sans aucune cause appréciable et sans altération apparente de l'oreille interne ou de l'oreille moyenne; quoi qu'il en soit, l'accumulation du cérumen dans le conduit auditif externe donne lieu à des bouchons.

Bouchons de cérumen. — Les statistiques de Toynbee, de Gellé, etc., justifient pleinement l'opinion de Roosa, qui voit dans les bouchons le symptôme d'une affection de l'oreille retentissant sur les organes sécréteurs du conduit.

Le rétrécissement congénital ou acquis du conduit, l'exagération de ses courbures, la malpropreté des individus, la présence de poussières abondantes dans l'atmosphère, l'habitude de refouler le cérumen dans le conduit avec le coin d'une serviette, sont des causes qui favorisent la formation des bouchons, en dehors des modifications de nature et de quantité de la sécrétion et des causes qui l'amènent. Les corps étrangers agissent de manière complexe : ils déterminent l'irritation du conduit et les altérations de la sécrétion, ils servent de noyau au bouchon et obstruent le conduit.

Structure. Symptômes. — Les bouchons, ordinairement, logés dans la région cartilagineuse, sont formés de lamelles épidermiques, de poils, réunis et agglutinés par du cérumen. Leur couleur varie du jaune au noir, ces derniers, sont d'ordinaire les plus compacts. Souvent, ils sont mous, mais leur dureté peut devenir comparable à celle de la pierre (on trouve parfois de véritables concrétions calcaires dans le conduit, mais le fait est très rare). Röhrer a observé dans les bouchons de nombreux microbes.

Les bouchons peuvent rester très longtemps dans le

conduit, sans y déterminer aucun symptôme. Le plus fréquent est la surdité ; elle se produit parfois lentement et progressivement, parfois aussi brusquement et peut être d'emblée complète, et accompagnée de bourdonnements, de vertiges et de nausées. Mais, le plus souvent, les malades constatent des alternatives de bonne et mauvaise audition. On a aussi observé des neurasthénies déterminées par les bouchons (Roosa), des hallucinations de l'ouïe (Röhrer). Tous ces phénomènes s'expliquent facilement.

Le bouchon peut s'accroître progressivement et fermer complètement le conduit. Il peut ne l'obstruer qu'incomplètement lorsqu'il est sec, et comme il est très hygrométrique, augmenter de volume pár l'absorption d'eau et devenir complet. Il peut venir progressivement au contact du tympan, le comprimer ou le perforer, ou bien s'appuyer accidentellement sur lui, à la suite d'un choc, d'une chute.

Diagnostic. — Le diagnostic doit se faire par l'œil, et l'on voit souvent le bouchon, sans l'aide d'un spéculum ; mais on doit toujours l'apercevoir avec l'aide de cet instrument. Le diapason vertex est ordinairement latéralisé du côté où se trouve le bouchon ou bien du côté où le conduit est le plus obstrué, *mais il n'en est pas toujours ainsi*, dans les cas d'affections de l'oreille moyenne ou interne, par exemple.

Pronostic. — On ne doit jamais faire de pronostic avant d'avoir enlevé de bouchon ; car, ainsi que le montrent les statistiques, les bouchons sont très souvent combinés à des affections des parties plus internes de l'oreille, qu'il faut examiner soigneusement, après que l'on a enlevé le bouchon ; il faut donc bien se garder d'établir un pronostic lorsqu'on a constaté le bouchon et il est inutile de faire, avant son ablation, les épreuves de l'ouïe, qui n'ont alors qu'une valeur très relative.

17.

Traitement. — Il y a des bouchons durs, semi-durs, très durs. Mais lorsqu'on a observé un bouchon, il est inutile de chercher, dès ce moment, à se rendre compte de sa consistance ; et bien que, parfois, les bouchons puissent être directement et immédiatement enlevés par l'injection, on doit suivre une règle générale.

On ordonnera au patient d'instiller dans le conduit, pendant deux jours, trois fois par jour, 8 à 10 gouttes tièdes de la solution :

Carbonate de soude. . . . . $0^{gr},1$
Glycérine. . . . . 10 gr.

Fermer l'oreille avec un tampon d'ouate après l'application.

Cette solution gonfle le bouchon et le ramollit ; le malade est exposé à voir les symptômes qu'il ressentait déjà augmenter et de nouveau se produire, il faudra l'en prévenir ; on fait alors passer un courant d'eau tiède dans le conduit, avec une seringue, dans la plupart des cas, le bouchon s'en va complètement en lambeaux ; s'il reste, en tout ou en partie, il faut faire renouveler les instillations et opérer comme précédemment.

Les bouchons durs et volumineux logés dans la portion osseuse du conduit nécessitent des soins particuliers pour leur ablation, d'autant plus qu'ils sont souvent encastrés dans l'os qu'ils ont usé et que la partie rétrécie du conduit est souvent tuméfiée ; dans ce cas, après l'instillation et l'injection, on les mobilisera avec patience et précaution au moyen d'une sonde mince, en prenant soin de ne pas les refouler vers le tympan.

Souvent, après l'ablation des bouchons, le malade se plaint d'hyperacousie et de vertiges ; on fera, avec précaution une insufflation de Politzer et on laissera un tampon dans l'oreille pendant plusieurs jours.

Souvent, les bouchons récidivent dans un intervalle qui varie de plusieurs mois à plusieurs années, parfois, au bout de quelques semaines ; la meilleure manière d'éviter ces récidives, est de faire continuer pendant longtemps des injections avec sublimé 1 p. 1000 ou des instillations avec :

Acide borique.   1ᵍʳ,50
Eau. . . . . }
Glycérine . . . . } àà 25 gr.

Inflammations du conduit auditif externe.

OTITE EXTERNE FOLLICULAIRE, OU CIRCONSCRITE, OU FURONCULEUSE

Symptômes. — L'otite externe folliculaire du conduit, que l'on appelle d'ordinaire furonculose du conduit, est une affection très douloureuse, qui a son siège dans la portion cartilagineuse. Elle se développe de préférence sur les parois inférieure et postérieure du conduit et sur la face interne du tragus. Elle peut être précédée et accompagnée d'un fort état fébrile et d'un malaise général, parfois très marqué.

L'entrée de l'oreille et surtout la région du tragus sont fortement gonflées et d'un rouge intense. Le malade ressent des douleurs extrêmement violentes, qui s'exagèrent au-moindre contact, ce n'est que d'une façon tout à fait exceptionnelle que l'évolution du furoncle est indolore. L'aspect du conduit est très variable, suivant que le siège de la tumeur se rapproche plus ou moins de son orifice et surtout suivant qu'elle est plus ou moins voisine de la surface. Si elle est profonde, elle produit un empâtement diffus ; lorsqu'elle est superficielle, le gonflement est plus marqué, la tumeur qui se forme pointe plus facilement vers la lumière du conduit, qu'elle rétrécit davantage.

Au bout de quatre à cinq jours, le furoncle renferme déjà du pus. Lorsque, plus rarement, se développe un abcès, le pus apparaît au bout de huit à dix jours.

Lorsque le furoncle est superficiel, le pus vient pointer au sommet du cône, la peau qui le recouvre s'amincit et paraît jaunâtre. Il n'en est pas de même lorsque le furoncle est profondément situé.

Après l'ouverture spontanée ou artificielle des abcès, la douleur diminue beaucoup, mais l'empâtement persiste encore un certain temps et si l'on n'institue un traitement rigoureux, presque toujours se produisent des récidives.

Étiologie. — Löwenberg a montré le premier que l'otite furonculeuse était produite par des microorganismes. Schimmelbusch rend surtout responsables les Staphylococcus pyogenes aureus et albus, nous pensons avec beaucoup d'auteurs, parmi lesquels Kirchner, que de nombreux Cocci, surtout des Streptococci, doivent partager cette responsabilité. Les microbes s'introduisent dans les follicules des poils et des glandes et y évoluent de la même façon que dans les furoncles produits sur d'autres points du corps.

Les causes locales qui favorisent leur introduction peuvent passer inaperçues, mais le plus souvent, elles sont apparentes ; on peut incriminer l'otite moyenne suppurée, l'eczéma chronique, les irritations de tous genres, mécaniques ou chimiques, dont le conduit peut être le siège. Les grandes personnes sont plus sujettes à la furonculose que les enfants, le printemps est une époque plus favorable au développement de l'affection, qui revêt quelquefois un caractère épidémique. Toutes les causes d'affaiblissement, en particulier l'anémie, la cachexie et le diabète sucré prédisposent à l'infection ou favorisent ses récidives, qui sont en réalité des réinoculations.

Diagnostic. — La furonculose du conduit se distingue très facilement de l'acné, par son aspect ; elle se distingue par sa marche rapide et les symptômes qui l'accompagnent, des tumeurs au début, de l'athérome et des périostites. Nous étudierons avec les maladies de l'apophyse mastoïde le diagnostic différentiel entre les abcès d'origine mastoïdienne et le furoncle du conduit.

Il est bien difficile de confondre les furoncles du conduit avec les polypes de la caisse saillants dans le conduit. Les abcès de la région parotidienne, qui ont fusé à travers les incisures de Santorini, soulèvent la peau du conduit, la perforent et le pus qu'ils renferment s'écoule en grande quantité ; on augmente l'écoulement en pressant sur la région parotidienne. Cependant, le pus des furoncles développés primitivement peut suivre en sens inverse la voie des incisures, déterminer secondairement des parotidites, qui s'écouleront à travers la peau du conduit, par le cratère du furoncle.

Pronostic. — Il est toujours favorable, on doit cependant craindre et éviter les réinoculations.

Traitement. — Que l'abcès soit superficiel, qu'il soit profond, qu'on l'observe à une période précoce ou voisine de son ouverture spontanée, tout le monde semble être aujourd'hui d'accord, à l'exception d'Urbantschitsch, pour conseiller, après examen minutieux du furoncle, l'incision profonde de la tumeur, qui se fait de dedans en dehors, avec un bistouri ordinaire, ou un couteau spécial, lorsque le conduit est trop retréci. Tous les moyens, antiphlogistiques, calmants, antiseptiques, doivent céder le pas aux incisions et être appliqués après elles, et comme adjuvants. Ces incisions seront, le plus souvent, très douloureuses ; il est beaucoup mieux d'endormir, au préalable, le patient, par quelques bouffées de bromure d'éthyle, ou même avec le chloroforme ou l'éther ; on respecte ainsi sa sensibilité et on n'a pas à lutter contre sa résistance, car les incisions pour être efficaces doivent être très profondes. Il ne faut pas trop compter sur les moyens abortifs, les fortes applications du crayon de nitrate de Schwartze, les injections sous-cutanées d'acide phénique à 5 p. 100 (Weber-Liel) ou de sulfate de zinc, procédés très douloureux et le plus souvent inefficaces.

Après l'incision, on doit tamponner le conduit avec de la gaze imprégnée de solutions antiseptiques ; celles qui méritent le plus d'être recommandées sont : la glycérine phéniquée à 5 ou 10 p. 100, les solutions de sublimé à 1/500, l'acétate d'alumine à 2 p. 100, la solution de Burow (acétate d'alumine 1, acétate de plomb 5, eau distillée 100), recommandée par Zaufal et les solutions d'acide borique dans l'alcool à 1 : 20. Nous recommandons, en particulier, de faire après l'incision et avant le tamponnement, une instillation de nitrate d'argent à 10 p. 100 suivie d'une injection.

On renouvellera le pansement chaque jour et on nettoiera soigneusement le conduit. Il est bon, après chaque nettoyage, de faire de nouveau une instillation de nitrate d'argent à 1 p. 100 suivie d'une injection. Lorsque l'inflammation sera très violente, on appliquera des sangsues (3-4) dans la région du tragus ; on retirera de très grands avantages, dans le même cas, du tube de Leiter, employé seul ou après les sangsues.

On emploiera également, pour calmer la douleur, une solution avec :

Eau distillée . . . . } àà 10 gr.
Glycérine. . . . . }
Chlorhydrate de morphine 0gr,2
Chlorhydrate de cocaïne 0gr,3

7 à 8 gouttes tièdes instillées dans le conduit.
ou les amygdalæ aurium de Gruber avec :

Extrait aqueux d'opium. 0gr,1
Chlorhydrate de morphine. 0gr,05

On trouve toujours au fond du conduit, dans le sinus de Meyer, un magma constitué par une accumulation de débris épithéliaux et que l'on enlèvera au moyen d'injections d'eau boriquée tiède.

Lorsque le furoncle s'est ouvert spontanément, et même

parfois, malgré tous les soins, se produisent des nécroses plus ou moins profondes des tissus, dont on doit favoriser l'élimination par un curettage ; on peut observer également un bourgeonnement exubérant, qui sera le mieux réduit par les attouchements à l'acide chromique et le curettage.

Il faudra continuer pendant un certain temps un traitement consistant en applications de pommades antiseptiques à la cocaïne, si l'on veut éviter les troubles de la sécrétion cérumineuse.

Souvent, et malgré toutes les précautions prises, on observe des réinoculations successives des furoncles ; aussi, ne saurait-on instituer un traitement antiseptique trop rigoureux.

Le traitement doit aussi répondre soigneusement à toutes les indications que fournira l'examen minutieux de l'état de la santé générale.

OTITE EXTERNE DIFFUSE

L'otite externe diffuse est une affection qui siège surtout sur le conduit osseux ; elle se propage généralement à une grande distance et intéresse souvent même la membrane du tympan. Moins fréquente que l'otite furonculeuse, elle serait, d'après plusieurs observateurs, plus ordinairement observée chez les enfants ; Politzer croit, cependant, que l'on a souvent pris pour une otite externe diffuse une inflammation du conduit, consécutive à une otite moyenne suppurée, qui n'a pas été reconnue, par suite du gonflement du conduit.

Symptômes. — Le conduit est plus ou moins fortement gonflé et enflammé dans sa portion osseuse, le tympan lui-même est rouge, congestionné et ne se distingue plus des parties voisines ; la partie cartilagineuse du conduit participe elle-même souvent au gonflement, et fréquemment dans une large mesure, ce qui rend difficile le diagnostic exact.

On trouve au fond du conduit soit du pus franc, soit un muco-pus filant et presque gélatineux.

L'otite externe diffuse est accompaguée de douleurs extrêmement violentes, qui s'exagèrent par la traction du pavillon, la pression sur cet organe, les mouvements de mastication. L'audition est, d'ordinaire, peu intéressée, à moins que le tympan ne soit par trop gonflé, ou que le pus et les débris épidermiques accumulés dans le sinus de Meyer, ou même en grande masse dans tout le conduit (Politzer) n'exercent sur lui une trop forte pression, ou même n'empêchent simplement les vibrations sonores de traverser le conduit et d'arriver jusqu'à lui.

Étiologie. — Il n'existe aucun doute, surtout après les recherches de Blau, que les agents efficients de l'otite externe diffuse soient des bacilles, probablement de genres et d'espèces divers. Ils ont pénétré dans les couches profondes de la peau, parfois sans aucune cause apparente, plus souvent à la suite de traumatismes divers ou de simples actions irritatives produites par les substances irritantes, telles que, solutions fortes d'acide phénique, chloroforme, térébenthine, introduites dans le conduit accidentellement ou dans un but thérapeutique. L'otite externe diffuse peut aussi se développer par la propagation d'autres affections, telles que : l'érysipèle, la diphthérie, et surtout comme conséquence de l'écoulement du pus, dans l'otite moyenne suppurée.

L'affection peut évoluer en quelques jours et disparaître sans laisser de traces ; mais plus souvent on observe, après que les phénomènes aigus ont disparu, de l'épaississement des couches conjonctives, la desquamation épithéliale longtemps persistante, le développement d'ulcérations, de granulations, et même — quoique rarement — de polypes fibreux. D'après Politzer, la transformation de l'inflammation en hypertrophie de la peau, en périostite et en hyperostose avec rétrécissement du conduit, en ulcération avec propagation du pus à la parotide, en carie, nécrose et exfoliation des lamelles osseuses du conduit, avec ou sans perforation de l'apophyse mastoïde, de la cavité cranienne, du sinus sigmoïde et de l'articulation temporo-maxillaire, est rare dans les formes idiopathiques, plus fréquente, au contraire, dans les formes traumatiques, ou dans celles qui se développent consécutivement à des otites moyennes purulentes. On peut observer tous les degrés, depuis l'inflammation légère et superficielle de la peau, jusqu'aux phlegmons et aux nécroses, qui en sont la conséquence.

Diagnostic. — Il est important de savoir s'il existe, en même temps que l'otite externe diffuse, une otite purulente moyenne ; ce diagnostic est rendu difficile par le rétrécissement du conduit. Il n'est pas toujours aisé de distinguer l'otite diffuse de l'otite circonscrite.

Pronostic. — Le pronostic des formes aiguës est favorable, celui des formes chroniques, qui peuvent s'accompagner d'atrésies à divers degrés du conduit, de caries plus ou moins profondes, de propagation vers les régions voisines : cavités craniennes, sinus, apophyse mastoïde, etc., est beaucoup plus grave.

Traitement. — Les degrés légers de l'inflammation diffuse du conduit doivent être traités par les simples injections boriquées, les solutions astringentes d'acétate de plomb, de sulfate de zinc à 1 p. 100, l'acétate d'alumine à 2 p. 100 et la solution de Burow ; dans les degrés plus élevés de l'inflammation, on emploiera les moyens antiphlogistiques et calmants recommandés pour l'otite externe circonscrite. Les incisions, pratiquées à temps, éviteront les fusées purulentes vers les organes voisins ; on cautérisera à l'acide chromique ou à l'acide trichloracétique, ou bien on curettera les bourgeons exubérants. Le traitement est, en somme, le même que celui de l'otite circonscrite, mais il faut être bien prévenu de la fréquence relative des fusées purulentes, de la possibilité de leur gravité. Aussi ne devra-t-on pas attendre, pour les débridements, et faudra-t-il, sous la narcose, faire un curettage soigneux des parties cariées, que l'on recherchera au fond des ulcérations du conduit, qui se seront développées à la suite de l'otite diffuse et qui ne guériront pas rapidement par les moyens ordinaires.

INFLAMMATION DESQUAMATIVE DU CONDUIT (KÉRATOSE OBTURANTE DE WREDEN).

On trouve dans le conduit, mais, à la vérité, assez rarement, des perles épidermiques brillantes, formées de lamelles épidermiques ʼconcentriques, cimentées par de la stéarine (cholestéatomes), développés à la suite d'une prolifération abondante de l'épiderme du conduit, qui s'est établie d'emblée, ou au niveau du point où ont séjourné des corps étrangers. Ce processus chronique évolue sans réaction; rarement il est la conséquence des desquamations consécutives aux otites externes aiguës. D'ordinaire, la paroi du conduit est amincie — ce qui augmente le diamètre du conduit — elle peut même être perforée. La présence des cholestéatomes du conduit n'indique en aucune façon qu'un processus analogue se soit développé à l'intérieur de la caisse ou de ses dépendances.

Traitement. — On enlèvera le cholestéatome par des injections tièdes, et, pour en empêcher le retour, on fera, dans le conduit, des instillations d'alcool boriqué à 1 : 20, longtemps continuées.

OTITE EXTERNE HÉMORRAGIQUE

Le conduit auditif peut être le siège d'hémorragies plus ou moins abondantes (en dehors de toute fracture et de tout traumatisme), qui peuvent avoir le caractère vicariant, apparaître au moment des époques menstruelles, sans aucune lésion, par suite de la simple exsudation sanguine dans les glandes cérumineuses, ou bien qui peuvent se produire au niveau d'ulcérations superficielles du derme.

Ces ulcérations sont précédées de la formation d'ampoules, qui se développent souvent sans cause apparente, mais que Schwartze et Wagenhaüser ont vu apparaître à la période de début d'otites moyennes graves.

Traitement. — Il faut ouvrir les vésicules encore fermées, nettoyer avec une sonde entourée d'ouate les ulcérations et pulvériser de l'acide borique. Dans les cas où ce traitement reste en défaut, j'ai obtenu les meilleurs résultats des badigeonnages avec l'acide trichloracétique à 20 p. 100.

RÉTRÉCISSEMENTS ET ATRÉSIES DU CONDUIT AUDITIF EXTERNE.

Les rétrécissements et atrésies du conduit auditif externe peuvent être congénitaux ou acquis.

Les premiers ont été déjà étudiés (p. 21); les seconds peuvent être dus à des causes diverses, dépendant de modifications qui se sont produites, soit dans les tissus mous du conduit, soit dans ses parois osseuses, soit encore dans la paroi molle et la paroi dure simultanément.

Étiologie. — 1° *Les tissus mous* des parois du conduit peuvent être gonflés ou hypertrophiés à la suite d'otites moyennes suppurées, de l'ezéma chronique et des otites externes inflammatoires circonscrites, diffuses et phlegmoneuses, des otites externes : diphthéritique, syphilitique, lupique, des ulcérations et bourgeons déterminés par les brûlures, cautérisations au galvano, l'introduction de corps caustiques, de la compression externe et prolongée des parois du conduit.

2° *Les parois osseuses* du conduit peuvent présenter des exostoses, ou, plus fréquemment, des hyperostoses à divers degrés, sans gonflement des parties molles.

3° *En même temps que les parois osseuses présentent de l'hyperostose, les parties molles peuvent être hypertrophiées, ulcérées, granuleuses et bourgeonnantes.* — Cet état des parties molles peut se combiner à la carie et à la nécrose des parois osseuses du conduit et de l'apophyse mastoïde, les parties cariées venant faire saillie, le plus souvent sous forme de séquestres, dans le conduit, et à des lésions traumatiques des parois du conduit, avec projections des fragments osseux vers l'intérieur du conduit.

Le conduit peut être fermé, plus ou moins complètement, par suite de la rétraction des cicatrices des parties molles, de l'union des parties molles venant au contact par suite de soulèvement des parois, de soudures, de bourgeons exubérants formant dans le conduit un bouchon d'abord fibreux et qui peut ultérieurement s'ossifier.

Les rétrécissements membraneux peuvent être passagers, lorsqu'ils sont dus à l'inflammation ; les cicatrices, au contraire, fermant complètement le conduit, tendent toujours à se resserrer davantage. Les rétrécissements membraneux peuvent constituer un simple diaphragme dans le conduit, ou bien y former un bouchon plus ou moins développé.

Rétrécissements membraneux complets. — Ils occupent des positions différentes dans le conduit. On les distinguera facilement du tympan, par suite de l'absence du marteau et de son apophyse externe ; l'examen à la sonde, de leur consistance, les fera distinguer des hyperostoses, mais il peut être très difficile de reconnaître si on a affaire à un simple septum membraneux ou à un bouchon fibreux plus ou moins épais et pouvant même occuper toute la longueur du canal. Le meilleur moyen d'apprécier l'épaisseur de ces bouchons, c'est de parler à voix haute et chuchotée dans l'oreille, par l'intermédiaire d'un tube de caoutchouc. Lorsque le conduit est fermé par l'hyperostose ou par un épais bouchon fibreux, la parole à voix haute est peu ou point entendue ; cependant, il pourrait en être de même avec un

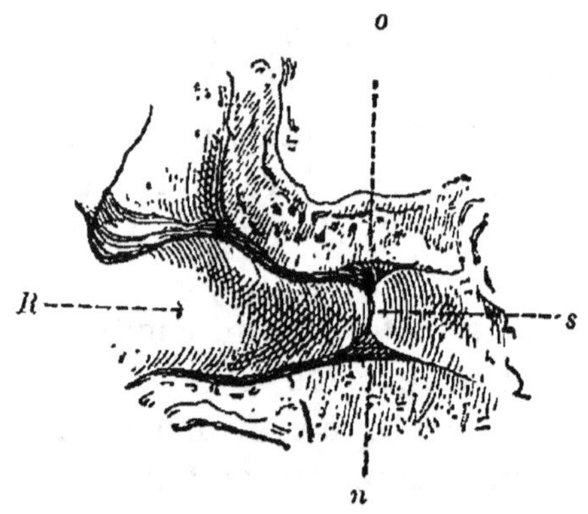

Fig. 91. — Diaphragme du conduit. (Politzer.)

R, conduit auditif cartilagineux. — s, septum dans la partie osseuse. — o n, partie périphérique épaissie du septum.

simple diaphragme, lorsque des lésions graves de l'oreille moyenne existent en même temps.

Les **rétrécissements membraneux incomplets** limitent des orifices de forme et de dimension très diverses. Derrière eux peuvent s'accumuler des débris épithéliaux, le cérumen ; dans les cas d'otite moyenne suppurée, si l'orifice est petit, ils peuvent déterminer la stagnation du pus ; en tout cas, ils favorisent toujours sa-stagnation dans le sinus de Meyer.

Pronostic et traitement. — Voir, pour le traitement et ses indications, le chapitre des *Interventions chirurgicales*.

HYPEROSTOSES

Étiologie. — Elles peuvent être dues : 1° à un développement osseux irrégulier pendant la période d'ossification du conduit, les saillies osseuses existent alors symétriquement et arrivent rarement à fermer le conduit; 2° à des périostites chroniques circonscrites, conséquences des traumatismes du conduit, de la carie des parois postéro-supérieures; 3° à des inflammations du conduit consécutives aux otites purulentes, à l'ossification des polypes, des bourgeons charnus et des cicatrices résultant de leur soudure; 4° à l'hérédité; 5° à la syphilis, au rhumatisme et à la goutte.

Symptômes, diagnostic. — Les exostoses sont des tu-

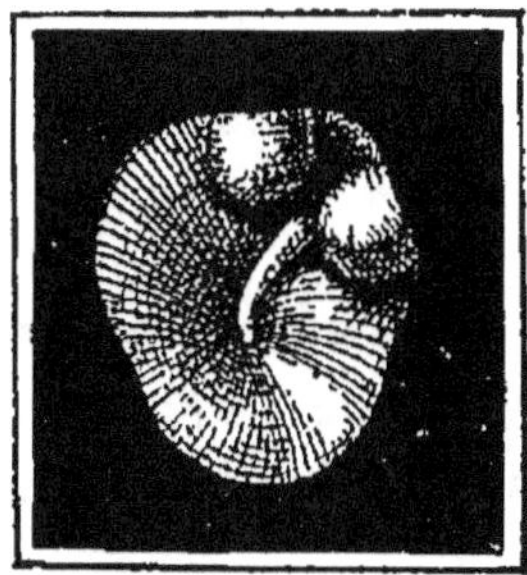

FIG. 92. — Exostoses du conduit. (Politzer.)

meurs, d'ordinaire arrondies, paraissant blanches ou jaunâtres, lorsqu'elles ne sont pas recouvertes de tissus enflammés, naissant de préférence au niveau de l'union du conduit cartilagineux et du conduit osseux et sur la paroi postérieure de ce dernier. Les exostoses peuvent cependant se trouver près du tympan et aussi, près de l'entrée. Sessiles d'ordinaire, parfois elles sont pédiculées; elles peuvent être de très petite taille et fermer le conduit, soit par le développement d'une seule exostose, soit de plusieurs tendant à s'unir. La peau qui les recouvre est d'ordinaire amincie, mais elle peut être épaissie, hypertrophiée et enflammée. Lorsque les exostoses restent petites, le plus souvent les symptômes subjectifs sont nuls; par leur développement elles peuvent amener de nombreux troubles, des névralgies du trijumeau, la dureté de l'ouïe ou la surdité, conséquence de leur volume et de l'obstruction du conduit. Comme les autres obstacles situés dans le conduit, elles déterminent l'accumulation du cérumen près du tympan, la compression de la membrane, sa perforation et l'otite purulente.

Que l'otite purulente soit déterminée par ce mécanisme ou quelque autre, elles produisent dans tous les cas la rétention et surtout la stagnation du pus. Leur diagnostic est facile à faire, en raison de leur consistance, qui les différencie des furoncles et autres tuméfactions plus molles du conduit. Les exostoses peuvent souvent se rencontrer en même temps que les furoncles et les épaississements eczémateux.

On doit signaler que ces tumeurs, qui restent le plus ordinairement stationnaires ou s'accroissent, diminuent parfois après la guérison d'une otite moyenne purulente, qui avait été la cause de leur apparition.

Pronostic et traitement. — Voir le chapitre des *Interventions chirurgicales*.

CHAPITRE II

MALADIES DE LA MEMBRANE DU TYMPAN

MYRINGITE AIGUE

Étiologie. — Le plus souvent, les inflammations aiguës
de la membrane du tympan surviennent à la suite d'inflammations de la caisse, telles que l'otite moyenne aiguë,
ou du conduit, telles que l'eczéma, la mycose; mais il est
certain cependant qu'elles sont parfois primitives. Elles
peuvent être déterminées par des causes très diverses :
l'air chaud et surtout l'air froid, par exemple, un courant
d'air venant frapper la région de l'oreille, les injections
chaudes ou surtout froides, la pénétration de l'eau dans
le conduit pendant le bain ou même la toilette, ou bien,
lorsque, dans un but thérapeutique, on a placé de la glace
sur la tête ou l'oreille, les vapeurs irritantes, le contact des
corps étrangers, les manœuvres pour en débarrasser
l'oreille, les érosions produites par divers instruments
dans les oreilles, les poussées aiguës du côté du nez, du
naso-pharynx et de la trompe, diverses substances irritantes introduites dans un but thérapeutique : chloroforme,
éther, corps gras, huile, térébenthine, les attouchements
de la membrane avec le nitrate d'argent, l'acide chromique. Les recherches récentes d'Habermann ont montré
que dans beaucoup de cas, plusieurs bacilles, en dehors
du bacille de la tuberculose, notamment le *Staphylococcus*

pyogenes aureus et le bacille de Friedländer; que l'on trouve dans l'intérieur de la membrane inflammatoire, jouent un rôle important dans la pathogénie de cette affection.

La myringite peut être locale, c'est-à-dire limitée à une région du tympan, elle peut intéresser la membrane dans ses trois couches ou se limiter à l'une, ordinairement l'externe, ou à deux d'entre elles.

Le premier symptôme de la myringite aiguë est l'hyper-

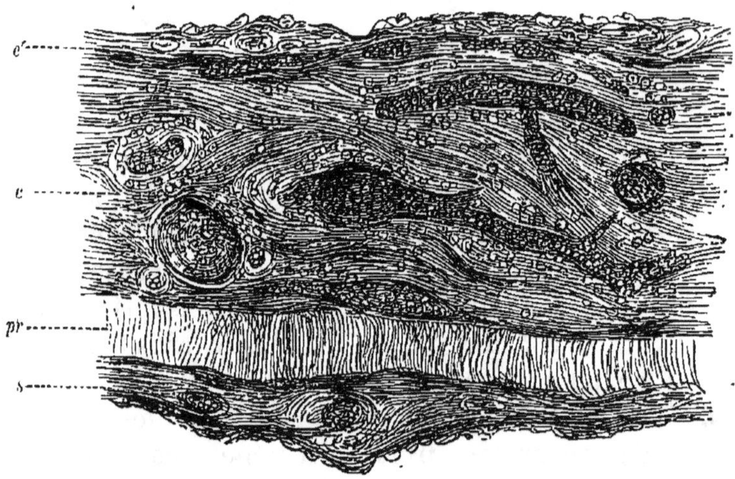

Fig. 93. — Coupe de la membrane tympanique enflammée, d'une femme morte de fièvre puerpérale, qui fut atteinte pendant sa maladie d'une otite moyenne aiguë, sans perforation de la membrane du tympan (Politzer.)

e, couche épidermique. — *c*, couche dermique, fortement tuméfiée, traversée par des vaisseaux sanguins dilatés et des globules de pus. — *pr*, substance propre à peine modifiée. — *s*, couche muqueuse légèrement infiltrée. irrégulièrement gonflée. (Politzer.)

hémie, les vaisseaux qui descendent le long du manche, en arrière, sont fortement injectés, puis apparaît le réseau vasculaire sur tout le tympan (fig. 120, 121) et dans les degrés plus avancés, la membrane présente une rougeur diffuse, rouge cuivre, plus sombre si, ce qui est ordinaire, la caisse est prise en même temps. Le manche du marteau disparaît alors

et est remplacé par une strie plus rouge que le fond, seule
la pointe de l'apophyse externe apparaît au milieu d'une au-

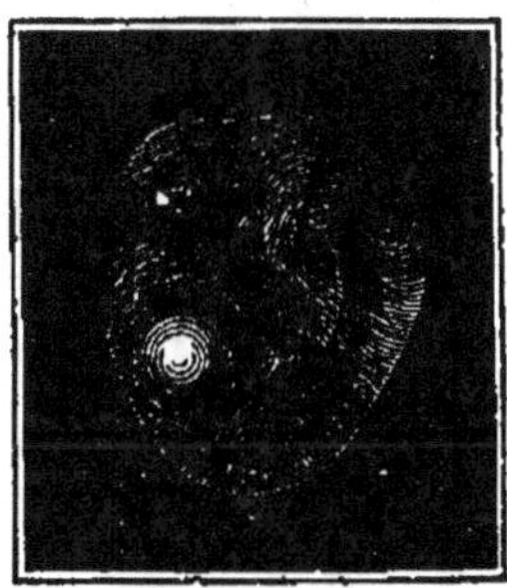

Fig. 94. — Vésicule de la grosseur d'un grain de chènevis
devant l'ombilic. Homme de vingt-quatre ans, chez qui l'inflammation de la membrane du tympan existait depuis deux jours,
le troisième jour de la maladie l'ampoule avait disparu, la membrane terne était recouverte çà et là de taches noires ecchymotiques; le quatrième jour, l'ouïe, dont la diminution avait
coïncidé avec l'apparition de l'ampoule, était redevenue complètement normale. (Politzer.)

réole rouge, semblable au sommet d'une vésicule d'acné.
L'épiderme de la membrane perd rapidement son éclat

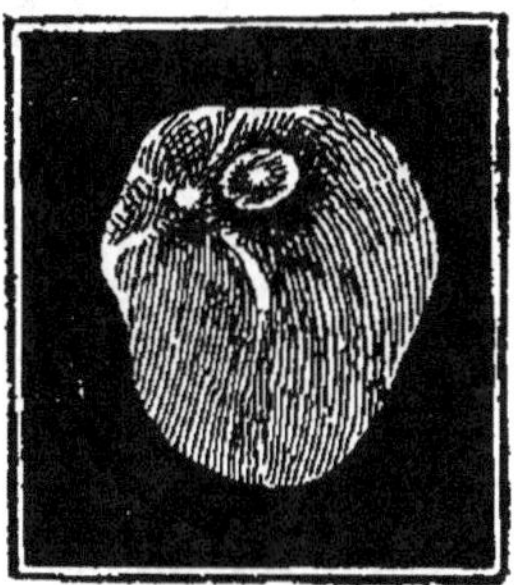

Fig. 95. — Vésicule hémorragique, rouge cerise, sur le repli postérieur de la membrane tympanique d'un homme de soixante
ans, chez qui l'inflammation durait depuis vingt-quatre heures.
Le troisième jour, à la place de l'ampoule, on voyait une
ecchymose sèche. (Politzer.)

et se desquame par places, la couche cutanée, prise ordinairement la première, se gonfle dans des proportions con-

sidérables, les vaisseaux sont très dilatés, injectés et le
tissu conjonctif est infiltré de cellules rondes (fig. 93).

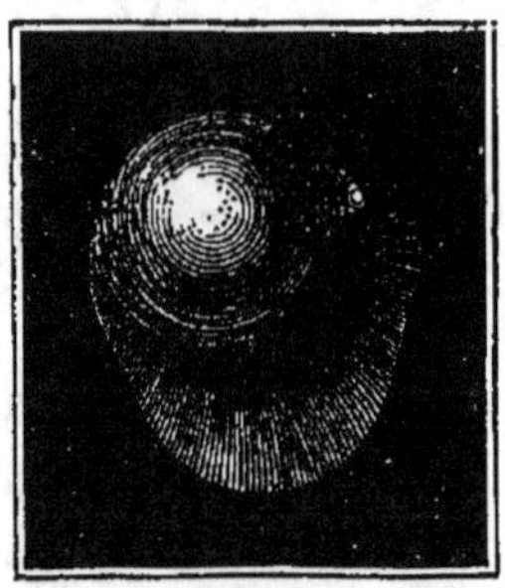

Fig. 96. — Vésicule ferme, jaunâtre, translucide, sur la partie
   postéro-supérieure de la membrane tympanique, chez un
   homme de vingt et un ans, atteint depuis trente-six heures par
   la myringite, deux jours après la première observation la
   vésicule avait disparu sans crever ; l'ouïe, peu diminuée, rede-
   vint rapidement normale. (Politzer.)

La membrane propre peut s'enflammer quoique plus difficilement, ses vaisseaux deviennent alors visibles, la couche

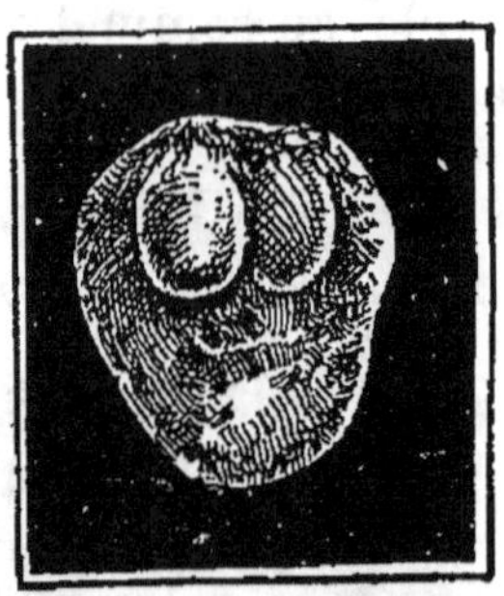

Fig. 97. — Vésicule et abcès sur la membrane tympanique droite
   d'un jeune homme, chez qui l'inflammation de la membrane
   durait depuis plusieurs jours. (Politzer.)

interne, qui est la première prise, lorsque l'inflammation
vient de la caisse est, elle aussi, fortement épaissie et infiltrée.

Dans les degrés modérés d'inflammation, la couche
externe se soulève et on observe à sa surface, surtout sous

son quadrant postéro-su périeur, des vésicules remplies de liquide séreux ou pu rulent. Ces vésicules sont généralement petites, mais leurs dimensions peuvent devenir très considérables, surtout dans l'infiltration hémorragique du tympan, qui peut se produire dans la rougeole, la variole, la scarlatine ; les bruits subjectifs sont le plus souvent faibles, intermittents, parfois nuls, la surdité peu prononcée, mais il existe d'ordinaire une sensation de pression et de plénitude dans l'oreille.

Diagnostic. — Le diagnostic de myringite primaire n'est facile qu'au début, parce qu'à ce moment les troubles de l'audition ne correspondent pas aux lésions du tympan. Si, en effet, la myringite était secondaire, le tympan ne serait pas arrivé à l'état dans lequel on le trouve, sans que la caisse et la trompe fussent très fortement enflammées et les troubles de l'ouïe seraient beaucoup plus notables, il y aurait de plus, dans la caisse, un exsudat abondant ; plus tard, le diagnostic différentiel est à peu près impossible. Il ne faut pas confondre les vésicules tympaniques avec les polypes de la membrane ; au moyen de la sonde on fera sûrement le diagnostic. Les abcès intra-lamellaires se distinguent facilement des exsudats de la caisse, ce sont des vésicules jaunâtres, perlées, saillantes à la surface du tympan, tandis que le tympan est soulevé en masse par ces derniers.

Les petites vésicules séreuses se sont formées à la surface externe de la muqueuse, les dépôts purulents siègent plus profondément. Les vésicules superficielles peuvent crever spontanément ou bien à la suite d'une intervention et à leur place on trouve une ulcération de la membrane ; lorsque le dépôt est purulent, ou bien il s'enkyste, se résorbe ou se transforme en une masse fibreuse ou calcaire, mais, le plus souvent, il aboutit à la perforation du tympan. Nous avons observé que la nécrose de la membrane pouvait se produire sans être précédée d'un abcès gonflant la membrane.

La douleur est parfois très forte et lancinante, d'autres fois très supportable et même peu marquée, les troubles de l'audition ne sont pas en rapport avec les lésions du tympan, la surdité est peu prononcée, lorsque l'affection est absolument limitée au tympan. La forme des vésicules, la minceur et la nature épidermique de leur paroi, leur donnent un éclat particulier. On peut refouler leur contenu avec la sonde. Si on les ouvre, il n'en sort qu'une gouttelette de liquide, restant adhérente aux lèvres de la perforation, tandis que les exsudats de la caisse donnent lieu à un écoulement relativement abondant.

Durée. Pronostic. — Lorsque la myringite aiguë reste limitée aux couches superficielles du tympan, chez des sujets qui ne sont ni tuberculeux, ni scrofuleux, les vésicules et les ulcérations, de même que tous les symptômes, disparaissent rapidement, mais si l'abcès est formé dans les couches profondes, il peut rester enkysté, son contenu subir la dégénérescence fibreuse ou calcaire, qui diminuera l'aptitude à vibrer, du tympan, ou bien il se produira une perforation du tympan et une otite de la caisse, par suite de la propagation de l'infection à ses parois. D'une façon générale, on peut dire que l'affection est de courte durée et le pronostic bon.

Traitement. — Au début, on emploiera les antiphlogistiques : vessie pleine de glace sur la région de l'oreille, tube de Leiter, les évacuations sanguines, 2 à 4 sangsues placées entre l'apophyse mastoïde et l'antitragus ou en avant du tragus, ou bien la sangsue de Heurteloup. Pour combattre la douleur, on emploiera des bains d'oreille d'un quart d'heure, avec des lotions tièdes de la solution suivante : chlorhydrate de cocaïne, 15 centigrammes, sulfate

18.

de morphine, 25 centigrammes; glycérine et eau distillée, ââ 25 grammes. Gruber préconise : sous-acétate de plomb 10 centigrammes; acétate de morphine, 5 à 10 centi-grammes; eau distillée, 50 grammes.

Le conduit doit toujours être fermé avec un tampon d'ouate. Lorsque le tympan est très gonflé et enflammé, on pourra, suivant le conseil de Bonnafont et de Gruber, faire, après désinfection du conduit au moyen d'une solution de sublimé, des incisions du tympan et de la région supérieure du conduit, beaucoup plus efficaces contre l'inflammation et la douleur, que l'application des sangsues externes.

Pour éviter l'ouverture des abcès purulents, lamellaires, profonds, d'une couleur jaune verdâtre, vers le tympan, on les ouvrira avec la lancette tympanique ou aiguille à para-centèse, que l'on n'enfoncera qu'avec précaution dans les abcès; les vésicules superficielles, à contenu citrin, s'ou-vrent d'elles-mêmes. Lorsque les abcès intra-tympaniques ne cicatrisent pas rapidement, Schwartze conseille des ins-tillations avec sous-acétate de plomb, V à X gouttes; eau, 30 grammes; ou acétate d'alumine, 2 p. 100; ou sulfate de zinc, 0,10 à 1,0 p. 100 et des pulvérisations d'acide borique en poudre.

MYRINGITE CHRONIQUE

La myringite chronique isolée est une affection rare; elle peut s'établir à la suite d'une myringite aiguë, surtout chez les individus tuberculeux ou scrofuleux; chez ces mêmes malades, elle peut se développer insensiblement, sans être précédée d'une phase aiguë.

Les poussières irritantes qui, dans certaines professions, pénètrent constamment dans l'oreille, déterminent une myringite chronique, qui n'est généralement pas précédée d'une myringite aiguë. L'otite externe mycosique est une cause fréquente, mais la plus ordinaire est l'eczéma du conduit, surtout lorsqu'il atteint la portion osseuse, dont le revêtement se continue directement avec celui du tympan. Les otites moyennes chroniques sont aussi toujours accompagnées d'épaississement du tympan.

Dans les degrés légers d'inflammation, la membrane du tympan est gris blanc, dépolie, recouverte d'une mince couche de sécrétion, le manche est encore visible et indiqué par la traînée des vaisseaux congestionnés ; le triangle lumineux est à peu près invisible, par suite du manque de poli. Lorsque la couche externe est plus épaissie, le manche du marteau devient invisible. Souvent l'épiderme de la membrane du tympan se desquame, et on peut constater la présence de véritables cholestéatomes analogues à ceux de la caisse, qui finissent, s'ils ne sont pas enlevés, par perforer le tympan. Les vésicules rompues peuvent se recouvrir de croûtes, mais c'est surtout le pus, qui peut s'écouler pendant longtemps des abcès intra-lamellaires que l'on verra se concréter, adhérer à la membrane. Ces croûtes ne doivent être enlevées qu'après ramollissement préalable.

C'est ordinairement la couche cutanée qui est le plus

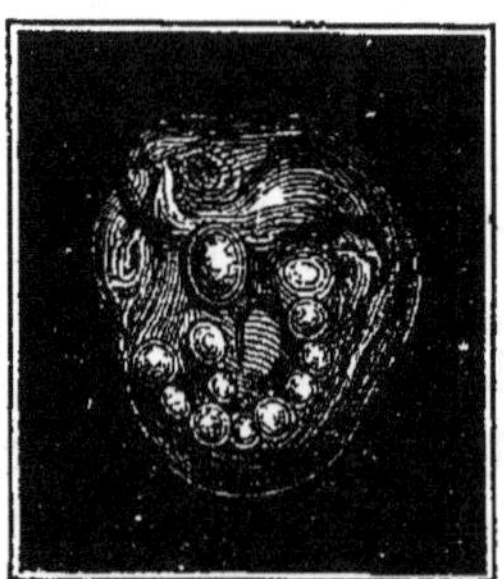

Fig. 98. — Granulations sur la membrane tympanique, chez une jeune fille atteinte depuis plusieurs années d'otite suppurée. (Politzer.)

modifiée ; elle est souvent très épaissie, sa surface peut se recouvrir de villosités, on y voit même se développer des granulations ordinairement petites (fig. 98), mais qui atteignent parfois les dimensions de véritables polypes (fig. 99).

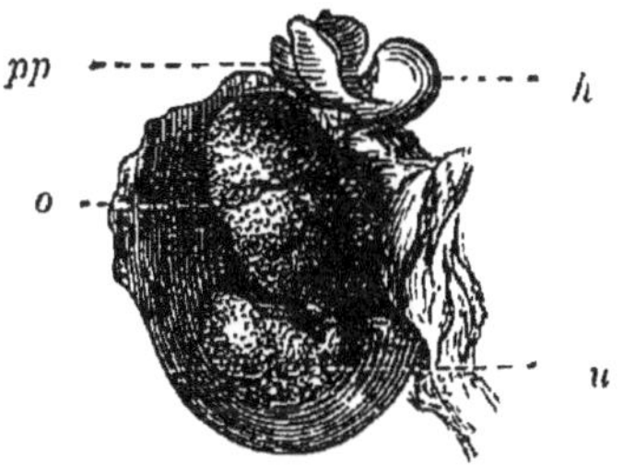

FIG. 99. — Polypes arrondis, lobulés, à la surface externe de la membrane tympanique d'une jeune fille de vingt-deux ans, morte d'une méningite d'origine otitique. (Politzer.)

o, u, pp, polypes. — *h,* tête du marteau.

On trouve aussi à la surface du tympan de petites tumeurs

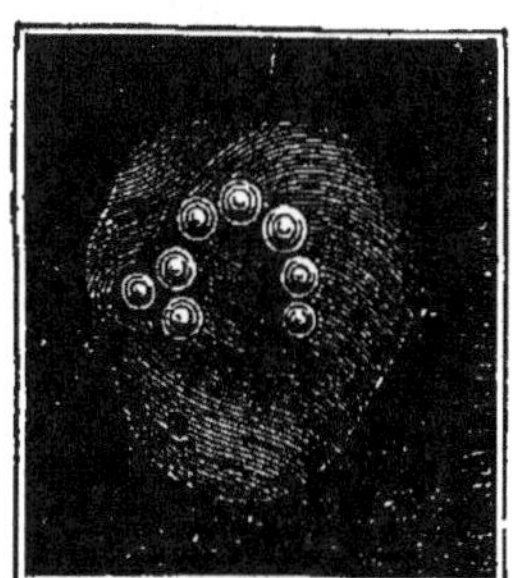

FIG. 100. — Excroissances perlées arrondies, sur la membrane tympanique gauche d'un jeune homme, chez qui l'affection de l'oreille durait depuis deux ans. (Politzer.)

perlées, formées de couches concentriques de cellules épithéliales cornées (fig. 100).

L'infiltration lamellaire du tympan, qui a donné lieu, ou non, à des accumulations purulentes, peut disparaître sans laisser de traces ; mais, le plus souvent, l'infiltration simple est suivie d'un épaississement général ou local de la membrane ; la membrane propre résiste plus que les autres couches, mais elle finit par se laisser infiltrer, à la suite d'attaques répétées.

Les fibres de cette membrane peuvent elles-mêmes subir la dégénérescence calcaire ou graisseuse (Politzer).

Les collections purulentes, lorsqu'elles ne sont ni évacuées, ni résorbées, subissent la dégénérescence graisseuse et calcaire ; on a observé aussi la formation d'une véritable couche osseuse dans l'intérieur du tympan. Si la membrane est calcifiée ou même simplement épaissie dans sa masse, sa rigidité, son manque d'élasticité, la rendent beaucoup moins apte à répondre par la vibration au choc des ondes sonores ; il en est de même lorsque les dépôts calcaires ou les épaississements sont locaux.

Il n'y a ordinairement pas de perforations de la membrane dans la myringite chronique simple ; lorsqu'il existe des perforations dans les myringites simples, elles se cicatrisent facilement et ne persistent que lorsque la myringite est combinée à une otite de la caisse.

Pour faire le diagnostic, on recherchera, par les divers procédés, la présence des perforations. Dans la myringite simple, on ne trouvera pas d'exsudat dans la caisse, l'ouïe est relativement bonne, mais il existe très souvent un léger exsudat sur la face externe de la membrane.

La myringite chronique est indolore ; on constate cependant parfois la présence de douleurs intermittentes, une sensation de plénitude dans l'oreille. Le contact d'un cholestéatome avec le tympan détermine de violentes douleurs.

Pronostic. — Le pronostic de la myringite chronique est sérieux, en ce sens que, lorsqu'elle a une longue durée, elle se communique à la caisse. L'épaississement, lorsqu'il est considérable, les dépôts calcaires, peuvent déterminer des troubles d'audition très notables, par défaut de vibratilité du tympan. L'écoulement purulent persiste souvent, tant que l'on n'a pas fait disparaître les granulations qui l'entretiennent.

Traitement. — Lorsque la membrane du tympan est simplement congestionnée, on n'y observe que des ulcérations superficielles; on fera de simples instillations avec des astringents légers : sulfate de zinc ou acétate de plomb 0,5 à 1 p. 100. Si ces moyens ne suffisent pas, et lorsqu'il y a des perforations et des granulations, on fera des instillations au nitrate d'argent à 5 ou 10 p. 100, suivies de lavages à l'eau salée, ou des installations à l'acide chromique 2 p. 100, suivis de lavages à l'eau stérilisée. On pourra également faire des pulvérisations avec l'acide bo rique pulvérisé ou l'iodoforme, mais il faudra enlever ces poudres par des lavages journaliers et les renouveler. Les granulations elles-mêmes peuvent guérir par ce traitement, mais souvent elles persistent et pour les faire disparaître rapidement, on les touchera tous les trois jours avec une solution de perchlorure de fer portée sur une sonde entourée d'ouate (Politzer) ou avec l'acide chromique fixé à la sonde de platine par la chaleur (méthode de Heryng) ; on fera ensuite une injection dans le conduit. Au lieu du nitrate d'argent, moins efficace, et qui détermine une inflammation et des douleurs consécutives violentes, on fera des attouchements avec l'acide trichloracétique à 20 p. 100; mais la galvanocaustie constitue encore le meilleur procédé. On appliquera l'extrémité d'un cautère pointu, introduit froid, sur les granulations, on fera passer le courant et au bout de deux ou trois secondes on retirera l'instrument pour éviter les brûlures par rayonnement ; on chassera du conduit, en soufflant, la vapeur brûlante qui s'est dégagée. On traitera les polypes vrais du tympan par ce procédé, ou bien par l'électrolyse. On fera précéder les interventions, si elles sont trop douloureuses, par l'application d'une solution de cocaïne.

Il est évident qu'on doit enlever les masses cholestéomateuses, les croûtes ou autres corps étrangers qui irritent le tympan. On appliquera ensuite sur le tympan, surtout lorsqu'il existe de la myringite desquamative, l'une des solutions que nous avons déjà indiquées.

On ne connaît pas de procédé permettant de faire disparaître l'épaississement du tympan ainsi que les dépôts calcaires ou graisseux. Nous verrons, en étudiant les maladies de la caisse, quels sont les différents moyens à employer contre les divers états du tympan (épaississement, atrophie, flaccidité), qui diminuent sa vibratilité.

TUBERCULOSE

Schwartze a observé, chez des enfants envahis par la tuberculose miliaire, des granulations tuberculeuses de la membrane du tympan.

SYPHILIS

Plusieurs auteurs, en particulier Baratoux, Kirchner, ont observé des gommes du tympan; tout dernièrement, j'ai vu une large ulcération syphilitique du tympan aboutir à une perforation, pendant qu'évoluait une gomme du conduit. Sous l'influence du traitement général et local (sirop de Gibert et instillations de liqueur de van Swieten), la cicatrisation et la guérison furent très rapides et complètes, sans laisser aucuns troubles après elles.

BLESSURES DE LA MEMBRANE DU TYMPAN

Les blessures du tympan peuvent être produites par plusieurs procédés : 1° par la lésion directe de l'organe par un corps étranger; 2° par condensation ou raréfaction brusque de l'air dans le conduit ou dans la caisse; 3° par propagation des fractures du crâne au tympan ; 4° par traction sur le pavillon.

1° C'est le plus souvent en s'introduisant dans le conduit des instruments plus ou moins pointus, pour calmer des démangeaisons, enlever du cérumen, que les patients ont été victimes d'accidents dus à ce qu'une cause étrangère a renfoncé brusquement l'instrument. Les tentatives d'extraction, si souvent maladroites, des corps étrangers, l'introduction trop profonde de la canule de la seringue dans le conduit, le séjour au contact du tympan de corps étrangers introduits dans le conduit, accidentellement ou par étourderie, toutes ces causes peuvent amener des perforations du tympan, de forme variable, suivant la nature de la cause et la forme de l'instrument perforant.

Le siège le plus fréquent des perforations est la région antérieure du tympan, et si l'instrument est très piquant et introduit avec violence, il peut perforer l'artère carotide et plus bas la veine jugulaire. Si le tympan et la caisse qui subissent ces traumatismes sont déjà malades, la réaction peut être beaucoup plus vive et les conséquences beaucoup plus graves que s'il s'agit d'oreilles saines ;

2° Toutes les causes de compression brusque de l'air dans le conduit ou la caisse peuvent amener des ruptures du tympan, mais l'état de cet organe joue un rôle beaucoup plus important dans la production du traumatisme, que la cause extérieure. Sur un tympan épaissi, rugueux, calcifié ou atrophié, une détonation absolument insuffisante pour altérer un tympan normal, pourra produire des délabrements très étendus. Citons les cas principaux dans lesquels peut se produire la rupture du tympan par compression de l'air : détonation produite par une arme à feu ou toute production et détente gazeuse brusque, soufflets, coups de poing sur l'oreille, chute sur l'oreille, plongeon, séjour dans l'eau profonde, dans les caissons, etc. La condition favorisant le plus les ruptures, est l'obstruction de la

trompe, qui ne permet pas à l'air brusquement comprimé
de s'échapper vers le pharynx, ou, dans les compressions
lentes, à la pression de s'égaliser des deux côtés du pharynx.
Les médecins ont souvent rompu le tympan, même sain : par
l'application trop brusque du cathétérisme ou du procédé
de Politzer, en faisant les manœuvres du massage aérien,
soit par la compression, soit par la raréfaction de l'air.
On a pu déterminer la rupture du tympan en retirant brusquement le doigt profondément introduit dans l'oreille.

Les patients, par l'exercice trop fréquent du procédé de
Valsalva, ont pu rompre leur tympan, aussi bien qu'en se
mouchant fortement. On a observé la rupture à la suite
d'éternuements, des crises de toux violentes de la coqueluche.

Pour un même degré de résistance du tympan, la compression de l'air dans le conduit détermine plus facilement
des ruptures de cet organe, que la compression dans la
caisse ;

3° Les blessures du tympan peuvent être produites par
suite d'un choc violent sur la tête ou bien d'une chute sur
cette partie du corps : elles constituent une complication
des fractures portant sur les os voisins, le manche du marteau est parfois brisé ;

4° Les tractions violentes sur le pavillon peuvent déterminer la rupture du revêtement cutané de la paroi supérieure du conduit et de la membrane de Schrapnell.
Sexton, dans son traité des maladies de l'oreille, en cite
plusieurs exemples intéressants. Des tractions modérées
suffisent dans des oreilles malades ou simplement enflammées pour amener ce résultat.

Au moment où se produit le traumatisme, le malade
entend une violente détonation, ressent aussitôt une douleur vive, souvent du vertige et des bourdonnements ;
parfois il y a perte de la connaissance. La perte de sang,
lorsque le tympan est seul lésé, est très faible. La

perforation, par pénétration d'un corps étranger, est le plus
souvent petite. Lorsqu'elle est produite par la compression de l'air, elle est ordinairement située dans le qua-

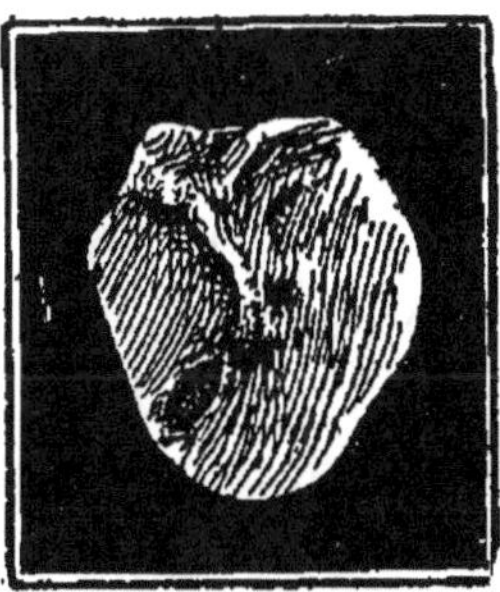

Fig. 101. — Rupture dans le segment antéro-inférieur sur un
enfant, à la suite d'un soufflet. (Politzer.)

drant antéro-inférieur ; elle est ovale ou arrondie, ses
bords sont recouverts de sang, on trouve d'ordinaire des
ecchymoses sur le tympan. Les explosions violentes déter-

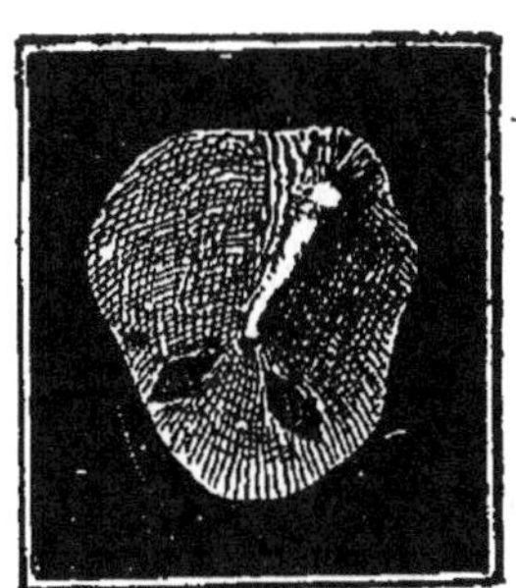

Fig. 102. — Rupture double, par chute sur l'oreille, femme de
trente ans, aspect le troisième jour après l'accident. (Politzer.)

minent des pertes de substance beaucoup plus étendues.
L'examen de l'oreille doit être fait le plus tôt possible
après l'accident, autrement on ne pourrait déterminer si
c'est à lui que les lésions sont dues (voir le chapitre : *Interprétation médico-légale des traumatismes*). Lorsque la perfo-

ration s'est faite dans une oreille saine, le bruit produit par l'insufflation est large et doux, une faible pression suffit pour faire passer l'air; lorsque l'oreille était déjà affectée, une pression plus forte est nécessaire, le bruit de souffle est aigu et perçant.

Les troubles de l'ouïe, la surdité, les bourdonnements, sont très variables lorsque le tympan est perforé : ils sont, en général, peu importants et passagers. Lorsque l'ébranlement, à la suite d'un choc venant de l'extérieur, au contraire, a porté sur un tympan qui a résisté, les symptômes labyrinthiques sont plus graves, plus durables et le pronostic est moins bon, car tout l'effort a porté sur l'endolymphe et le labyrinthe a été fortement ébranlé.

L'otite moyenne purulente est une complication assez fréquente des blessures du tympan et complique le pronostic, dans des proportions que l'on ne peut prévoir. L'otite purulente est souvent causée par les médicaments que l'on introduit dans l'oreille.

Dans les cas les plus favorables, la perforation se cicatrise assez facilement, les symptômes labyrinthiques se calment assez rapidement, mais il faut être très réservé dans le pronostic, surtout lorsque s'établit une otite purulente moyenne, qui ne guérit pas sans laisser après elle des brides et des adhérences; en l'absence de toute lésion visible, l'ébranlement du labyrinthe peut déterminer une surdité et des bourdonnements persistants (voir chapitre de l'*Interprétation médico-légale des traumatismes*). Il est donc impossible de rien dire de général sur le pronostic, qui varie pour ainsi dire avec chaque cas particulier. On pourra consulter avec fruit, à ce sujet, les nombreux cas cités par Sexton, dans son traité.

Traitement. — Lorsque l'on a affaire à des lésions limitées du tympan, il faut être très prudent et traiter le malade par l'expectative; n'introduire dans le conduit aucun médicament antiseptique ou antiphlogistique.

On se bornera à fermer le conduit avec un tampon d'ouate. Contre l'inflammation, on appliquera à l'extérieur la glace ou mieux le tube de Leiter, les sangsues. Il faut s'abstenir complètement d'insufflations d'air, on pourra cependant les pratiquer plus tard contre les bourdonnements ou la surdité, lorsqu'on sera absolument certain de la cicatrisation du tympan. Lorsqu'une otite purulente moyenne se sera établie, on traitera comme il convient cette complication. Les phénomènes labyrinthiques déterminés par l'ébranlement de l'oreille interne seront traités avec fruit par les courants continus appliqués avec méthode et patience.

Lorsque les bourdonnements sont très intenses, peut-être y aura-t-il, dans ces cas, une indication de faire la stapédectomie.

CHAPITRE III

MALADIES DE LA CAISSE DU TYMPAN

Si nous voulons grouper scientifiquement les notions que nous possédons sur les maladies de la caisse du tympan, en faire, en un mot, une classification rationnelle et pratique, nous nous trouvons arrêtés à des obstacles insurmontables. Les conquêtes modernes de la physiologie, celles, plus récentes et plus éclatantes encore de la bactériologie, nous avaient fait espérer que la notion d'étiologie que l'on rêve de placer à la base de toutes les classifications nosologiques serait la pierre angulaire d'un solide édifice ; il n'en a rien été, la même cause détermine, suivant des circonstances les plus difficiles à définir, des résultats fort différents ; l'anatomo-pathologie, d'ailleurs encore peu connue, qui ne peut être étudiée que sur le cadavre, ne pourra jamais servir à fournir une base solide pour nos classifications, même théoriquement, párce que, d'une part, les mêmes causes aboutissent aux lésions les plus diverses, parce que, d'autre part, aux mèmes lésions anatomiques correspondent les processus cliniques les plus variés.

La classification que nous proposons est absolument clinique ; nous classerons les processus en groupes d'évolution comparablés, les catarrhes d'une part, les inflammations de l'autre, nous n'ignorons point que les catarrhes peuvent se transformer en inflammations ; et même que la distinction entre le catarrhe et l'inflammation est absolument artificielle, que le catarrhe n'est que le premier degré de l'inflammation, que le catarrhe, comme l'inflammation, est lié le plus souvent à la présence et à l'action des bacilles ou de leurs toxines, que les inflammations, à tous leurs degrés, ne sont, en réalité, que des affections *catarrhales* des muqueuses ; mais lorsqu'une affection a pris, par exemple, la forme catarrhale (en conservant à ce mot l'ancienne signification qu'on lui attribuait, sans nous exagérer sa valeur), nous la rangeons immédiatement dans un groupe spécial, et suivant les circonstances, dans l'une ou l'autre des subdivisions de ce grand groupe. Cela veut dire simplement que la maladie a pris telle forme qui nous fait supposer, sauf, il est vrai, de nombreuses réserves, que la maladie évoluera de telle façon et qu'elle doit être traitée de telle manière. Cette classification est la seule pratique et surtout la seule didactique ; et ces deux points de vue doivent dominer toute autre considération dans cet ouvrage.

Nous étudierons en même temps que les affections de la caisse du tympan, celles de la trompe d'Eustache, qui leur sont liées d'une façon si intime qu'on ne pourrait les séparer sans un grave inconvénient. A la fin de cet important chapitre, nous récapitulerons cependant, rapidement, les notions déjà exposées, mais dispersées, sur la pathogénie et le traitement des affections de la trompe.

AFFECTIONS CATARRHALES DE LA CAISSE DU TYMPAN ET DE LA TROMPE

On éprouve autant de difficultés à déterminer les subdivisions qu'à établir les grandes lignes des affections dans la classification de l'oreille moyenne. Nous diviserons les catarrhes de la caisse en deux grands groupes, les catarrhes aigus et les catarrhes chroniques.

Cette division est moins rationnelle, assurément, que celle

de Politzer, qui divise les catarrhes en deux groupes : ceux
de forme sécrétrice et ceux de forme adhésive, mais elle
est certainement plus clinique et plus pratique.

CATARRHE AIGU DE LA CAISSE

Étiologie. — Le catarrhe aigu de la caisse accompagne
très fréquemment la plupart des maladies infectieuses, il
se développe le plus souvent à la suite d'affections aiguës
ou chroniques de l'espace naso-pharyngien.

Les végétations adénoïdes ont une grande influence sur
l'état de la caisse ; aussi, le plus souvent, la propagation de
l'affection s'étant faite le long de la trompe, cet organe est-il
pris en même temps ; parfois, au contraire, l'affection se
développe par suite de l'action du froid sur le conduit et
dans ces cas le tympan est plus atteint. Les paralysies des
muscles de la trompe, la compression de la trompe par des
tumeurs, les troubles trophiques ou vasomoteurs dus à des
irritations du trijumeau ou à des paralysies faciales, le plus
souvent de cause centrale, peuvent déterminer également
des degrés divers de développement du catarrhe aigu de la
caisse.

Description. Symptômes. — Le catarrhe aigu de la
caisse est surtout caractérisé par la sécrétion, aux dépens
des parois de cet organe et aussi, dans la plupart des cas,
aux dépens de celles de la trompe, d'un liquide parfois très
peu abondant, qui, d'autres fois, peut remplir la caisse tout
entière sans que, d'ordinaire, la muqueuse soit le siège
d'une réaction douloureuse ou véritablement inflammatoire.
Sa nature ne varie pas moins que sa quantité, il peut être
parfaitement fluide ; d'autres fois, au contraire, il constitue
une masse visqueuse, peu mobile, presque gélatineuse. Le
plus souvent le catarrhe aigu affecte une forme purement
catarrhale et c'est dans les formes chroniques que l'on voit

se développer surtout les adhérences, mais cette distinction est loin d'être absolue et fondamentale.

Le catarrhe de l'oreille moyenne peut se développer par suite de la congestion de la muqueuse de la caisse, à laquelle celle de la trompe prend part, sans qu'il y ait cependant obstruction de cet organe. Lorsque l'obstruction existe, le tympan est plus ou moins fortement rétracté en dedans.

Lorsque le catarrhe aigu est lié au rhume de cerveau, à de légères poussées aiguës dans le naso-pharynx, il disparaît d'ordinaire rapidement, sans laisser en général d'autres traces, qu'une tendance, plus marquée chez les anémiques et les faibles, à la récidive ; le catarrhe aigu, consécutif aux maladies infectieuses, disparaît moins facilement, laisse plus facilement des traces et a plus de tendance à se transformer en otite purulente. Les répétitions sont très fréquentes et graves, chez les enfants qui portent dans leur pharynx des végétations adénoïdes. Le rétablissement de la muqueuse de la caisse est lié par des rapports très intimes à la guérison de la muqueuse de la trompe ; et il importe essentiellement de la guérir, car il ne faut pas oublier que la seule obstruction de la trompe, sans phénomènes inflammatoires, peut ramener le catarrhe de la caisse.

Diagnostic. — Il se déduit de l'observation des symptômes subjectifs et objectifs que présente le malade.

Examen du tympan. — Le tympan ne présente jamais les signes de l'inflammation qu'on observe dans la myringite, tout au plus, un peu d'injection le long des gros vaisseaux, et le manche ne cesse jamais d'être visible.

Les symptômes sont sensiblement différents, suivant que l'affection est ou non à ses débuts, car, à ce moment, le tympan est plus transparent qu'il ne le sera plus tard. Le tympan peut être, dès le début de l'affection, soit atrophié et transparent, soit épaissi et opaque, en raison d'affections antérieures. Lorsque la quantité d'exsudat n'est pas très considérable, la ligne de niveau du liquide, qui occupe une

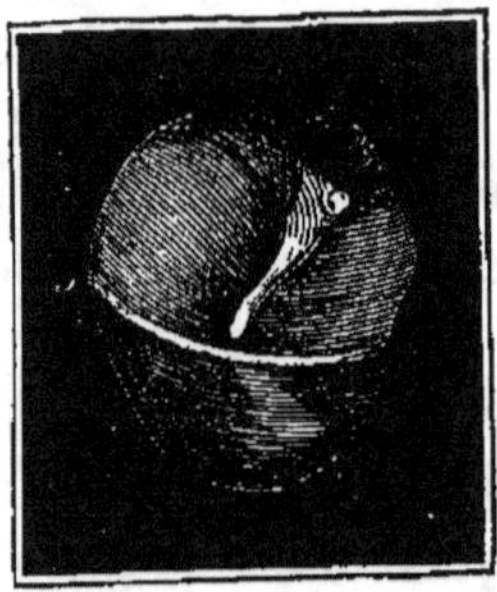

Fig. 103. — Accumulation d'exsudat fluide dans la partie inférieure de la caisse; ligne du niveau supérieur du liquide claire. (Politzer.)

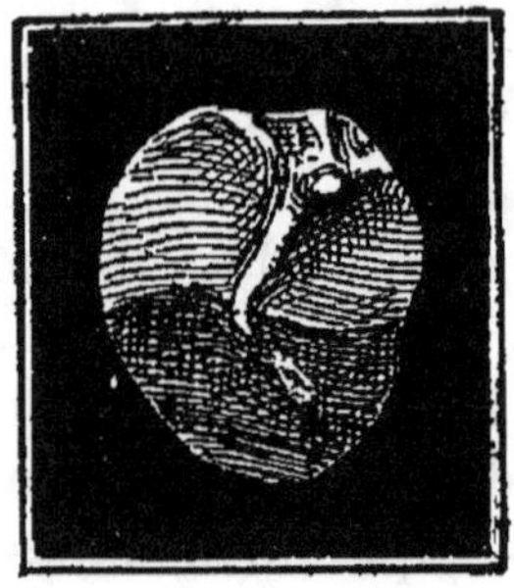

Fig. 104. — Accumulation d'exsudat dans la partie inférieure de la caisse. (Politzer.)

position variable, suivant l'attitude du malade, lorsque le liquide est séreux, mais non lorsqu'il est muqueux, se voit

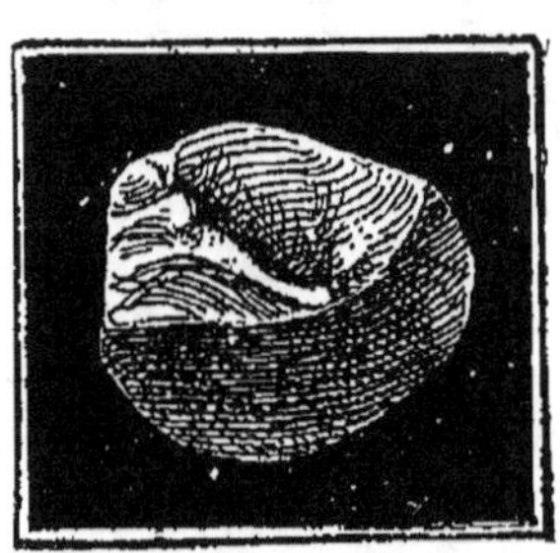

Fig. 105. — Déplacement de la ligne de niveau de l'exsudat, par le renversement de la tête en arrière. (Politzer.)

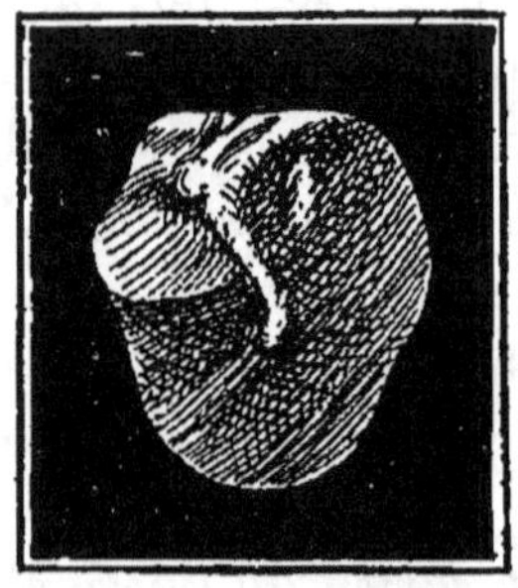

Fig. 106. — Accumulation d'une grande quantité d'exsudat, la ligne de niveau n'est visible que devant le manche. (Politzer.)

assez nettement; au-dessus de cette ligne, le tympan a sa couleur gris bleuâtre, au-dessous il est jaunâtre; si la caisse est pleine de liquide, le tympan est entièrement jaune. Cette teinte, d'après Politzer, serait plus prononcée lorsque

19.

l'exsudat est plus séreux. Lorsque l'exsudat est très peu
abondant, on aperçoit par transparence la rougeur du
promontoire, surtout lorsque le tympan est rétracté.

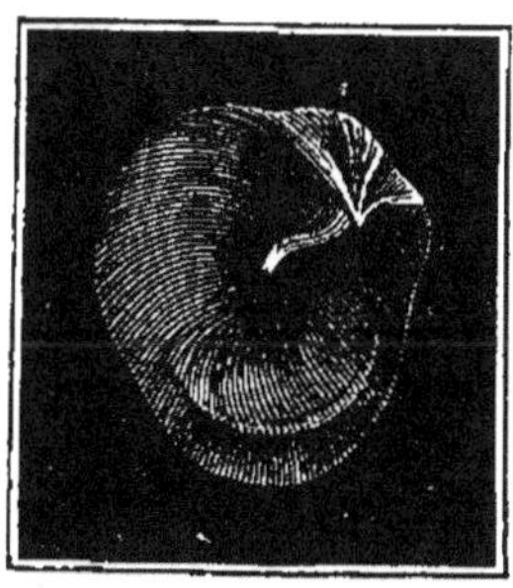

Fig. 107. — Membrane du tympan dans un cas de catarrhe
de la caisse et des trompes,
fort bombement en dedans de
la membrane. (Politzer.)

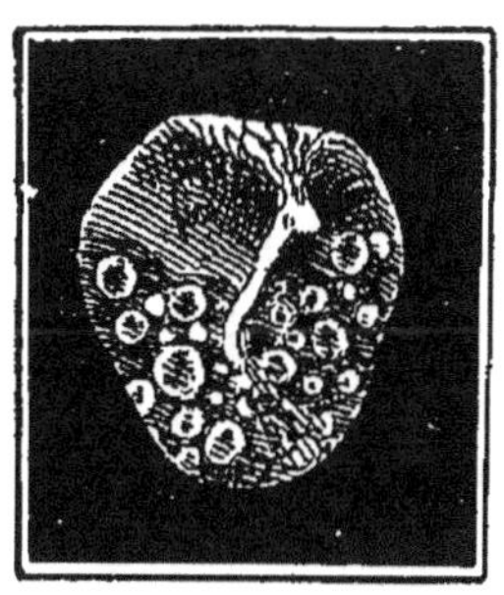

Fig. 108. — Bulles d'air dans
la caisse, au milieu d'un liquide séreux après une douche d'air. (Politzer.)

Il est rétracté lorsqu'il y a obstruction de la trompe, le
triangle lumineux a ordinairement disparu ou est très

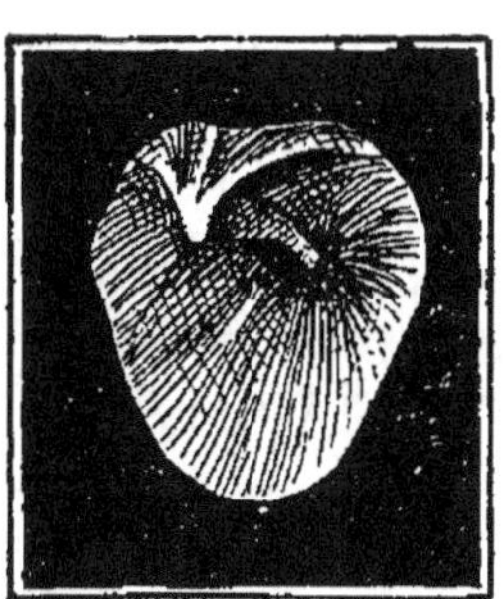

Fig. 109. — Aspect de la membrane du tympan, rétractée,
chez un homme qui souffrait
depuis deux mois d'un ca-
tarrhe de l'oreille avec infiltration de la muqueuse de la
trompe. (Politzer.)

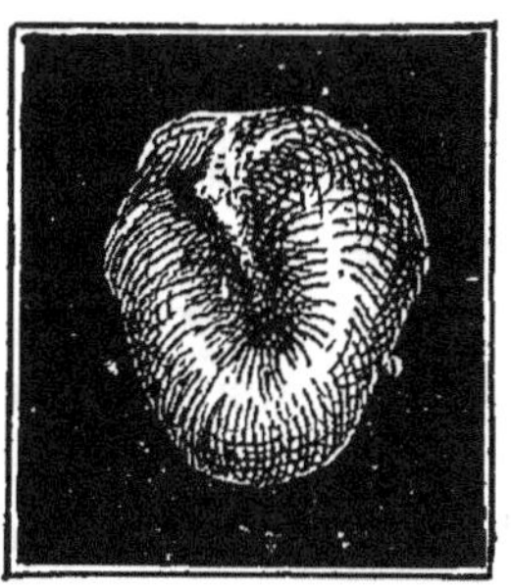

Fig. 110. — Aspect du même
tympan immédiatement après
la douche d'air. (Politzer.)

modifié ; le manche du marteau, ramené en dedans et en
arrière semble raccourci ; la courte apophyse est plus sail-

lante ; les replis, surtout le repli postérieur du tympan, deviennent plus marqués ; l'injection d'air rend presque complètement, d'ordinaire, au manche, sa position normale, les plis s'effacent, les dépressions de la membrane qui siègent le plus souvent dans le quadrant postéro-supérieur sont remplacées par des saillies qui disparaissent bientôt. Lorsque le liquide est assez fluide, il est dispersé dans la caisse par l'insufflation, la ligne de niveau est abaissée, ou bien l'air forme à l'intérieur du liquide, des bulles dont les contours sont indiqués par des anneaux brillants ou noirs.

Cathétérisme. — Il est souvent assez difficile d'introduire la sonde, en raison du gonflement des bords de la trompe et l'air ne passe souvent que difficilement, les râles qu'il provoque sont courts, nombreux et crépitants, lorsque le liquide est séreux, à grosses bulles ; lorsqu'il est muqueux ; leur tonalité augmente si l'on continue l'opération et on les entend dans l'intervalle des injections d'air.

Il se produit souvent, lorsque le liquide accumulé fait bouchon dans la trompe, un choc, une explosion qui peut être entendue à distance et qui donne momentanément le vertige au malade.

Symptômes subjectifs. — L'affection ne provoque d'ordinaire aucune douleur, à peine quelques élancements. Il existe cependant une sensation de plénitude, dont l'intensité serait en raison inverse du degré de gonflement et de l'obstruction de la muqueuse de la trompe et des troubles de l'ouïe (Politzer).

Dans les formes simples, les bruits subjectifs sont peu intenses et intermittents, ils disparaissent immédiatement après l'injection d'air et s'en vont bientôt définitivement. Lorsqu'ils persistent, le pronostic en est aggravé, cela indique soit des troubles labyrinthiques concomitants, soit des adhérences de la chaîne. Ces bruits se produisent constamment dans le catarrhe lié à la syphilis. La mastication et la déglutition provoquent un craquement dans l'oreille.

Le catarrhe de l'oreille peut être la cause de troubles épileptiformes (Noquet).

Les troubles de l'ouïe sont dus, dans les formes purement catarrhales, à la dépression du tympan, à la tension de la chaîne qui se produit par suite de la fermeture de la trompe, à la charge qu'exerce le liquide sur les osselets, au jeu imparfait de leurs articulations ; aussi l'ouïe peut-elle se modifier par le changement de position de la tête, et l'entrée de l'air améliore-t-elle tous les symptômes ; s'il n'en est pas ainsi, il faut songer à des adhérences. Après l'entrée de l'air, l'oreille est souvent devenue très sensible aux bruits extérieurs, qui peuvent même déterminer une sensation douloureuse.

La perception cranienne est toujours conservée, si elle a disparu, il faut songer à la syphilis. Aussi, dans l'expérience de Weber, la latéralisation se fait d'ordinaire du côté le plus malade : c'est le contraire lorsqu'il y a syphilis. L'épreuve de Rinne est positive dans les faibles degrés, douteuse ou même négative avec prolongation de la perception cranienne dans les degrés intenses. Comme Bezold l'a observé, l'audition des notes basses est diminuée pour la perception aérienne, de telle sorte que l'on peut trouver l'épreuve de Rinne positive pour les notes hautes et négative pour les notes basses.

Pronostic, durée. — Le pronostic est variable ; dans les cas aigus développés à la suite d'un rhume, le pronostic est excellent et la durée de l'affection généralement courte. Lorsque le catarrhe aigu se développe à la suite de maladies infectieuses, le pronostic est moins bon et généralement la durée de l'affection est plus longue ; il en est de même dans les catarrhes liés à un état de scrofule ou à un état d'inflammation chronique du naso-pharynx, particulièrement aux végétations adénoïdes. Une première atteinte de catarrhe de la caisse crée une susceptibilité qui se manifeste surtout au printemps et à l'automne.

Il est très important de guérir la trompe pour assurer le pronostic de l'otite catarrhale. Le catarrhe syphilitique de la caisse semble, chose singulière, être d'un pronostic meilleur, lorsqu'il est accompagné d'otite labyrinthique.

Le catarrhe séreux se résorbe mieux sous l'influence du traitement, que le catarrhe muqueux abandonné à lui-même ; la transformation en otite purulente n'est pas très rare. Plus fréquemment, il se forme des adhérences, qui, rarement, mais parfois même, précocement, peuvent avoir des conséquences très fâcheuses pour l'ouïe.

Zaufal et Schwartze ont vu une méningite mortelle se développer à la suite d'une simple otite catarrhale. L'accroissement rapide de l'ouïe, après la pénétration de l'air est d'un pronostic favorable et indique le faible gonflement de la trompe ; au contraire, les gonflements étendus, liés à des affections chroniques des voies respiratoires supérieures, sont d'un pronostic plus fâcheux.

Traitement. — La première indication est de rétablir la perméabilité de la trompe et d'assurer sa permanence. Pour cela, on fera les insufflations d'air et le massage de la trompe.

Lorsque le gonflement n'est pas très considérable, on réussira à faire pénétrer l'air par la seule méthode de Politzer ; cette méthode est seule applicable chez les enfants, mais elle doit être employée avec de très grandes précautions. Lorsque l'affection est unilatérale, toutes les fois que chez l'adulte il n'y a pas impossibilité, pour une raison ou une autre, même dans le cas de catarrhe bilatéral, il vaut mieux employer le cathéter. Lorsque l'air ne pénètre qu'au moyen d'une forte pression, par la méthode de Politzer et au contraire facilement par le cathéter, il faut conclure à un faible gonflement siégeant à l'entrée de la trompe ; si, au contraire, il faut une grande pression pour faire pénétrer l'air avec le cathéter, le gonflement est situé le long de la trompe (Hartmann).

Politzer affirme cependant la supériorité de sa méthode sur le cathétérisme, dans tous les cas où l'air peut passer.

La douche d'air ouvre la trompe, repousse le tympan vers l'extérieur, augmente l'intensité de l'ouïe et ainsi diminue les bruits dus à la tension de la chaîne des osselets ; cette action pourra être aidée par le massage fait par l'intermédiaire de l'air au moyen de l'instrument de Delstanche, ou bien directement, par mon vibrateur ou celui de Lucæ.

L'air disperse les mucosités sur la caisse, en assure la résorption. Le massage, sous diverses formes, est un moyen très puissant d'action contre le catarrhe de la caisse et ses symptômes, ainsi que contre le gonflement de la trompe. On pourra faire le massage externe du cou, contre le simple catarrhe et, au contraire, le massage vibratoire des lèvres de la trompe, contre le catarrhe de la caisse et le gonflement des lèvres, et le tubage vibratoire de la trompe contre son gonflement profond (voir chapitre de la *Thérapeutique générale*).

La paracentèse est indiquée lorsque l'insufflation d'air et le massage ne suffisent pas pour diminuer l'exsudat; elle est surtout indiquée contre les exsudats épais et muqueux; et lorsque l'affection catarrhale menace de se transformer en véritable inflammation, on fait des insufflations d'air et des aspirations par le conduit, cette méthode produit d'ordinaire un effet très rapide sur le catarrhe et arrête sa transformation en otite purulente.

Contre les faibles degrés de catarrhe tubaire, agiront favorablement les instillations de chlorures de zinc à 2 p. 100 faites avec de grandes précautions, par le cathéter, les vapeurs de térébenthine et surtout le massage vibratoire des lèvres de la trompe et contre les rétrécissements profonds, le cathétérisme vibratoire méthodique et progressif.

CATARRHE CHRONIQUE

Lorsque l'affection simple que nous avons décrite dans le chapitre précédent, n'aboutit pas, soit spontanément, soit à la suite d'un traitement, à la guérison, alors se développe le catarrhe chronique, moins caractérisé par l'apparition de liquide dans la caisse que par l'établissement de modifications anatomiques durables, retentissant fâcheusement sur la fonction de l'organe et se traduisant, à l'examen, par des signes très nets, bien que, sous l'influence de nouvelles causes d'exacerbation, la sécrétion intra-tympanique puisse reparaître. Dans le catarrhe aigu, ce sont les formes à sécrétion abondante qui dominent ; les hypertrophies de la muqueuse, les adhérences se produisant d'emblée, sont plus rares. Les catarrhes chroniques se caractérisent, au contraire, par des formes adhésives, par des catarrhes aigus de formes sécrétrice ou hypertrophique, la forme chronique est rarement une forme sécrétrice. Les altérations de la constitution de la muqueuse, s'établissant d'emblée, sans être précédées d'une forme aiguë, que l'on peut ranger cependant dans les catarrhes, comme toute altération sécrétrice ou sèche de la muqueuse et que l'on appelle les scléroses, méritent, à notre avis, d'être étudiées à part. Mais, entre les formes de catarrhe chronique hypertrophiques ou simplement catarrhales, il y a tant de transitions que nous ne croyons pas pouvoir séparer ces deux groupes l'un de l'autre.

Etiologie. — Les causes du catarrhe aigu deviennent celles du catarrhe chronique, nous n'y reviendrons pas ; on les trouvera étudiées à l'article précédent et au chapitre de l'*Étiologie générale*. Signalons seulement l'hérédité, qui pourra être considérée comme la cause dans 37 p. 100 des cas, d'après Moos, dans 43 p. 100 d'après Bezold.

Signalons également l'importance de l'anémie et de la scrofule, ainsi que des végétations adénoïdes. Chez les enfants, ce sont les formes catarrhales qui dominent ; il est vrai qu'elles se transforment plus tard en formes adhésives, mais la tendance aux processus adhésifs se manifeste beaucoup plus rapidement chez les adultes.

Symptômes. Description. — *Symptômes subjectifs.* Les symptômes subjectifs sont à peu près ceux du catarrhe aigu ; mais ils sont très variables, de même que l'affection est essentiellement polymorphe, sans qu'à une forme définie correspondent des symptômes définis. La surdité apparaît généralement progressivement, elle peut atteindre divers degrés, sans être jamais aussi complète que dans la sclérose ; tantôt elle est plus forte pour la montre, tantôt pour la voix, la paracousie de Willis n'est pas rare, le malade entend souvent mieux le matin que le soir, dans certaines positions plutôt que dans d'autres, lorsque le temps est beau que lorsqu'il est mauvais. Les bourdonnements n'existent pas toujours, parfois ils manquent, ils peuvent être continus ou intermittents, ils apparaissent généralement longtemps après la surdité ; cette intermittence des bruits, comme de la surdité, est caractéristique de cette forme. Parfois, il existe du vertige, mais ce n'est que très rarement qu'on observe le complexus symptomatique de Ménière. Le vertige est souvent passager et consécutif à des causes accidentelles ou occasionnelles de congestion. La conductibilité cranienne est généralement conservée, à moins que le catarrhe ne soit lié à la syphilis, dans ses périodes avancées, ou lorsqu'il s'est produit, consécutivement, une affection labyrinthique, ou, dans des cas très rares, lorsque existe une affection labyrinthique intercurrente. Aussi le signe de Rinne est-il d'ordinaire nettement négatif, au moins chez les gens relativement jeunes. Dans l'épreuve de Weber, le son du diapason est latéralisé du côté de l'oreille la plus malade. Ce sont les sons les plus bas qui, les premiers, cessent d'être perçus.

Parfois, dans les phases avancées du catarrhe, la pénétration brusque de l'air dans la caisse déterminera du vertige et l'augmentation de la surdité, lorsque la trompe se referme immédiatement après l'entrée de l'air, celui-ci ne peut plus ressortir. Le phénomène est dû à la haute compression du labyrinthe. Lorsque la trompe est libre, il semble que le symptôme est produit par un spasme du tenseur du marteau; en tout cas, sa section proposée par Voltolini et Gruber a amélioré les phénomènes.

Symptômes objectifs. Le tympan présente souvent une opacité sur toute sa surface, ou seulement limitée à une partie (fig. 111), la couleur bleuâtre du tympan normal fait

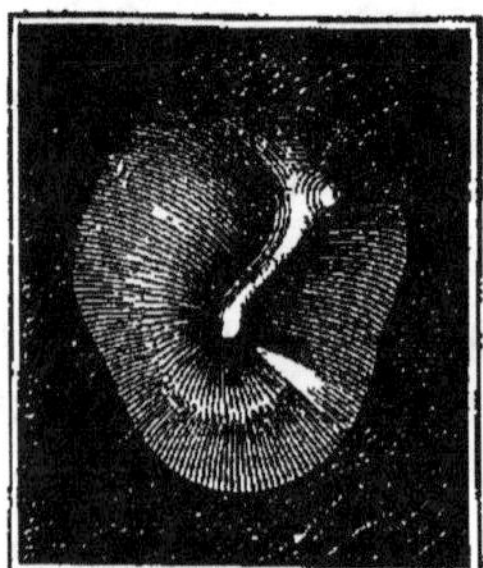

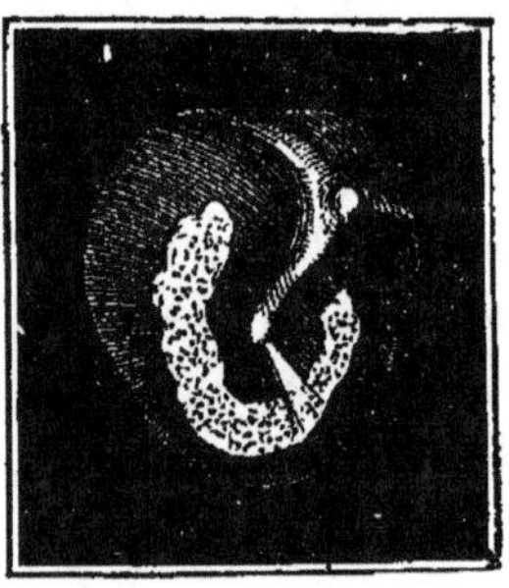

Fig. 111. — Opacité en forme de croissant derrière le manche du marteau. (Politzer.)

Fig. 112. — Dépôt calcaire en forme de fer à cheval. (Politzer.)

place à une coloration gris blanc, la membrane est opaque, sa surface est sans éclat. Il se forme parfois des dépôts calcaires dans la substance propre (fig. 112), qui apparaissent généralement comme un croissant embrassant dans sa concavité l'extrémité du manche du marteau. La membrane présente, au contraire, assez souvent, des plaques d'atrophie (fig. 113 et 114) qui se manifestent par leur couleur sombre.

Le tympan peut être fortement rétracté en dedans, dans son ensemble et maintenu plus ou moins près du promon-

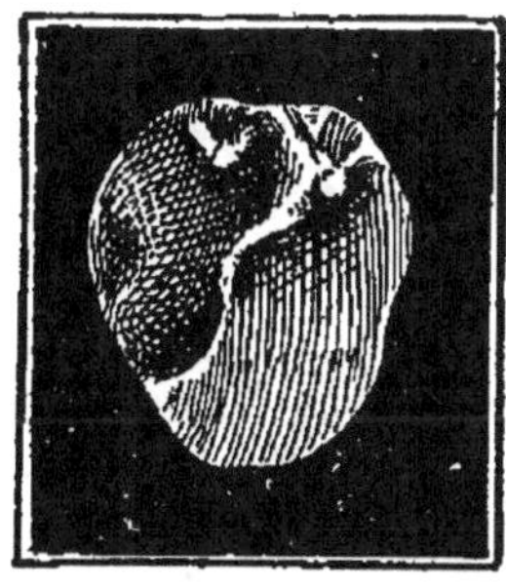

Fig. 113. — Membrane du tympan fortement enfoncée dans toute sa partie postéro-supérieure et montrant l'étrier, obstruction catarrhale de la trompe. (Politzer.)

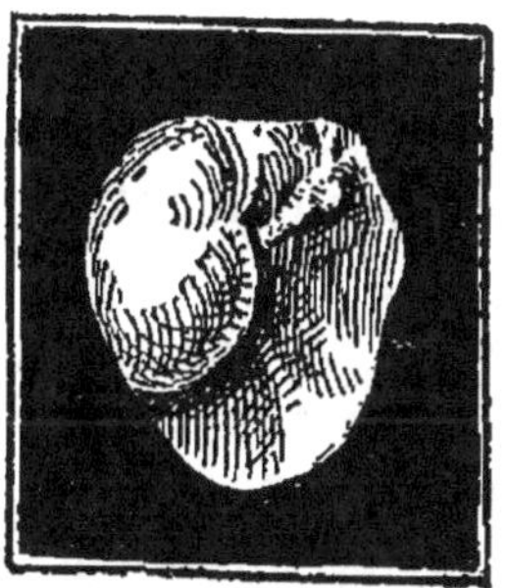

Fig. 114. — La même après la douche d'air, la partie rétractée, atrophiée, moins résistante, s'est bombée sous l'action de l'air. (Politzer.)

toire par des brides cicatricielles. Le manche du marteau est ramené en haut, en dedans et en arrière et paraît

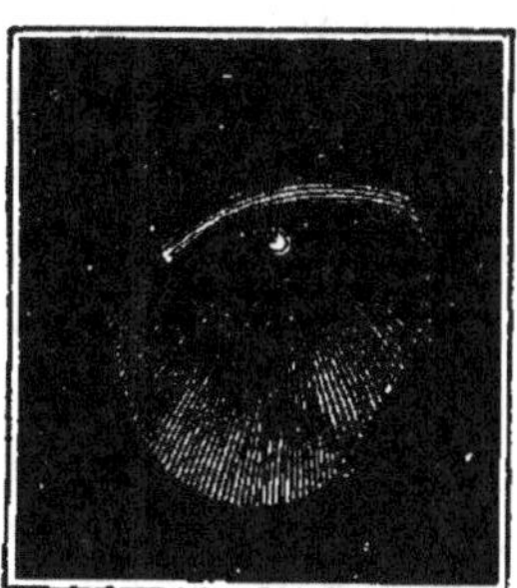

Fig. 115. — Membrane du tympan fortement rétractée, dans un catarrhe chronique remontant à six ans. (Politzer.)

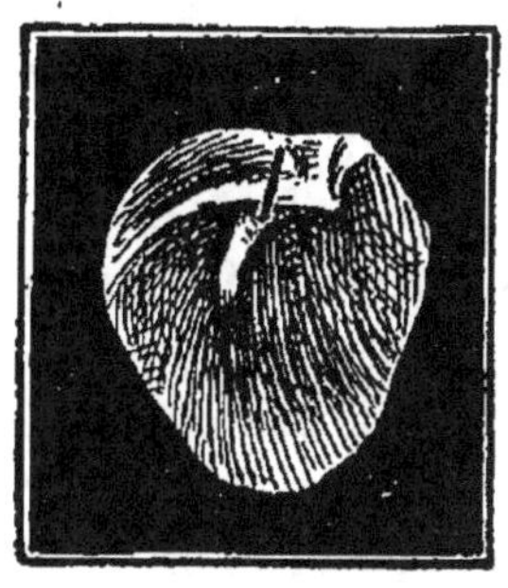

Fig. 116. — Membrane du tympan fortement rétractée, section du pli postérieur. (Politzer.)

raccourci, l'apophyse externe et les plis, surtout le pli postérieur, deviennent plus saillants (fig. 115 et 116), le manche du marteau semble être élargi et moins nettement limité. Les plaques d'atrophie correspondent généralement à des points soudés avec la paroi interne de la caisse. L'anneau tendineux périphérique du tympan est épaissi et plus marqué.

L'air passe généralement assez mal et en sifflant, par suite du gonflement des parois muqueuses de la trompe. Lorsqu'il s'agit d'un catarrhe simple, à la suite de la douche d'air, les vaisseaux du tympan s'injectent et la membrane devient plus rouge ; tandis que dans le catarrhe avec adhérences, la membrane se trouve repoussée vers l'extérieur et la couleur devient moins rosée, parce qu'auparavant on voyait le promontoire par transparence. Le triangle lumineux,

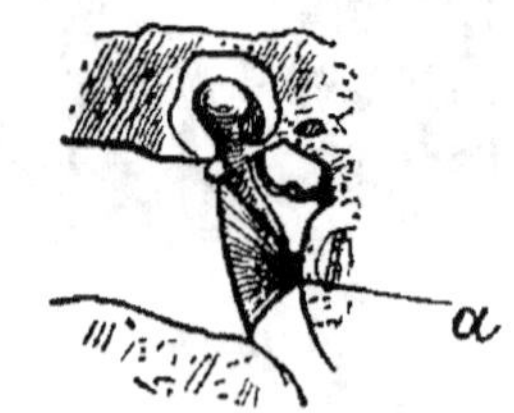

Fig. 117. — Soudure circonscrite de la membrane du tympan avec le promontoire, au-dessous du manche du marteau. (Politzer.)

qui a d'ordinaire disparu ou qui est très modifié dans sa forme, reparaît passagèrement après la douche.

Le spéculum de Siegle renseignera sur la mobilité du tympan, sur l'existence et l'étendue des points d'atrophie ; et enfin on devra, dans bien des cas, à l'exemple de Schwartze, étudier au moyen de sections exploratrices et de la sonde l'état des osselets et de l'étrier en particulier. La sonde à ressort de Lucæ, maniée par une main très exercée, permettra de se rendre directement compte de la mobilité de la chaîne, ou plutôt de celle des gros osselets.

Les formes du catarrhe chronique sont extrêmement multiples, parfois l'affection évolue avec une très grande lenteur, d'autres fois elle aboutit très vite à des altérations inguérissables ; il existe parfois de longues périodes de rémission. La surdité n'est jamais complète, lorsque le catarrhe ne se complique pas d'une affection labyrinthique.

Anatomie pathologique. — Dans les formes purement catarrhales, il y a simplement de la rougeur et du gonflement de la muqueuse de la caisse ; il peut cependant, quoique rarement, se produire des adhérences, notamment de la membrane du tympan à la caisse; mais dans la forme hypertrophique, on trouve un gonflement général de la

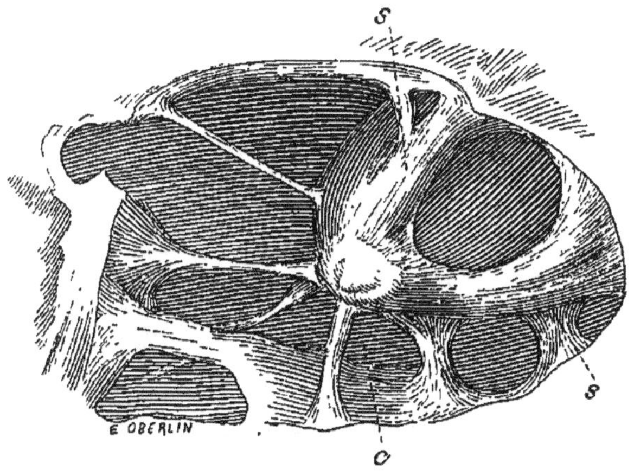

FIG. 118. — Niche de la fenêtre ovale, avec les branches de l'étrier. Oreille normale d'un adulte. (D'après Politzer.)
Un réseau de brides relie les branches de l'étrier aux parois de la niche.
c, tête de l'étrier. — ss, branches de l'étrier.

muqueuse qui se met en contact avec les segments de la chaîne; ce contact y détermine des adhérences et lorsque le gonflement disparaît, il reste des brides nombreuses qui chargent les osselets et contrarient leur mobilité; c'est dans la niche de la fenêtre ovale qui, ainsi que l'attique, est souvent remplie par les tissus hypertrophiés que ces brides sont le plus remarquables ; elles gênent beaucoup l'audition en empêchant la mobilité de l'étrier. Toutes ces brides ne sont pas des produits absolument inflammatoires; beaucoup dérivent des brides muqueuses persistantes provenant de la résorption du bouchon tympanique embryonnaire, mais qui se sont gonflées par inflammation (fig. 118); elles sont souvent chargées de sels calcaires et se rétractent par la suite. On trouve aussi des brides et des dépôts calcaires chargeant la membrane de la fenêtre ronde. Les branches de l'étrier sont souvent soudées aux parois de la niche (fig. 119), en même temps que le ligament annulaire subit des modifications qui se rapportent à la sclérose. Les cap-

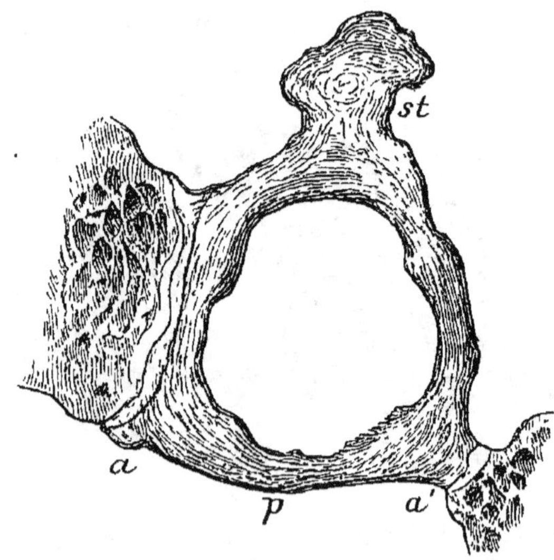

Fig. 119. — Coupe horizontale à travers la niche de la fenêtre ovale et l'étrier d'un homme de soixante-dix-sept ans, presque sourd; soudure de la branche postérieure de l'étrier avec la paroi correspondante de la niche. (Politzer.)

p, base de l'étrier. — st, tête de l'étrier. — a, a', articulation stapédio-vestibulaire.

sules articulaires des osselets s'épaississent et s'encroûtent de calcaire, aussi les mouvements y sont-ils plus difficiles.

Pronostic. — Il est généralement bon, lorsque l'affection est purement catarrhale et beaucoup moins bon lorsqu'elle a revêtu la forme hypertrophique ou adhésive; mais, de même que les troubles de l'ouïe ne sont souvent pas en rapport avec les signes que fournit l'examen du tympan, de même, on ne peut, d'après eux, établir le pronostic. Lorsque l'affection s'est développée progressivement, sans arrêt, lorsque la surdité est devenue brusquement très forte, lorsqu'elle est très avancée, lorsqu'elle est accompagnée de bruits subjectifs forts et continus, lorsque la perception cranienne est prématurément diminuée, lorsqu'il y a dépression de l'organisme, cachexie, anémie, tuberculose, le pronostic est mauvais.

Il est meilleur dans les autres cas et lorsqu'il n'y a pas diminution considérable de la sensibilité du nerf acoustique, et lorsque l'injection d'air produit une amélioration notable. Mais, nous le verrons en étudiant la chirurgie de l'oreille, les nouvelles interventions chirurgicales permettent de ne pas désespérer de cas qui, à tous égards, paraissaient mauvais, à condition que l'intégrité du nerf acoustique soit suffisamment maintenue.

Traitement. — Nous ne parlerons ici que des traite-ments médicaux, réservant l'étude du traitement chirurgi-cal pour un chapitre spécial.

Dans la forme catarrhale, le meilleur consistera en insuf-flations d'air par le moyen du cathéter ou par le procédé de Politzer, suivant les cas, et dans le massage par vibration. Le traitement par les douches d'air doit être appliqué avec précautions, ne pas être employé trop longtemps ; il suffira seul, souvent, à faire disparaître le liquide de la caisse, l'état catarrhal et même les symptômes subjectifs, quoique par-fois au moment même de son emploi, il produise plutôt une action défavorable. On peut aider son action par l'insufflation dans la caisse de vapeurs térébenthinées. Lorsque l'exsudat est très abondant, visqueux, on peut, après avoir fait une incision du tympan, évacuer ce liquide en poussant à tra-vers la trompe d'Eustache une injection d'eau tiède conte-nant du bicarbonate de soude, 0,5 : 100. Il sera toujours bon d'employer le massage vibratoire en même temps que le cathétérisme, on hâtera ainsi son action ; son application permettra souvent d'éviter les incisions, en favorisant la

résorption des exsudats, le massage vibratoire de l'entrée
des trompes suffira le plus souvent pour déterminer la guérison du simple catarrhe tubaire.

Le traitement de la forme hypertrophique donne des
résultats bien moins sûrs. On doit mettre encore ici en première ligne les insufflations d'air et le massage ; mais tandis que les insufflations d'air ne peuvent être employées
qu'avec prudence, que presque dans tous les cas leur usage
prolongé est plutôt dangereux qu'utile, le massage, sous
ses diverses formes est la seule méthode qui puisse être
continuée longtemps sans danger ; ce n'est d'ailleurs
que sa longue application qui donnera des résultats sérieux
et durables ; les vaporisations dans la caisse sont généralement inefficaces, parfois dangereuses. Politzer préconise
l'injection dans la caisse de 5 à 6 gouttes d'une solution
de pilocarpine à 2 p. 100.

Tous les traitements médicaux ne pourront avoir de
succès que lorsque les lésions ou les adhérences ne sont
pas arrivées à un degré de développement suffisant pour
gêner l'audition, et alors il faudra avoir recours aux interventions chirurgicales, car on ne devra pas trop espérer du
procédé de Delstanche ou des méthodes analogues, qui
consistent à injecter sous pression, dans la caisse, de la
vaseline stérilisée, avec la prétention de relâcher ou de
détruire les adhérences, comme le fait la douche d'air dans
certains cas ; cette prétention est peu justifiée par la pratique.

Bien plus efficaces que les précédentes seront les applications de massage vibratoire direct du tympan par le
procédé de Lucæ ou le mien (voir *Thérapeutique générale*),
mais dans bien des cas, elles ne donneront pas un résultat
suffisant pour dispenser de recourir aux interventions opératoires.

Il faut empêcher les malades de faire pénétrer l'air dans
la caisse par la méthode de Valsalva ; l'action thérapeutique

du procédé s'épuise très rapidement et, comme avec le cathétérisme, l'insufflation de l'air trop souvent répétée peut avoir plutôt de mauvais résultats.

Le *relâchement* du tympan qui se manifeste comme conséquence du catarrhe humide, surtout lorsque les malades ont l'habitude d'employer fréquemment la méthode de Valsalva, est accompagné d'une mobilité désagréable de la membrane, et d'une forte diminution de sa faculté de résonance. Mac Keown et Keller ont proposé contre ce symptôme une méthode qui donne parfois d'assez bons résultats. Le malade ayant la tête penchée du côté opposé, on introduit à travers le spéculum quelques gouttes de collodion, de façon à recouvrir le tympan. On peut faire l'application deux fois, pour plus de sûreté. Les deux premiers jours, le patient éprouve une sensation désagréable, qui disparaît ensuite. Au bout de trois à six semaines, parfois plus tard, la couche de collodion se détache et on l'enlève avec des pinces. Dès cette première application, qui peut être renouvelée, on constate que le relâchement du tympan a diminué, parfois dans de notables proportions. J'ai obtenu, tout récemment, une amélioration très remarquable, aussi bien au point de vue anatomique qu'au point de vue fonctionnel, après une seule application. Guranowski a préconisé dans le même but l'emploi de la photoxyline. Dans les cas où le relâchement du tympan est très considérable, on obtiendra un meilleur résultat en faisant des incisions multiples de la membraue tympanique et en appliquant seulement le collodion ou la photoxyline lorsque la cicatrisation de ces incisions commence à s'opérer, les cicatrices se rétractent par la suite et cette rétraction diminue la laxité du tympan.

SCLÉROSE DE LA CAISSE

Nous croyons devoir séparer des otites catarrhales chroniques un processus qui en est distinct par la plupart de ses caractères. La sclérose de la caisse peut être, il est vrai, le terme ultime du catarrhe à forme sécrétrice ou hypertrophique; mais, le plus souvent, elle a une évolution propre, des signes objectifs spéciaux, une marche personnelle, une gravité considérable et s'établit d'emblée.

Étiologie. — La sclérose est fréquente chez les vieillards; on peut la rapporter, dans de nombreux cas, à des troubles de la nutrition, à des dyscrasies, à l'anémie, au rhumatisme.

Symptômes. — *Signes subjectifs.* Les signes principaux sont la surdité et les bruits subjectifs; les uns et les autres s'établissent en général lentement et progressivement, l'affection présente parfois des temps d'arrêt, parfois elle marche très vite. Le labyrinthe se prend en général par suite de la compression qu'exerce sur lui l'étrier et aussi en raison de l'envahissement direct du labyrinthe par le processus de la sclérose; la perception cranienne diminue précocement, de telle sorte que le signe de Rinne n'a de valeur qu'au début de la maladie, où il est nettement positif. On observe fréquemment la paracousie de Willis.

Signes objectifs. — Au début de la sclérose vraie, le tympan peut être complètement normal; dans les phases avancées, il présente de l'atrophie, sans aucun changement dans la position du tympan et sans raccourcissement du manche du marteau, mais si la membrane est mobile, ainsi que le montre l'aspiration au moyen du spéculum de Siegle, le manche du marteau ne la suit pas dans son déplacement. L'affection n'a-t-elle pas évolué comme sclérose pure, mais marque-t-elle les stades avancés de l'hypertrophie, à travers la membrane tympanique, qui peut être atrophiée dans les deux cas, le fond de la caisse paraît rosé, il est jaunâtre dans l'autre cas, et les tympans semblent prendre ces couleurs. Autre signe pour distinguer la sclérose du catarrhe hypertrophique, lorsque n'existe pas cette rétraction tympanique, caractéristique du catarrhe hypertrophique avec adhérences, dans la sclérose, la membrane de Schrapnell est toujours mobile et peut être attirée par l'aspiration, tandis qu'elle est toujours soudée au col du marteau, dans le catarrhe hypertrophique. A l'auscultation, la trompe se montre toujours libre et l'injection d'air ne détermine pas l'injection du tympan, comme dans les cas normaux et le catarrhe.

Anatomie pathologique. — La sclérose consiste en une transformation scléreuse, ainsi que son nom l'indique, des couches conjonctives de la muqueuse, de la caisse et de la membrane du tympan. Les vaisseaux s'atrophient, il se produit une rétraction du tissu, qui détermine la raideur des articulations des osselets et la rétraction de la platine de l'étrier, par suite de la sclérose de son ligament annulaire, ce qui amène la compression du labyrinthe. Plusieurs auteurs pensent même que la sclérose atteint directement le labyrinthe, sans qu'il soit besoin de faire intervenir, pour expliquer ce phénomène, la compression produite par l'étrier. Les véritables causes efficientes de la sclérose sont inconnues.

Diagnostic. — Il résulte de l'étude des symptômes de la sclérose et de leur comparaison avec ceux des catarrhes chroniques. Il sera important, au point de vue de la légitimité de l'intervention opératoire, la seule pratique, de déterminer le degré d'intégrité du nerf acoustique et l'existence concomitante d'une affection labyrinthique. Disons seulement ici que la disparition très précoce de la perception des sons bas est un signe de la sclérose du labyrinthe, mais lorsqu'on examine soigneusement les malades, on trouve que le labyrinthe est toujours pris à quelque degré.

Pronostic. — Il est très mauvais et l'affection abandonnée à elle-même ne peut aboutir qu'à une augmentation progressive de la surdité et des bruits ; la surdité peut devenir presque complète et les bruits peuvent arriver à un degré tel qu'ils rendent la vie impossible.

Traitement. — Si nous faisons abstraction du traitement chirurgical, le seul logique *a priori* et dans lequel, malgré les réserves que l'on peut faire, repose l'espérance de l'avenir, il est inutile de s'attarder à l'étude et à l'application d'un traitement, le plus souvent absolument inutile. Les douches d'air, la panacée si employée, constituent un procédé irrationnel ; en effet, si, dans des stades peu avancés de l'ankylose des osselets, et de la sclérose du ligament péri-annulaire de l'étrier, lorsque les parties molles sont encore peu sclérosées, les douches peuvent diminuer mécaniquement la tension labyrinthique et procurer une amélioration passagère, par leur action comprimante (que l'on utilise au contraire dans le catarrhe), elles ne peuvent que favoriser l'anémie de la muqueuse tympanique et hâter l'évolution du processus. Il faut, au contraire, tenter de ramener le sang dans la muqueuse et seules les diverses méthodes de massage méritent d'être signalées comme permettant peut-être d'arrêter les progrès de la sclérose dans les phases encore peu avancées ou lorsque le traitement chirurgical n'est pas accepté. Le premier but à remplir est de favoriser le retour du sang dans la muqueuse de la caisse, d'y régler la circulation, de rétablir l'élasticité dans les articulations des osselets et la membrane péri-stapédiale, et de développer la sensibilité engourdie des centres nerveux.

Le traitement chirurgical de la sclérose est étudié au chapitre des *Interventions opératoires* (voir en particulier le paragraphe concernant l'*extraction des osselets*).

INFLAMMATIONS DE LA CAISSE

Nous pourrions présenter à nouveau les mêmes observations qui ont été déjà faites au commencement de ce chapitre et à propos de la classification spéciale des catarrhes de la caisse. Nous devons ici également, et cela ressort en particulier des notions exposées à propos de l'étiologie générale, affirmer le peu de valeur de nos classifications. Si, avec la plupart des auteurs, nous divisons volontiers les inflammations de la caisse en aiguës et chroniques, nous avons quelque regret de les suivre, lorsqu'ils partagent les premières en otites aiguës simples et en otites aiguës purulentes ou perforatives. Il est incontestable que si l'on prend les types extrêmes, ils sont nettement distincts, mais ils sont réunis par tant d'intermédiaires que la symptomatologie aussi bien que l'étiologie semblent plaider en faveur de la compréhension de toutes les otites inflammatoires aiguës dans un groupe unique.

OTITE MOYENNE AIGUE SIMPLE

La rapidité avec laquelle se développent les symptômes de l'otite inflammatoire, surdité, bourdonnement, douleur, mais surtout leur intensité, suffiraient à différencier l'otite inflammatoire du catarrhe. Les modifications anatomiques sont ici très profondes, la muqueuse est gonflée au point de remplir la caisse presque tout entière, ses mailles sont gorgées de liquide et infiltrées de cellules rondes. Les niches des fenêtres sont obstruées par la muqueuse gonflée ou par des plaques d'exsudat purulent. L'exsudat, toujours épais, tient en suspension des cellules épithéliales, des cellules rondes, des globules du sang en nombre plus ou moins grand, parfois même, l'exsudat prend un caractère hémorragique, il a tantôt le caractère muco-purulent, tantôt franchement purulent.

L'inflammation de l'oreille moyenne est rarement limitée à la caisse, plus rarement encore à la partie supérieure de la caisse (inflammation des poches tympaniques); généralement, elle s'étend, à des degrés divers, à la trompe, aux cellules de l'apophyse mastoïde, au labyrinthe, à la membrane du tympan et à la première portion du conduit.

Etiologie. — Nous avons suffisamment étudié, au chapitre de l'*Etiologie générale*, les causes des otites inflammatoires, pour nous contenter de dire ici, que ces affections, plus fréquentes chez l'enfant que chez l'adulte, ont pour agents les microbes et leurs toxines, mais que les circonstances extérieures telles que : surtout le refroidissement, l'introduction d'eau froide dans les oreilles, diminuent le coefficient de résistance momentané ou définitif de l'organisme et jouent peut-être un rôle plus important que le degré de virulence des microbes. Cette virulence est quelquefois exaltée par les conditions dans lesquelles se trouve le terrain où ils cultivent, indépendamment de la résistance naturelle ou acquise de ce terrain.

Nous rappellerons brièvement que l'otite inflammatoire peut provenir de la transformation du catarrhe, être causée par les inflammations chroniques ou aiguës de toute sorte, dont le nez et la gorge sont le siège, la pénétration de liquides, irritants ou non, dans la trompe; qu'elle peut se développer à la suite des douches nasales, de cautérisations et opérations dans le nez, de l'injection dans le nez de liquides froids ou irritants, de l'introduction de liquides froids dans le conduit et qu'enfin une première attaque augmente fortement les chances de récidive.

Symptômes. — *Subjectifs*. Le plus important et le premier à apparaître, est la douleur plus ou moins intense, lancinante, mais généralement intermittente, plus forte le soir que le matin ; le malade éprouve une sensation de pesanteur dans la tête et de plénitude dans l'oreille, les douleurs s'irradient fréquemment vers le pourtour de l'oreille, l'apophyse mastoïde et surtout la dépression située au-dessous et en avant du pavillon. Les bruits subjectifs sont fréquents et ont souvent un caractère pulsatile. Ils sont dus, soit à la congestion du labyrinthe, soit à l'accumulation du pus sur les fenêtres du labyrinthe. L'autophonie n'est pas très rare. La dureté de l'ouïe suit la progression inverse de celle de la douleur, c'est-à-dire qu'elle va en augmentant avec la production des exsudats. Le diapason est généralement entendu par le crâne, à moins que la congestion du labyrinthe ne soit très intense ou que le malade ne soit simultanément atteint de syphilis secondaire. A l'auscultation, on entend toujours des râles, dont le caractère varie avec le degré de viscosité de l'exsudat. On observe parfois, même dès le début, des phénomènes paralytiques dans la région du facial.

Les symptômes *objectifs* sont sensiblement les mêmes

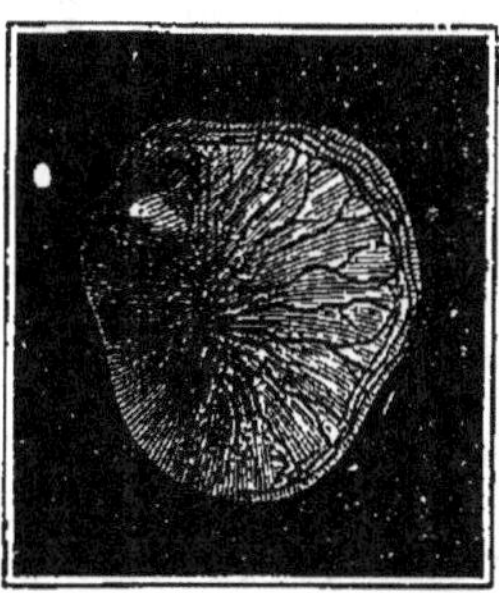

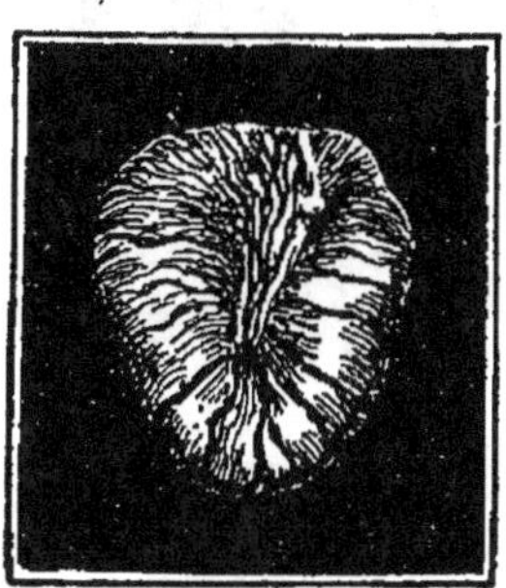

FIG. 120. — Injection rayonnée des vaisseaux de la membrane du tympan. (Politzer.)

FIG. 121. — Injection rayonnée des vaisseaux de la membrane du tympan. (Politzer.)

que ceux de la myringite ; la membrane du tympan est injectée (fig. 120, 121), les vaisseaux sont surtout visibles

au niveau du manche du marteau, dont ils indiquent la position ; le tympan a perdu son éclat, au début de l'affection il

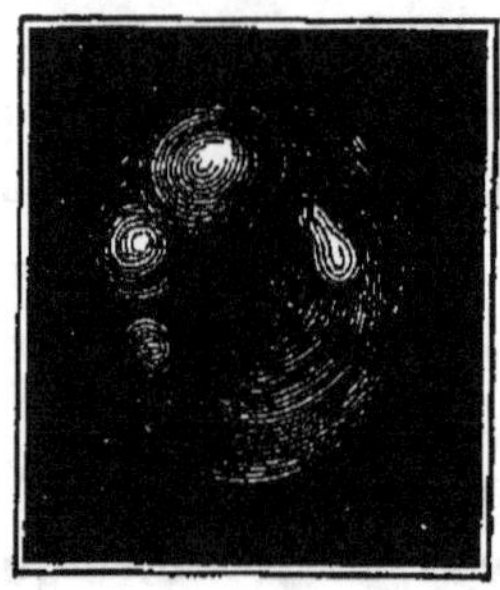

Fig. 122. — Tumeur bosselée, rouge bleu, à la portion posté-rieure de la membrane du tympan, ecchymoses. (Polit-zer.)

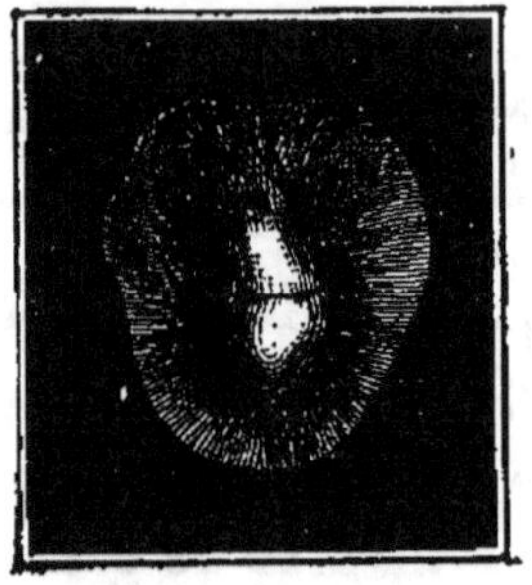

Fig. 123. — Tumeur bombée, liquide dans la partie infé-rieure de la tumeur. (Politzer.)

est de couleur rouge cuivre, et tend ensuite à prendre une
teinte jaunâtre. Le triangle lumineux a disparu. On observe

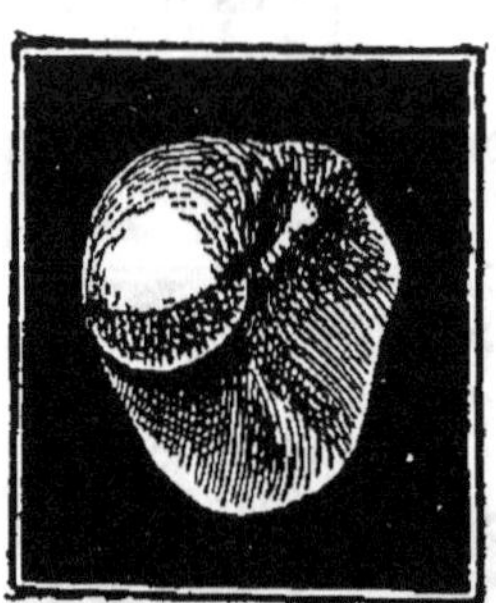

Fig. 124. — Saillie sur le qua-drant postéro-supérieur de la membrane du tympan, liquide dans la partie inférieure de la tumeur. (Politzer.)

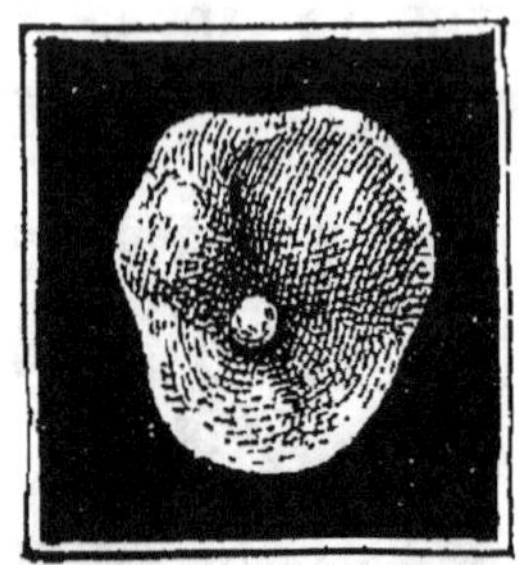

Fig. 125. — Abcès de la grosseur d'un grain de mil, au milieu de la membrane du tympan, voûtée dans ses parties supé-rieures, six heures après le dé-but de l'inflammation ; perfora-tion de la membrane à la même place le jour suivant.(Politzer.)

parfois, à la surface du tympan, une voussure plus ou
moins marquée, qui peut s'être développée sous l'influence

de la poussée des liquides renfermés dans la caisse, ou
bien des saillies sphéroïdales produites par l'accumulation
d'exsudats dans l'intérieur même des couches de la membrane (fig. 122, 123, 124). Parfois on observe simultanément,
comme dans la figure 125, la voussure plus ou moins
étendue de la membrane et les saillies de sa surface. Dans
les cas rares où l'inflammation est limitée aux poches tympaniques, la membrane de Schrapnell et les parties de
la peau du conduit qui y confinent sont surtout enflammées;
c'est dans ces cas que l'on trouve des sphérules saillantes
à la surface de la membrane de Schrapnell.

Diagnostic. — On ne pourrait confondre l'olite moyenne
aiguë avec une myringite qu'au début et lorsque les troubles
de l'ouïe sont très peu marqués (voir p. 316) ; voir pour le
diagnostic avec l'olite aiguë purulente (p. 364).

Développement. Durée. Pronostic. — La durée de l'otite
aiguë simple est en moyenne de 12 à 15 jours ; mais de nombreuses circonstances, parmi lesquelles la cause de l'affection (maladies infectieuses) et la nature du terrain (scrofule,
rachitisme, anémie) peuvent allonger beaucoup sa durée
et assombrir le pronostic.

L'otite aiguë simple peut guérir d'une façon absolue,
sans laisser aucune trace, ce qui est assez rare. Le plus
souvent, elle entraîne des altérations persistantes de la muqueuse de la caisse et de la trompe, qui constituent le
substratum anatomo-pathologique du catarrhe chronique,
ou au moins confèrent à cette muqueuse une fragilité qui
la prédisposera aux olites à répétition aboutissant fatalement aux lésions et aux troubles fonctionnels qui caractérisent le catarrhe chronique. On observe fréquemment,
après une ou plusieurs poussées, de catarrhe ou d'olite
aiguë, l'épaississement diffus ou partiel du tympan, les
taches calcaires, les adhérences de la membrane à la

caisse, les brides rétractiles reliant l'étrier aux parois de
la fenêtre ovale.

L'otite aiguë simple peut se transformer en otite purulente perforante. Elle peut causer la mort par méningite, phlébite des sinus, infection générale, pyémie.

Traitement. — Il a pour but de calmer la douleur, de
lutter contre l'inflammation et d'empêcher l'otite aiguë
simple de devenir une otite purulente.

Contre la douleur on emploiera en même temps que les
narcotiques généraux (hydrate de chloral 1 à 2 grammes ;
sulfonal 1 à 2 grammes, bromidia) les moyens locaux, on
introduira dans le conduit quelques gouttes tièdes d'une
solution de cocaïne et de morphine à 5 p. 100. Le mélange
d'huile et de chloroforme produit une action calmante
rapide, mais il est à rejeter, parce qu'il amène fréquemment
l'eczéma. Les matières grasses introduites dans le conduit fournissent un terrain de développement favorable
aux moisissures, cependant, on emploie avec succès,
contre la douleur, la solution suivante, introduite très
chaude dans le conduit (huile d'olive, 10 ; chlorhydrate
de morphine, 0,2 ; chlorhydrate de cocaïne, 0,1). Les solutions d'acide phénique à 10 et même 20 p. 100, ont été
utilisées avec succès contre la douleur. Les enveloppements froids, le tube de Leiter, qui sont d'excellents
moyens contre l'inflammation, ne donnent pas des résultats
aussi sûrs contre la douleur. Les cataplasmes doivent être
absolument proscrits ; mais, par contre, Zaufal préconise son
pansement compressif imbibé de : acétate d'alumine, 1 ; acétate de plomb, 5 ; eau distillée, 100 (formule de Billroth) ;
ou des bains d'oreille avec cette solution chaude. Les
bains d'oreille chauds, proposés par v. Tröltsch, rendent
de bons services, mais les applications ne doivent pas être
trop prolongées, car ils amènent la macération de la membrane du tympan et facilitent sa rupture. Politzer recom-

mande l'enveloppement de la région et même de la tête entière, dans toutes les inflammations de l'oreille, au moyen d'un linge trempé dans l'eau tiède ou dans un mélange d'eau 200, et teinture d'opium 2, recouvert d'ouate et de taffetas gommé et renouvelé deux à trois fois par jour. Dans toutes les inflammations de l'intérieur de l'oreille, l'application de teinture d'iode sur l'apophyse mastoïde et surtout de sangsues, 1 à 2 pour les enfants, 2 à 4 pour les adultes, posées en avant du tragus (car les veines de cette région communiquent avec celles des profondeurs de l'oreille), aura une influence très heureuse sur l'inflammation, souvent même sur la douleur.

Le malade doit prendre de grandes précautions hygiéniques, ne pas s'exposer au froid, lutter contre la fièvre. L'emploi des purgatifs et dérivatifs intestinaux est indiqué ; on emploiera de préférence le calomel.

Le massage vibratoire, sous toutes ses formes, a une extrême importance pour arrêter l'inflammation, calmer la douleur et empêcher la transformation des otites aiguës simples en otites purulentes. C'est surtout le massage vibratoire de l'entrée de la trompe et le massage vibratoire intra-tubaire qui donneront ce résultat. Le massage vibratoire manuel du tragus rendra aussi de grands services. J'ai pu, comme Laker, empêcher des otites aiguës consécutives à la rougeole, de se transformer en otites purulentes, par le seul massage tubaire et éviter ainsi l'incision précoce du tympan, qui ne doit cependant pas être remise plus longtemps, lorsque, malgré tous les traitements employés, les douleurs, ordinairement accompagnées de fièvre, persistent et que le tympan, conservant une couleur rougeâtre ou jaunâtre, présente des saillies limitées ou une voussure générale. On peut faire une ou plusieurs incisions de la membrane tympanique (Blake), avec toutes les précautions antiseptiques ; la douleur disparaît d'ordinaire immédiatement, il s'écoule une quantité plus ou moins considérable d'un liquide muqueux ou muco-purulent, parfois teinté de sang. Il faut être prévenu que souvent ces incisions, faites pour calmer la douleur, dans un catarrhe aigu, deviendront, surtout chez les débilités, les scrofuleux, le point de départ d'une otite purulente plus ou moins grave.

L'emploi des douches d'air est absolument contre-indiqué, tant qu'il existe la moindre douleur et que l'inflammation n'est pas complètement passée ; on risquerait (et le fait s'est souvent produit) de transformer en purulentes, des affections simplement aiguës et de rompre le tympan. Lorsque l'inflammation sera passée, on usera des douches d'air, plutôt avec le procédé de Politzer, mais avec une grande prudence pour ne pas rompre le tympan ; si le tympan est perforé, on se servira plutôt des méthodes d'aspiration du pus. Les douches d'air produiront une grande amélioration immédiate de l'ouïe et feront disparaître les bruits ; elles rompent les adhérences en formation et aident à la résorption de l'exsudat. On doit s'abstenir, dans cette affection, d'injections per-tubaires internes et externes. Le massage, sous ses diverses formes, contribuera, d'une manière puissante, à activer la résorption. Politzer recommande, dans ce but, les injections sous-cutanées de chlorhydrate de pilocarpine (4 à 5 gouttes d'une solution à 2 p. 100).

L'antisepsie, aussi rigoureuse que possible, du nasopharynx, devra être pratiquée pendant la durée de l'affection. Lorsque l'affection auriculaire sera passée, on fera disparaître les causes d'inflammation locale siégeant dans cette région, mais on ne doit pas pratiquer d'opérations intra-nasales pendant le cours de l'affection auriculaire. Le traitement antiseptique de la gorge et du nez, au contraire, accompagnant le massage vibratoire, sera appliqué le plus tôt possible et continué régulièrement.

OTITE MOYENNE AIGUE PURULENTE ET PERFORANTE

Pour décrire cette affection, nous devrions présenter de nouveau le tableau de l'otite moyenne aiguë; les symptômes, dans l'otite purulente, sont les mêmes, mais présentent une intensité plus grande, le pus s'écoule par le tympan perforé, avec abondance, et toutes les parties de l'oreille moyenne sont prises à des degrés divers; le plus souvent, les parties osseuses, elles-mêmes, ne restent pas indemnes. Le labyrinthe cependant est le plus souvent intact, mais il peut présenter tous les degrés de la congestion et de l'inflammation, exaltée jusqu'à la purulence.

Étiologie. — Nous devons renvoyer à l'étude de l'étiologie générale et à l'étude de l'étiologie des otites catarrhales ou aiguës simples : ces deux dernières affections peuvent se transformer en otite purulente, soit spontanément, soit après l'incision du tympan et la douche d'air appliquée trop tôt.

Les blessures de l'appareil auditif, les corps étrangers et surtout les manœuvres d'extraction incorrectes, sont encore à signaler; l'otite, dans ces cas, est unilatérale. Elle est ordinairement bilatérale lorsqu'elle est consécutive aux maladies infectieuses. Elle est plus fréquente au printemps et en automne, mais surtout dans la première de ces deux saisons. L'otite purulente aiguë est plus fréquente chez les enfants, en raison de l'activité circulatoire de la muqueuse de la caisse, et surtout chez les nouveau-nés, pendant la période de résorption du bouchon gélatineux. Le processus peut être limité aux poches tympaniques et à la région située entre l'articulation du marteau et de l'enclume et la paroi externe de l'attique; la rougeur, la voussure et la perforation, s'observent alors sur la membrane de Schrapnell.

Symptômes. — *Subjectifs*. La douleur est très intense, lançante, intermittente, avec rémission matinale. La fièvre peut être très forte, surtout au début, sans que cependant il existe de véritables complications. Les phénomènes d'irritation céphalique et méningée ont souvent une grande, intensité, surtout chez les enfants, en raison de la persistance de la suture pétro-squameuse, qui permet aux produits septiques un passage facile et direct de la caisse dans le crâne. On observe du vertige, des vomissements, du délire, du sommeil persistant, de la photophobie, du rétrécissement des pupilles, de la congestion des paupières, parfois de la paralysie faciale. Tous les symptômes, d'ailleurs, revêtent chez les enfants une gravité beaucoup plus grande que chez les adultes et quand le médecin observe chez un enfant, surtout lorsqu'il est atteint d'une affection infectieuse, des phénomènes méningitiques, il doit toujours rechercher soigneusement s'il n'existe pas en même temps une otite purulente.

L'audition, modérément intéressée au début, diminue au fur et à mesure que s'accumule l'exsudat, elle s'améliore au moment où le pus s'écoule hors de la caisse, mais elle reste diminuée à des degrés divers.

La perception osseuse peut être conservée ou atteinte, surtout dans les maladies infectieuses, telles que diphtérie et scarlatine, qui s'attaquent souvent au nerf acoustique et au labyrinthe, l'épreuve de Rinne n'a donc que peu de valeur.

Les bruits subjectifs sont fréquents et d'intensité variable, ils peuvent avoir un caractère pulsatile.

L'autophonie est fréquente.

Objectifs. La membrane du tympan est très rouge, dans les premières phases de l'affection, elle tend plus tard à devenir jaunâtre, le manche du marteau disparaît rapidement, par suite de l'injection et du gonflement de la membrane, seule l'apophyse externe reste parfois encore visible. La tache lumineuse perd son éclat, l'épithélium tympanique se desquame.

La surface du tympan présente des voussures, situées le plus souvent dans ses parties déclives et exceptionnellement au niveau de la membrane de Schrapnell (dans l'otite purulente de cette région), et produites par la pression du pus accumulé en dedans de la membrane. En différents points de la membrane peuvent aussi se produire, simultanément ou non, des saillies mieux limitées, dues à des abcès intralamellaires. Les perforations, petites et étroites dans certains cas, parfois au contraire très larges, ont leur point d'élection dans le quadrant antéro-inférieur du tympan, mais on peut les trouver en d'autres régions (voir, au chapitre du *Diagnostic général*, la recherche des perforations).

Lorsqu'elles sont petites, les perforations peuvent être difficiles à voir, les meilleurs signes de leur existence sont : le bruit de perforation obtenu par l'auscultation, mais il manque dans les perforations de la membrane de Schrapnell (Löwenberg) ; la présence d'exsudat dans le conduit, mais elle n'est pas probante, car l'exsudat peut être la conséquence de l'otite externe qui accompagne fréquemment l'otite purulente, même avant la perforation ; les reflets pulsatiles sur un ou plusieurs points de la membrane, ils constituent une bonne preuve, cependant Politzer les a observés sans véritable perforation. Dans les cas douteux, on peut se servir avec succès des aspirations prudentes au moyen du spéculum de Siegle, après nettoyage du conduit et de la membrane.

Le liquide qui s'écoule peut être très abondant ou rare, gélatineux, séreux, muqueux, muco-purulent, purulent ou hémorragique. Il arrive assez souvent que le liquide, séreux au début, devient purulent ensuite. J'ai observé cependant la transformation inverse.

L'otite purulente aiguë est accompagnée d'ordinaire de rougeur, de gonflement et de sensibilité dans toute la région qui entoure l'insertion du pavillon lui-même et dans le conduit; nous avons vu, en étudiant les affections de cet organe, que les otites moyennes suppurées déterminent fréquemment des inflammations circonscrites ou diffuses du conduit.

Evolution. Durée. — La perforation se produit parfois au bout de trois ou quatre jours, d'autres fois au bout d'un temps beaucoup plus long. Dans la plupart des cas, tous les symptômes, même les plus graves (fièvre, douleurs, symptômes céphaliques), disparaissent immédiatement ou s'atténuent dans de très grandes proportions, mais ils peuvent reparaître, lorsque se produisent des complications, telles que : la mastoïdite ou la carie du rocher, ou que la perforation trop étroite se referme trop vite, ce qui donne lieu à une nouvelle rétention du pus.

La sécrétion est généralement purulente dans le début et devient plus liquide et même séreuse plus tard, parfois c'est l'inverse qui se produit.

L'écoulement, dans des cas rares, peut s'arrêter au bout de deux à trois jours : il dure en moyenne quinze à vingt jours, mais peut se prolonger pendant des mois. Chez les gens affaiblis, scrofuleux, dans les otites consécutives aux maladies infectieuses, à la blennorrhée et à l'ozène, dans les cas compliqués de caries osseuses, de granulations, d'abcès mastoïdiens, la perforation s'est produite au sommet d'une voussure saillante du tympan ou sur la membrane de Schrapnell.

L'otite purulente aiguë peut se terminer comme suit (Politzer) :

1º Par la guérison avec retour complet de l'audition, au bout d'un temps variant de trois, quatre semaines à plusieurs mois;

2° Par la transformation de l'inflammation purulente, après cicatrisation, en catarrhe séro-muqueux ;

3° Par des troubles de l'audition après cicatrisation, dus : à la présence d'adhérences du tympan avec la caisse, aux modifications qui se produisent dans les articulations des osselets et aux brides qui les relient à la caisse ;

4° Par des troubles de l'audition, dus : à de larges perforations du tympan, aux altérations des osselets, à leur destruction, aux altérations du labyrinthe (scarlatine, diphthérie) ;

5° Par l'inflammation des cellules de l'apophyse mastoïde, surtout fréquente et dangereuse dans l'influenza parce qu'elle se développe à la suite d'otites des poches tympaniques et que la cavité mastoïdienne ne s'ouvre plus dans la caisse, l'antre étant fermé de ce côté par suite du gonflement des parties molles ;

6° Par la mort, avec ou sans perforation du tympan, par suite de pyémie, de méningite, d'abcès du cerveau, de thrombose des sinus, d'ulcérations de la carotide ;

7° Par l'otite moyenne purulente chronique.

Diagnostic. — De ce que nous avons dit, à propos de cette affection et de l'otite aiguë simple, il résulte que le diagnostic différentiel, avant l'établissement de la perforation, est difficile, les symptômes qui accompagnent l'otite purulente sont beaucoup plus violents et l'on aperçoit souvent une voussure prononcée du tympan, ainsi que le liquide jaunâtre accumulé à l'intérieur.

L'existence de la perforation sera parfois difficile à établir et la présence du pus dans le conduit peut être causée par une otite externe.

Pronostic. — Il est bon, à tous les points de vue, dans les otites purulentes aiguës, sans complications, chez les individus sains et vigoureux.

La diminution rapide des douleurs, de la sécrétion et des

pulsations, l'amélioration progressive de l'audition, consti
tuent des symptômes favorables.

Chez les individus affaiblis et scrofuleux, le pronostic
est beaucoup moins bon ; toutes les complications de l'otite
purulente aiguë, l'origine diphthéritique ou scarlatineuse,
les bourdonnements ininterrompus, rendent le pronostic
défavorable. Mais on peut observer la guérison complète,
même après les complications les plus graves.

Traitement. — Jusqu'au moment où la perforation s'est
produite, le traitement sera le même que pour l'otite aiguë.
Mais la gravité des symptômes, la présence d'une voussure du tympan et la constatation de la présence d'un pus
jaunâtre dans la caisse, indiqueront d'une façon absolue la
nécessité de la perforation artificielle immédiate du tympan;
elle devra également être pratiquée d'urgence, lorsque l'on
constate un retour des symptômes, par suite d'une cicatrisation trop précoce de la perforation tympanique et en
présence de symptômes de rétention du pus, il ne faut pas
hésiter à pratiquer la paracentèse, lors même que l'on ne
pourrait pas constater objectivement cette cicatrisation.
Lorsque la perforation est trop étroite et située trop haut,
on doit l'agrandir ou faire la paracentèse en un endroit plus
favorable (voir chapitre des *Interventions opératoires*). Le
conduit doit être nettoyé toutes les heures, lorsque la suppuration est profuse, avec des injections d'eau tiède saturée
de biborate de soude et.pratiquées avec précaution ; lorsque
l'écoulement est moins abondant, il suffira de faire les injections deux à trois fois par jour. Lorsque l'exsudat est gélatineux ou que le pus est concrété, on le rendra plus liquide,
au moyen d'une solution tiède, à 2 p. 100, de pilocarpine,
introduite dans le conduit. Si cela n'est pas suffisant, on fera
passer, sous très faible pression, par la trompe, au moyen
du cathéter, un courant d'eau tiède stérilisée contenant
0,75 p. 100 de chlorure de sodium, également stérilisé, ou

mieux, saturée de biborate de soude et renfermant en plus
1 p. 100 de sulfate de soude; mais dans aucun cas on ne
se servira dans ce but des insufflations d'air, pas plus au
moyen de la sonde que par la méthode de Politzer. On risquerait ainsi de refouler dans la trompe et la caisse des
produits septiques, d'y déterminer des otites secondaires
ou bien de projeter les matières virulentes vers l'attique,
l'antre et les cellules mastoïdiennes et de déterminer ainsi
des complications qui auraient pu'ne pas se produire spontanément.

Il faut être prévenu que les substances calmantes et
toxiques introduites dans le conduit et la caisse pour calmer
la douleur, sont absorbées avec une grande facilité; Baum-
garten a vu des troubles graves se produire après l'instillation de quelques gouttes de cocaïne à 5 p. 100.

Après avoir pratiqué les injections dans le conduit, on y
insufflera une bonne quantité d'acide borique ou mieux de
borate de soude en poudre et le conduit sera fermé par
un tampon de gaze salicylée, mais il faut prendre soin de
faire renouveler ce pansement toutes les deux heures, pour
éviter la rétention du pus dans la caisse, qui se produirait
par la formation d'une sorte de ciment constitué par la
poudre humectée de pus; aussi, lorsque la perforation est
petite, mal placée, qu'on ne peut avoir qu'une confiance
limitée dans le malade ou son entourage, doit-on recommander avec insistance d'insuffler peu de poudre, de renouveler le pansement souvent et de bien faire les injections.
Dans les otites perforées d'origine tuberculeuse, l'acide
borique ne donne que de mauvais résultats et doit être
remplacé par l'iodoforme mêlé au baume du Pérou,
substance qui a également, dans ce cas, une action favorable et qui présente l'avantage de désodoriser l'iodoforme.

Les astringents ne doivent être employés qu'avec précaution et réserve, parce qu'ils ont toujours une action un
peu irritante, cependant je les ai employés avec succès et

sans inconvénient dans les otites perforatives, à écoulement profus, lorsque tous les symptômes de réaction avaient disparu. On introduit deux à trois fois par jour, dans le conduit, après une injection et nettoyage préalable, 8 à 10 gouttes tièdes d'une solution de 5 à 10 p. 100 de sous-acétate de plomb dans l'eau, que l'on fait pénétrer par des tractions du pavillon et des tapotements sur le tragus et on la laisse agir pendant cinq à dix minutes.

Il faut être prévenu que, lorsque la trompe est obstruée, les liquides instillés dans le conduit pénètrent beaucoup moins facilement dans la caisse.

Les granulations des bords du tympan devront être touchées de temps en temps avec de l'ouate imprégnée d'une solution forte de nitrate d'argent.

On emploiera contre les troubles de l'ouïe la douche d'air par la méthode de Politzer ou au moyen du cathéter, lorsque la trompe sera difficilement perméable ; mais on devra faire ces applications avec précaution et attendre que la cicatrisation du tympan soit bien assurée; on peut, en effet, déterminer ainsi une nouvelle rupture du tympan. On ne doit pas enseigner au malade la méthode de Valsalva, et, s'il la connaît, lui défendre de s'en servir.

OTITE MOYENNE PURULENTE CHRONIQUE

L'otite purulente chronique est, de toutes les affections de l'oreille, la plus importante, en raison de l'influence très fâcheuse qu'elle a, le plus souvent, non seulement sur l'audition, mais aussi des complications intéressant la santé générale et même la vie des patients qu'elle peut amener et amène, en réalité, fréquemment.

Étiologie. — La cause la plus ordinaire de l'otite moyenne purulente chronique est l'otite purulente aiguë, mal soignée ou évoluant sur un terrain anémié, scrofuleux, rachitique. Parmi les otites purulentes aiguës, dues à des maladies infectieuses, les otites d'origine scarlatineuse et diphthéritique et, à un moindre degré, d'origine typhique, sont celles qui se transforment le plus souvent en otites purulentes chroniques. Dans certaines cachexies, surtout chez les tuberculeux et aussi chez les syphilitiques, l'otite purulente chronique peut s'établir d'emblée, sans aucun symptôme réactionnel.

Anatomie pathologique. — Les modifications les plus importantes que subit la muqueuse de la caisse dans le cours de l'otite purulente chronique, consistent en un épaississement considérable dû à l'infiltration de ses couches profondes par des cellules rondes. La muqueuse est en même temps hyperhémiée, rouge, ses vaisseaux et ses lymphatiques sont considérablement augmentés et dilatés.

L'épaisseur de la muqueuse peut être assez considérable, pour qu'elle vienne faire saillie par la perforation tympanique, qu'elle rend alors parfois difficile à constater; fréquemment, sa surface est recouverte de granulations qui, lorsqu'elles sont assez grosses, constituent de véritables polypes. La muqueuse de la caisse peut être ainsi gonflée dans toute son étendue, ou bien présenter simultanément des régions atrophiées et hypertrophiées.

La membrane du tympan est souvent reliée à la paroi de la caisse par des adhérences et de nombreuses brides symétriques, unissant les osselets entre eux et aux parois de la caisse.

La muqueuse de la caisse peut présenter des ulcérations ou des pertes de substance, au niveau desquelles on observe surtout des transformations osseuses de diverse nature, hyperostoses, caries et nécroses.

Les osselets de l'ouïe peuvent être luxés ou expulsés, ou

bien être le siège de caries, qui se développent le plus souvent sur l'enclume, le plus rarement sur l'étrier.

Le tympan, perforé en un ou plusieurs points, est le plus souvent enflammé, épaissi, surtout aux dépens de sa face interne ; il se forme dans sa trame des dépôts calcaires ; parfois, au contraire, il est aminci et atrophié.

La muqueuse de la trompe est également gonflée et enflammée ; il est rare, même après guérison complète du processus, que le calibre de cet organe reprenne ses dimensions premières.

Symptômes. — *Objectifs*. De la caisse tympanique atteinte d'otite moyenne chronique suppurée s'écoule du pus, dont l'abondance, la nature et l'aspect, sont chose extrêmement variable.

L'écoulement peut être muco-purulent ou franchement purulent, profus et très fluide ou bien, au contraire, visqueux, et il se concrète alors très facilement pour former des croûtes. L'odeur du pus est souvent fétide, elle est due aux fermentations putrides qui s'y produisent sous l'influence de divers microbes.

La coloration du pus est très variable ; il peut être blanchâtre, jaunâtre, verdâtre, brun rougeâtre, lorsqu'il contient du sang ou des produits d'altération du sang, et enfin bleu, grâce à la présence dans la suppuration du *B. pyocyanœus*.

Le pus peut provenir de toute la surface enflammée de la muqueuse ou bien de foyers de carie siégeant sur les osselets ou en différents points de l'os temporal.

Lorsque la surface de la muqueuse tuméfiée est recouverte de granulations et de polypes, la sécrétion est d'ordinaire très abondante, souvent mêlée de sang. Il est très difficile de trouver dans la nature ou le mode d'écoulement de la sécrétion, des caractères de quelque valeur, indiquant si la sécrétion provient de toute la surface de la muqueuse, ou plutôt d'un ou de plusieurs foyers.

21.

Le conduit est généralement gonflé, rouge et tuméfié, il n'est pas rare que l'écoulement constant du pus y détermine une dermatite et même des ulcérations suivies d'exostoses et de carie des parties profondes.

La membrane du tympan est toujours perforée.

Le plus souvent, il n'existe qu'une seule perforation, mais il n'est pas rare d'en rencontrer deux et trois, ou même d'en

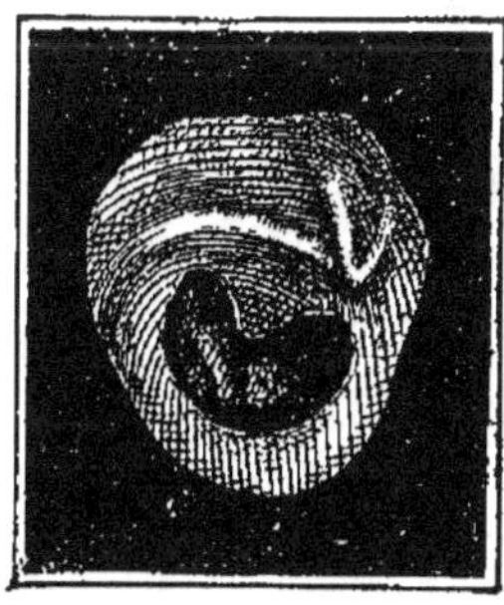

FIG. 126. — Perforation réniforme sur un enfant de dix ans souffrant depuis six ans d'une suppuration scarlatineuse de l'oreille moyenne ; courte apophyse et pli postérieur fortement saillants. (Politzer.)

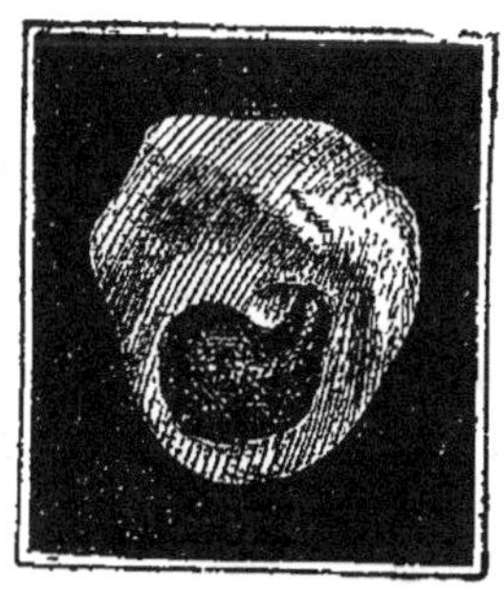

FIG. 127. — Perforation du côté gauche en forme de rein, femme de vingt ans, suppuration chronique de l'oreille moyenne remontant à trois ans. (Politzer.)

observer jusqu'à six ou sept. Leur forme, très variable, présente peu d'intérêt. Leur grandeur est également très variable, les plus grandes s'observent dans la scarlatine, la diphthérie, la tuberculose et la scrofule.

Le point de la membrane où les perforations siègent de préférence, est le quadrant antéro-inférieur de la membrane ; puis, par ordre de fréquence, les quadrants postérieur, supérieur et enfin la membrane de Schrapnell.

La membrane du tympan est souvent le siège d'une inflammation chronique, se traduisant par un épaississement, une dermatite exfoliatrice, qui lui donne l'aspect parcheminé ; on observe souvent le développement de plaques calcaires dans sa trame, l'apparition de petits poly-

pes, à sa surface, de granulations sur les bords de la perforation. Ces bords peuvent être soudés à la paroi interne de

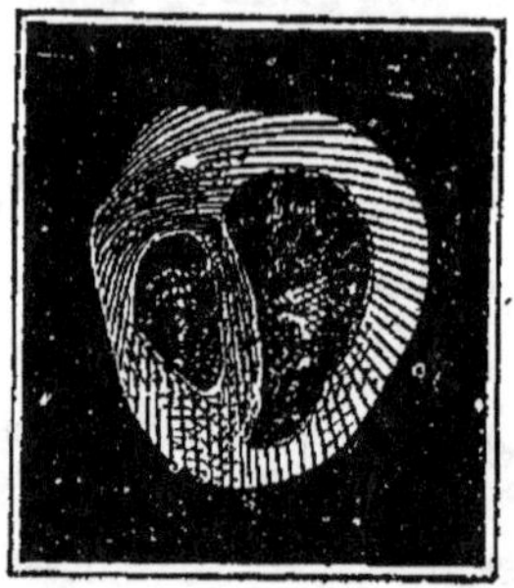

Fig. 128. — Perforation double, suppuration de l'oreille moyenne
très ancienne. (Politzer.)

la caisse, mais c'est surtout sur le promontoire que se
produit la soudure entre les deux surfaces.

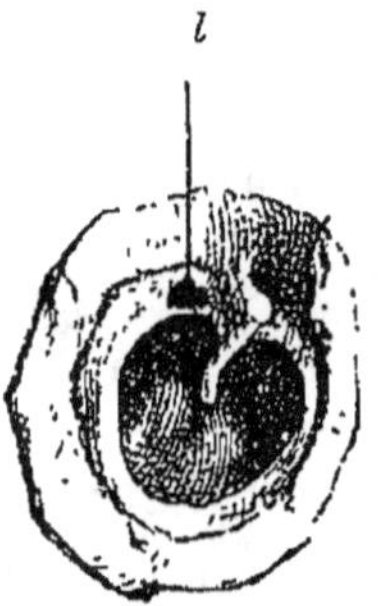

Fig. 129. — Grande perte de substance de la membrane tympanique droite, la partie inférieure du manche du marteau dé-
nudée et libre, un petit trou (*l*) dans la partie supérieure du
résidu de la membrane, l'espace supérieur de la caisse rempli
de masses de tissu conjonctif. (Politzer.)

Le manche du marteau peut disparaître complètement,
par suite de l'épaississement de la membrane du tympan ;
d'autres fois, il est plus ou moins distinctement visible,
mais il est toujours épaissi ; son extrémité inférieure fait
saillie vers le bas, dans les perforations de grande taille siégeant sur les parties déclives du tympan et leur donne

un aspect réniforme. Le manche du marteau peut être détruit en tout ou en partie par la carie ; il est souvent

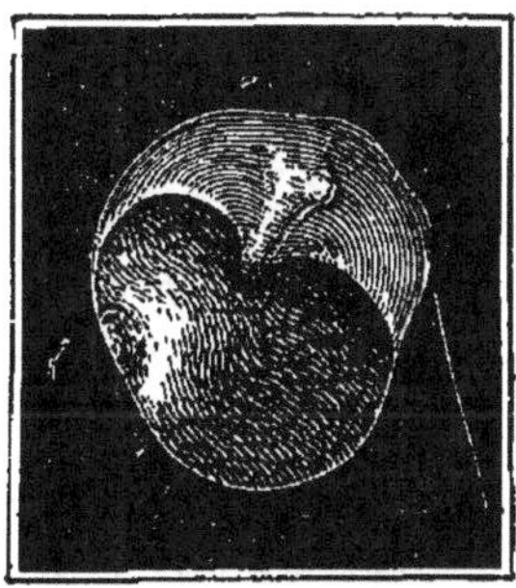

Fig. 130. — Destruction de la moitié inférieure de la membrane tympanique ; l'extrémité elle-même du manche du marteau est réduite par la nécrose. (Politzer.)

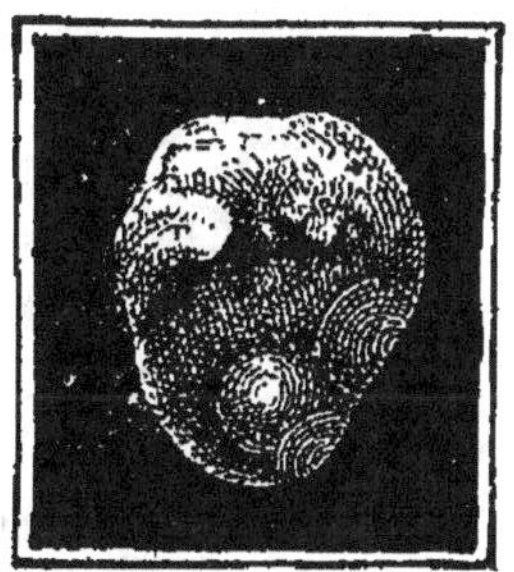

Fig. 131. — Moitié inférieure de la membrane du tympan détruite, plusieurs granulations en forme de boule sur la paroi interne de la caisse, otite moyenne suppurée. (Politzer.)

ramené plus ou moins fortement en dedans, on le voit en projection oblique, et il paraît alors raccourci.

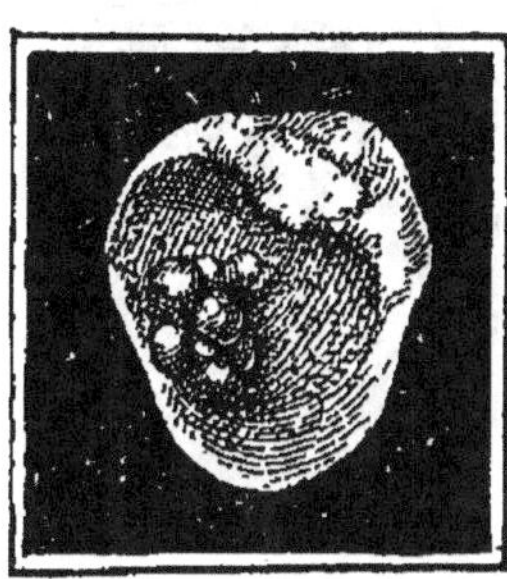

Fig. 132. — Grande perforation de la membrane tympanique droite dont il ne reste qu'un morceau épaissi au niveau du bord supérieur; petites granulations sur le promontoire. (Politzer.)

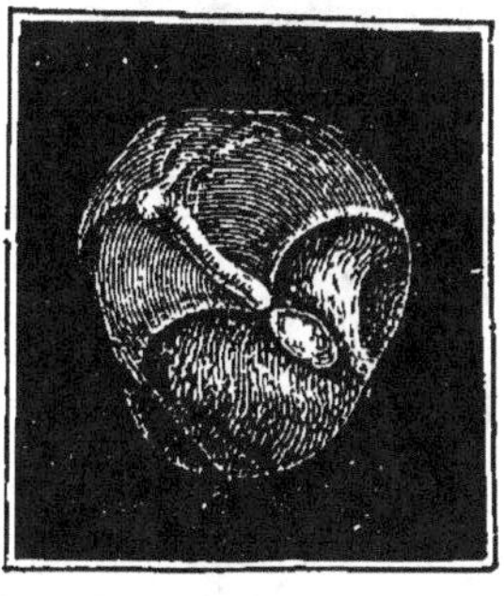

Fig. 133. — Grande perte de substance de la membrane au niveau du promontoire, saillie dure en arrière-niche de la fenêtre ronde. (Politzer.)

Lorsque la perforation est de grande taille, on aperçoit la paroi interne de la caisse, dont la muqueuse peut présenter tous les états, depuis la simple congestion, jusqu'à l'hypertrophie accompagnée de granulations et de polypes.

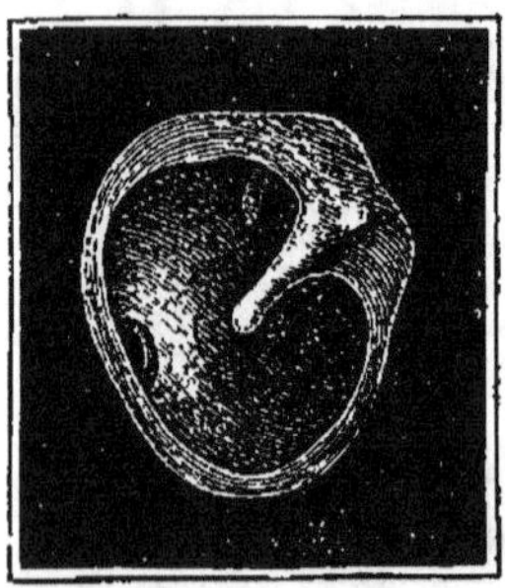

Fig. 134. — Grande perforation du tympan, le manche du marteau est entièrement conservé, on voit en arrière et en haut la longue branche de l'enclume, plus bas, en arrière, la niche de la fenêtre ronde. (Politzer.)

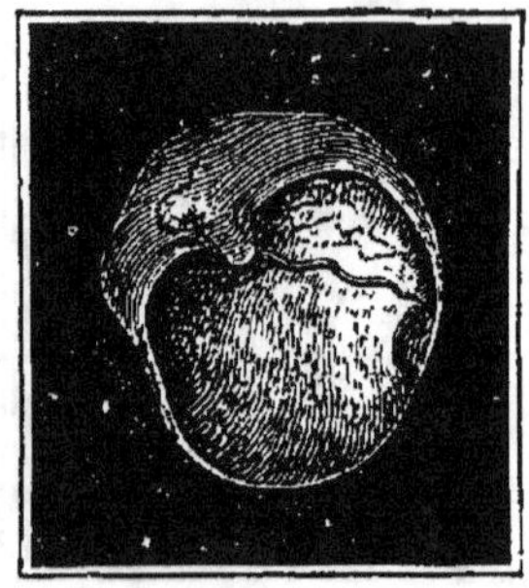

Fig. 135. — Grande perforation, le manche du marteau semble raccourci parce qu'il est vu en projection oblique, son extrémité inférieure est en contact avec la paroi interne de la caisse, vaisseau. (Politzer.)

Dans les cas où la perforation est favorablement située, on

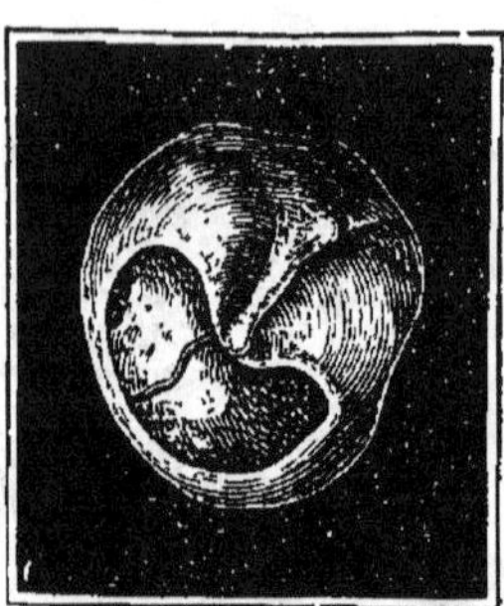

Fig. 136. — Perforation réniforme au-dessous et en arrière du manche du marteau, on voit en arrière la niche de la fenêtre ovale. (Politzer.)

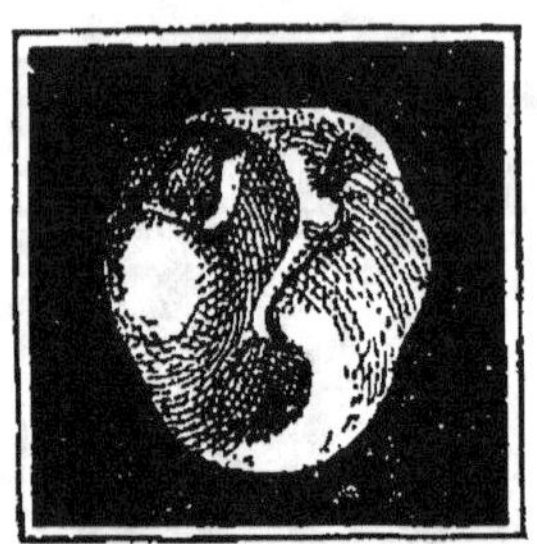

Fig. 137. — Perforation de la moitié postérieure de la membrane tympanique droite, en arrière du manche, promontoire très saillant, au-dessus, longue apophyse de l'enclume et branche postérieure de l'étrier. (Politzer.)

peut voir l'articulation de la longue branche de l'enclume avec l'étrier, et l'étrier tout entier, lorsque la longue branche de l'enclume est tombée; on peut aussi voir les niches des deux fenêtres, mais si la muqueuse de la caisse est tuméfiée et gonflée, ces parties cessent d'être visibles et l'on ne voit plus que la tête de l'étrier qui très fréquemment disparait à son tour.

Aux divers moyens que nous avons déjà indiqués de reconnaître les perforations, on peut ajouter les procédés suivants : on remplit le conduit d'eau tiède et on insuffle de l'air dans l'oreille moyenne par la trompe, la présence des bulles traversant le liquide indiquera une perforation; on peut aussi condenser de l'air dans le conduit et pratiquer en même temps l'auscultation par les trompes, au moyen de la sonde. Lorsque des granulations ou des polypes obstruent la perforation, il peut devenir difficile d'en faire le diagnostic; on s'aidera de la sonde et du spéculum de Siegle, c'est avec ce dernier instrument qu'on se rendra le mieux compte de la position et de l'étendue des synéchies. Lorsque la membrane du tympan et le manche du marteau ont entièrement disparu, on peut confondre la paroi de la caisse avec un tympan épaissi, sur lequel le manche du marteau ne serait pas visible; la position profonde et un examen plus attentif de cette paroi permettront de rectifier cette erreur.

Les perforations de la membrane de Schrapnell méritent une mention toute spéciale, elles peuvent se développer à la suite d'un processus inflammatoire général de toute l'oreille, ou localisé dans les régions supérieures de la caisse, dans l'attique, à la suite de l'inflammation des poches du tympan ou de l'ostéite primitive de la marge du tympan. *Le plus souvent, par suite du gonflement inflammatoire, l'attique se trouve séparée du reste de la caisse et pas plus l'air que l'eau injectés ne peuvent pénétrer dans cette partie qui s'est isolée.* Lorsque la ou les perforations de la membrane de Schrapnell sont de petite taille et difficiles à déceler, obstruées qu'elles sont très souvent par des granulations, de

petits polypes, ou recouvertes de débris épidermiques, les
insufflations d'air par le conduit ne déterminent pas de

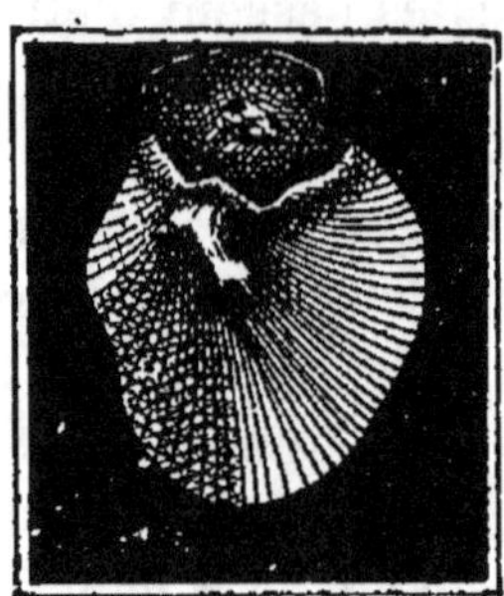

Fig. 138. — Destruction de la membrane de Schrapnell à gauche.
La muqueuse gonflée fait hernie par cette cavité. (Politzer.)

bruit de perforation. Elles coexistent fréquemment avec
d'autres perforations de la portion tendue.

Le plus souvent, les petites perforations de la membrane
de Schrapnell seront donc d'un diagnostic difficile. Mais les

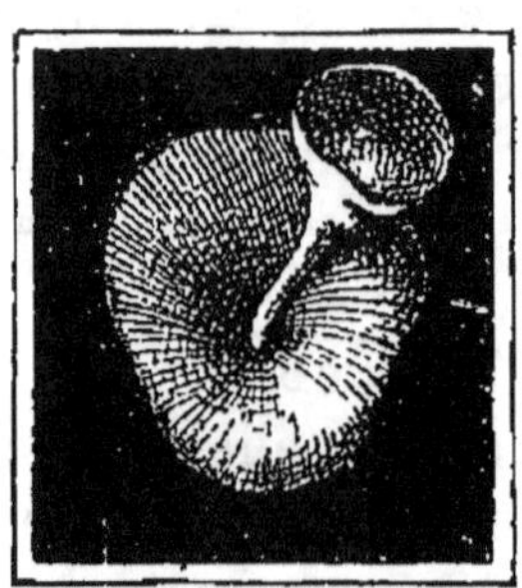

Fig. 139. — Destruction de la membrane de Schrapell du côté droit.
Trou de la grosseur d'une petite lentille au-dessus de la courte
apophyse. (Politzer.)

parois de l'attique et les osselets sont fréquemment, dans
ces cas, le siège de caries qui donnent naissance à des
masses de pus concrété, ou bien la muqueuse présente une
exfoliation qui détermine la formation de cholestéatomes;
les perforations de la membrane s'agrandissent et toute la

partie de la marge du tympan correspondant à l'incisure de Rivinus peut se détruire, laissant pénétrer l'œil dans la cavité de l'attique (fig. 138, 139).

Subjectifs. La douleur ne se manifeste, d'ordinaire, que lorsque l'otite chronique suppurée présente des complications, rétention du pus, mastoïdite, caries, après l'action extérieure du froid ou irritante de certains médicaments. La céphalalgie est très fréquente, elle peut être due à l'irritation du cerveau et de ses enveloppes ou bien à l'inflammation labyrinthique. Le vertige, les nausées, les paralysies faciales sont, souvent, des symptômes de carie.

Les bourdonnements sont beaucoup plus rares que dans le catarrhe chronique; ils sont le plus souvent intermittents.

Les troubles de l'ouïe sont extrêmement variables, suivant les cas et même pour un même cas considéré à divers moments. Les poussées inflammatoires les exagèrent; ils augmentent lorsque le pus est accumulé en grande quantité dans la caisse et diminuent lorsqu'on le fait disparaître. Par contre, il n'est pas rare d'observer une augmentation de la surdité et des bruits subjectifs, lorsque la suppuration est tarie, en raison de la tension plus grande que présentent à ce moment les brides et les synéchies, par suite de leur dessiccation, et le phénomène inverse, lorsqu'elle se rétablit.

Le gonflement de la muqueuse qui obstrue les fenêtres produit également un effet défavorable sur l'audition; c'est ainsi que l'on peut s'expliquer ce fait, en apparence contradictoire avec le précédent, que l'audition devient généralement plus mauvaise, dans les cas où l'écoulement est complètement tari, par suite de la présence d'un excès de vapeur d'eau dans l'atmosphère. La muqueuse très hygroscopique s'est gonflée et comprime l'étrier.

La perception cranienne est d'ordinaire conservée, sauf

les cas d'inflammation intense du labyrinthe, de syphilis. La surdité complète ne se produit également que dans ces circonstances. Dans les cas de perforation isolée de la membrane de Shrapnell, l'audition est d'ordinaire conservée à un certain degré.

On a observé souvent des troubles de la sensibilité générale et gustative de la langue, par suite des altérations que subissent les rameaux du glosso-pharyngien et la corde du tympan, dans la caisse; des troubles de la vision et de l'olfaction, dus aux altérations qui se produisent dans les centres cérébraux.

Diagnostic. — Le diagnostic est basé sur la présence simultanée d'un écoulement par le conduit et de perforation sur la membrane du tympan. Il est d'ordinaire facile à faire, après le nettoyage du conduit, au moyen d'une injection d'eau boriquée tiède. Cependant les petites perforations, surtout celles de la membrame de Schrapnell ou de la région la plus déclive du tympan, peuvent passer facilement inaperçues, surtout lorsqu'elles sont comblées par des granulations ou recouvertes par des débris épidermiques, et du pus concrété formant des croûtes, que l'on peut confondre avec des fragments de cérumen.

Évolution. Durée. — Il est très difficile de dire, à ce sujet, rien de général, car rien n'est plus variable que l'évolution, la durée, de l'otite moyenne purulente chronique. La sécrétion peut s'arrêter, même spontanément, la perforation se combler par une cicatrice, en un mot, la guérison s'effectuer, si les altérations anatomiques ne sont pas trop marquées et la *restitutio ad integrum* se produire au point de vue physiologique. Mais, le plus souvent, surtout dans les otites consécutives aux maladies infectieuses, à l'ozène, ou qui évoluent sur un mauvais terrain, et dans la plupart des cas où les otites ont été abandonnées à elles-mêmes ou ont été mal soignées, elles durent indéfiniment, accompagnées d'un écoulement persistant ou intermittent, de lésions anatomiques et de troubles fonctionnels, jusqu'à la mort du patient. La mort peut se produire évidemment en dehors de toute relation avec l'otite purulente, mais dans des cas malheureusement trop fréquents, elle en est la conséquence directe.

La sécrétion est abondante et durable, lorsque la muqueuse de la caisse est gonflée, succulente, présente des polypes ou des granulations, lorsque existent des caries et des nécroses osseuses, lorsque la perforation du tympan persiste. Bien des causes : froid, humidité, rhumes, changement de temps et de saison, en déterminent facilement le retour. La rétention de la sécrétion peut parfois se produire par suite du gonflement de la muqueuse de la caisse, ou de la concrétion même du pus, surtout lorsque la source de l'écoulement est un foyer situé dans les parties élevées de la caisse.

Nous renverrons, pour l'étude spéciale de l'évolution de l'otite suppurée dans les maladies infectieuses les plus importantes, au chapitre de l'*Étiologie générale* et nous étudierons, de même, à une place spéciale, les granulations et polypes, les cholestéatomes de la caisse et du conduit, les ulcérations, caries et nécroses du rocher, et les complications intra-craniennes de l'otite purulente chronique; nous nous bornerons ici à étudier les transformations cicatricielles du tympan et de la caisse, les synéchies et les troubles fonctionnels que ces altérations déterminent.

Les perforations du tympan peuvent rester ouvertes ou se fermer spontanément, par suite du rapprochement progressif de leurs bords ; bien que, d'ordinaire, les petites perforations se ferment plus facilement que les grandes, on peut dire, d'une façon générale, que la cicatrisation est indépendante de la taille des perforations et de la durée de l'écoulement. La cicatrice est formée par un tissu cicatriciel, recouvert des deux côtés d'épithélium, mais comme

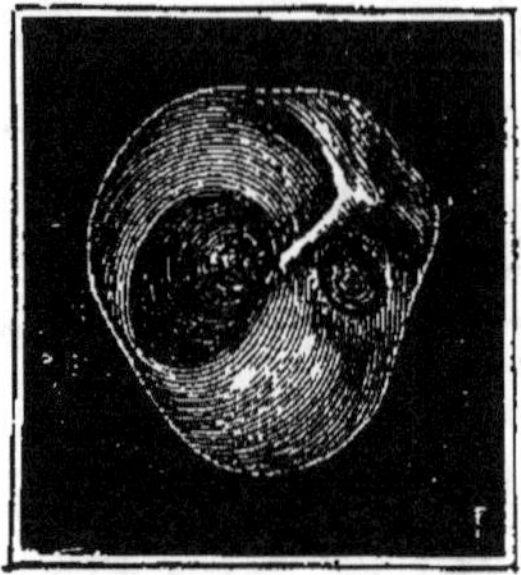

Fig. 140. — Grande cicatrice derrière le manche du marteau consécutive à une otorrhée, plaque d'atrophie en avant. (Politzer.)

a membrane propre n'est pas représentée, la cicatrice

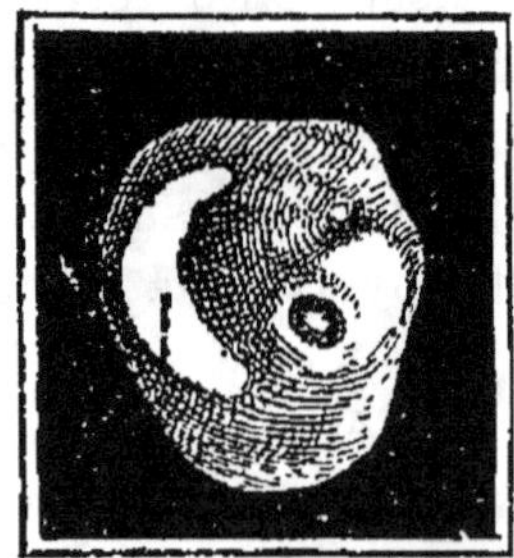

Fig. 141. — Cicatrice de la grosseur d'une tête d'épingle, entourée d'une plaque calcifiée, en avant du manche du marteau. Calcification en forme de croissant derrière le manche.

est toujours plus profondément située que le reste du

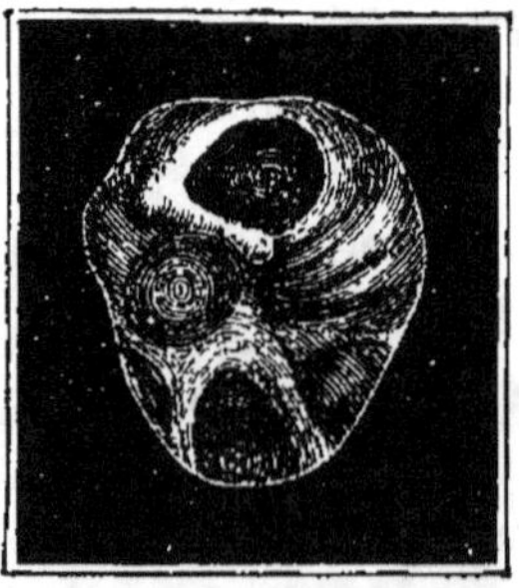

Fig. 142. — Enfoncements cicatriciels de la membrane du tympan, séparés par des cordons épaissis.

tympan et apparaît comme une dépression sombre, qui

peut être facilement confondue avec les plaques atrophiques
que l'on observe fréquemment sur la membrane du tympan, dans le cas d'otite catarrhale chronique. Cependant,
les bords du tympan avoisinant la cicatrice sont souvent
gonflés et chargés de dépôts calcaires.

Nous distinguerons, avec Politzer : 1° les cicatrices libres,

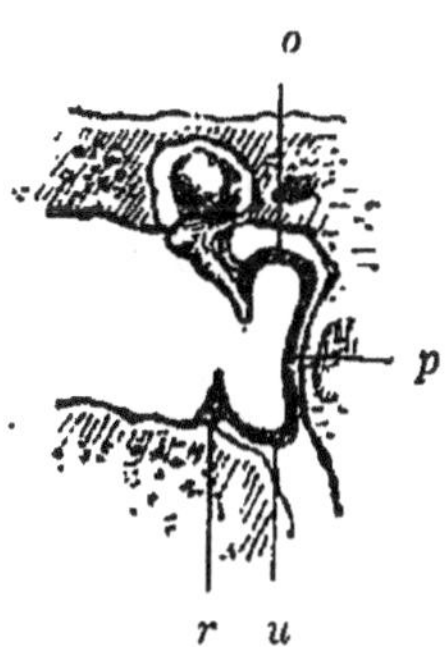

FIG. 143. — Coupe schématique du conduit auditif externe et de
l'oreille moyenne. On voit une cicatrice étendue de la membrane du tympan à la paroi interne de la caisse.

r, reste de la membrane tympanique. — *o* et *u*, parties latérales de la cicatrice.
— *p*, partie appliquée à la paroi interne de la caisse.

2° accolées et 3° adhérentes. Les petites cicatrices sont plus
souvent libres que les grandes ; les cicatrices de la région

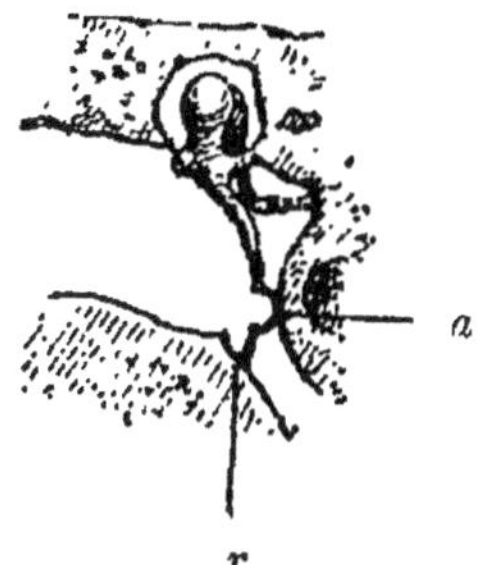

FIG. 144. — Coupe schématique du conduit auditif externe et
de la caisse.

r, membrane tympanique. — *a*, cicatrice adhérente au promontoire.

postéro-supérieure de la membrane, adhèrent plus fréquemment à la paroi interne de la caisse, en raison du voisinage

du promontoire. On reconnaîtra la présence d'une cicatrice fermant la perforation, à l'absence du bruit spécial auquel donne lieu la douche d'air, et au moyen du spéculum de Siegle. Les cicatrices libres se déplacent, comme la membrane du tympan, sous l'œil de l'observateur, lorsqu'on

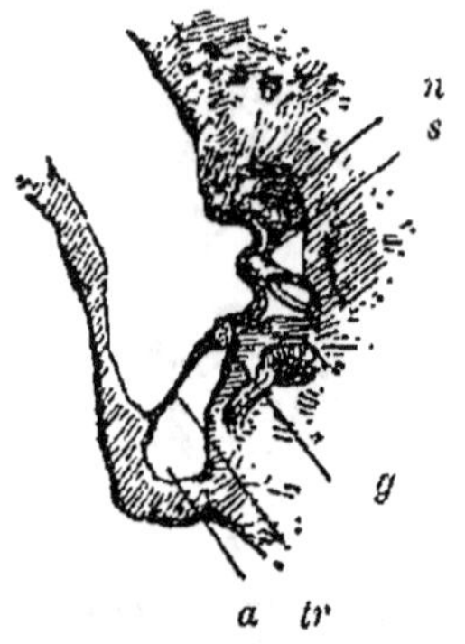

FIG. 145. — Coupe horizontale passant par le conduit et la caisse.

tr, partie antérieure du tympan, libre. — n, cicatrice tympanique soudée avec la partie postérieure de la paroi interne de la caisse. — s, tête de l'étrier enclavée dans la cicatrice. — g, section du manche du marteau.

condense ou que l'on raréfie l'air dans le conduit, au moyen de cet instrument. Lorsque la cicatrice est fortement déprimée et simplement accolée à la paroi interne de la caisse, la douche d'air et l'aspiration au moyen du Siegle la font bomber vers l'extérieur. Les cicatrices adhérentes ne se déplacent ni par la douche d'air ni par le speculum de Siegle. On constate, avec la sonde, qu'elles se trouvent au voisinage de la paroi interne de la caisse. Parfois, la membrane du tympan, tout entière, est soudée à la caisse par des adhérences ; le tympan est alors aminci, le manche du marteau paraît raccourci, à la surface de la membrane muqueuse qui revêt la paroi interne de la caisse apparaissent des dépressions entre lesquelles se trouvent des logettes où peuvent se développer de petits cholestéatomes et des suppurations localisées (Politzer). Les cas les plus fâcheux sont ceux, assez fréquents, dans lesquels la région postéro-supérieure de la caisse se trouve séparée par des cicatrices du reste de cet organe. Cette logette ne communique plus avec la trompe, mais avec l'extérieur, par une

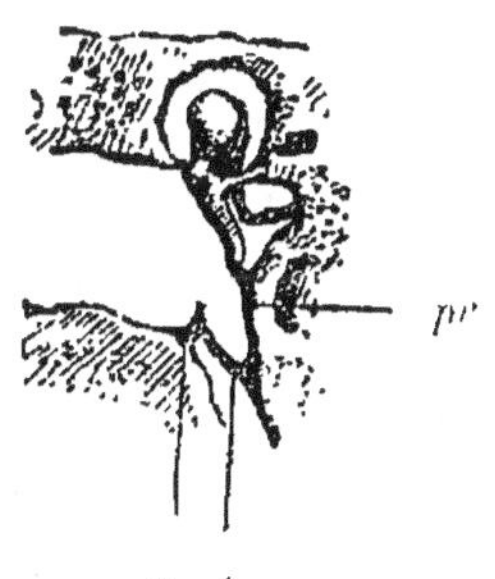

FIG. 146. — Coupe frontale passant par le conduit et la caisse.

r, reste du tympan. — *t*, cicatrice qui s'en détache sous un angle aigu et vient envelopper le promontoire *pr*.

perforation et avec l'antre ; ses suppurations se combinent le plus souvent avec celles de cet organe.

Les osselets, surtout dans leur partie supérieure, logée dans l'attique, se trouvent fréquemment, à la suite de ces processus inflammatoires, plongés dans une masse de tissu succulent, qui remplit souvent aussi les deux niches et qui, par la suite, se transforme en brides et membranes conjonctives rétractiles, parfois encroûtées de matière calcaire, reliant les osselets entre eux, et surtout aux parois de la caisse et qui déterminent des troubles graves de l'audition. La muqueuse de la caisse qui, dans les cas légers, paraît, au moins à un examen superficiel, peu modifiée, présente, d'ordinaire, après la guérison du processus, des altérations consistant, soit en un épaississement dû à la transformation des cellules rondes extravasées, en cellules étoilées, soit en une véritable sclérose.

Les suppurations de l'attique, accompagnées de perforations de la membrane de Schrapnell sont très difficiles à guérir, elles donnent souvent lieu à des rétentions du pus, à des cholestéatomes et à des caries; elles se compliquent fréquemment de phénomènes graves, dus à la propagation de l'inflammation du côté de l'apophyse mastoïde ou du côté du crâne.

La trompe d'Eustache, qui passe toujours par une période où son calibre est réduit, par suite de la présence du tissu de granulations, reste d'ordinaire rétrécie; plus rarement, au contraire, par suite de la sclérose de sa muqueuse, elle acquiert un calibre anormal.

Souvent, les perforations ne se comblent pas et la caisse reste exposée aux injures extérieures; cependant il peut arriver, surtout dans les perforations très larges atteignant le cadre tympanique, que l'épiderme du conduit auditif externe franchissant les bords de la membrane tympanique, se développe sur les parois de la caisse elle-même, dont il détermine l'épidermisation; ce processus empêche la formation d'une véritable cicatrice tympanique, mais il détermine une guérison durable de l'otite purulente. Cette épidermisation de la paroi de la caisse, par suite de la prolifération des couches cutanées du conduit et de la membrane tympanique, n'est pas dénuée d'inconvénients, puisqu'elle est la cause du développement du cholestéatome de la caisse (voir chapitre VII).

Les troubles de l'ouïe varient considérablement dans cette affection et dépendent d'un grand nombre de circonstances, dont la plupart sont difficiles à diagnostiquer et qui peuvent se combiner de mille manières. Le labyrinthe et le nerf acoustique, par exemple, peuvent avoir été atteints, et, dans ce cas, on observe, avec des lésions perceptibles minimes, des troubles fonctionnels profonds; dans le cas contraire, souvent il arrive que l'intensité des troubles fonctionnels ne correspond pas à l'importance des lésions observables. Après l'otite purulente chronique, la restitution complète de l'ouïe est chose rare, mais elle peut, cependant, être conservée à un degré très satisfaisant. Les altérations, épaississements, atrophies partielles ou générales, incrustations calcaires, perforations persistantes rendent le tympan plus ou moins impropre à exécuter ses fonctions; mais les adhérences entre le tympan, les osselets et les parois de la caisse ont une influence beaucoup plus fâcheuse sur l'audition. Cependant, les brides qui relient le manche du marteau à la caisse sont beaucoup moins nuisibles à l'audition que celles qui relient, dans la logette supérieure, les osselets à ses parois ou bien les branches de l'étrier aux parois de la fenêtre ovale, ou les osselets entre eux. A la suite des processus inflammatoires, les articulations du marteau et de l'enclume peuvent se scléroser. Cette transformation est tout à fait nuisible à la transmission des vibrations et contribue, ainsi que la rétraction de presque toutes les synéchies tympaniques, à la compression du liquide labyrinthique, qui engendre des sensations subjectives.

Le ligament péri-annulaire de l'étrier subit aussi, fréquemment, dans ces cas, des processus sclérotiques et devient le siège d'infiltrations calcaires; il cesse alors de permettre les excursions vibratoires de l'étrier, et celles, plus étendues, qu'il exécute sous l'influence des contractions de son muscle; l'étrier, par sa rétraction, devient un facteur souvent puissant, de compression labyrinthique. La membrane de la fenêtre ronde s'épaissit aussi fréquemment, et cette sclérose, qui supprime sa mobilité, est très fâcheuse pour l'audition.

Il peut arriver aussi, fréquemment, que les osselets soient détruits ou que leurs articulations soient rompues; ce phénomène est, évidemment, défavorable pour l'audition. Cependant, lorsque l'étrier est resté mobile et que la fenêtre ronde n'est pas épaissie, l'audition peut être encore bonne.

Pronostic. — Il est tout à fait variable, ainsi qu'il ressort de ce que nous avons déjà dit et de ce que nous voyons en étudiant les diverses causes et complications de l'otite purulente chronique. Le pronostic est relativement peu favorable lorsque l'otite est consécutive à une maladie infectieuse, à l'ozène, lorsque les perforations sont très étendues ou situées dans la membrane de Schrapnell, lorsque la muqueuse est très gonflée, que l'écoulement est très abondant et fétide, lorsque existent des granulations, des polypes, des ulcérations, des caries, des cholestéatomes et lorsque les individus sont anémiés ou rachitiques.

Le pronostic pour l'ouïe dépend beaucoup de la présence de lésions irréparables du labyrinthe. Lorsque la perforation est cicatrisée, le pronostic est meilleur dans les cas où l'audition est encore assez bien conservée et aussi dans ceux où la douche d'air améliore l'audition. Lorsque la perforation reste ouverte, le pronostic est plus favorable, si l'audition s'améliore avec la guérison de l'écoulement ; il est mauvais dans le cas contraire. La présence de bruits subjectifs, la diminution de la perception cranienne, assombrissent beaucoup le pronostic.

Pour ce qui concerne l'existence, il ne faut jamais oublier qu'une personne atteinte d'otite purulente chronique, surtout limitée à la région supérieure de la caisse, n'est jamais sûre du lendemain et qu'elle peut être emportée au moment le plus imprévu, par une méningite, un abcès du cerveau, une phlébite des sinus, la pyémie, l'ulcération de la carotide.

Traitement. — Toute personne atteinte d'une otorrhée chronique est exposée à la mort et ne peut être certaine du lendemain. Cette notion devrait être présente à l'esprit du médecin, qui devrait être toujours capable de faire l'examen de l'oreille ou qui, au moins, devrait, si tel n'est pas le cas, envoyer le malade au spécialiste. En France, malheureusement, il n'en est pas ainsi. Les médecins, et par-dessus tout, ceux qui président à la direction de notre enseignement supérieur et qui se montrent systématiquement rebelles à tout progrès en ne voulant pas reconnaître la légitimité de la grande loi de la division du travail, considérant l'institution des cours d'otologie, dans nos Facultés, comme inutiles, alors que dans les moindres universités d'Allemagne cet enseignement est, depuis des années, organisé d'une façon parfaite, sont responsables du nombre prodigieux d'accidents mortels et aussi d'impotences fonctionnelles qui se produisent, chaque année, dans ce pays, par suite du manque d'instruction spéciale des praticiens.

Que l'écoulement soit récent ou ancien, la première indication est de débarrasser l'oreille et en particulier la caisse, du pus qui s'y trouve accumulé. Le premier procédé, le plus simple et à la portée de tous, que l'on devra employer, consistera à faire des injections par le conduit, au moyen d'une seringue. Les injections doivent être appliquées avec une pression modérée, leur température sera de 30 ou 32° C. On choisira, comme liquide d'injection, de l'eau saturée d'acide borique ou de biborate de soude. Le nombre des injections dépendra de la quantité du pus sécrété; dans les otorrhées profuses, il sera de quatre à cinq par jour, dans les otorrhées à écoulement peu abondant, on pourra se contenter d'une par jour.

Lorsque l'écoulement est absolument dépourvu de fétidité, le liquide de l'injection devra être additionné de 1 p. 100 de chlorure de sodium ou de sel de Glauber, substances qui lui permettent de dissoudre les substances albuminoïdes. Lorsqu'il est fétide, on pourra faire les injections avec de l'eau chlorée (eau de chlore, 1, additionnée de 4 parties d'eau), de l'eau phéniquée à 2 à 3 p. 100, avec une solution de lysol à 1 à 2 p. 100 ou de sublimé à 1 p. 5000, de permanganate de potasse à 2 p. 100. Politzer a pu arrêter très rapidement des écoulements abon-

dants par de simples injections d'eau tiède additionnée
de 4 à 5 gouttes d'huile (pas d'essence) de térébenthine,
pour 200 grammes d'eau.

Lorsqu'il existe dans le conduit ou sur les bords de la
perforation des croûtes formées par la concrétion du pus,
on les fera d'abord disparaitre par des instillations de
glycérine phéniquée à 0,5 : 10.

Dans la plupart des cas, lorsque tout phénomène aigu a
disparu, il y aura avantage à faire précéder les injections
par une insufflation appliquée, de préférence, au moyen du
procédé de Politzer ou par l'intermédiaire du cathéter,
lorsque la méthode précédente ne suffit pas à faire pénétrer l'air dans la caisse. On rejette déjà par ce procédé une
partie du pus dans le conduit. Lorsque la trompe est imperméable, on peut aspirer le liquide par le conduit, ou bien,
au moyen de sondes recourbées, faire dans les parties
déclives de la caisse, des aspirations et des injections
intra-tympaniques, pour enlever des amas purulents qui
ne sont pas entraînés par les simples injections.

Après l'injection, le liquide qui reste dans l'oreille doit
être enlevé avec le plus grand soin, en introduisant des
boulettes d'ouate dans le conduit et même dans la caisse,
ou bien en se servant d'un stylet convenablement recourbé
sur lequel l'ouate est enroulée.

L'injection[1] de la caisse, par l'intermédiaire de la trompe
est beaucoup plus efficace, car elle permet un nettoyage
beaucoup plus complet. On a recommandé l'eau pure stérilisée, mais nous préférons l'eau boriquée ou l'eau avec
1 p. 100 de sel de cuisine ou de sel de Glauber, suivant
que l'écoulement est fétide ou non.

Ces méthodes de simple nettoyage peuvent suffire pour
amener la guérison; mais, dans la plupart des cas, elles
doivent être complétées par une autre médication, consis -

---

[1] Voir la technique de ces divers modes d'injection pp. 236 et 239.

tant en l'introduction de poudres ou de liquides dans le conduit et la caisse.

Mais avant de les étudier et en restant dans le domaine des otites suppurées simples, dont les complications (granulations, caries, polypes, maladies du nez), sont étudiées ailleurs, nous devons examiner : 1° les cas dans lesquels on ne peut employer les injections et 2° ceux dans lesquels elles doivent être accompagnées d'interventions opératoires.

1° Dans certains cas, chez des sujets particulièrement sensibles, les injections employées, même avec la plus grande précaution, déterminent, par suite de l'irritation qu'elles provoquent, une recrudescence de l'écoulement et des vertiges parfois très graves; dans ces cas, on a recours au traitement sec, qui consiste à faire, avec un stylet recouvert d'ouate antiseptique, le nettoyage aussi exact que possible, mais malheureusement toujours incomplet de la caisse. On projette ensuite dans la caisse une poudre antiseptique *non irritante* et on bourre le conduit avec de la gaze antiseptique. On compte des succès obtenus par cette méthode, mais ils sont rares. Le traitement sec est contre-indiqué dans les otites purulentes fétides compliquées de granulations, de caries et de cholestéatome.

2° Les perforations du tympan, de petite taille ou placées trop haut, s'opposent souvent à l'écoulement du pus et à l'application du traitement; elles doivent être agrandies et lorsqu'il se forme dans la caisse des logettes limitées renfermant du pus et des débris épithéliaux, par suite d'adhérences circonscrites de la membrane tympanique aux parois de la caisse, on doit détruire ces adhérences.

Nous suivrons les classifications courantes des diverses méthodes de traitement, d'après lesquelles on les divise en : méthode antiseptique, caustique et astringente, en faisant cependant observer que, le plus souvent, les substances employées, et c'est là souvent un avantage, ont des effets qui permettraient de les classer simultanément dans deux de ces groupes, parfois même dans les trois.

Traitement antiseptique. — Bien que, et on peut même dire parce que l'antisepsie absolue de la caisse est impossible, le traitement antiseptique est indiqué pour lutter contre les microbes, cause première de l'affection et pour empêcher la décomposition des matières sécrétées.

Le nombre des substances employées est innombrable et bien que beaucoup d'entre elles présentent, d'après les auteurs qui les ont proposées, des avantages et des indications spéciales, nous ne pouvons même songer à en énumérer la liste.

L'acide borique, soit seul, soit mêlé à l'alun calciné : alun 1 à 3, acide borique 10 et finement pulvérisés, insufflé deux à trois fois par jour, dans les écoulements abondants, tous les deux ou trois jours, dans les écoulements faibles, est un excellent moyen pour arrêter les écoulements de nature blennorrhéique. Politzer emploie avec succès : acide borique, 5 ; huile de térébenthine, V gouttes. Ces pulvérisations doivent être faites avec précaution, lorsque les perforations sont petites et haut situées, surtout lorsqu'on emploie l'acide borique et l'alun, qui forment facilement avec le pus un ciment pouvant amener la rétention du pus. Cet accident arrivera rarement aux spécialistes, mais il est fréquent entre les mains des médecins, qui souvent bourrent sans précaution et sans mesure le conduit auditif externe d'acide borique.

On peut employer aussi l'acide borique dissous dans l'alcool 1 : 20, mais surtout dans les cas d'otite compliquée de granulations. L'alcool, lui-même, pourra être employé seul, même dans les cas d'otite suppurée simple, à dose aussi concentrée qu'on pourra le supporter (voir le chapitre des *Granulations*), mais il est absolument contre-indiqué dans les cas de carie constatée et lorsque son application donne lieu à une douleur très marquée, et à des phéno-

mènes de rétention du pus. De toutes les solutions introduites dans le conduit, les solutions alcooliques seules
n'ont pas besoin d'être chauffées au préalable.

L'acide phénique est une substance très efficace dans les
otites purulentes fétides ; la meilleure préparation serait,
d'après Politzer : acide phénique 1 ; eau et alcool, âá, 15.
On peut employer des solutions beaucoup plus concentrées
dans la glycérine, mais il ne paraît y avoir aucun avantage,
au contraire, à dépasser 1 : 10. Il semblerait, d'après les
observations de Hagen et de Menière (junior), que les
solutions fortes d'acide phénique, ont également une action
sédative sur la douleur.

Le sublimé est un excellent antiseptique, mais son usage
ne peut être indéfiniment continué ; on l'emploiera en solution alcoolique ou aqueuse à 1 p. 1000, ou bien avec parties égales d'eau et d'alcool, suivant le plus ou moins de
tolérance du patient pour les solutions alcooliques.

L'iodoforme a certainement des propriétés irritantes,
mais il présente surtout des avantages dans les otites
tuberculeuses, où l'acide borique se montre entièrement
inefficace ; on peut l'employer en poudre ou mélangé avec
le baume du Pérou qui le désodorise et a également une
action favorable sur les lésions tuberculeuses.

On a aussi recommandé la résorcine en solution aqueuse
à 4 p. 100, l'aristol en poudre, la pyoctanine à 2 p. 100,
le naphtol. J'ai proposé l'iodure double de bismuth et
de potassium, qui est un antiseptique très puissant. On a
aussi employé le salicylate de bismuth.

Astringents. — Les astringents, beaucoup moins employés
depuis l'introduction des méthodes antiseptiques, peuvent
rendre de grands services, surtout en arrêtant les écoulements séreux qui persistent souvent longtemps après la
disparition de la blennorrhée. Toutes les substances astringentes coagulent l'albumine et ne peuvent être appliquées

que par un spécialiste qui devra débarrasser la caisse des coagulums qui l'encombrent. Jamais on ne doit avoir recours à ces traitements lorsqu'il y a le moindre symptôme de rétention du pus ou de carie.

Les substances les plus employées sont : l'acétate de plomb, que l'on préparera au moment de s'en servir, I à III gouttes de la solution saturée dans XX gouttes d'eau distillée; le sulfate de zinc, 0,2 à 1 p. 100 et le sulfate de cuivre 0,1 à 0,5 p. 100 ; l'acétate d'alumine, 1,5 p. 100; la liqueur de Burow, le tannin et la glycérine dans la proportion de 2 p. 100.

Traitement caustique. — Il consiste en instillations tièdes de XV à XX gouttes d'une solution de 3 à 10 p. 100 de nitrate d'argent; il est indiqué, dit Schwartze qui l'a proposé, « lorsque la muqueuse ou les restes de la membrane tympanique sont hyperhémiés et gonflés, sans cependant qu'il y ait de granulations ou de caries ». Cette méthode, moins employée qu'il y a quelques années, ne doit jamais être appliquée en cas de rétention purulente ou de carie, ou lorsque la perforation est de petite taille et placée un peu haut sur le tympan. On laisse la solution en contact avec la paroi de la caisse pendant un temps variant de quelques secondes à une minute; on neutralise ensuite par l'injection d'une solution de sel de cuisine, mais le dépôt d'iodure d'argent qui se forme dans la caisse devra ensuite être enlevé par une injection d'eau pure stérilisée ; c'est pour cela qu'il sera préférable de faire l'injection neutralisante par la trompe, le courant de l'eau entraînera de lui-même le dépôt formé.

Lorsque la solution de nitrate d'argent pénètre dans la gorge par la trompe, le malade ressent une impression très désagréable, que l'on fera immédiatement disparaître par une injection d'eau salée dans le nez.

La muqueuse est recouverte d'une escharre blanchâtre,

qui disparaît généralement au bout de vingt-quatre heures. On doit proportionner la concentration de la solution, la fréquence et la durée des applications à l'état de la muqueuse, que l'on peut toucher localement avec des solutions beaucoup plus concentrées. Il est rare que par cette méthode, qui a cependant une action très efficace, incontestable, sur la muqueuse tuméfiée, on arrive à tarir complètement les écoulements. Politzer a obtenu de très bons résultats en appliquant à la suite du traitement de Schwartze, l'acide borique, l'alcool ou les solutions d'acétate d'alumine.

Politzer recommande d'ailleurs, dans le traitement de l'otorrhée chronique, d'alterner les médications, car « souvent une médication déjà employée sans succès donne des résultats très favorables lorsqu'on l'emploie après une autre » ; et la plupart des auteurs confirment sa manière de voir.

Dans les perforations de l'attique, on doit, avec une canule de forme spéciale, la mienne ou celle de Hartmann, faire avec soin des injections de l'une des substances que nous avons déjà indiquées. Après l'injection, on fera une insufflation d'air par la trompe, à condition que l'attique ne soit pas séparée du reste de la caisse ; s'il en est ainsi, on sèchera l'attique au moyen de coton introduit en boulettes avec la pince ou sur le porte-ouate ; mais, dans la plupart des cas, on aura dû, au préalable, agrandir la perforation. La guérison peut se produire par l'emploi de ces moyens simples, mais elle est rare et lente, et dans tous les cas où existeront des symptômes de carie des osselets ou des parois de la logette, on devra recourir à l'intervention opératoire.

Les diverses opérations que l'on peut exécuter dans l'oreille contre l'otite suppurée chronique, ses conséquences et ses complications, sont exposées au chapitre des *Interventions opératoires*.

Le traitement de l'état général doit être l'objet de l'attention du médecin ; l'anémie, la scrofule, la tuberculose, la syphilis, le diabète, les affections du nez seront soumis à une médication attentive. Par contre, l'état des malades s'améliorera souvent à la suite de la guérison de l'otorrhée.

Les malades guéris et ceux qui sont sujets à des récidives devront encore, pendant un certain temps, faire des insufflations quotidiennes d'acide borique (on ne les enlèvera par une injection que tous les sept ou huit jours), ou bien ils devront faire des instillations d'alcool. Ils devront garder dans l'oreille un tampon d'ouate peu serré afin de ne pas gêner l'audition.

On ne doit jamais oublier qu'une otite purulente chronique est une maladie grave et qui peut avoir des conséquences mortelles ; et même, après guérison apparente ou réelle, le malade ne doit jamais perdre complètement de vue son médecin.

A la suite des otites suppurées chroniques, on observe toujours dans l'oreille, soit des cicatrices, soit des adhérences de la membrane du tympan avec la paroi interne de la caisse, ou bien de la membrane flaccide avec le col du marteau. Le plus souvent, ces deux altérations coexistent.

Les douches d'air par la trompe peuvent rendre de grands services, elles peuvent, même lorsqu'il existe des perforations, rompre ou détruire des adhérences, mobiliser la chaîne. Les injections intra-tympaniques de vaseline, préconisées par Delstanche, pourront aussi, mais uniquement lorsque les perforations sont cicatrisées, rendre des services de même nature. On ne doit pas continuer trop longtemps les injections d'air, leur usage prolongé a un effet fâcheux sur l'ouïe (Politzer).

Les aspirations d'air au moyen du masseur de Delstanche produisent un effet mécanique de même nature que les douches. Les mouvements de massage par l'intermédiaire de l'air, au moyen de cet instrument, terminés par deux ou trois aspirations, sont de très bons moyens pour détruire ou pour relâcher les adhérences récentes et pour rendre l'élasticité à la chaîne. Le massage vibratoire exécuté au moyen de la sonde à ressort de Lucæ, ou de mon instrument, produit souvent des effets très remarquables sur l'audition et les bruits, effets qui seront durables, à condition que l'application en soit répétée assez fréquemment.

On a cherché à déterminer la fermeture des perforations persistantes, car, ainsi que le montre l'application de tympans artificiels, la fermeture de la perforation peut amener une transmission meilleure des ondes sonores. Il n'en est pas ainsi, lorsque, pour diverses causes (calcification du tympan, rupture ou ankylose de la chaîne), l'appareil de transmission ne conduit plus les ondes sonores qui sont mieux transmises à l'oreille interne, lorsqu'elles viennent frapper directement l'étrier, et, dans ces cas, il y a avantage à ce que le tympan reste ouvert. La restauration du tympan a l'avantage de préserver la caisse du contact de l'eau, de l'air froid ; en tout cas, la myringoplastie ne doit être tentée que lorsqu'un tympan artificiel appliqué sur la membrane, détermine une amélioration de l'ouïe; elle réussit d'ailleurs assez rarement et seulement lorsque les perforations sont de petite taille.

On a observé que des poudres introduites dans un but thérapeutique dans le conduit, déterminaient une amélioration sensible de l'audition lorsqu'elles formaient avec le pus un ciment qui fermait la perforation à la façon d'une cicatrice. La membrane du tympan, devenue continue, vibrerait mieux et transmettrait mieux à l'oreille interne les vibrations qui la frappent. On en a conclu (Toynbee) que les lamelles de caoutchouc, les tampons d'ouate introduits dans l'oreille et enfoncés jusqu'à sur la perforation devaient agir de la même manière. Cette opinion ne contient qu'une part très faible de vérité; en effet, ces instruments ont pu produire, dans des cas où les perforations étaient très

larges et n'étaient nullement comblées par la pièce prothétique, des améliorations sensibles de l'ouïe, qui doivent
être rapportées, pour une part variable, suivant les circonstances, à la transmission directe des vibrations sonores à
l'étrier avec lequel la pièce prothétique se trouve en
contact, et à la pression qu'exerce le tympan artificiel sur
l'apophyse externe du marteau et qui aurait pour résultat
de ramener en dehors la chaîne tendue pathologiquement
en dedans (Knapp).

On peut accepter, comme règle de conduite, cet aphorisme
de Politzer, que le meilleur tympan artificiel est celui qui,
dans chaque cas, s'est montré le plus efficace. Nous avons
fait représenter (p. 257) un de ces tympans, mais, d'une
façon générale, nous donnons la préférence aux simples
tampons d'ouate aplatis et imprégnés de glycérine ou mieux
d'huile de vaseline. Ces tampons sont introduits dans la
perforation avec une sonde, et on enseigne au malade à
faire lui-même cette opération. Ils peuvent être retirés,
quand on le désire, au moyen d'un fil qui dépasse l'entrée
du conduit. Tous les tympans artificiels sont irritants; chez
les malades nerveux, ils déterminent une sensation désagréable et, de plus, ils amènent souvent des récidives de
la suppuration, mais les tympans d'ouate présentent ces
inconvénients à un degré beaucoup moindre que les autres.

Le patient s'habituera peu à peu à son tympan, il ne le
gardera qu'une demi-heure les premiers jours, il augmentera peu à peu la durée du séjour. Il l'enlèvera toujours
pour dormir; et lorsqu'il s'en sert pour les deux oreilles, il
ne l'emploiera que dans une seule à la fois. En règle générale, il ne devra s'en servir que lorsqu'il en aura absolument besoin; ce sera la meilleure manière d'éviter l'irritation de la caisse. Les résultats, très variables suivant les
cas, ne pourront jamais être comparés, dans les circonstances les plus favorables, à ceux qu'on obtient, pour les
yeux au moyen des lunettes.

LÉSIONS ET BLESSURES DE LA CAISSE DU TYMPAN
ET DE LA TROMPE

Les parois osseuses de la caisse du tympan, sa muqueuse, les organes qu'elle renferme, peuvent être lésés directement ou indirectement.

Les **lésions par voie directe** se produisent le plus souvent au moyen d'instruments plus ou moins piquants introduits accidentellement dans la caisse. Plus rarement, ces lésions sont produites au cours d'interventions chirurgicales, surtout dans la paracentèse, l'extraction des corps étrangers ou des osselets. Souvent, la direction du corps étranger, la force avec laquelle il pénètre, la nature, la gravité et l'étendue des lésions, varient. La paroi interne de la caisse peut être traversée et le labyrinthe ouvert, ou bien le corps étranger peut s'y fixer. Ludewig a vu l'aiguille a paracentèse ouvrir la veine jugulaire. Schwartze a observé la perforation du tegmen tympani; les osselets peuvent être désarticulés ou brisés. Urbantschitsch a observé la lésion du facial. La lésion de la corde du tympan est une complication fréquente et de peu de gravité de beaucoup d'interventions intra-auriculaires. Il faut aussi ranger parmi les lésions par voie directe de la caisse, les actions produites par les substances irritantes introduites par le conduit ou par la trompe. Dans une oreille saine, l'eau, elle-même, introduite par la trompe, agit comme un corps irritant et détermine des inflammations de la caisse. Les explosions et les détonations peuvent, suivant leur intensité, déterminer des lésions plus ou moins profondes; on a déjà observé, en même temps que la rupture du tympan, la fracture des osselets.

Les **lésions par voie indirecte** résultent de coups et de chocs sur la tête ; lorsque les parois osseuses de la caisse présentent des fissures, le sang s'échappe dans la caisse et, suivant les cas, le liquide céphalo-rachidien et le liquide labyrinthique, parfois les deux, qui, en somme, ne sont qu'un même liquide, s'écoulent également.

Lorsque le tympan est perforé, ces liquides s'épanchent dans le conduit ; s'il ne l'est pas, ils s'accumulent dans la caisse, où ils causent une sensation de pesanteur, du vertige, des nausées, des bourdonnements, de la douleur, qui se combinent souvent à d'autres symptômes de la commotion cérébrale concomitante. Le tympan est alors bombé, on ne doit pas l'ouvrir, car souvent l'hémorragie s'arrête spontanément et le sang peut se résorber au bout de quelques mois. Cette résorption s'accompagne de la disparition de tous les phénomènes. Mais souvent aussi la masse épanchée devient le siège d'une transformation purulente qui est suivie d'une perforation du tympan et doit être traitée comme les otites purulentes.

Lorsque, à la suite de la lésion, le sang sort en grande quantité du conduit, on fera un tamponnement antiseptique ; lorsque, au contraire, le tympan est intact, on se bornera à faire une antisepsie rigoureuse du conduit. On évitera soigneusement de pratiquer la perforation du tympan, dans le but de laisser écouler le liquide, car ce serait aller presque fatalement au-devant de l'otite suppurée que l'on peut encore éviter, et on emploiera les divers moyens antiphlogistiques, sac de glace, tube de Leiter, sangsues au tragus.

Les **blessures de la trompe** sont rarement graves, les légères excoriations de l'orifice, l'emphysème produit pendant le cathétérisme ne laissent pas de trace. Mais l'introduction de substances caustiques, la rupture de bougies dans l'intérieur, déterminent des atrésies définitives. Il ne faut pas oublier que l'artère carotide n'est séparée de la cavité de la trompe que par une mince paroi osseuse qui présente parfois des déhiscences ; une grande prudence est donc nécessaire dans la pratique du cathétérisme interne.

NÉVROSES MOTRICES

La névrose motrice des muscles de la caisse est une affection rare et constitue le plus souvent un phénomène concomitant du tic convulsif de la face. Cependant, on observe aussi les contractions toniques des muscles de la caisse.

La contraction clonique du muscle interne du marteau est assez fréquemment accompagnée de la contraction spasmodique des muscles de la trompe; on observe, en même temps que cette dernière, le bruit de parchemin froissé, qui accompagne la contraction volontaire de ce même muscle et la rétraction du tympan.

La contraction du muscle de l'étrier qu'on observe souvent en même temps que le blépharospasme, produirait, d'après plusieurs auteurs, du bourdonnement, des vertiges, que Habermann a pu faire disparaître en sectionnant le tendon du muscle de l'étrier. Cela peut sembler singulier, si nous nous rappelons que le muscle de l'étrier paraît être le muscle décompresseur du labyrinthe, mais j'ai aussi observé deux cas semblables où j'ai obtenu par la même opération, le même résultat.

La contraction spasmodique des muscles de la caisse, qui accompagne le catarrhe, est guérie par le traitement de cette affection, les courants galvaniques ou faradiques, le massage du tragus et de l'apophyse mastoïde, l'iodure de potassium ; on emploiera la quinine, lorsqu'elle accompagnera le spasme d'autres muscles.

Les contractions cloniques des muscles de la trompe, plus fréquentes que celles des muscles de la caisse, constituent cependant encore une affection rare, liée le plus souvent à des troubles semblables de la face, des yeux, de la langue, du larynx. Elles sont accompagnées d'un bruit sec, et pendant la contraction, on observe de l'autophonie.

Le meilleur traitement consistera dans le massage de la région auriculaire et la galvanisation du voile.

NÉVROSE SENSITIVE OU OTALGIE DE LA CAISSE

La névralgie de la caisse siège dans le plexus tympanique formé par la combinaison de filets nerveux provenant du trijumeau, du glosso-pharyngien et du sympathique. Cette névrose peut être locale ou faire partie d'un complexus névralgique de la deuxième ou de la troisième branche du trijumeau. Dans le premier cas, l'otalgie se limite à la caisse, dans le second elle est commune à la caisse et au conduit.

Étiologie. — Une des causes les plus fréquentes est la carie des dents. Parmi les autres, nous signalerons les ulcérations du larynx, de l'épiglotte et de la gorge, l'amygdalite, l'amygdalotomie, l'évolution de la dent de sagesse, les refroidissements, le rhumatisme de l'articulation du maxillaire, le cancer de la langue et du maxillaire supérieur, la malaria, la syphilis, l'anémie, le marasme, l'hystérie, la neurasthénie, les troubles sexuels, la périnévrite des troncs nerveux, leur compression, l'inflammation du ganglion de Gasser, les tumeurs cérébrales.

Symptômes, évolution. — L'otalgie se présente sous forme de crises très douloureuses et qui durent plusieurs heures, qui sont accompagnées d'hyperesthésies ou d'hypoesthésies acoustiques, de bourdonnements, de rougeur au voisinage de l'oreille. L'affection est aiguë ou chronique, les otalgies aiguës disparaissent après quelques jours de crises plus ou moins fréquentes, plus ou moins douloureuses. Les otalgies chroniques reviennent à des époques indéterminées.

Diagnostic. — On doit d'abord constater s'il existe un état inflammatoire de la caisse. S'il s'agit réellement d'une névralgie, il faut vérifier si elle n'est pas produite par l'irradiation, on doit vérifier s'il n'existe pas d'ulcération dans la gorge et le larynx, s'il y a des dents gâtées du même côté, si elles sont douloureuses. On ne doit pas oublier que, même après l'extraction, le cal qui se forme au sommet de l'alvéole, enserrant les rameaux nerveux, peut être cause de névralgies ; il faut examiner l'état de la dent de sagesse. On recherchera par l'examen des points douloureux si l'otalgie dépend de la névralgie du trijumeau ou d'une névralgie cervico-occipitale.

Pronostic. — Le pronostic des otalgies dues à des caries dentaires (avec la restriction que nous avons faite) et des otalgies dues à des névralgies du trijumeau est favorable.

Pour les otalgies qui accompagnent des névralgies invétérées du trijumeau, les affections d'origine cérébrale. les compressions des troncs nerveux, le marasme, la syphilis ancienne, le cancer, la tuberculose, le pronostic est défavorable. L'otalgie disparaît parfois spontanément, d'autres fois elle est tres tenace.

Traitement. — L'otalgie d'origine dentaire nécessitera d'abord l'intervention du dentiste.

Dans les formes aiguës on emploiera le sulfate ou le valérianate de quinine, de 7 décigrammes à 1 gramme par jour, l'iodure de potassium à forte dose, l'aconitine, l'antipyrine. J'ai obtenu de très remarquables résultats en appliquant un petit vésicatoire en forme de croissant, embrassant la partie inférieure du pavillon. L'électricité galvanique (pôle négatif à la nuque, pôle positif dans le conduit, Erb), constitue un moyen excellent.

Politzer recommande le massage externe, lorsque la région située entre la branche ascendante du maxillaire et l'apophyse mastoïde est douloureuse. Je crois, d'après mon expérience, que le massage de cette région appliqué suivant la méthode de Kellgren (vibrations et frictions nerveuses) constitue la meilleure méthode de traitement contre l'otalgie.

Urbantschitsch a employé avec succès des inhalations

de nitrite d'amyle; dans certains cas, il a obtenu de bons résultats de la suggestion hypnotique.

Lorsque les crises sont trop violentes, on pourra avoir recours aux injections hypodermiques de morphine ou aux instillations de cocaïne et de morphine dans le conduit.

TUMEURS MALIGNES DE LA CAISSE

Les tumeurs malignes primitives de la caisse sont rares, nous renvoyons surtout pour leur étude aux travaux de Kretschmann, sur les 16 cas observés jusqu'alors de carcinome du temporal (*Archiv für Ohrenheilkunde*, t. XXIV, p. 231). Nous nous bornerons à dire que le carcinome se développe, probablement comme le cholestéatome, à la suite du processus d'épidermisation de l'oreille moyenne venu du conduit, qu'au début, les cancers primitifs de la caisse sont d'un diagnostic très difficile et peuvent être facilement confondus avec la carie nécrotique; seul, l'examen histologique permettra de résoudre la question.

L'opération ne peut être tentée qu'au début, et elle expose aux plus graves accidents.

MALADIES DE LA TROMPE D'EUSTACHE

Nous les avons étudiées en même temps que les affections de la caisse, qu'elles accompagnent généralement. On trouvera aussi des renseignements à ce sujet dans les chapitres du *diagnostic général* et de la *thérapeutique générale*. Cependant, nous croyons devoir ici encore rassembler quelques indications et conseils, au sujet des manifestations pathologiques dont cet organe est le siège et la thérapeutique qui leur convient.

Les **ulcérations spécifiques de l'entrée de la trompe**, que l'on constatera par l'examen rhinoscopique, doivent être traitées par les gargarismes et les attouchements locaux faits en s'aidant du miroir pharyngien.

Les **rétrécissements** et les **atrésies des trompes** peuvent être causés par le gonflement de la muqueuse (la cause de beaucoup la plus fréquente), les cicatrices, l'hyperostose, les néoplasmes et par l'insuffisance de la musculature du voile. Ces rétrécissements siègent beaucoup plus fréquemment dans la partie cartilagineuse. La trompe est souvent aussi obturée par des bouchons muqueux, qui coexistent avec le gonflement des parois. L'atrésie de l'orifice de la trompe est beaucoup plus fréquente encore, elle est produite par le gonflement de la muqueuse, dont les causes les plus ordinaires sont les végétations adénoïdes et l'hypertrophie de l'extrémité postérieure des cornets inférieurs et même le simple catarrhe naso-pharyngien. Outre l'inflammation qu'elles déterminent, ces tumeurs peuvent fermer directement l'orifice des trompes. L'hypertrophie des amygdales est aussi une cause d'inflammation de la région, les amygdales hypertrophiées soulèvent le voile et viennent ainsi obturer l'orifice de la trompe. La syphilis, par suite de l'inflammation et des cicatrices qu'elle détermine dans le naso-pharynx, est une cause très fréquente de l'atrésie de l'orifice tubaire.

Traitement. — Les simples bouchons muqueux disparaîtront avec les insufflations d'air. Contre le gonflement de la muqueuse on emploiera le cathétérisme et les vapeurs de térébenthine ou de menthol. Les instillations de liquides astringents, tels que le sulfate de zinc, à 1 ou 2 p. 100, dans la trompe doivent être pratiquées avec les plus grandes précautions ; il faut absolument éviter leur pénétration dans la caisse. Bien appliquées elles peuvent donner les meilleurs résultats.

Mais le meilleur procédé est assurément le cathétérisme vibratoire de la trompe au moyen de bougies. On peut faire précéder la vibration, que j'exécute au moyen de bougies en baleine ou en gomme, de la dilatation de la

trompe, avec des bougies en gomme, de grosseur gra-
duée et qu'on laisse en place de trois à cinq minutes. La
vibration de la trompe est le plus sûr moyen d'amener le
dégonflement de la muqueuse. J'ai observé, comme Politzer, que le massage externe au niveau de la branche mon-
tante du maxillaire est un adjuvant précieux du massage
interne, il doit être appliqué suivant les méthodes de Kellgren et les indications spéciales de Zaufal.

Dans les rétrécissements de l'entrée de la trompe, on
pourra faire des badigeonnages de l'orifice, ou des instillations par le cathéter avec les solutions de sulfate de zinc
ou de nitrate d'argent de 3 à 4 p. 100 ; ou bien avec,
iode 0,3, iodure de potassium 0,3, glycérine de 10 à
20 grammes. Mais le meilleur procédé consistera dans la
dilatation au moyen de bougies de laminaria et surtout de
gomme. Ces bougies peuvent être beaucoup plus grosses
que celle qu'on emploie pour l'intérieur de la trompe.

Contre l'insuffisance de la musculature, on emploiera les
courants faradiques, l'électrode négative étant placée sur
le voile.

A la suite de la diphthérie, de la variole, de la scrofule
et surtout de la syphilis, se produisent souvent des atrésies complètes de l'orifice de la trompe ; il faut les rechercher avec soin, ne pas se laisser arrêter par les premiers
insuccès. Parfois on réussit à les traverser avec des bougies
de baleine et à les dilater ensuite, soit avec les mêmes
bougies, soit avec les bougies dilatantes. En cas d'insuccès, il faudra recourir aux interventions opératoires du
côté de la membrane du tympan.

A la période terminale des catarrhes de la trompe, cet
organe peut rester béant, par suite de la parésie de ses
muscles et de l'atrophie. On emploiera l'électricité localement et à l'intérieur les préparations de strychnine ; le
massage vibratoire des lèvres de la trompe et de la cavité
naso-pharyngienne m'a donné de très bons résultats.

CHAPITRE IV

MALADIES DE LA RÉGION[1] MASTOIDIENNE

INFLAMMATIONS DU PÉRIOSTE DE LA RÉGION MASTOÏDIENNE

Elle peut être primitive ou secondaire. La périostite primitive de la région mastoïdienne est rare, plus fréquente chez les enfants, elle est déterminée par des refroidissements, des traumatismes. La périostite secondaire est beaucoup plus fréquente, elle est consécutive, le plus souvent, aux inflammations des parties profondes de la région mastoïdienne ou à la propagation des processus purulents de la caisse à travers la fissure mastoïdo-squameuse, plus rarement, aux inflammations du conduit auditif.

Symptômes. — Le principal symptôme est une vive douleur qui rayonne à partir de son point central, l'apophyse, s'exagère par la pression et par les mouvements de la tête. La peau qui recouvre la région est très fortement épaissie, chaude et rouge. Il existe d'ordinaire de la fièvre, surtout lorsque se forme un abcès.

---

[1] A l'exemple de Schwartze, Eysell et Bezold, nous préférons ce terme à celui d'apophyse mastoïdienne, car il s'agit d'affections siégeant dans ce système de cavités dont les cellules apophysaires ne constituent qu'une partie et qui peut être comparé à un arbre, dont les branches seraient représentées par les cellules et cavités de l'apophyse. Le tronc est représenté par l'antre, dont l'importance au point de vue pathogénique et opératoire est absolument dominante et qui est compris dans le terme « région mastoïdienne ».

Évolution. Pronostic. — La périostite primordiale peut guérir spontanément, au bout de quelques jours, sans laisser de traces. D'autres fois, elle donne lieu à des abcès qui peuvent s'ouvrir à la surface de la peau, dans le conduit ou même dans la région mastoïdienne, en traversant les incisures de Santorini. Il peut se former des trajets fistuleux, qui se prolongent assez loin dans le cou. Les périostites primaires peuvent déterminer des caries superficielles qui se distinguent des caries dues à une cause profonde en ce qu'elles sont tout à fait indolores. Le pronostic de la périostite primaire est favorable, celui de la périostite secondaire l'est beaucoup moins et est lié à un grand nombre de conditions qui seront étudiées avec les inflammations profondes de la région.

Diagnostic. — Il faudra éviter de confondre la périostite mastoïdienne avec les furoncles du conduit, qui déterminent souvent de la douleur et de l'inflammation en arrière du pavillon, avec les inflammations superficielles, les phlegmons des parois membraneuses de l'apophyse. On diagnostiquera une périostite primitive lorsqu'il n'existera aucune inflammation sensible du conduit et de la caisse, soit actuelle, soit guérie depuis peu ; malgré cela, les périostites rebelles ou récidivantes doivent toujours porter à supposer une affection profonde de la région mastoïdienne. L'ouverture éclairera le diagnostic.

Le **traitement** consistera en application de teinture d'iode ou d'onguent mercuriel belladoné, du sac de glace ou du tube de Leiter. Au bout de trois ou quatre jours, s'il ne se produit pas d'amélioration et même en l'absence de toute fluctuation, on fera l'incision de Wilde. Bien entendu, si on constate, dès le début, la fluctuation, on fera immédiatement l'incision. Parfois, on est obligé de lier l'artère auriculaire. Il faudra rechercher avec soin la pré sence de caries et de fistules osseuses, enlever les parties cariées et ouvrir largement les fistules. Les trajets fistuleux de l'abcès, dans les parties molles, devront être recherchés et ouverts, les granulations curettées.

INFLAMMATIONS PRIMITIVES DES CELLULES MASTOÏDIENNES

Les inflammations primaires de l'apophyse mastoïde sont rares. Elles peuvent se produire par suite de traumatismes, de l'action du froid, de la syphilis. Il paraît certain que les bacilles peuvent traverser la caisse sans y déterminer aucun phénomène inflammatoire et donner lieu, dans l'apophyse mastoïde, à un foyer. Dans certaines autres affections, il s'agirait de véritables métastases, les éléments de l'infection seraient charriés par le sang. Enfin, on observe des inflammations des cellules mastoïdiennes consécutives à des otites de la caisse, mais apparaissant après que le processus a complètement disparu dans la caisse. Ces otites primaires siègent d'ordinaire dans les cellules terminales de la partie postérieure de l'apophyse.

Symptômes. Évolution. — La mastoïdite primaire évolue d'abord sournoisement, sans beaucoup de douleur; puis la rougeur, le gonflement de la surface, apparaissent. Ces otites primaires se développent rapidement, les formes simples atteignent leur acmé en six ou huit jours, et la guérison se produit d'ordinaire en six ou huit semaines.

Diagnostic. — On diagnostiquera la mastoïdite simple, à la première phase, d'après les douleurs profondes dont l'apophyse est le siège, puis le gonflement externe qui se produit; si on est appelé à un moment où le gonflement existe déjà, ce n'est qu'après l'incision de Wilde, et si les douleurs profondes persistent après cette opération, que l'on pourra affirmer la présence d'une inflammation profonde. On ne

peut dire que la mastoïdite est primitive, que si, au moment
où on est appelé, la caisse et le conduit auditif ne sont pas
enflammés.

Pronostic. — Il dépend de l'état du malade, il est mauvais dans la syphilis, l'état cachectique du patient, et
dépend du siège de l'inflammation et du moment où l'on
opère.

Traitement. — Voir les inflammations secondaires de la
région mastoïdienne.

INFLAMMATIONS SECONDAIRES DES CELLULES DE LA RÉGION MASTOIDIENNE

Les inflammations secondaires des cellules mastoïdiennes et de l'antre se développent le plus ordinairement
à la suite des processus inflammatoires aigus ou chroniques de la caisse du tympan, beaucoup plus rarement à
la suite de processus inflammatoires du conduit. De là,
deux grandes divisions.

*1° Inflammation secondaire des cellules mastoïdiennes
consécutive à des processus aigus de la caisse du tympan.*

Étiologie. — Un fait très important, mis avec juste
raison en lumière par Politzer, consiste en ce que, dans
toutes les otites moyennes purulentes, la cavité de l'apophyse renferme du pus, sans que, dans la plupart des cas,
le revêtement membraneux des cellules réagisse autrement
que par de la congestion, mais sans qu'il devienne le siège
d'une inflammation proprement dite.

Cet autre fait, que l'empyème mastoïdien accompagnant les processus aigus de la caisse, se développe souvent unilatéralement, vient s'ajouter au premier, pour nous
faire admettre que ce ne sont pas des conditions générales

de terrain, mais plutôt des conditions locales, d'ordre anatomique, qui président au développement de l'empyème mastoïdien.

La plus importante de ces conditions, c'est le rétrécissement de l'antre, car le développement de l'empyème mastoïdien est surtout lié à la facilité avec laquelle se produisent des phénomènes de rétention. Cette rétention se produira évidemment avec plus de facilité, lorsque l'étroitesse, parfois extrème, de l'antre, permettra à la rétention de se manifester, par suite du moindre gonflement des cellules mastoïdiennes.

Les apophyses pneumatiques sont beaucoup plus fréquemment le siège de l'empyème, que les apophyses diploétiques. Murell a observé que les propagations mastoïdiennes sont rares chez le Nègre, où l'apophyse mastoïde est peu développée.

Les otites moyennes consécutives à la scarlatine, à la diphthérie, à la tuberculose, à la syphilis, à l'influenza surtout, donnent fréquemment lieu à des complications mastoïdiennes. Il faut tenir compte, en outre des influences anatomiques que nous avons indiquées, dans une mesure difficile à préciser, de l'action locale plus ou moins active du virus, du plus ou moins de résistance de l'organisme miné d'une façon générale, comme dans la syphilis, ou affaibli comme dans les autres maladies graves que nous avons citées, de la rétention du pus qui se produit lorsque la perforation du tympan tarde à s'établir, qu'elle est trop étroite, haut située ou qu'elle s'est refermée.

Le froid et les traumatismes peuvent déterminer des empyèmes mastoïdiens, ou bien être simplement des adjuvants de leur développement. L'acte de se moucher fortement, les douches d'air intempestives par la trompe, pratiquées pendant la période aiguë des affections inflammatoires de la caisse et de la trompe peuvent déterminer la mastoïdite, en projetant en quantité plus ou moins abondante, dans l'antre et l'apophyse, une culture purulente, riche en bacilles et en toxines.

Symptômes, évolution, pronostic. — Le symptôme le plus marqué est la douleur locale, spontanée et à la pression, il est très rare qu'elle manque; mais il ne faut pas oublier que dans l'otite moyenne purulente aiguë, surtout avant l'ouverture du tympan, parfois après, on observe une grande sensibilité des téguments, d'abord localisée en arrière du pavillon, au-dessous de la ligne temporale (Schwartze), Bezold a donné à ce point le nom de *fossa mastoidea*. La température de l'apophyse malade est plus élevée que celle de l'autre et la température générale du corps s'élève; mais ces deux phénomènes peuvent être très peu marqués dès le début et disparaître même après la formation de l'abcès. La mastoïdite aiguë est fréquemment accompagnée du gonflement des parois postérieure et supérieure du conduit.

L'écoulement du pus est généralement très abondant, excepté dans les cas assez rares où, après le développement de l'abcès mastoïdien, l'antre reste obstrué.

L'inflammation des cellules mastoïdiennes peut se terminer par la guérison complète, à la suite de plusieurs invasions n'ayant pas abouti à la formation d'abcès; plus rarement, après une seule poussée, se produit de l'ostéite condensante et de la sclérose des parois osseuses de l'apophyse.

La formation d'un abcès n'exclut pas encore la guérison qui peut se produire spontanément; l'abcès peut déterminer de la carie très précoce et très étendue, surtout dans les mastoïdites consécutives à l'influenza, à la diphtérie et à la tuberculose; il peut s'ouvrir vers l'extérieur, à travers la couche corticale ou la paroi postérieure du conduit, fuser dans le tissu conjonctif ou s'ouvrir dans le crâne, en y déterminant la méningite, l'abcès du cerveau ou la phlébite des sinus.

Le pronostic dépend surtout du moment où se produit l'intervention opératoire ; plus elle est précoce, plus son succès est probable. Dans les otites consécutives à la diphthérie, à la scarlatine et à la tuberculose, le pronostic est beaucoup moins bon.

La syphilis, la scrofule, les diathèses modifiant défavorablement, en un mot, l'état du terrain, assombrissent un pronostic, qui dépend également de l'étendue des lésions au moment de l'intervention.

Diagnostic. — L'otite moyenne aiguë donne lieu à tous les symptômes de l'inflammation et de l'empyème des cellules mastoïdiennes ; au début, le diagnostic est impossible à poser, ce n'est que lorsque les phénomènes : douleur, fièvre, excitation, otorrhée profuse, saillie du conduit, durent depuis plusieurs jours, que la probabilité du diagnostic augmente. Cependant, lorsque ces symptômes s'établissent un certain temps après l'apparition de l'otite suppurée, le diagnostic devient infiniment plus probable; nous avons déjà vu, à propos de la mastoïdite superficielle, la difficulté qu'il peut y avoir à diagnostiquer si elle se complique ou non de mastoïdite profonde. Ainsi s'explique l'opinion de Schwartze, que ce n'est qu'en ouvrant l'apophyse que l'on peut avoir l'absolue certitude de l'existence de l'empyème.

Traitement. — Lorsque, au moment où le médecin est appelé, les douleurs violentes de la région mastoïdienne ne sont pas accompagnées d'un écoulement de pus par le conduit, que le tympan n'a pas encore été perforé, ou que la perforation s'est de nouveau cicatrisée, il doit faire immédiatement la paracentèse du tympan. Souvent, tous les phénomènes, y compris parfois des symptômes méningitiques graves, disparaissent avec une extrême rapidité, à la suite de cette intervention. Le traitement doit

être aidé d'injections boriquées tièdes et des antiphlogistiques ordinaires, vessie de glace, tube de Leiter, sangsues
sur l'apophyse mastoïde, teinture d'iode, application d'onguent mercuriel, incision de Wilde.

On peut se trouver en présence d'un malade chez lequel,
malgré l'écoulement abondant de pus par le conduit, les
symptômes mastoïdiens ne diminuent pas, atteignent même
une grande intensité et se compliquent de symptômes
méningitiques ; parfois, d'autre part, les antiphlogistiques,
les révulsifs, l'incision, ne produisent pas le résultat espéré ;
dans les deux cas, il faut ouvrir l'apophyse, se hâter plutôt
que d'attendre, sous prétexte des dangers que peut présenter l'opération, car l'ouverture de l'apophyse est une intervention qui ne présente pas de dangers réels lorsqu'elle est
exécutée avec prudence, tandis qu'un retard d'une journée
ou même de quelques heures, peut être fatal au patient.

*2° Inflammations secondaires des cellules mastoïdiennes, consé-
cutives à des processus chroniques de la caisse du tympan.*

Étiologie. — Nous pourrions redire ici tout ce que nous
avons déjà dit à propos de l'étiologie de la mastoïdite profonde aiguë. Comme précédemment, nous pouvons, avec
Politzer, admettre que dans aucun cas d'otite moyenne
chronique, la région mastoïdienne ne reste indemne, le
revêtement de ses cellules et même leur paroi osseuse
subissent toujours, mais à des degrés divers, le retentissement du processus qui atteint la caisse. Les causes de la
stagnation et de la décomposition du pus jouent ici un
rôle plus important. Ce sont les rétrécissements du conduit,
les perforations trop petites, trop haut placées, les perforations de la membrane de Schrapnell, les adhérences du
tympan à la paroi interne de la caisse, les obstructions
de l'antre par le pus concrété, les granulations, les polypes
et les cholestéatomes, qui empêchent le pus de s'écouler.

Symptômes, évolution, pronostic. — La mastoïdite profonde, chronique, peut consister en un processus d'inflammation lente, déterminant l'épaississement progressif du revêtement membraneux des cellules et ensuite la sclérose ou éburnation de la paroi osseuse ; cette forme évolue souvent sans autre symptôme que des névralgies intermittentes, qui, même, font défaut le plus souvent.

Le degré de l'inflammation peut être plus élevé, tout en évoluant chroniquement, mais si son siège est profond, comme cela arrive souvent dans les apophyses diploétiques, ou bien s'il est limité à l'antre ou aux cellules qui l'entourent, comme dans beaucoup de cas où l'apophyse est diploétique ou compacte, beaucoup de temps peut s'écouler, le pus peut se caséifier à l'intérieur, la carie peut évoluer, le cholestéatome se former, ainsi que des granulations et des polypes, dans ces apophyses, sans que ces troubles internes soient révélés par aucune manifestation externe, sur la peau de la région mastoïdienne ou sur les parois du conduit. Subitement se produiront les explosions, toujours probables, soit du côté du crâne, par suite des progrès de la carie, soit dans l'apophyse mastoïde elle-même, par le fait d'une rétention purulente et alors on voit apparaître les mêmes symptômes que dans la mastoïdite aiguë, mais ils revêtent un caractère beaucoup plus grave, en raison des altérations profondes que l'on doit toujours soupçonner.

La mastoïdite purulente aboutit le plus souvent, en dehors de tout phénomène aigu de rétention, à la perforation des parois apophysaires, bien que, mais plus rarement, le pus soit susceptible de se résorber. La perforation des parois est préparée par les progrès de la carie, qui est souvent accompagnée de douleurs intenses, lorsqu'elle se complique de séquestre ; mais dans la tuberculose, des caries très étendues et très profondes peuvent évoluer sans aucun symptôme extérieur.

C'est sur la paroi externe que se produit le plus fréquemment la perforation; le pus s'écoule sous le périoste et donne lieu à un ou plusieurs trajets fistuleux, souvent éloignés de la perforation osseuse, qu'un stylet introduit dans le trajet ne peut arriver à reconnaître. Parfois les abcès périostaux se produisent avant la perforation de la couche osseuse sous-jacente.

Par contre, il peut arriver que la perforation des os existe déjà depuis un certain temps, sans que l'abcès mastoïdien se soit ouvert une voie vers l'extérieur, il n'est pas rare qu'ils fusent en bas, en arrière ou en avant, mais ils peuvent rester fermés pendant un temps variable ; ou bien, après que l'abcès par congestion s'est établi, la perforation de la peau, au niveau de la région mastoïdienne, peut se produire.

La perforation de la paroi antérieure de l'apophyse ou postérieure du conduit, est plus rare, elle est précédée d'une procidence de la paroi du conduit due à l'inflammation du périoste : puis, quand la paroi osseuse est rompue, le pus soulève les parties molles, au point de fermer parfois complètement le conduit. Ces phénomènes ont une grande importance au point de vue du diagnostic. Puis la perforation faite spontanément ou par la main du médecin, le pus s'écoule, mais l'orifice peut se couvrir de granulations ; on a vu de gros polypes, nés du revêtement interne de l'apophyse, pénétrer par cette voie dans le conduit et, plus fréquemment, des fragments cariés, des séquestres, tomber dans la fistule et obstruer, à des degrés divers, le conduit.

La perforation de la paroi interne, qui ouvre la fosse cérébrale postérieure et celle de la paroi supérieure, qui ouvre la fosse cérébrale moyenne, sont moins fréquentes.

La perforation de l'incisure mastoïdienne est plus rare encore, elle peut se produire surtout dans les cas où la couche corticale est épaissie et où les cellules inférieures de l'apophyse mastoïde sont larges et munies de minces parois ; il se forme alors des abcès par congestion, qui fusent dans diverses directions, mais surtout vers la clavicule et le larynx. Ces abcès ont pu déterminer la mort par compression de la trachée ou par pyothorax.

Souvent le pus sort de l'apophyse par plusieurs voies. Chez les enfants, la couche corticale est mince et l'écoulement a tendance à se produire plutôt de ce côté, il n'en est pas de même chez l'adulte, où la couche corticale est plus épaisse, surtout lorsqu'elle est devenue scléreuse, à la suite du processus chronique d'inflammation interne.

Le **pronostic** est essentiellement variable, mais toujours grave, il est naturellement meilleur chez les patients jouissant d'une bonne santé générale. Lorsque l'affection se complique de caries profondes, de cholestéatome, de propagation aux méninges, il est très aggravé.

Diagnostic. — Dans les cas où se produisent des phénomènes de rétention du pus, le diagnostic est relativement facile, lorsqu'existe, en même temps qu'une perforation du quadrant supéro-postérieur du tympan, avec écoulement d'un pus fétide, des douleurs spontanées et s'exagérant à la pression, de la paroi mastoïde extérieure rouge et enflammée ; lorsque le cas se complique de fièvre, de frisson, de mal de tête et surtout de phénomènes méningitiques, le diagnostic est encore probable. Mais tous ces phénomènes peuvent exister sans qu'il y ait empyème de la région mastoïdienne et, d'autre part, la carie, le cholestéatome de cette région peuvent s'être développés sans qu'aucun de ces symptômes se produise. Ce n'est que lorsqu'on a pénétré dans l'apophyse, soit en sondant un trajet fistuleux, soit par l'opération, que l'on est certain de son état ; mais en cas de doute et en raison de l'innocuité de l'opération bien conduite et des graves dangers auxquels on peut exposer le patient en la remettant, on doit ouvrir immédiatement.

Traitement. — C'est à peine si on peut parler du traitement antiphlogistique et révulsif employé dans ces mastoïdites, car il a peu de chances de réussir ici. Cependant, combiné à l'ablation des osselets, au curettage de l'entrée de l'antre, aux injections de l'antre avec un tube recourbé ou simplement la canule de Hartmann, il peut amener la guérison, chez des malades qui se refusent à laisser pratiquer la libération par l'extérieur de la cavité mastoïdienne et de l'antre. Mais la partie que l'on joue est si grosse que le médecin ne devra se résigner à agir ainsi, que lorsqu'il est dans l'absolue impossibilité de faire autrement.

L'incision de Wilde, qui est un bon procédé pour la périostite et même pour l'inflammation profonde de la région mastoïdienne, n'a pas d'indication thérapeutique ici.

Nous étudierons avec plus de précision et de détails les indications de l'ouverture de la région mastoïdienne dans le paragraphe qui concerne cette opération au chapitre des *Interventions opératoires*. Voir aussi les chapitres des *Caries* (p. 428) et celui des *Cholestéatomes* (p. 437).

NÉVRALGIES

Nous devons signaler les névralgies de l'apophyse mastoïde qui accompagnent la syphilis (mais elles peuvent exister en dehors d'elle, surtout dans l'anémie) et qui feraient supposer des phénomènes inflammatoires profonds. La sclérose des parois de l'apophyse donne également lieu à des névralgies rebelles.

Traitement. — On emploiera la médication générale des névralgies, les révulsifs locaux, etc., mais assez fréquemment ces méthodes restent sans résultat ; on aura alors recours et généralement avec succès à l'ouverture de l'apophyse mastoïde (voir ce paragraphe au chapitre des *Interventions opératoires*).

NÉOPLASMES ET TUMEURS

On peut rencontrer des **gommes** du périoste, qui prêtent à la confusion avec un abcès. Schede a observé une gomme centrale, de la grosseur d'un œuf de poule.

Les **polypes** de la cavité mastoïdienne sont rares, mais ils existent et peuvent sortir par l'antre ou par les perforations des parois de l'apophyse (voir chapitre des *Granulations* et *Polypes*).

Ostéomes. — Ils sont rares et sont situés surtout à la surface de la paroi externe. Politzer en a observé un, gros comme une noisette, qui fermait le conduit.

Le **sarcome et le carcimone** sont d'une extrême rareté, mais Wilde, Schwartze, Rondot, en ont observé des exemples.

On a observé des **kystes périostiques** (Fano, Schwartze), à la suite de traumatismes ; et des **kystes dermoïdes** (Wagenhaüser).

Il n'est pas rare que l'inflammation des ganglions lymphatiques de la région mastoïdienne donne lieu à des tumeurs dont le volume peut atteindre celui du poing.

CHAPITRE V

CORPS ÉTRANGERS DE L'OREILLE

On peut trouver dans le conduit auditif externe des corps étrangers de toute nature. Les enfants les y introduisent d'ordinaire eux-mêmes ; chez les adultes, ils pénètrent le plus souvent accidentellement. Parfois, cependant, ils sont introduits dans l'espoir de provoquer des symptômes temporaires ou des maladies durables, qui pourront faire dispenser du service militaire ; ou dans un but thérapeutique, pour faire disparaître des douleurs auriculaires ou dentaires (morceaux de camphre, figues, oignons bouillis, etc.).

Ces corps sont de la nature la plus diverse, graines, noyaux, pépins, perles, boutons, grains de plomb, morceaux d'ivoire, fragments de crayons, boulettes de coton, dents, insectes, larves, etc., etc. ; leur énumération serait oiseuse. Les insectes provoquent, par leurs mouvements, des sensations extrêmement pénibles, qui peuvent même produire des crises d'épilepsie ; les autres corps, si, par des arêtes ou des pointes, ils ne blessent point la paroi du conduit ou le tympan, peuvent être tolérés même pendant de longues années, sans que le porteur s'en plaigne ou songe à s'en faire débarrasser.

Les accidents fâcheux qui se produisent à la suite de l'introduction de corps étrangers dans l'oreille sont dus presque exclusivement à des tentatives d'extraction violentes ou maladroites, et de nombreuses observations montrent que la méningite, les abcès du cerveau et la mort, ont pu en être la conséquence. Les corps étrangers du conduit peuvent donner lieu à de la salivation, par excitation de la corde du tympan, à de la toux et même à des nausées. Il arrive parfois qu'il n'y a rien dans le conduit, que le corps en est sorti, et qu'il est encore cependant ressenti. On observe, chez les nerveux, les hallucinations les plus variées, créées de toute pièce. Les otites externes peuvent déterminer un prurit faisant supposer la présence d'un corps étranger. Les corps étrangers peuvent rester en place, sans produire d'irritation du conduit ; d'autres fois, au contraire, soit en raison de leur nature, soit plutôt en raison des manœuvres faites pour les enlever, il se produit un gonflement des parois du tube auditif et de la suppuration. Le corps étranger est enclavé plus ou moins complètement, l'extraction est devenue très difficile ; souvent il en est de même du diagnostic. C'est ordinairement dans la portion osseuse du conduit que ces phénomènes se passent. Le corps peut aussi être enclavé dans la caisse, derrière l'anneau tympanique, l'isthme est alors rétréci, quelquefois presque fermé, ce qui augmente encore les difficultés de l'examen. Il faut chercher à se rendre compte avec la sonde de la nature du corps, de sa position et de sa mobilité. Lorsque le corps est très petit et se trouve logé dans le sinus de Meyer, il est très difficile, parfois impossible, de pouvoir nier ou affirmer sa présence. Il ne faut pas oublier non plus, lorsqu'il y a du sang ou du pus, que d'excellents observateurs examinant avec la sonde ont commis cette erreur, dans laquelle on peut tomber assez facilement, de prendre le promontoire pour un corps étranger.

Dans la plupart des cas, l'extraction du corps étranger serait facile entre des mains exercées ; mais peu de patients viennent directement au spécialiste. Les médecins qui, dans un grand nombre de circonstances, pourraient et devraient être en mesure de faire l'extraction, ne doivent la tenter que s'ils sont sûrs d'eux-mêmes, sous le miroir et après avoir fait l'examen et le diagnostic précis.

Le plus souvent, le corps, de lui-même, ne franchit pas l'isthme et c'est grâce aux manœuvres faites avec les pinces, dans l'espèce le pire des instruments et dont on est cependant toujours tenté de servir, que le corps, s'il est volumineux, le dépasse et devient ainsi bien plus difficile à extraire.

C'est de la seringue anglaise (ennéma) munie d'une canule droite de petit diamètre, que l'on devra le plus ordinairement se servir, en dirigeant le jet vers la paroi postéro-supérieure du conduit et c'est avec cet instrument qu'on obtiendra le plus de succès ; l'eau pénètre entre le corps étranger et les parois du conduit, butte contre le tympan, revient frapper le corps et généralement l'entraine.

Il faut bien prendre garde de ne pas enfoncer le corps avec la canule ; il sera prudent de la revêtir d'un tube de caoutchouc, la débordant un peu. Lorsqu'on aperçoit un interstice entre le corps étranger et la paroi du conduit, on ajoutera à la canule un tube grêle de caoutchouc, au moyen duquel on dirige le jet dans cet interstice. Dans tous les cas, le conduit doit être énergiquement redressé par une forte traction en haut et en arrière sur le pavillon.

On ne doit pas employer ce procédé : 1° quand le corps obture le conduit d'une façon complète ou qu'il présente une surface concave vers l'extérieur, parce que l'injection ne pourrait que le faire pénétrer plus profondément ; 2° lorsque le corps adhère au tympan ou tout au moins est en contact avec lui, et alors on doit faire incliner la tète du patient de ce même côté, pour que le corps change de position ; 3° lorsqu'il existe une large perforation du tympan, l'eau s'écoule alors par la trompe, sans qu'il se produise de pression suffisante vers l'extérieur. On peut alors faire l'injection de dedans en dehors à travers la caisse, par la trompe, et on obtient souvent, dans ces cas, le succès.

Il peut arriver que le corps étranger soit susceptible de gonfler rapidement par l'action de l'eau tiède ; dans ces cas, on devra faire l'injection, non avec de l'huile, qui ne permet pas d'obtenir une force suffisante pour l'expulsion du corps, mais avec de l'eau tiède mêlée d'alcool ou de glycérine. On peut même employer l'eau pure et, si l'on ne réussit pas. remplir immédiatement le conduit d'alcool ou de glycérine, ou bien d'huile, suivant le conseil de Ziem.

Lorsque le corps est de très petite taille et très lourd, comme un grain de plomb, par exemple, on fera coucher le patient, la tête portée directement en arrière, puis latéralement, après avoir mis dans le conduit quelques gouttes d'huile, de façon à favoriser le glissement du corps étranger.

On peut, si l'objet est visible, se servir avec précautions de pinces ou de cuillers fenêtrées, à condition que l'objet soit gros ou s'il est en contact avec les parois. On pourra, s'il résiste à l'injection ou qu'elle soit contre-indiquée, le saisir avec précaution au moyen de crochets de diverses formes (fig. 148 et 149) ; il ne faut pas oublier l'obliquité du tympan et prendre garde de léser sa portion postérieure. Dans quelques cas rares on pourra faire, avec précaution, dans l'objet, un trou avec la pointe du galvano-cautère, ce qui réduira son volume et permettra de le crocheter plus facilement si sa face est lisse et dure. Dans d'autres cas, on emploiera la méthode agglutinative, on se servira d'une sonde, à l'extrémité de laquelle se trouvera une goutte de substance adhésive, colle, gélatine épaisse ; lorsqu'il y a du sang dans le conduit, on doit le nettoyer au préalable et introduire après que la sonde a été mise en contact avec le corps, quelques gouttes d'alcool, qui provoque la coagulation et l'adhérence de l'agglutinant. On se servira avec avantage, pour les perles et corps analogues, de borate de soude, qu'on fera fondre à l'extrémité d'une tige de bois et que l'on portera, encore en fusion et avec précaution, au contact de l'objet.

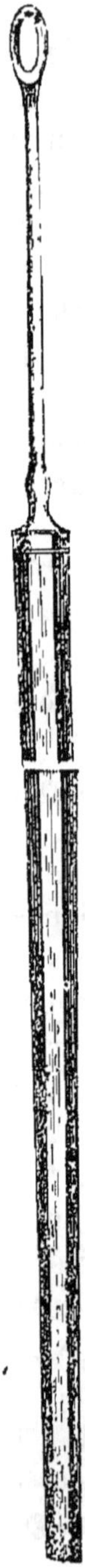

Lorsque l'objet présente un trou, on pourra y introduire une tige de laminaire qu'on fera gonfler sur place au moyen d'une injection d'eau.

Pour chasser les insectes ou les larves, on fera des injections d'eau chargée de chloroforme, d'éther, des instillations d'alcool; la fumée de tabac, les vapeurs de chlo-

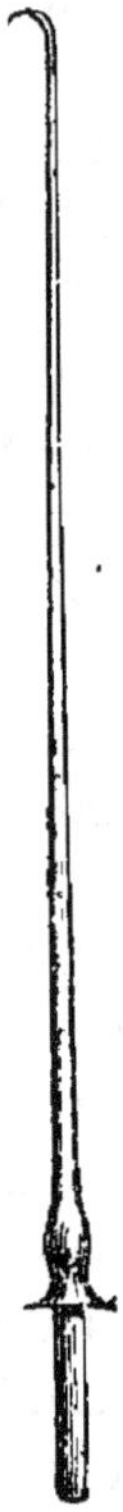

FIG. 147. — Curette fenêtrée pour les corps étrangers du conduit.

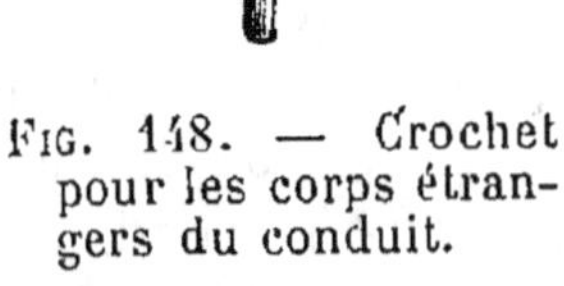

FIG. 148. — Crochet pour les corps étrangers du conduit.

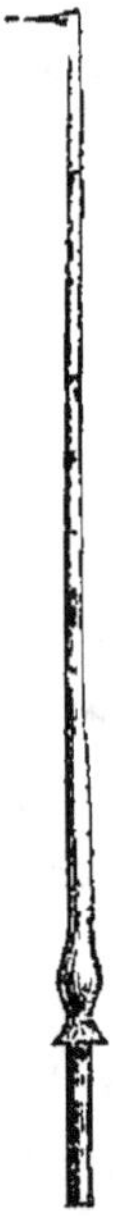

FIG. 149. — Crochet pour les corps étrangers du conduit.

roforme et d'éther, les instillations d'huile, de pétrole ou de glycérine les chassent ou les tuent rapidement.

24

Lorsque l'objet est profondément encastré, on peut essayer, sous le bromure d'éthyle ou le chloroforme, de l'extraire avec un crochet ou une sonde recourbée, de taille et de forme variables, suivant la forme de l'objet. Le crochet constitue le meilleur instrument pour l'extraction forcée. Si les symptômes ne sont pas trop inquiétants, on peut essayer, avant d'exécuter cette manœuvre, par les antiphlogistiques et les antiseptiques, d'amener la diminution du gonflement qui empêche parfois d'employer le crochet.

Lorsqu'on n'aboutit pas ainsi, ou lorsque se manifestent des symptômes graves et inquiétants, élévation de la température, névrite optique, stase papillaire, on aura immédiatement recours aux procédés opératoires que l'on trouvera exposés dans un paragraphe spécial du chapitre des *Interventions opératoires*.

CHAPITRE VI

GRANULATIONS, POLYPES

Sous l'influence de plusieurs processus, d'ordinaire de l'otite suppurée chronique, plus rarement à la suite de l'otite suppurée aiguë ou des otites primaires du conduit, peut se développer, soit aux dépens des couches superficielles de la peau, soit de ses couches profondes ou du périoste, un tissu de granulations plus ou moins disposé à devenir saillant; lorsque ces masses granuleuses acquièrent un développement assez considérable, elles prennent le nom de polype. Elles peuvent s'implanter par un pédicule long et grêle, mais ce pédicule peut également être court et large.

Les polypes peuvent naître dans le conduit, surtout dans la région postéro-supérieure de la partie osseuse du tympan, soit de sa surface et surtout du quadrant postéro-supérieur ou de la membrane de Schrapnell, soit des bords d'une perforation.

C'est en particulier de la caisse, dans 75 p. 100 des cas, et surtout de sa paroi interne, que naissent les polypes. Ils peuvent encore se former sur la muqueuse qui revêt des osselets, dans l'antre et l'apophyse mastoïde (v. Tröltsch, etc., ont vu des polypes fibreux de la cavité mastoïdienne pénétrer dans le conduit, à travers des fistules de sa paroi postérieure), et dans la portion osseuse de la trompe d'Eustache. Les polypes de la caisse passent d'ordinaire par les perforations préformées de la membrane tympanique, mais

ils peuvent se développer dans une caisse fermée et déterminer secondairement la destruction de la membrane.

Le volume et la forme des polypes sont choses très
variables. ils constituent parfois des tumeurs pédiculées,

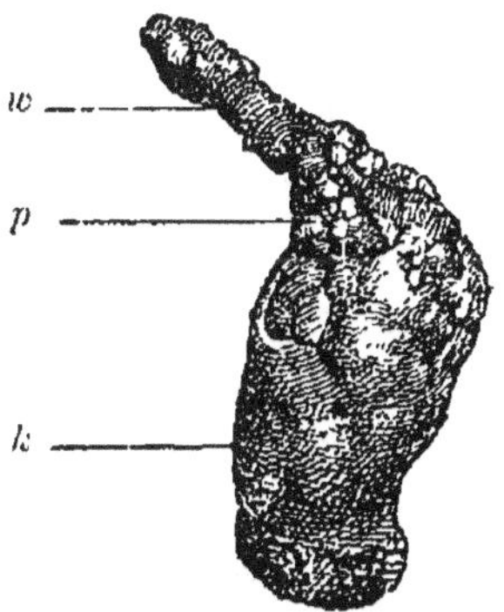

FIG. 150. — Polype fibreux du conduit auditif externe.
w, racine. — *k*, corps du polype. — *p*, excroissance de la grosseur d'une
graine de chènevis à sa surface.

assez volumineuses pour venir faire saillie à l'orifice
externe du conduit auditif; d'autres fois, ce sont des tumeurs
grosses comme un grain de chanvre, à peu près sessiles;
entre ces extrêmes existent tous les intermédiaires. Les

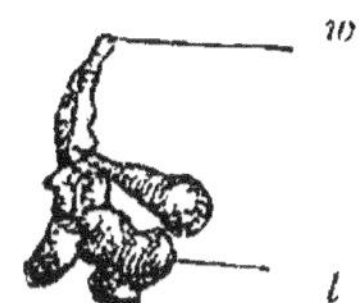

FIG. 151. — Polype de la caisse du tympan.
w, racine. — *l*, ramifications.

polypes peuvent être lisses ou bien lobulés et même
laciniés.

Les polypes peuvent être rouges, lorsqu'ils renferment
de nombreux vaisseaux sanguins et alors leur surface est
granuleuse, saigne facilement, et le polype, dans toute sa
masse, est friable, ou bien ils sont plus ou moins roses,
plus compacts et plus résistants.

Structure des polypes. — Au point de vue de la structure, les polypes de l'oreille peuvent être de trois sortes :

1° Les polypes mous ou granulomes, les plus communs, formés d'un tissu fondamental peu différencié dans le sens fibreux et gorgé d'un nombre énorme de cellules rondes ; les vaisseaux sont nombreux et à parois minces. La surface de ces polypes peut présenter des glandes ou des kystes renfermant des cristaux de cholestéarine. Ces polypes sont friables et saignent facilement ;

2° Les fibromes, caractérisés par le développement des travées conjonctives, plus pauvres en vaisseaux ; ils sont quelquefois durs, mais plus fréquemment succulents et mous. Les granulomes et les fibromes ne représentent, en réalité, que des granulations dans lesquelles le degré d'évolution fibreuse est plus ou moins avancé ;

3° On a bien observé de véritables myxomes, mais ils sont d'une extrême rareté.

Par le développement considérable des vaisseaux qu'ils renferment, les polypes peuvent prendre le caractère d'angiomes, ou bien devenir kystiques, par suite du développement de cavités dans leur intérieur.

La dégénérescence calcaire ou l'ossification des polypes est chose très rare.

Dans certains cas, très rares également, les osselets de l'ouïe peuvent se trouver englobés dans des polypes de la caisse.

Évolution. Symptômes. — Les granulomes de l'oreille peuvent se développer avec une rapidité prodigieuse ; les fibromes, au contraire, ont une évolution lente.

Les polypes, surtout s'ils sont petits, peuvent passer longtemps inaperçus, mais en général, surtout lorsqu'ils sont volumineux, ils donnent lieu à des maux de tête persistants, à une sensation de pression qui peut aller jusqu'au vertige. Ces phénomènes sont surtout dus à la rétention du pus qui comprime les fenêtres labyrinthiques. Ils peuvent donner lieu également à des vomissements, à des bruits subjectifs, à des érections, et même à des crises d'épilepsie. Cette rétention du pus amène fréquemment des caries des os. Les polypes volumineux déterminent parfois un écoulement de muco-pus d'une extrême abondance.

Les polypes de la caisse s'accompagnent toujours de troubles notables de l'audition que ne produisent pas les polypes du conduit.

Diagnostic. — Le diagnostic des polypes de l'oreille comporte : la reconnaissance de la présence du polype, celle de son point exact d'implantation, et le diagnostic différentiel des polypes et des autres tumeurs de l'oreille. Les polypes sont faciles à reconnaître par l'inspection du conduit après injection préalable, même lorsqu'ils sont de petite taille. Au moyen de la sonde, on les mobilise et on conclut, de leur mobilité, à leur forme. Il est assez facile de déterminer si les polypes s'implantent sur les parois du conduit, il l'est beaucoup moins de savoir s'ils naissent de la membrane du tympan ou de la caisse.

Parfois, les polypes de la caisse comblent une perforation du tympan, sans faire une forte saillie en dehors ; il peut arriver alors que l'on méconnaisse la perforation et le polype. Un examen minutieux, aidé de la sonde, évitera toutes ces erreurs.

On peut prendre des polypes pour des granulations du conduit, erreur sans grand inconvénient, mais il faut prendre garde de ne pas les confondre avec des condylomes qui remplissent le conduit et sont accompagnés de syphilis générale, avec les exostoses du conduit à surface enflammée, avec les furoncles, les fistules à bords granuleux, avec les papillomes, beaucoup plus durs. Il est plus difficile de les distinguer des tumeurs malignes au début. Ces tumeurs récidivent rapidement, après l'ablation, et déterminent le gonflement des glandes lymphatiques.

Pronostic. — Le pronostic des polypes du conduit est absolument favorable, lorsque le traitement, consistant en ablation, curettage, est soigneusement exécuté.

Quant aux polypes de la caisse, il est nécessaire de les enlever : il faut, pour empêcher leur récidive, détruire leur point d'implantation et guérir les autres altérations déjà existantes. Le pronostic dépend donc de la facilité que l'on aura à atteindre le point d'implantation, de l'importance des caries et autres altérations qui peuvent se trouver en même temps dans l'oreille. Il doit donc être assez réservé, en général ; l'ouïe, par le seul fait de l'ablation des polypes de la caisse, ne peut revenir complètement à son état normal. La présence des caries osseuses, de symptômes de rétention purulente, aggrave le diagnostic.

Traitement. — L'ablation des polypes et granulations doit être faite aussitôt que possible, car ils favorisent par leur présence le développement des caries, ainsi que de tous les phénomènes graves et fréquemment mortels qui accompagnent la rétention du pus.

Il est absolument exceptionnel que les polypes se flétrissent spontanément, parfois leur pédicule se brise, soit en l'absence de toute intervention, soit à la suite d'une injection ; mais tant que le pédicule n'est pas détruit, la tumeur présente de grandes chances de récidive.

Le traitement des granulations et des polypes est essentiellement chirurgical, et nous l'étudierons en conséquence, ainsi que les applications locales qui doivent suivre l'opération et empêcher la récidive, dans le chapitre des *Interventions chirurgicales*.

Cependant, on peut réduire les granulations, même de taille moyenne, par les applications de nitrate d'argent, d'acide chromique, ou d'acide trichloracétique, que l'on peut faire précéder d'une application de cocaïne à 20 p. 100. Politzer préfère le perchlorure de fer appliqué en solution forte. Je crois que l'acide trichloracétique à 60 ou 70 p. 100 doit être préféré à tous ces moyens.

Les injections interstitielles de perchlorure de fer, qui amènent la destruction des tumeurs, doivent être sévèrement proscrites, car elles déterminent des thromboses et infections secondaires.

Politzer a proposé le traitement des granulations et des polypes par l'instillation de gouttes d'alcool. On introduit de l'alcool, aussi fort que le malade peut le supporter, deux fois par jour, dans le conduit, on l'y laisse pendant quinze à trente minutes. D'après Politzer et Morpurgo, qui sont, il est vrai, seuls de cette opinion, on pourrait ainsi détruire de gros polypes.

Pas plus que Schwartze et d'autres, je ne crois que l'on puisse compter sur ce traitement; lorsque les malades se refusent à toute opération, ou après l'ablation des polypes, si le malade refuse de laisser faire les curettages profonds on peut l'essayer. Peut-être peut-on ainsi réduire des granulations et des pédicules de polypes, mais le vrai traitement est le traitement opératoire.

L'emploi de l'alcool n'est pas sans danger, par suite de la coagulation du pus; il peut donner lieu à des phénomènes de rétention graves, et, d'après Politzer lui-même, il est contre-indiqué dans les cas compliqués de carie et lorsque son application est très douloureuse.

CHAPITRE VII

CARIES ET NÉCROSES DE L'OS TEMPORAL

La carie du temporal se développe avec beaucoup plus de facilité et de rapidité dans les parties spongieuses de cet os, que dans les parties compactes.

Les caries et nécroses du temporal peuvent être primaires ou secondaires.

Les caries **primaires**, localisées surtout dans l'apophyse mastoïde, sont d'une extrême rareté, si même elle existent; elles seraient dues surtout à des localisations du bacille de la tuberculose. Il semble aussi que les caries étendues et à développement rapide, du rocher, que l'on observe dans le diabète et qui apparaissent dans certains cas, incontestablement avant la perforation du tympan, pourraient se produire avant l'ulcération des parties molles.

Les caries **secondaires** sont assez rarement consécutives à la périostite. Elles se développent le plus souvent à la suite des otites purulentes moyennes, aiguës ou chroniques, mais beaucoup plus souvent à la suite de ces dernières. C'est à la suite des otites tuberculeuses, scarlatineuses et diphthéritiques, qui déterminent les ravages les plus profonds dans les parties molles, que l'on observe également les caries les plus étendues; elles ne sont pas rares à la suite des otites scrofuleuses, syphilitiques, typhiques, rubéoliques. Toutes les causes d'affaiblissement

général, scrofule, syphilis, diabète, etc. favorisent le développement des caries ; il en est de même des causes locales
qui amènent la rétention et la décomposition du pus formé
dans l'oreille : rétrécissement du conduit, position élevée
de la perforation du tympan, granulations, polypes. La
muqueuse baignée par le pus stagnant, s'ulcère en un point
limité, l'ulcération s'étend de plus en plus. La carie du
temporal est plus fréquente chez les enfants que chez les
grandes personnes.

L'apophyse mastoïde est la région la plus fréquemment
atteinte par la carie développée de dedans en dehors, car
les caries venues de l'extérieur ne se développeront, d'après
Schwartze, qu'à la suite des périostites scrofuleuses ou
syphilitiques. Après cet organe, viennent, par ordre de
fréquence, le plancher de l'antre mastoïdien, les parois
postérieure et supérieure du conduit auditif externe, qui
sont assez souvent traversées par des fistules faisant communiquer ce conduit avec la cavité de l'antre, la paroi
latérale du récessus épitympanique, sa paroi supéricure,
la paroi du promontoire, le sillon sigmoïde et la paroi
postérieure de ce sillon. Les osselets sont souvent aussi
le siège de caries, l'enclume est plus fréquemment
atteinte que le marteau et celui-ci beaucoup plus que
l'étrier.

La carie peut être très limitée, ou bien, au contraire,
s'étendre à plusieurs parties du rocher, dans des cas
exceptionnels jusqu'à l'os zygomatique et les vertèbres
cervicales.

Lorsqu'il existe des caries, la muqueuse de la caisse est
toujours très altérée et modifiée, le tympan percé de perforations plus ou moins vastes, la caisse est remplie d'un
pus fétide et verdâtre, ou bien renferme des masses cholestéatomateuses, elle est d'ordinaire élargie, mais parfois,
au contraire, rétrécie par les ostéophytes et les hyperostoses qui se développent par suite de l'inflammation du

périoste, au voisinage de la région cariée. Les osselets de l'ouïe peuvent être atteints de carie isolément, et beaucoup plus souvent, en même temps que les parois de la caisse.

Le marteau est surtout atteint de carie dans sa région supérieure, sa tête ; et cela dans les cas où la perforation tympanique se trouve dans la membrane de Shrapnell et où les parois du recessus épitympanique sont elles-mêmes cariées. Le manche, plus rarement atteint, ne commence à être envahi par la carie que lorsque les parties molles qui l'entourent sont détruites. Des diverses parties de l'enclume, c'est la longue branche qui est le plus fréquemment atteinte de carie, puis vient le corps ; les caries de l'enclume sont ordinairement combinées aux otites purulentes et aux caries de la caisse. La carie isolée de l'enclume est plus fréquente que celle du marteau.

Les caries de l'étrier sont beaucoup plus rares, elles sont limitées à la tête et aux branches, il est tout à fait exceptionnel que la platine, qui reçoit ses vaisseaux de l'intérieur du labyrinthe, en soit atteinte.

La nécrose du temporal est beaucoup plus rare que la carie ; elle siège de préférence sur l'apophyse mastoïde ; puis viennent, par ordre de fréquence, le conduit auditif, l'écaille temporale et enfin le labyrinthe. Parfois la carie et la nécrose peuvent se trouver à côté l'une de l'autre. La nécrose détermine la formation des sequestres.

Symptomatologie et diagnostic. — *Les symptômes subjectifs* sont toujours incertains et inconstants, ce sont des bruits subjectifs, du vertige, des nausées, de la douleur. La douleur causée par les inflammations périostiques ou par la rétention du pus, est souvent plus forte pour des ulcérations de faible étendue que pour de vastes caries ou de gros séquestres ; elle est souvent nulle dans les vastes délabrements qui accompagnent la scrofule ou la tuberculose. Les douleurs présentent des exacerbations nocturnes et diminuent ou disparaissent en général, lorsque les séquestres sont complètement isolés.

Les symptômes objectifs peuvent fournir toute certitude, lorsque l'on constate à l'œil ou avec la sonde l'existence de séquestres, de plaques de carie dans le conduit ou la caisse, ou l'existence de fistules dans les parois du conduit; mais souvent les parties cariées de la muqueuse échappent à la sonde et le diagnostic des caries isolées des osselets est délicat. De plus, les parties cariées peuvent être recouvertes de granulations de la muqueuse, qui empêchent de ressentir la sensation spéciale que donne à la sonde la rencontre de l'os carié. On doit se servir, pour faire l'examen, de sondes recourbées pénétrant aussi loin que possible dans toutes les directions et que l'on manœuvrera sous l'œil avec la plus grande prudence, car on peut facilement pénétrer dans le labyrinthe ou dans le crâne.

Le pus est fétide, abondant, louche, dans les cas de carie et de nécrose étendues, plutôt épais dans le cas de carie limitée, on rencontre souvent dans le pus écoulé des granulations osseuses, que l'on peut sentir en le pressant entre les doigts. La fétidité persistante, la présence de sang dans le pus, surtout en l'absence de granulations, sont de bons signes de la carie. L'écoulement s'arrête parfois brusquement, par suite du déplacement d'un sequestre.

Les granulations et polypes se reproduisant sans cesse après ablation et fournissant du sang, sont suspects. On observe des perforations de la membrane de Schrapnell sans carie des osselets, mais on doit soupçonner cette carie, tout au moins celle du marteau, lorsque la perforation de la membrane de Schrapnell est couverte de granulations qui se reproduisent après l'ablation.

Les suppurations de l'oreille moyenne ou de l'apophyse mastoïde peuvent donner lieu, par suite de la perforation des espaces diploétiques de la paroi supérieure ou de la paroi postérieure du conduit à des abcès par congestion, qui se développent avec ou sans douleur et rétrécissent la lumière de cet organe. Après leur ouverture, spontanée ou artificielle, on observe des trajets fistuleux dont les bords sont couverts de granulations et que l'on doit sonder avec précaution.

Les caries du temporal donnent lieu à des inflammations ou abcès du voisinage de l'oreille, qui peuvent être dus à l'inflammation des tissus recouvrant les parties osseuses malades, à des inflammations par propagation par les organes lymphatiques et à des abcès par congestion. Ces derniers peuvent traverser les incisures de Santorini, déterminer des abcès rétropharyngiens, descendre vers la clavicule, la région postérieure du cou. C'est la région mastoïdienne qui est le plus souvent le siège d'inflammations ou d'abcès. Lorsque la carie reste centrale, les couches corticales et le périoste sont le siège d'une inflammation qui aboutit à la sclérose de la corticale; le pus se fraye un passage vers le conduit et aboutit dans cet organe ou dans la région parotidienne. Lorsque, au contraire, la surface de l'apophyse mastoïde présente des abcès, la carie a envahi les couches superficielles de la corticale, qui est traversée par des fistules.

La nécrose du labyrinthe est accompagnée de troubles de l'ouïe, de vertiges, dont l'intensité varie suivant l'importance des lésions; la paralysie faciale est un signe ordinaire de cette nécrose.

Cependant, on aurait observé des traces de sensibilité acoustique après l'expulsion du limaçon; très probablement, les observateurs n'avaient pas complètement exclut l'autre oreille[1]. Mais, par contre, on a observé plusieurs fois la destruction des canaux semi-circulaires sans vertiges concomitants.

---

[1] Cependant, Ewald vient de démontrer que le nerf acoustique est directement impressionnable pour les ondes sonores.

Il est remarquable que, dans les caries, l'instillation des liquides astringents, solutions de sels de plomb, de zinc, ou de l'alcool, déterminent immédiatement une sensation très douloureuse, c'est même un bon signe de la carie.

La paralysie faciale est fréquente dans les caries, cependant elle peut manquer ; de même, on l'observe souvent dans les otites purulentes sans caries, parfois dans les simples catarrhes.

La paralysie faciale peut être produite par la carie des parois du canal de Fallope, par la compression du nerf, par la destruction ou la compression de l'artère stylo-mastoïdienne, par la périostite du canal de Fallope, par la névrite, la perinévrite du nerf facial, ou sa destruction.

La paralysie du facial est complète ou incomplète, elle peut être limitée à quelques rameaux, elle est parfois précédée de forts bourdonnements et de tic convulsif. Lorsqu'elle est complète, qu'elle s'est produite brusquement et que l'on observe la réaction de dégénérescence, en même temps que des signes certains de carie, le pronostic est mauvais.

En l'absence de la constatation directe de la carie ou de la nécrose, le diagnostic est difficile, il résulte du rapprochement des divers symptômes indiqués ; et même dans toutes les otites suppurées, à sécrétion fétide, résistant à tous les soins, on doit toujours penser à la carie du rocher.

Évolution. Pronostic. — Les caries et nécroses de l'os temporal évoluent soit d'une manière aiguë, soit, au contraire, de beaucoup le plus souvent, chroniquement et avec une extrême lenteur ; la guérison peut se faire en certains points, et la carie se propager ou se développer ailleurs.

Les caries superficielles peuvent guérir complètement, sans laisser de traces ; lorsqu'elles sont plus profondes, elles laissent après elle une dépression persistante. Dans l'un comme dans l'autre cas, la surface cariée se recouvre de granulations qui se transforment en un tissu conjonctif résistant.

Les caries profondes et qui se développent sur un terrain affaibli peuvent déterminer la mort par méningite, abcès du cerveau, phlébite des sinus, ulcération de la carotide.

Les caries des osselets amènent des troubles fonctionnels en rapport avec les lésions ou les destructions de la chaine.

Le cholestéatome est une complication fréquente de la carie du rocher.

Les diverses parois osseuses qui limitent le conduit, la caisse, la cavité mastoïdienne, le labyrinthe osseux lui-même, peuvent donner lieu à la formation de séquestres qui se développent plus facilement et évoluent plus rapidement chez les enfants, et surtout à la suite de la diphtérie et de la scarlatine. Ces séquestres, dont la formation est d'ordinaire très lente et généralement accompagnée de vives douleurs, peuvent tomber d'eux-mêmes dans les cavités de l'oreille et donner lieu à des rétrécissements du conduit, parfois même à de la rétention complète du pus, avec tout le cortège des phénomènes qui accompagnent la rétention purulente.

Bien que le pronostic soit toujours grave, il se forme derrière le séquestre une couche fibreuse dense, qui, dans beaucoup de cas, après la chute ou l'ablation du séquestre, protège les organes voisins.

Le pronostic général des caries dépend de l'étendue et du siège du mal ; toutes les maladies qui affaiblissent le patient, la tuberculose, la scrofule, le diabète, la syphilis, aggravent singulièrement le pronostic.

Bien plus que l'étendue, le siège est important, les caries étendues des parois du conduit, de la couche corticale, de l'apophyse mastoïde, ont beaucoup moins de gravité, au point de vue de la vie, qu'une carie très limitée du tectum tympani.

Les caries et les nécroses du labyrinthe présentent toujours également beaucoup de gravité.

Lorsque, dans une otite purulente, le signe de Weber restera muet du côté malade, on peut diagnostiquer une nécrose étendue du labyrinthe.

La paralysie faciale, qui accompagne très fréquemment les caries et nécroses du rocher, n'est un signe très grave que lorsque les autres symptômes eux-mêmes sont très graves et indiquent, soit une destruction complète, soit au moins une inflammation ou une compression très complète du nerf.

Le pronostic de la cario-nécrose est beaucoup plus grave que celui de la carie simple.

La formation de cholestéatomes pendant la carie ou après l'ablation de séquestres, assombrit également le pronostic.

Traitement. — La première indication est d'enlever le pus qui se reforme constamment. Les injections antiseptiques par la trompe ont une grande efficacité. On se servira d'un tube recourbé pour atteindre les diverses parties de la caisse par le conduit. Lorsque le conduit est rétréci par un séquestre, par le déplacement ou le développement d'un abcès dans ses parois, on fera pénétrer l'injection dans la caisse au moyen d'un tube grêle de caoutchouc.

Le traitement des caries et nécroses du rocher est surtout chirurgical. Nous y reviendrons au chapitre des *Interventions opératoires*.

On peut cependant toucher les points de carie superficielle avec une sonde dont l'extrémité entourée d'ouate est imprégnée d'une solution forte d'acide sulfurique ou mieux d'acide trichloracétique.

Schwartze proscrit le curettage de la paroi interne de la caisse et de la voûte de l'attique, en raison des dangers auxquels il expose et recommande, surtout pour la première, la cautérisation au galvano.

Contre les paralysies du facial, on emploiera le traitement par l'iodure de potassium (1 gramme par jour), longtemps continué; et le traitement galvanique, lorsque tous les symptômes d'irritation auront disparu.

CHAPITRE VIII

CHOLESTÉATOME DE L'OREILLE

On désigne sous ce nom une tumeur formée de couches épidermiques concentriques, entre lesquelles se trouvent logés des cristaux de cholestéarine et des microbes ; et que l'on rencontre, par ordre de fréquence, dans l'antre, le recessus épitympanique, et le conduit auditif externe.

Étiologie. — Les anciens anatomo-pathologistes, Cruveilhier, Virchow, Rokitansky, considéraient le cholestéatome de l'oreille comme une véritable tumeur épithéliale hétéroplastique, développée aux dépens des couches périostiques. Ces tumeurs, d'après Mikulicz et Küster, seraient dues à des pincements épithéliaux qui se seraient produits pendant la fermeture de la première fente branchiale.

Il semble que l'on doive encore admettre, exceptionnellement avec Kuhn, l'existence de ces tumeurs primitives, véritables néoplasmes, et encore leur nombre devra-t-il probablement être encore restreint, car dans bien des cas, surtout dans les anciennes observations, les perforations de la membrane de Schrapnell ont dû passer inaperçues.

A ces rares cholestéatomes primitifs, assurément bien peu nombreux, analogues aux tumeurs perlées, margaritomes, de la dure-mère, on peut opposer le grand nombre des cholestéatomes d'origine secondaire et consécutifs à des suppurations de l'oreille.

On observe assez souvent, dans les otites purulentes

chroniques, que la membrane du tympan et la peau du conduit auditif externe sont le siège d'une desquamation continue et peuvent donner lieu à des cholestéatomes du conduit. V. Trôltsch pensa que tous les cholestéatomes de l'oreille moyenne devaient être considérés comme des accumulations de cellules épithéliales exfoliées en grande quantité aux dépens de la couche pariétale irritée tapissant l'oreille moyenne, cellules qui s'étaient déposées par couches concentriques autour d'amas de pus concrété.

Cette interprétation est inexacte, car l'examen microscopique montre que, dans beaucoup de cas, il n'existe pas de pus au centre des cholestéatomes ; elle est insuffisante, parce qu'elle n'explique pas la présence de la membrane qui entoure les cholestéatomes.

D'après Lucæ, les couches externes des granulations de la caisse, qui se développent dans l'otite purulente chronique, donneraient lieu à une desquamation très abondante et par suite au cholestéatome.

D'après Politzer, dans un certain nombre de cas, de petits cholestéatomes isolés pourraient se développer dans la muqueuse de la caisse par suite des desquamations qui se font dans l'intérieur de kystes qui s'y forment et s'y développent sous l'influence des suppurations chroniques.

Le véritable mécanisme du développement des cholestéatomes, ou moins pour la plupart des cas, a été mis en lumière par Habermann et Bezold.

Le plus souvent, lorsqu'il existe une perforation du tympan, l'épithélium externe tympanique, accompagné de son réseau de Malpighi, bourgeonne vers la caisse qu'il envahit dans toutes les directions, en y poussant des culs-de-sac ; toute la muqueuse de la caisse se trouve donc recouverte par une couche épidermisée. C'est là le procédé le plus sûr de guérison des otites purulentes chroniques, et Schwartze et ses élèves, en particulier Stacke, ont tenté, par des opérations ingénieuses, de provoquer et de hâter l'épidermisation de la caisse. L'épidermisation s'opère surtout facilement dans les cas de petites perforations, surtout celles de la membrane de Schrapnell et celles qui occupent une position périphérique, dans le quadrant postéro-supérieur ; mais elle peut tarder, ou même ne pas se produire, dans le cas où existent de larges perforations centrales.

L'antre et la cavité mastoïde sont envahies par ce bourgeonnement épidermique. Cette dernière cavité peut l'être directement par des bourgeons ayant pénétré à travers des trajets fistuleux établis entre la cavité mastoïde et le conduit auditif externe. Il reste à savoir pourquoi, dans la plupart des cas, l'épidermisation de l'oreille moyenne se produit sans donner naissance au cholestéatome, tandis que, dans d'autres cas, l'épiderme invaginé est le siège d'une prolifération et d'une desquamation assez abondante pour donner naissance à des tumeurs dont le volume varie de celui d'un grain de chanvre à celui d'un œuf de poule.

Développement et pronostic. — Les cholestéatomes peuvent atteindre une taille considérable ou rester petits. En grossissant, ils usent les os qui les entourent et peuvent y déterminer des excavations gigantesques. Ils peuvent ouvrir la cavité cranienne et y causer des troubles d'une extrême gravité, ou se porter vers le labyrinthe et le détruire en tout ou partie. Lorsqu'ils sont primitifs, ils peuvent se développer longtemps sans donner lieu à aucun phénomène inflammatoire, agissant simplement par usure, car ces cholésteatomes ne renferment pas de bactéries ; mais plus tard ils détermineront à des caries osseuses et tous les phénomènes de l'inflammation.

Les cholestéatomes secondaires peuvent de même évoluer longtemps, sans déterminer aucune manifestation spéciale, et brusquement donner lieu à des phénomènes graves, par suite des progrès de l'usure, ou par suite du gonflement brusque du cholestéatome.

La guérison peut se produire par suite de l'ablation artificielle du cholestéastome ou de sa chute spontanée, qui peut se faire à travers la membrane du tympan, la paroi externe de l'apophyse, la paroi postérieure du conduit, par suite de la pression qu'exerce le pus en arrière : ou, plus simplement, par les progrès de l'usure des os vers l'extérieur.

Les cholestéatomes abandonnés à eux-mêmes peuvent déterminer la mort par pyémie, méningite, plébite ou simplement érosion des sinus ou de la carotide, et ces divers phénomènes sont produits par des mécanismes différents, les uns par la simple usure due au développement de la tumeur, les autres par l'infection purulente qui se développe derrière la tumeur, les autres enfin par les nécroses et caries consécutives.

Diagnostic. — Le diagnostic de cholestéatome n'est pas douteux, lorsqu'on voit la masse épithéliale faire saillie et se déliter sous l'œil ou les instruments. La présence d'un cholestéatome est probable dans les cas où existe une otite purulente sans tendance à la guérison, lorsque le pus qui s'écoule est très fétide et lorsqu'on y trouve mêlés des amas de pus concrété et des lamelles épithéliales, surtout lorsque la perforation, plutôt de petite taille, siège sur la membrane de Schrapnell ou le quadrant postéro-supérieur du tympan.

En l'absence de fistules, les cholestéatomes de l'apophyse mastoïde peuvent être très difficiles à diagnostiquer, car ils peuvent rester sans symptômes et ne se manifester à l'extérieur que par l'usure et la perforation de la couche corticale de l'apophyse mastoïde. En dehors des symptômes dont nous avons parlé, la sensation de pesanteur, de compression du côté correspondant du crâne, le vertige, les paralysies faciales, feront songer au cholestéatome.

Traitement. — Les cholestéatomes du conduit peuvent parfois être enlevés par de simples injections, mais sou-

vent leur consistance est trop forte et ils résistent. On fera
bien de faire précéder toute manœuvre de l'instillation de
gouttes d'alcool absolu ou d'un mélange d'alcool et de glycérine, qui dissout mieux que le carbonate de soude le
ciment qui réunit les lamelles. Si le conduit est étroit, on
fera pénétrer très profondément l'injection, au moyen d'un
petit tube de caoutchouc ; on alternera les injections avec
des tentatives de mobilisation du cholestéatome ou de désa-
grégation partielle au moyen de la sonde. Pour éviter la
récidive, on badigeonnera le sinus du conduit où s'est développé le cholestéatome avec des solutions irritantes : teinture d'iode, nitrate d'argent, on détruira même dans cette
région, les parois, avec la cuiller tranchante. Pour enlever
le cholestéatome du haut de la caisse, du recessus épitympanique et de l'antre, on aura recours aux mêmes procédés,
on se servira avec fruit, dans ces cas, de canules recourbées,
canule de Hartmann, de Politzer et de celle que j'ai fait
construire chez Mathieu, qui peut se monter sur un manche
et dont le bec sera placé derrière la tumeur, après que
l'on aura agrandi les perforations de la membrane de Schrapnell. On réussira souvent beaucoup plus facilement au
moyen d'injections pratiquées par la trompe.

Bezold, etc., ont recommandé les pulvérisations d'acide
borique ou d'un mélange d'acide borique et d'acide salicylique, au moyen d'un pulvérisateur, pour empêcher la re-
production de ces tumeurs, ces pulvérisations doivent être
exécutées avec prudence, afin de ne pas donner lieu à des
phénomènes de rétention. Lorsque l'on ne peut arriver par
les injections, les tentatives de mobilisation et d'extraction,
à enlever les cholestéatomes du recessus épitympanique
et de l'antre et pour ceux de l'apophyse mastoïde, on aura
recours aux opérations que nous étudierons au chapitre des
Interventions opératoires, et aussi dans les cas extrêmement
fréquents, la règle, pourrait-on dire, où, après l'ablation, ces
tumeurs montrent une tendance à la récidive.

25.

CHAPITRE IX

MALADIES DE L'OREILLE INTERNE

MALADIES DU LABYRINTHE

ANÉMIE

L'anémie du labyrinthe peut être sous la dépendance de l'anémie générale, qui se produit brusquement à la suite d'une grande perte de sang ou d'un état anémique ou chlorotique.

Les symptômes de l'anémie labyrinthique sont la surdité plus ou moins marquée, les bruits subjectifs, le vertige et les vomissements. Ces symptômes, qui peuvent être également produits par l'anémie cérébrale, varient ou disparaissent sous l'influence de causes de congestion (émotion, ingestion d'alcool, d'aliments) ou dans le décubitus.

L'anémie du labyrinthe peut se produire, dans des cas extrêmement rares, à la suite d'angiospasme des vaisseaux du labyrinthe, déterminé par une névrose du sympathique.

Les bruits vasculaires, dans l'anémie labyrinthique, peuvent être perçus avec une grande intensité, dans les cas où existe une otite moyenne suppurée ou une accumulation de cérumen dans le conduit.

Enfin, l'anémie limitée au labyrinthe peut être consécutive à la compression de l'artère auditive interne par une tumeur, à son obstruction par une embolie ou à son atrésie déterminée par l'endartérite.

Le **pronostic** est favorable dans l'anémie qui s'est produite
à la suite de pertes de sang, défavorable dans les autres cas.

Traitement. — Lorsque l'anémie du labyrinthe dépend
d'une anémie générale, on devra se borner au traitement
de l'anémie. En cas d'anémie aiguë par perte de sang, on
fera autour de la tête l'enveloppement de Priessnitz qui y
ramènera rapidement le sang. On fera respirer des vapeurs
de nitrite d'amyle. En cas d'angiospasme on emploiera le
bromure de potassium, la quinine et la galvanisation du
sympathique au cou.

HYPERHÉMIE

L'hyperhémie du labyrinthe peut être limitée à certaines
de ses parties ou s'étendre à tout l'organe.

Elle accompagne d'ordinaire les inflammations de
l'oreille externe et moyenne, les opérations dont ces organes sont le siège et les maladies générales infectieuses.
Elle se produit également aussi dans les affections des organes (poumon, rein, cœur), qui déterminent de la stase
dans le système veineux, dans la grossesse, la constipa-
tion, les hémorroïdes ; elle peut être aussi amenée par le
jeu des instruments à vent. Elle est également une des
conséquences de l'inflammation du cerveau ou du bulbe,
des organes veineux de la région ; de certaines intoxications : oxyde de carbone, tabac, salicylate de soude, etc.;
de la compression du plexus cervical, de certaines névroses
vaso-motrices. L'hyperhémie du labyrinthe peut se produire directement par propagation ou par voie réflexe.

Les **symptômes**, ordinairement passagers, de l'hyperhémie du labyrinthe, sont : les bruits subjectifs coïncidant avec la pulsation artérielle, le vertige, les nausées,
l'hyperesthésie de l'ouïe, la sensation de plénitude et de
pesanteur dans la tête, parfois la congestion du manche

du marteau et de la partie supérieure du conduit, au voisinage du tympan.

Le **diagnostic différentiel** de l'hyperhémie du labyrinthe et de la congestion du cerveau est très difficile, ces deux états sont généralement liés l'un à l'autre.

L'hyperhémie du labyrinthe se distingue de la maladie de Ménière en ce que, dans la première, les symptômes sont passagers et on n'observe pas de troubles durables de l'audition.

Lorsque, dans le cours des maladies infectieuses ou de l'inflammation de l'oreille externe et moyenne, la perception cranienne fait défaut, l'inflammation du labyrinthe est beaucoup plus vraisemblable que l'hyperhémie.

Traitement. — On doit agir sur toutes les causes générales de congestion. On fera de la révulsion sur l'apophyse mastoïde. On appliquera méthodiquement les sangsues, les bains de pieds chauds, les injections sous-cutanées de chlorhydrate de pilocarpine. Les douches froides sur la tête ont une action fâcheuse. Contre les bruits subjectifs on emploiera le bromure de potassium à haute dose ; contre le vertige, le sulfate de quinine, à la dose de 25 à 30 centigrammes par jour. Dans les formes angionévrotiques, la galvanisation du sympathique est indiquée.

HÉMORRAGIES DU LABYRINTHE

Des hémorragies plus ou moins étendues du labyrinthe peuvent se produire à la suite de fractures, de chutes, de coups sur le crâne, de caries et de nécroses du rocher ; à la suite des otites moyennes purulentes consécutives à des maladies générales infectieuses ; à la suite de fortes compressions produites par des explosions, des efforts de toux dans la coqueluche, de l'emploi de la quinine et du salicylate de soude, de la dégénérescence athéromateuse des artères, de lésions trophonévrotiques, consécutives à des lésions du cerveau et de la moelle allongée.

Le vertige, les nausées, la surdité plus ou moins complète, les bruits subjectifs, la marche chancelante, sont des symptômes des hémorragies labyrinthiques qui apparaissent brusquement.

Le **pronostic** est mauvais lorsque les symptômes restent plusieurs mois sans disparaître; on doit toujours redouter les récidives.

Traitement. — On emploiera les antiphlogistiques, les sangsues, la glace, l'iodure de potassium.

INFLAMMATION DU LABYRINTHE. OTITE INTERNE

Les inflammations primitives du labyrinthe sont rares, on peut dire même que leur existence n'est pas bien démontrée.

L'affection décrite par Voltolini chez les enfants, caractérisée par le délire, les convulsions, la fièvre, la rougeur du visage, phénomènes rappelant la méningite et qui disparaissaient au bout de quelques jours, doit être considérée comme une méningite abortive.

Etiologie. — L'otite interne peut se produire à la suite de l'otite moyenne, dans la méningite cérébro-spinale et tuberculeuse et dans la pachyméningite hémorragique. Nous avons étudié ailleurs, avec soin, les divers modes de propagation de l'inflammation. On trouve, lorsqu'on fait l'examen anatomo-pathologique du labyrinthe, dans les cas récents, soit de l'hyperhémie, soit des extravasations sanguines plus ou moins étendues, fréquemment du pus ou de l'infiltration par les cellules rondes. Dans les cas anciens, les cavités de l'oreille interne sont comblées par du tissu fibreux pigmenté ou bien des masses calcaires. C'est le premier tour du limaçon à sa base qui est d'abord atteint et qui est le siège des altérations les plus étendues.

Symptômes. — Politzer désigne sous le nom de **panotite** ce processus pathologique dans lequel l'oreille moyenne et l'oreille interne sont prises simultanément ou rapidement l'une après l'autre.

Elle peut être primitive et est ordinairement suivie dans ce cas d'attaques éclamptiques, avec ou sans perte de connaissance. Lorsque cette crise est passée, le patient est complètement sourd et soit immédiatement, soit au bout de quelques jours, les deux oreilles se mettent à couler; la marche du patient est chancelante. Les formes secondaires se produisent à la suite de la scarlatine diphthérique et de la variole.

Diagnostic. — Le diagnostic de l'inflammation labyrinthique est parfois difficile à faire, les symptômes sont à peu près les mêmes que ceux de l'hyperhémie, mais ils sont plus intenses, ne disparaissent pas par la douche d'air; la perception cranienne est ou très diminuée ou abolie. Ils sont durables, et la lésion labyrinthique est accompagnée d'une affection générale ou de l'oreille moyenne. Bien que les troubles que l'on observe diminuent assez souvent, mais toujours lentement; le pronostic, qui est subordonné à l'importance des lésions, est en général grave; dans la panotite primitive, il est tout à fait mauvais, dans la panotite d'origine diphthéritique il est cependant un peu moins grave (Politzer). Les inflammations du labyrinthe peuvent aboutir à la nécrose partielle ou totale du labyrinthe.

Traitement. — Pendant la période aiguë, on appliquera les révulsifs, les antiphlogistiques, la glace, on fera pendant vingt ou trente jours des injections sous-cutanées quotidiennes de chlorhydrate de pilocarpine à 2 p. 100, 2 à

4 gouttes, on administrera pendant longtemps l'iodure de potassium.

MALADIE DE MÉNIÈRE

Ménière (senior) a décrit, en 1861, un complexus clinique caractérisé par le vertige, les vomissements, les bruits subjectifs, la surdité, phénomènes qui accompagnent la lésion expérimentale des canaux semi-circulaires, chez les animaux. Ces symptômes apparaissent brusquement sous une forme apoplectique. Ils furent observés pour la première fois par Ménière, chez une jeune fille saisie par le froid pendant sa période cataméniale et qui mourut en cinq jours, sans présenter aucune lésion de la moelle ou du cerveau, mais dont les canaux semi-circulaires et le limaçon renfermaient un exsudat plastique.

On doit objecter que l'on a observé (Moos) des exsudats ou extravasations intra-labyrinthiques, sans constater en même temps le vertige ou les bruits subjectifs, que l'on a signalé des cas (O. Wolf) dans lesquels des tumeurs du cervelet et du cerveau ont déterminé un complexus clinique semblable au syndrome de Ménière.

On peut objecter aussi que dans des cas où la surdité était complète, le limaçon était resté indemne.

Il reste encore bien des doutes à lever sur la légitimité de cette opinion de Ménière, que le complexus clinique qu'il a décrit doive toujours être uniquement rapporté à une extravasation labyrinthique. En tout cas, il ne peut être question de maladie de Ménière que lorsque, aux vertiges, vomissements, bruits subjectifs, s'ajoute la surdité.

Les symptômes apparaissent brusquement, le malade est foudroyé, comme dans l'apoplexie foudroyante. Les attaques, dans quelques cas, ont été précédées de troubles de l'ouïe et de la vue, de vertige ; on a observé l'obscurcissement du champ visuel et de l'hémiopie transitoire.

On ne constaterait aucun symptôme indiquant une affection de la moelle ou du cerveau ; cependant Gottstein a vu la surdité apoplectique coïncider trois fois avec l'ataxie.

On n'observe d'ordinaire aucune lésion du tympan ou de la trompe, mais la sensibilité acoustique aérienne ou cranio-tympanique est abolie ; le diapason vertex est latéralisé du côté sain, dans les cas ou une seule oreille est intéressée.

L'évolution de l'affection est très variable, le malade reprend connaissance et les nausées et le vertige diminuent peu à peu, il marche en s'aidant d'un canne, avec tendance à tomber du côté lésé. Les troubles de la marche s'accentuent beaucoup, lorsque le malade a les yeux fermés, comme dans l'ataxie ; le caractère de l'écriture s'altère.

Tous ces symptômes se modifient et s'atténuent plus ou moins, lorsque ne se produisent pas de nouvelles attaques, mais en général la surdité ne s'améliore pas.

Ce n'est que dans les cas récents, où on constate un retour de l'ouïe, que l'on peut espérer une guérison relative ; mais, d'ordinaire, le pronostic est défavorable.

Traitement. — On appliquera localement les antiphlo gistiques et les révulsifs, on fera de la révulsion intestinale, on administrera des bains de pieds très chauds sinapisés, on fera des injections journalières de pilocarpine. Charcot a recommandé l'emploi de la quinine, il débute par 3 déci-grammes par jour, qu'il porte rapidement à 8, ou même à 1 gramme ; il continue le traitement pendant quatre semaines et le reprend après un arrêt de quinze jours. On a obtenu de bons résultats en faisant suivre le traitement par la quinine du traitement par l'iodure et le bromure de potassium. On a aussi employé avec succès, la période aiguë passée, le traitement électrique. Pour ce qui concerne la quinine, s'il est certain qu'elle peut être efficace,

employée à petites doses, dans le vertige *ab aure læsa* et
les bruits subjectifs, il est certain également, par contre,
que sous la forme où l'a donnée Charcot, dans la maladie
de Ménière, elle a rendu peu de services, et qu'en raison
des propriétés qu'elle possède, d'amener la congestion du
labyrinthe, elle peut déterminer une rechute, ou tout au
moins un résultat directement opposé à celui que l'on se
propose en l'employant. C'est donc un médicament dont
l'emploi est sinon dangereux au moins très délicat.

OTITE INTERNE D'ORIGINE SYPHILITIQUE

Otite labyrinthique produite par la syphilis acquise. —
C'est généralement pendant la seconde période de la syphilis, au bout de six mois à deux ans, que se développe la
syphilis du labyrinthe ; elle peut apparaître, quoique très
rarement, au début de la période secondaire, ou bien dans
les phases plus ou moins avancées de la période tertiaire.
Elle peut être uni- ou bilatérale, isolée ou combinée à une
manifestation syphilitique de l'oreille moyenne.

Les affections antérieures de l'oreille favorisent le développement des manifestations syphilitiques de cet organe,
comme cela arrive si fréquemment pour la gorge, en diminuant sa résistance.

Les lésions de l'oreille interne consistent en une infiltration par des cellules rondes, des organes labyrinthiques ;
en hémorragies, formation de tissu conjonctif dans le
labyrinthe, ankylose de l'étrier, atrophie et destruction
des cellules nerveuses du ganglion de Rosenthal, endartérite des vaisseaux.

Symptômes. — Les symptômes de la syphilis du labyrinthe sont ceux des inflammations de cet organe. Les
bruits subjectifs sont d'ordinaire intenses et apparaissent

brusquement, ils manquent rarement complètement. On observe souvent du vertige.

La membrane du tympan ne présente des lésions et des modifications, que lorsqu'elle est elle-même le siège de la syphilis. Assez souvent elle est tirée en dedans, à la suite d'une inflammation, syphilitique ou non, de la caisse et de la trompe, qu'on peut rencontrer libre ou plus fréquemment obstruée.

Il n'est pas rare de trouver les ganglions de la région mastoïdienne gonflés.

La surdité est en général bilatérale, avec un côté plus pris. La montre est entendue à très faible distance et l'audition ne s'améliore pas par les insufflations d'air. La perception cranienne devient rapidement très faible ou nulle. Le signe de Rinne est positif à un degré très marqué, même en cas de surdité complète, à moins que la syphilis ne se complique d'une ancienne affection de l'oreille moyenne. La perception des sons élevés est d'ordinaire plus atteinte que celle des sons graves.

L'**évolution** de la syphilis labyrinthique est en général rapide, parfois, cependant, assez lente et quelquefois elle apparaît avec tant de brusquerie, qu'on peut dire que l'attaque est apoplectiforme.

Dans ces formes à évolution rapide et simple, le diagnostic est facile à faire, surtout lorsque l'affection de l'oreille est accompagnée des autres signes de la syphilis. Il n'en est pas de même dans les formes à évolution lente et lorsque l'oreille a été le siège d'une affection antérieure.

Le **pronostic** est en général défavorable ; cependant, plus tôt l'affection est traitée, plus les chances d'amélioration sont grandes. Le pronostic dépend également des conditions de résistance du sujet, de la gravité de la syphilis, de l'existence de lésions antérieures de l'oreille.

On a pu guérir des surdités complètes ; d'autres, au contraire, très graves, sont restées rebelles à tout traitement.

Traitement. — On doit appliquer le traitement de la syphilis : frictions mercurielles et iodure de potassium (4 à 5 grammes par jour), Buck a même été jusqu'à 15 et 30 grammes. Dans les cas aigus, Politzer recommande les injections hypodermiques de pilocarpine en solution à 2 p. 100, 4 à 12 gouttes par jour en augmentant. Je traite, dans tous les cas, par les injections hypodermiques de pilocarpine combinées au traitement mercuriel et ioduré ; l'iodure, employé d'abord à la dose de 4-5 grammes par jour, doit être longtemps continué à la dose de 1 gramme. Bains sulfureux tous les jours ou tous les deux jours. Ce traitement m'a donné plusieurs succès complets, même dans des cas remontant à plusieurs années.

L'obstruction et le catarrhe de la trompe doivent être traités par les injections d'air ; le massage vibratoire de la trompe m'a donné dans plusieurs cas des résultats particulierement remarquables. Le massage est un traitement beaucoup plus rationnel que les insufflations d'air, qui, nous l'avons vu, ont plutôt dans l'otite syphilitique une influence fâcheuse, au moins sur le labyrinthe et la caisse.

Syphilis héréditaire. — Les complications otitiques de la syphilis héréditaire, appartiennent aux manifestations tardives de la syphilis héréditaire ; c'est entre la huitième et la vingtième année qu'elles apparaissent le plus fréquemment. Les filles en sont certainement plus fréquemment atteintes que les garçons. La syphilis otitique se produirait dans 10 p. 100 des cas héréditaires, d'après Hutchinson ; 33 p. 100 d'après Baratoux. Les manifestations otitiques s'observent en même temps que les autres manifestations de la syphilis héréditaire, triade d'Hutchinson, etc.; cependant la kératite interstitielle est beaucoup plus fréquente que l'otite interne. En général, la syphilis héréditaire du labyrinthe se combine avec le catarrhe de la caisse et de la trompe, les adhérences dans l'oreille moyenne (Baratoux).

MALADIES DU NERF ACOUSTIQUE

Elles sont d'un diagnostic très difficile et ne sont généralement reconnues que par la nécropsie.

On a observé la périnévrite, la névrite et les ecchymoses du tronc de l'acoustique dans les fractures et caries du temporal, la pachyméningite hémorragique, le scorbut, la syphilis, la leucémie, l'encéphalite, l'anévrysme de l'artère basilaire.

L'atrophie du nerf acoustique peut être produite par des tumeurs du cerveau, des méninges ou des nerfs, l'anévrysme de l'artère basilaire, les processus inflammatoires du cerveau et des méninges, les épanchements dans le quatrième ventricule, au voisinage des noyaux de l'acoustique. On l'a observée dans le tabes, l'atrésie de la veine basilaire et à la suite d'affection du labyrinthe.

On admet ausssi l'existence de paralysies hystériques rhumatismales ou angionévrotiques du tronc de l'acoustique.

NÉOPLASMES DE L'OREILLE INTERNE

Les néoplasmes de l'oreille interne sont généralement secondaires et consécutifs à des néoplasies de l'intérieur du crâne ou de l'oreille moyenne.

Les tumeurs du tronc de l'acoustique restent longtemps latentes.

L'histoire clinique des néoplasmes de l'oreille interne et du tronc de l'acoustique est trop mal connue et trop incomplète pour qu'il y ait lieu de nous y étendre ici.

BLESSURES DU LABYRINTHE ET DU NERF ACOUSTIQUE

Le labyrinthe peut être *directement* lésé pendant les tentatives maladroites d'extraction des corps étrangers du conduit et de la caisse, à la suite de diverses opérations sur l'oreille moyenne, par la pénétration de corps piquants à travers le conduit, par des projectiles.

Les lésions produites *indirectement* sont beaucoup plus communes, elles peuvent être divisées en deux groupes : dans le premier, elles sont la conséquence de la brusque condensation de l'air dans le conduit ou de l'action d'une source sonore très intense. Dans le second, elles proviennent de fissures des os qui se sont propagées au rocher, ou simplement du choc dont le labyrinthe a été le siège.

Symptômes. Diagnostic. — Les lésions du labyrinthe par voie directe déterminent le mal de tête, le vertige, les vomissements et une forte surdité.

L'écoulement de liquide céphalo-rachidien n'est pas une preuve certaine d'une fissure de la base du crâne, car le labyrinthe communique directement avec les espaces subarachnoïdiens. Cet écoulement prouve seulement que la capsule labyrinthique est ouverte vers l'extérieur. L'écoulement profus de sang par le conduit, ne prouve pas davantage l'existence d'une fracture de la base du crâne.

En dehors des commémoratifs et de l'étiologie du traumatisme, la lésion du labyrinthe est indiquée par la perte de la sensibilité cranienne du même côté, plus ou moins complète, suivant l'intensité de la lésion. Les simples commotions produisent en général des phénomènes passagers, tandis que ceux qu'entraînent les fractures sont durables.

Dans les commotions légères, la guérison se produit assez rapidement, cependant les bruits subjectifs persistent assez longtemps. Dans les commotions graves, il ne faut pas compter sur le retour de l'audition avant un mois ou deux.

Dans les lésions graves du labyrinthe, avec hémorragie, on ne peut espérer une complète guérison, surtout lorsque l'oreille était déjà malade. Cependant, tous les symptômes, en dehors de la surdité, disparaissent ou s'améliorent sensiblement, mais il arrive souvent que la surdité, au lieu de diminuer, augmente. Les bruits subjectifs persistent aussi, fréquemment, surtout dans les cas de fracture du rocher. Les projectiles qui pénètrent dans l'oreille causent généralement la mort.

Traitement. — Les commotions légères ne nécessitent aucun traitement ; lorsqu'elles sont plus graves et qu'elles donnent lieu à l'hyperhémie, à l'inflammation ou aux hémorragies du labyrinthe, on emploiera les antiphlogistiques et les révulsifs locaux, la révulsion intestinale, les bains de pied sinapisés. Schwartze a obtenu des résultats très remarquables par les injections sous-cutanées de nitrate de strychnine dans la région de l'oreille (nitrate de strychnine 0,05, eau distillée 5,0 ; on commence par 1/5 de seringue). On peut employer aussi, dans les cas récents, le chlorhydrate de pilocarpine ; dans les cas anciens, l'iodure de potassium seul ou mélangé au bromure.

Dans les cas où l'étrier a pu être enfoncé par les ondes sonores, on obtiendra de bons résultats de l'aspiration au moyen du masseur de Delstanche. En cas de lésion concomitante de l'oreille externe et moyenne, on fera le tamponnement antiseptique du conduit.

Lorsque existe, ou que l'on soupçonne, une fracture de la base du crâne, le malade restera dans le repos le plus complet, au lit, avec une vessie de glace sur la tête, mais la mort par méningite est souvent la conséquence de cette lésion.

CHAPITRE X

SURDI-MUTITÉ

Les personnes qui sont nées sourdes, ou qui ont été atteintes de surdité dans les premières années de la naissance, deviennent muettes.

Étiologie. — La surdi-mutité frappe plutôt le sexe masculin que le sexe féminin ; sur le nombre total des muets du monde entier, on trouve pour 100 muets du sexe masculin, seulement 82 muettes, bien que le nombre des femmes soit un peu plus considérable que celui des hommes. Pour ce qui concerne la proportion des surdités congénitales aux surdités acquises, il est difficile de rien dire de précis, car ce rapport varie sensiblement ; nous le montrerons par les chiffres extrêmes. En Poméranie (d'après Hartmann, 1874-75), le chiffre des muets, sourds de naissance, était de 572, contre 1,031 dont la surdité avait été acquise, tandis que pour l'Irlande (recensement de 1881) le premier chiffre est de 3,092 et le second de 753.

On a incriminé les conditions d'existence, cependant Nimier a trouvé, en se basant sur les chiffres fournis par l'examen des conscrits, que le département des Landes, l'un des plus pauvres de la France, ne fournissait que 0,88 sourds pour 10,000 conscrits ; il est vrai que l'autre extrême est fourni par la Savoie (26,68), où la pauvreté est peut-être plus grande encore. Les pays du nord fournissent·

plus de sourds-muets que ceux du sud, les pays de montagne que les pays de plaine ; mais l'interprétation de ces faits bruts est encore trop complexe et trop incertaine pour que nous l'abordions ici.

L'hérédité directe ne paraît pas avoir une influence très marquée, d'après Hartmann, sur la production de la surdité congénitale, il n'en serait pas de même de l'hérédité indirecte, qui pourrait être incriminée dans 68 p. 100 des cas.

Quant à ce qui concerne l'influence des unions consanguines, Schmaltz la nie, Boudin l'incrimine dans 25 p. 100, Hartmann dans 8 p. 100 des cas. Il est vraisemblable que ses effets sont en rapport avec la nature et l'importance des tares qu'apportent les conjoints.

La surdi-mutité acquise se produit beaucoup plus fréquemment par suite de la propagation à l'oreille même d'affections intra-craniennes et de localisations de maladies générales, que par suite d'affections primitives de cet organe.

Les affections les plus dangereuses sont : au premier rang la méningite cérébro-spinale et la méningite proprement dite, puis la scarlatine, la diphtérie, le typhus, la rougeole, la syphilis héréditaire, les oreillons, les inflammations primitives du labyrinthe et les lésions traumatiques du nerf acoustique.

Anatomie pathologique. — Elle est encore très peu connue ; les anciennes observations, notamment, sont très incomplètes. Les lésions anatomiques observées dans la surdité congénitale sont les suivantes : l'atrésie double du conduit auditif, le développement incomplet de l'oreille moyenne, la difformité des fenêtres par suite du rachitisme, la fermeture osseuse de la fenêtre ronde avec ankylose de l'étrier, l'atrophie des espaces labyrinthiques, les arrêts de développement et les inflammations de l'organe auditif pendant la vie intra-utérine.

Les lésions qu'on a observées dans la surdi-mutité acquise, sont celles qui se produisent dans les différentes parties de l'oreille, à la suite des diverses affections que nous avons indiquées.

Symptômes. — La surdité n'est souvent pas reconnue de très bonne heure chez l'enfant, parce que, souvent, l'audition n'est pas complètement détruite ; il n'est pas rare que l'audition pour les voyelles soit conservée ; *a, o, u* sont celles qui sont entendues le plus souvent ; parmi les consonnes, qui sont plus rarement conservées, l'enfant entend surtout : *b, p* et *r*. Pour se rendre compte de son état, on produit derrière lui un son fort, qui ne peut cependant pas déterminer d'ébranlement intense ; si l'enfant ne donne aucun signe de surprise ou d'attention, on conclut à la surdité. Hartmann a observé sur 100 sourds-muets, 62,2 p. 100 surdités complètes ; 24,3 p. 100 avaient conservé une audition affaiblie, 11,2 p. 100 entendaient les voyelles, 4,3 p. 100 entendaient quelques mots. D'autres observateurs sont arrivés à des chiffres sensiblement différents, mais il est certain que l'audition se trouve plus fréquemment conservée à des degrés divers chez les sourds de naissance que chez ceux qui le sont devenus par la suite.

On observe souvent chez les sourds-muets de l'incertitude dans la marche, une difficulté à s'orienter dans l'espace, l'impossibilité de se tenir debout les yeux fermés, troubles qui peuvent être rapportés à des lésions de l'oreille interne.

Les enfants nés sourds ou qui le deviennent avant la quatrième année sont toujours muets, ceux qui deviennent sourds entre la quatrième et la septième année sont d'ordinaire muets ; après la septième année, au contraire, il est rare qu'ils oublient le langage. D'après Hartmann, l'enfant qui est devenu muet par suite d'une surdité acquise, à l'âge le plus avancé, avait quatorze ans. Soit parce que l'audition est conservée à un certain degré, soit parce que l'enfant est devenu sourd après avoir déjà parlé, la mutité complète est très rare, mais les sons émis sont rudes et très pénibles à entendre.

Pronostic. — Le pronostic est tout à fait défavorable, notamment dans la surdité acquise, où l'on n'a pas d'exemple d'amélioration. Dans la surdité congénitale, au contraire, on a observé pour quelques cas une amélioration de l'audition. Politzer cite même un cas que l'on peut qualifier de guérison, mais c'est là un fait exceptionnel.

Traitement. — Dans les cas de surdité congénitale, il n'y a aucun traitement à faire. Il en est de même lorsqu'il s'agit d'une affection de l'oreille interne; mais dans les cas, au contraire, où le malade est atteint d'une affection de l'oreille moyenne, on instituera un traitement convenable. On a pu obtenir ainsi, avec de la patience, des résultats importants, chez des sourds-muets où l'audition était perdue ou très compromise.

Lorsque l'enfant devient sourd avant la septième année, il perd très rapidement le langage, il faut donc l'habituer, dans la famille, à bien articuler, et l'on sera obligé, le plus souvent, de lui faire donner l'éducation spéciale des sourds-muets; pour cela, il faudra attendre le moins longtemps possible. C'est à sept ans généralement que cet enseignement est donné. La plupart des sourds-muets sont assez intelligents pour en profiter, mais à des degrés très divers.

Aujourd'hui, la supériorité de la méthode vocale sur la méthode par les signes est bien démontrée, et seule elle devrait être employée dans toutes les écoles de sourds-muets [1].

Voir Goguillot, *Comment on fait parler les sourds-muets.*

CHAPITRE XI

INTERPRÉTATION MÉDICO-LÉGALE DES TRAUMATISMES

Ruptures du tympan. — Ce n'est que dans les premiers jours qui suivent l'accident, que le médecin peut affirmer la relation entre la rupture du tympan et un traumatisme.

Car, dès que la suppuration s'est établie, la forme et l'aspect presque caractéristiques des perforations du tympan ne peuvent plus être constatés, et il devient impossible de dire si elles sont la conséquence d'une inflammation purulente de la caisse ou d'un traumatisme. Cependant, si la perforation est cicatrisée, et que la cicatrice soit encore bien visible, il est vraisemblable, si le patient prétend que l'accident remonte à une date très récente, que la perforation a été produite par un traumatisme, car les perforations d'origine traumatique se cicatrisent beaucoup plus facilement que celles qui sont la conséquence d'une otite suppurée.

La rupture du tympan peut être suivie d'une cicatrisation rapide, sans qu'il reste aucune trace du traumatisme, au point de vue fonctionnel. D'autres fois, au contraire, la lésion aura été accompagnée d'un ébranlement du labyrinthe ou du nerf acoustique, qui se manifestera par une surdité plus ou moins marquée, la latéralisation du diapason vertex du côté non lésé et l'épreuve positive de Rinne. Il faut évidemment tenir compte, dans l'appréciation de ces phénomènes, de la possibilité de la simulation.

La lésion de l'oreille peut être considérée comme grave,

lorsqu'elle donne lieu à un processus purulent suivi d'adhérences et de granulations ; il est donc impossible de se prononcer immédiatement sur la gravité et les conséquences probables ou possibles de la lésion ; il faut, pour cela, suivre le malade pendant plusieurs mois.

Lorsque le médecin, consulté quelques jours après que le coup a été porté, trouve des traces de catarrhe chronique ou de sclérose, il lui est impossible de dire si les phénomènes pathologiques et les symptômes présentés par le malade doivent être rapportés ou non à l'accident récent et n'ont pas plutôt été amenés par son affection chronique.

Dans les cas seulement où, à la suite du traumatisme, il s'est produit une fracture du crâne intéressant le rocher, on peut affirmer la relation entre les troubles auditifs et l'accident. Lorsque les troubles de l'ouïe, consécutifs à un traumatisme, à la détonation, se produisent, même avec une oreille paraissant entièrement saine, à l'examen fait avec le spéculum, il est impossible d'affirmer, d'une façon absolue, la relation entre les troubles et l'accident.

Cependant, nous devons signaler ces paralysies de l'acoustique, dont l'origine ne saurait être douteuse, qui se produisent à la suite des commotions résultant des accidents de chemins de fer et qui doivent être considérées comme dépendant d'une névrose traumatique. On leur a conservé le nom donné par les Américains (railway-spine). Elles ont été étudiées en particulier par Buss et Baginsky : Baginsky a observé cinq cas de ce genre, dans lesquels l'appareil de transmission était intact, la perception pour les notes hautes du diapason avait disparu et l'épreuve de Rinne donnait un résultat positif.

CHAPITRE XII

LES MALADIES DE L'OREILLE
ET LES RÈGLEMENTS MILITAIRES

Extrait des instructions du 13 mars 1894, sur l'aptitude physique au service militaire dans l'armée française.

L'examen des organes de l'audition comprend :

1° L'examen du pavillon, du méat et du conduit auditif externe ;

2° La constatation de l'état de l'ouïe, ce qui se fait en adressant au sujet examiné quelques questions à voix basse, afin de ne pas méconnaître une surdité qui ne serait accompagnée d'aucune lésion extérieure, ou une surdité *dissimulée*.

Cet examen doit être complété, s'il y a lieu, par l'application des moyens d'exploration propres à révéler l'état des parties profondes de l'appareil auditif. Les instruments d'otoscopie peuvent être employées séance tenante; ils permettent, dans un grand nombre de cas, de donner immédiatement une appréciation motivée. Quant aux autres procédés d'exploration : cathétérisme de la trompe d'Eustache, auscultation de la caisse du tympan, etc., ils sont d'une exécution trop délicate et trop incertaine dans une seule application, pour être d'une grande utilité devant les conseils de revision; ils doivent être réservés pour l'examen des hommes admis dans les hôpitaux.

26.

Perte du pavillon, atrophie, hypertrophie, tumeurs.

La *perte du pavillon de l'oreille* entraîne généralement l'imperfection de l'ouïe. Alors même qu'elle ne produit pas ce résultat, elle constitue une difformité qui doit être considérée comme un motif de classement dans le service auxiliaire.

L'*atrophie* ou l'*hypertrophie* prononcée du pavillon de l'oreille, son envahissement par des *tumeurs* volumineuses ou de mauvaise nature, par des *ulcères* chroniques, son *adhérence* plus ou moins étendue aux parois du crâne, ses *déformations* ou *malformations* sont des cas d'*exemption* ou de classement dans le service auxiliaire, soit en raison de la diminution de l'ouïe, qui en résulte, soit de l'obstacle qu'ils opposent à la coiffure, soit des dangers d'aggravation qu'ils présentent. Les mêmes motifs doivent faire demander la *réforme*, lorsque les affections sont de nature à résister aux opérations chirurgicales qui pourraient être indiquées.

Atrésie du conduit auditif.

L'*atrésie*, l'*oblitération complète* et la *déviation* du conduit auditif, avec gêne notable de l'audition, sont susceptibles de motiver l'*exemption* et, dans certains cas, la *réforme*.

Polypes.

Les *polypes* rencontrés dans le conduit auditif sont toujours un motif d'*exemption;* nés souvent des parties profondes de l'oreille et perforant la membrane du tympan, ils peuvent être un motif de *réforme*.

Corps étrangers.

Les *corps étrangers* introduits dans le conduit auditif, soit fortuitement, soit dans un but de simulation, et les *concré-tions cérumineuses*, diminuent plus ou moins l'audition. Ils ne motiveraient l'*exemption* qu'autant que l'ablation paraîtrait difficile, ou qu'ils auraient déterminé de graves désordres.

La *simulation* des maladies de l'oreille par l'introduction dans le conduit auditif de substances et de corps divers est facilement reconnue au moyen de l'exploration otoscopique. Ces manœuvres frauduleuses peuvent déterminer une maladie réelle, qui, selon qu'elle est légère et curable, n'empêche pas le sujet de servir, ou, selon qu'elle est grave et incurable, entraîne l'*exemption* ou la *réforme*.

Affections aiguës, chroniques, de l'oreille externe et de l'oreille moyenne. — Les *affections aiguës* de l'oreille peuvent motiver le délai d'examen jusqu'à la fin de la tournée du conseil, en raison de leurs terminaisons variables.

Les *maladies chroniques* avec ou sans écoulement puriforme ou purulent, sont des motifs d'*exemption* et peuvent nécessiter la *réforme*; telles sont : l'*otite externe* suivie de l'inflammation de la membrane du tympan, l'*otite moyenne*, qu'elle soit catarrhale, sèche ou purulente, avec ou sans perforation de la membrane du tympan.

Dans ces cas, l'application de l'otoscope révèle l'existence de lésions organiques dans la membrane du tympan et de la caisse.

La perforation du tympan, sans complications d'otorrhée, est compatible avec le service auxiliaire [1].

L'inspection des fosses nasales, de la bouche et du pharynx, par la vue seule, suffit ordinairement pour reconnaître les maladies connexes de l'otite moyenne, catar-

---

[1] On peut s'étonner, à bon droit, de constater qu'aucune mention spéciale n'a été faite pour le cholestéatome de la caisse, qui constitue une affection larvée souvent difficile à constater, d'une gravité incontestable, et qui devrait entraîner l'exemption et la réforme avec bien plus de raison encore, que les polypes de la caisse.

rhale ou purulente, savoir : le coryza chronique, l'hypertrophie des amygdales, la pharyngite granuleuse, muco-purulente, diathésique, etc.; la paralysie diphtérique du voile du palais, les tumeurs diverses comprimant, déplaçant ou obstruant le pavillon de la trompe d'Eustache.

On s'assure de la perméabilité de la trompe en faisant faire au sujet des efforts d'expiration, la bouche et les narines étant fermées, pour chasser l'air dans la caisse. Ce procédé, seul applicable séance tenante devant les conseils de revision, n'est susceptible de donner un résultat positif qu'autant que la membrane du tympan est perforée et que l'air insufflé s'échappe par le conduit auditif, en produisant un bruit appréciable.

Inflammation des cellules mastoïdiennes.

L'inflammation aiguë ou chronique des *cellules mastoï-diennes*, primitive ou consécutive, qu'il ne faut pas confondre avec le *phlegmon superficiel*, est grave et nécessite l'*exemption* et la *réforme*.

Affections de l'oreille interne.

Les *maladies de l'oreille interne*, échappant à l'exploration directe, ne peuvent être reconnues que par les signes subjectifs et les caractères de la surdité à laquelle elles donnent lieu.

Les signes subjectifs sont : le bourdonnement continu, la sensation de bruits réguliers ou musicaux, une céphalée temporo-occipitale fixe, des étourdissements fréquents, le vertige, la titubation; enfin, l'impulsion au mouvement de rotation latérale.

Surdité.

La *surdité* dépend de l'altération des organes nerveux ou de l'appareil acoustique. La surdité nerveuse se distingue de la surdité provenant de la caisse par deux caractères : 1° elle est plus souvent complète et totale ; et, lorsqu'elle est incomplète elle est surtout partielle, c'est-à-dire qu'elle ne consiste pas dans la diminution de l'acuité auditive générale, mais dans l'abolition de la perception de certains sons, alors que les autres sons peuvent être entendus ; 2° l'oreille perd incomplètement ou complètement la faculté de recevoir les vibrations sonores transmises par les os du crâne. C'est le contraire de ce qui se passe dans les maladies de l'oreille externe et de l'oreille moyenne, qui laissent le nerf auditif indemne, tout en occasionnant une diminution ou une suppression de l'ouïe.

La constatation du degré de sensibilité de l'oreille à la transmission des vibrations par les parois du crâne se fait au moyen d'une montre placée sur le sommet de la tête[1], sur la région temporo-mastoïdienne ou entre les dents et, mieux encore, à l'aide d'un diapason en vibration appliqué sur les mêmes points que la montre.

A l'état normal, les vibrations du diapason arrivent distinctement avec une égale intensité dans l'une et l'autre oreille libres ou fermées. Quand une seule oreille est fermée, elle ressent plus vivement que l'autre les vibrations de l'instrument.

A l'état pathologique, l'épreuve appliquée aux maladies de l'oreille externe et de l'oreille moyenne donne des résultats identiques. L'oreille la plus affectée ou l'oreille la plus malade ressent plus vivement que l'autre l'impression du diapason. Mais quand l'oreille interne et l'appareil nerveux sont altérés, les vibrations ne sont plus ressenties ou sont affaiblies, et, si l'une des oreilles est encore saine ou légèrement atteinte, elle seule perçoit les vibrations, que le conduit auditif soit libre ou fermé.

---

[1] On s'étonnera, à bon droit, de ce conseil ; nous nous bornons à transcrire les règlements.

Les moyens propres à constater l'état de la fonction auditive consistent : 1° à chercher la portée du champ de l'audition pour le langage en mesurant la distance à laquelle cesse d'être entendue la parole énoncée à voix basse, à voix ordinaire, ou à voix haute ; 2° à déterminer le degré d'acuité de l'ouïe pour les bruits faibles et réguliers, en mesurant la distance à laquelle le mouvement d'une montre à cylindre commence à être entendu.

En principe, l'affaiblissement de l'ouïe porté à un degré qui permet d'entendre la voix à une petite distance est compatible avec le service auxiliaire.

La *simulation* de la surdité sans maladie apparente de l'oreille est facile ; la simulation de la surdité complète est plus rare que l'exagération de la dureté de l'ouïe, dont le point de départ peut être plus ou moins appréciable. Le véritable sourd, dont l'intelligence n'est pas amoindrie, offre ordinairement dans les traits, dans l'expression du visage et des yeux, une sorte d'attention interrogatrice et cherche à saisir, par le mouvement des lèvres de l'interlocuteur, le sens des paroles qui lui sont adressées. Le faux sourd, au contraire, se détourne, baisse les yeux, évite les regards de l'explorateur, prend un air hébété, feint de ne pas comprendre qu'on s'adresse à lui, et prétend le plus souvent n'entendre absolument rien, si haut et de si près qu'on lui parle.

Aux renseignements sur l'état social et la profession du sujet, on joindra, pour déjouer la fraude, les moyens de surprise que peuvent suggérer l'expérience et l'habileté.

En résumé, les sourds ou ceux qui se prétendent tels peuvent être classés en trois catégories : 1° ceux qui sont atteints d'une maladie de l'oreille curable, qui n'est pas de nature à occasionner une gêne de l'audition telle que celle qu'ils accusent. Ils devront être déclarés propres au service ; 2° ceux qui sont atteints d'une maladie de l'oreille susceptible d'entraver l'audition à un point qu'il est diffi-

cile et même quelquefois impossible d'apprécier séance
tenante, ils doivent être renvoyés à un nouvel examen
après la séance du conseil de revision ou à la fin de sa
tournée et avant la clôture de ses opérations ; 3° ceux chez
lesquels l'examen ne révèle aucune lésion. Dans cette troisième catégorie, les uns prétendent n'entendre que la voix
haute et avouent cependant percevoir les vibrations du
diapason comme à l'état normal ; les autres, contrairement
aux conditions physiologiques de l'expérience, disent ne
recevoir les vibrations que dans l'oreille laissée ouverte
lorsqu'on ferme alternativement l'une et l'autre oreille ;
d'autres enfin prétendent ne pas ressentir les vibrations
du diapason, tandis qu'ils répondent aux questions qui
leur sont faites à haute voix. Les hommes rentrant dans
la troisième catégorie sont suspects de simulations et doivent être gardés en observation.

Tout doute doit être levé pour ceux qui n'entendent absolument rien, ni les bruits extérieurs, ni la voix, ni les
vibrations du diapason, lorsqu'ils produisent un certificat
de notoriété et d'enquête, attestant la réalité de leur état.
La surdité reconnue motive l'*exemption* et la *réforme*.

Surdi-mutité.

La *surdi-mutité*, de notoriété publique, confère nécessairement l'*exemption*.

CHAPITRE XIII

INTERVENTIONS OPÉRATOIRES

ATRÉSIES CONGÉNITALES DU CONDUIT

Jusqu'ici, on n'a obtenu de bons résultats par l'intervention opératoire que dans les atrésies congénitales membraneuses, que l'on a perforées et dont on a empêché la récidive; on n'a, au contraire, guère obtenu que des résultats peu encourageants, au point de vue de l'ouïe, en pratiquant un canal à travers les masses osseuses. Mais, théoriquement, la chose paraît possible, doit être étudiée et nous trouvons même des encouragements dans une observation de Kiesselbach. Mais comme cette anomalie est souvent liée à d'autres, très graves, de l'oreille moyenne ou interne, il faut se rendre compte par le diapason si l'audition existe du côté atrésié. Cette constatation faite, on doit opérer dans le plus jeune âge; Kiesselbach conseille, avec raison, d'opérer même chez les tout petits enfants, avant que le développement de l'os tympanique n'empêche de libérer la membrane du tympan.

ATRÉSIES ET RÉTRÉCISSEMENTS MEMBRANEUX ACQUIS DU CONDUIT AUDITIF EXTERNE

Pronostic et traitement. — Les rérécissements membraneux du conduit peuvent avoir des conséquences graves, en raison de la stagnation du cérumen et du pus, qu'ils déterminent. Après avoir fait un nettoyage exact du conduit, on le dilatera avec des tampons de charpie, ou des éponges préparées, ou des tiges de laminaria ou des tubes de caoutchouc, d'argent ou de plomb, de taille convenable et progressivement croissante. On ne doit pas laisser trop longtemps ces tubes en place, parce qu'ils pourraient déterminer des ulcérations qui seraient ensuite suivies de soudures. Les amas de matière qui se trouvent en dedans du rétrécissement ne doivent pas, le plus souvent, être enlevés à la façon des bouchons ordinaires. On introduira dans la portion interne du conduit, avec des canules intra-tympaniques recourbées, la solution : glycérine 10, carbonate de soude 0,1 et au bout de vingt-quatre heures on se servira de la même canule et d'un courant d'eau pour chasser les matières. Au point de vue de l'ouïe, on peut espérer encore une amélioration à la suite de l'opération, lors même que la voix chuchotée n'est plus perçue, contrairement à l'opinion de Politzer, car les troubles de l'ouïe peuvent être dus, non seulement à la présence du bouchon, mais encore à des altérations de l'oreille moyenne, contre lesquelles nous pouvons agir.

Le plus souvent, les moyens que nous avons indiqués, seront à eux seuls insuffisants et lorsque existe un épaississement fibreux du conduit, on devra, soit faire une incision circulaire au bistouri, rasant les parois osseuses, dans le cas d'atrésie complète, soit des scarifications profondes et combiner ce traitement avec la dilatation par les procédés déjà indiqués. Le galvanocautère provoque une vive inflammation et des périostites graves qui peuvent se transmettre à l'apophyse mastoïde. L'électrolyse, au contraire, constituera un bon procédé. Il est toujours difficile de se débarrasser de ces tampons fibreux qui peuvent se prolonger jusqu'au voisinage de la membrane du tympan.

ATRÉSIES ET RÉTRÉCISSEMENTS OSSEUX ACQUIS DU CONDUIT AUDITIF EXTERNE

D'après Schwartze, on doit opérer les exostoses volumineuses du conduit, compliquées d'otite purulente, les exostoses siégeant dans les deux conduits, qui, par leur volume, diminuent l'audition, les exostoses dont la surface est recouverte d'ulcérations et de granulations, les exostoses unilatérales, lorsque l'autre oreille est le siège d'une surdité marquée. Nous croyons aussi que l'on doit opérer les exostoses de volume moyen qui ne rentrent pas dans cette liste; on peut espérer aussi empêcher les conséquences fâcheuses pour l'oreille moyenne des accumulations de cérumen qui peuvent se produire dans le conduit. On doit enfin opérer les exostoses dans les cas de névralgies opiniâtres et graves du trijumeau; Moos et Kessel ont pu arriver à guérir ces névralgies par la destruction des exostoses. Il ne faut pas oublier non plus que ces tumeurs ont presque toujours tendance à se développer.

La compression, la destruction par les substances chimiques, sont des procédés qui doivent être repoussés, ainsi que l'intervention avec le dril, la galvanocaustie et l'électrolyse; on doit opérer au marteau et à la gouge. On emploiera d'ordinaire la narcose générale; seules les exostoses pédiculées permettent d'opérer sous l'anesthésie locale à la cocaïne. On ne se préoccupera pas du tissu qui revêt l'exostose, il est généralement aminci et impossible à enlever. En raison de la nature éburnée de certaines tumeurs, la gouge pourrait ne pas prendre sur elles et glisser sous le choc du marteau; on les attaquera en enfonçant le marteau dans le tissu osseux de la base, à une petite distance de la tumeur. Lorsque le conduit est rétréci et qu'on ne trouve pas avoir assez de jour, que l'exostose est profondément située, on facilitera beaucoup l'opération en décollant le pavillon en arrière et en haut, avec la rugine, et en le rabattant en avant. Cette pratique facilite d'autant plus l'opération que les exostoses siègent en général sur la paroi postérieure du conduit. Le pavillon se ressoude par première intention.

Le pansement doit consister en lavages avec liqueur de van Swieten et tamponnement avec la gaze iodoformée. Lorsque les délabrements ont été considérables, on placera un drain dans le conduit ; il faut réduire les granulations avec le crayon de nitrate d'argent.

L'inflammation, conséquence de l'opération, qui se transmet aux parties internes de l'oreille et la commotion produite par les chocs, déterminent d'ordinaire de la dureté d'ouïe, des vertiges, etc., phénomènes qui disparaissent en général complètement, après quelques semaines. Cependant Lucæ a observé en pareille circonstance une surdité complète. qui a duré un an, mais a complètement disparu par la suite.

EXTRACTION DES CORPS ÉTRANGERS DU CONDUIT ET DE LA CAISSE

Lorsque les méthodes ordinaires d'extraction des corps étrangers du conduit et de la caisse n'ont donné aucun résultat, et lorsque l'on est bien certain de la présence du corps étranger, on devra faire le décollement du pavillon. Cependant, comme il arrive souvent que le spécialiste ne voit le patient que lorsqu'il a été déjà l'objet de manœuvres longues et répétées, qui ont déterminé déjà une tuméfaction considérable de la paroi du conduit, il sera bon, lorsque l'on ne constatera, ni fièvre, ni stase papillaire, ni névrite optique, de soumettre d'abord le malade à un traitement antiphlogistique, qui permettra assez fréquemment d'enlever le corps étranger, à la suite du dégonflement des parties

molles, par des manœuvres plus simples, et qui permet·
tront en tout cas d'assurer le diagnostic.

On fait,. à un demi-centimètre en arrière du pavillon,
une incision parallèle à son insertion. Cette incision commence à 1 centimètre au-dessus de l'apophyse zygomatique et à 2 centimètres en avant de la verticale qui
divise en deux parties égales la circonférence du conduit.
On sépare le pavillon et son périoste, au moyen de la rugine,
des parois postérieure et supérieure du conduit osseux.
On sectionne la peau du conduit, par une incision semi-
circulaire, pratiquée en haut et en arrière, aussi profondé-
dément que possible ; on rabat le pavillon en avant, au
moyen d'un crochet et on aperçoit alors très nettement le
fond du conduit et la caisse. Après que l'on a fait par tamponnement, l'hémostase, toujours facile, on peut, le plus
souvent, chasser le corps étranger par une simple injection, ou bien, s'il est enclavé dans la portion osseuse du
conduit ou dans la caisse, le désenclaver au moyen d'une
curette fenêtrée ou d'un crochet mousse de forme convenable.

Lorsque la portion osseuse du conduit est trop étroite,
on l'élargit en enlevant couche par couche, à la gouge, avec
précautions, la paroi postéro-supérieure, jusqu'à ce que
l'espace soit suffisant. De même, lorsqu'on ne peut, après
décollement du pavillon et du conduit, arriver à désenclaver le corps étranger de la caisse, on enlève la paroi postéro·
supérieure du conduit, avec précaution, suivant la méthode
de Stacke. (*Voir cette opération.*) Après avoir enlevé le
marteau, la membrane du tympan, l'anneau tympanique,
en tout ou en partie, on arrive toujours à extraire le corps
étranger.

Après l'opération, la suture de la peau, la formation
d'un lambean, suivant le procédé de Stacke, lorsqu'on a
enlevé à la gouge les parois postérieure et supérieure du
conduit, il faut, par un traitement antiseptique rigoureux,

guérir l'inflammation et faire disparaître le pus. Par le tamponnement du conduit, on empêchera l'atrésie plus ou moins complète qui pourrait se produire. On doit toucher au nitrate d'argent les granulations qui apparaissent dans le conduit au niveau de la cicatrice.

PARACENTÈSE DE LA MEMBRANE DU TYMPAN

La paracentèse du tympan est une opération qui répond à des indications très diverses, et qui se fait de manière assez différente suivant les cas. Tantôt on ne cherche à faire qu'une simple incision destinée à se refermer promptement, tantôt on se propose d'établir dans le tympan une solution de continuité persistante; d'autres fois enfin, l'ouverture du tympan n'est que le premier stade précédant des interventions plus complexes dans l'intérieur de la caisse et permettant l'exploration directe des organes qui y sont renfermés.

Il existe de nombreux instruments pour faire la paracentèse, le plus pratique est l'aiguille lancéolée (fig. 153) fixée à angle obtus sur un manche (fig. 152). On s'assure, au moyen de la loupe, que la pointe et le tranchant sont parfaits; s'il n'en était pas ainsi, la section serait beaucoup plus pénible; on peut aussi la faire au galvano-cautère. Les incisions faites par ce dernier procédé ne saignent généralement pas et se cicatrisent beaucoup plus lentement que les autres. Le nez et le naso-pharynx doivent être soigneusement désinfectés, au préalable, dès la veille. On désinfectera soigneusement, également dès la veille, le conduit, par des injections, et des instillations de sublimé à 1/1000. La douleur est très variable; chez les adultes, on peut opérer sans narcose dans tous les cas. L'anesthésie locale au moyen de la cocaïne est impossible et les instillations de cocaïne ne produisent pas d'effet sensible. Chez les.

enfants très turbulents ou très craintifs, on sera parfois obligé d'employer le bromure d'éthyle, surtout lorsqu'on devra exécuter la paracentèse des deux tympans.

La tête du patient est solidement immobilisée et on pratique l'opération, en général à l'aide du spéculum et du miroir frontal. Cependant, il est des cas où le spéculum est inutile et où on voit parfaitement le tympan en tirant le pavillon en arrière et en haut.

On approche l'aiguille, que l'on tient à la façon d'une plume à écrire, du point de la surface du tympan que l'on veut perforer ; d'un seul coup on la fait pénétrer de 2 millimètres et on pratique l'incision. Cette opération n'est pas aussi simple qu'elle le paraît et lorsque l'opérateur n'est pas exercé, il se heurte fréquemment à l'un des écueils suivants : il peut blesser le conduit ; en cherchant à se rapprocher du tympan, il peut le toucher et le malade, s'il est craintif, ne laisse

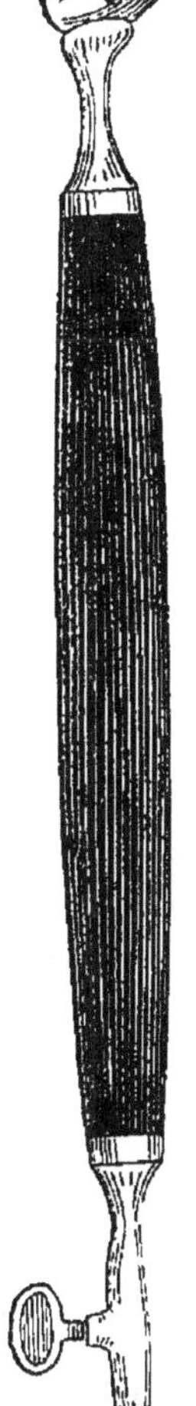

Fig. 152. — Manche pour les instruments auriculaires.

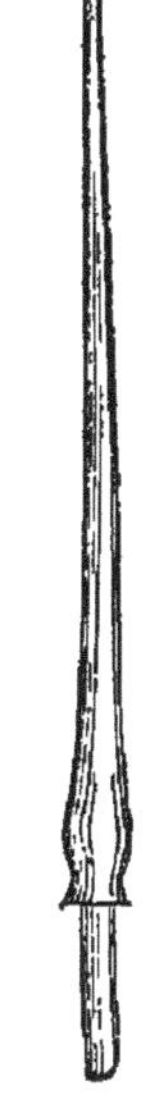

Fig. 153. — Aiguille à paracentèse.

plus continuer l'opérateur. Très fréquemment, en raison de l'obliquité du tympan, l'opérateur perfore un point tout autre que celui qu'il visait ; très fréquemment aussi, l'opérateur inexpérimenté égratigne seulement la surface du tympan, ou ne fait qu'une incision de dimension très insuffisante ; au contraire, lorsque l'instrument pénètre trop profondément, la paroi externe de la caisse est lésée, le plus souvent c'est le promontoire qui est atteint, et cela n'a pas, d'ordinaire de conséquence fâcheuse. Cependant Ludewig et Hildebrandt ont signalé récemment la perforation de la veine jugulaire, dans deux cas où l'hémorragie, d'ailleurs considérable, put être arrêtée par le tamponnement.

Lorsqu'on se sert du galvano-cautère, on doit employer des instruments très grêles et très pointus, rougissant seulement par la pointe, on les introduit à froid. jusqu'au voisinage du tympan, sur lequel on les appuie légèrement, au moment où passe le courant. Il faut prendre garde de ne pas toucher la paroi interne de la caisse, car les applications du galvano-cautère amènent facilement des caries. L'instrument est immédiatement retiré en prenant garde de ne pas toucher les parois du conduit. On souffle dans le conduit pour chasser les vapeurs brûlantes qui s'y sont produites ; et lorsque l'application est bien faite, elle ne détermine pas une réaction immédiate beaucoup plus sensible que le couteau.

Indications de la paracentèse. — *Première indication.* — Dans le catarrhe aigu, lorsque l'on constate dans la caisse la présence d'une grande quantité de sérosités ou de mucus accumulés, ou même lorsque, par l'auscultation, on observe dans la trompe des râles que la douche d'air ne fait pas disparaître ; dans le catarrhe chronique, lorsque la caisse renferme également du mucus, la perforation doit être pratiquée, de préférence, dans les parties les

plus déclives du tympan, surtout dans le quadrant postéro-inférieur, parce qu'il est le plus facilement accessible
à la vue et parce que, en ce point, l'éloignement de la
paroi interne de la caisse est le plus considérable. La
direction de l'incision, qui doit être large, importe assez

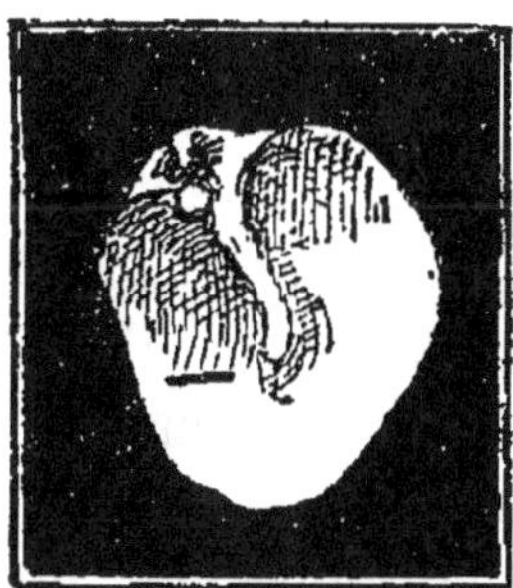

FIG. 154. — Section horizontale
dans le quadrant antéro-inférieur.

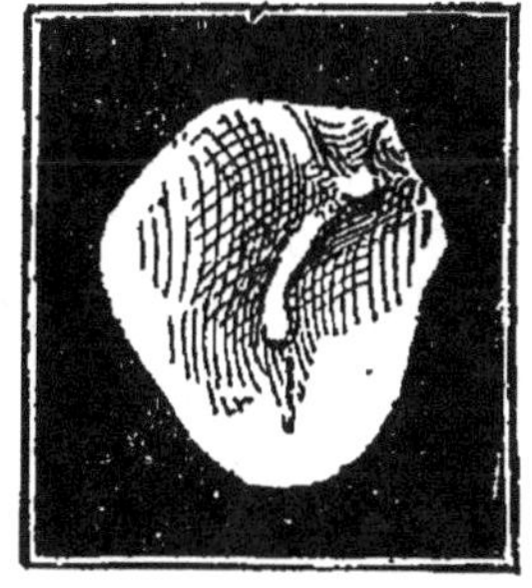

FIG. 155. — Section verticale
au-devant et au-dessous du
manche du marteau.

peu ; cependant, en faisant une incision horizontale, on
s'expose moins à léser les parois du conduit, la douleur est
généralement assez vive, l'hémorragie insignifiante.

Lorsque l'exsudat est fluide, il s'écoule spontanément ;
lorsqu'il est de consistance gélatineuse, même dans le cas
où l'ouverture est très large, il n'a aucune tendance à
sortir de la caisse. On le chassera au moyen de l'insufflation
de Politzer, ou du cathétérisme, lorsque celle-ci, par suite
de l'obstruction de la trompe, ne suffit pas. En cas d'insuccès de ces méthodes, on fera l'aspiration par le conduit,
au moyen du masseur de Delstanche.

Les injections par la trompe d'eau stérilisée, salée à
0,75 p. 100, préconisées par Schwartze, sont, à notre avis,
dans ce cas, un procédé dangereux, qui expose à la complication inflammatoire du simple catarrhe.

Normalement, la cicatrisation de la paracentèse exécutée avec le couteau s'opère au bout de un à trois jours,

sans laisser de traces. On peut éviter cette cicatrisation trop rapide dans les cas où l'exsudat est sirupeux, en opérant au galvano-cautère ; la cicatrisation est alors beaucoup plus lente à se produire.

Immédiatement après la paracentèse, l'audition s'améliore et l'amélioration devient plus marquée encore après l'écoulement de l'exsudat. On enlève l'exsudat avec de petits tampons de ouate. Il nous paraît mieux de se passer d'injections ; dans les cas aigus, on fera une pulvérisation d'acide borique ou une instillation de glycérine phéniquée ou de sublimé et on bourre le conduit de gaze iodoformée. Le malade restera au repos dans la chambre un jour ou deux. Malgré toutes les précautions, il semble parfois impossible d'éviter les complications aiguës ; en tout cas elles deviendront beaucoup moins nombreuses lorsque l'on prendra soin de faire rigoureusement, avant et après l'opération, la désinfection du naso-pharynx et du conduit.

Dans le tiers des cas, une seule incision amène la guérison, qui est la règle, lorsque la trompe est libre et que l'on peut pratiquer des insufflations ; dans le cas contraire, l'exsudat se reforme, on doit pratiquer à nouveau la paracentèse et la guérison ne sera obtenue que lorsqu'on aura guéri l'obstruction de la trompe.

Deuxième indication. — La paracentèse est indiquée dans les otites purulentes aiguës, lorsque le tympan bombé prend une couleur rouge cuivre ou bien jaune verdâtre, et que la perforation tardant à se faire, on constate des symptômes de propagation de l'inflammation à l'apophyse ou au cerveau. On la pratiquera de la même façon que dans le catarrhe. Elle doit être très précoce et constitue, au même titre que le débridement de la hernie, une opération d'urgence, que tout praticien doit être en mesure d'exécuter. L'écoulement du pus et le traitement antiseptique font souvent disparaître, comme par enchantement, des symptômes très graves et arrètent un processus qui fût peut-être devenu mortel. L'incision doit être large et il faut prendre garde que la rétention ne se produise de nouveau par suite de la cicatrisation de la plaie.

La paracentèse est également indiquée dans les otites purulentes chroniques, lorsque se produisent des symptômes de rétention du pus, par suite de l'étroitesse ou de la situation défavorable des perforations.

On peut encore ajouter que la paracentèse est indiquée dans la myringite aiguë, accompagnée de gonflement et de douleur, comme moyen antiphlogistique.

Troisième indication. — On l'a employée pour améliorer l'ouïe, dans les cas où le tympan était fortement tendu en dedans ou bien, au contraire, lorsqu'il était relâché et atrophié.

Cette intervention a pour but, dans le premier cas, de faire pénétrer directement les ondes sonores jusqu'à l'étrier sur lequel elles agissent alors directement; elle donne parfois des résultats momentanés assez brillants, mais toujours temporaires. Les progrès de l'audition ne sont pas durables, car la membrane du tympan a une grande tendance à se régénérer, malgré que l'on ait, en la coupant, rasé exactement l'anneau tympanique ; cependant on peut, nous l'avons vu ailleurs, empêcher cette régénération.

Dans les cas d'atrophie avec relâchement du tympan, les

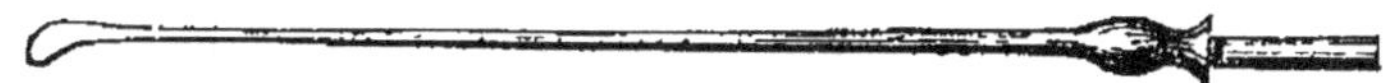

FIG. 156. — Synéchotome de Politzer.

incisions de la membrane donnent lieu à des cicatrices qui la tendent en se rétractant, surtout lorsque l'on combine ces incisions avec les applications de collodion ou de photoxyline et lui permettent de mieux vibrer. Les incisions que l'on fera avec cet instrument (fig. 156), qui sert aussi à péritomiser la membrane du tympan ne sont pas douloureuses et il ne coule pas de sang. Elles donnent quelques résultats. Mais cette altération est consécutive au catarrhe de la caisse et elle est d'ordinaire accompagnée d'autres lésions de l'appareil de transmission.

La section du pli postérieur du tympan (fig. 157), recommandée par Politzer et Lucæ, doit se faire au ras de la courte apophyse, afin de ne pas léser l'articulation de l'enclume et de l'étrier ; l'instrument ne doit pas pénétrer

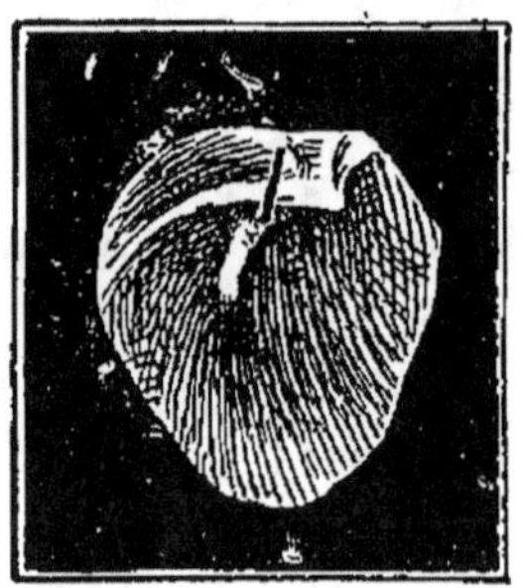

FIG. 157. — Incision du pli postérieur du tympan.

profondément, afin de ne pas atteindre la corde du tympan. Cette opération a pour but de diminuer la tension du tympan et de faciliter les mouvements du marteau, dont le manche est fortement tiré en arrière et en haut. L'amélioration de l'ouïe, parfois assez remarquable au moment de l'opération, dépend de l'état de la chaîne. Cette amélioration est toujours passagère, car la soudure des lèvres de l'incision se produit toujours très rapidement ; et on a même observé, à la suite de la plicotomie, la diminution de l'ouïe.

En somme, à part les incisions multiples, dans le relâchement et l'atrophie du tympan, opérations dont le résultat n'est même pas, en général, très brillant, toutes ces interventions ne produisent sur l'ouïe aucun effet sérieux et durable ; le tympan doit assurément être ouvert, mais cette ouverture ne sera que le premier stade de la synéchotomie ou des interventions plus efficaces que l'on pratiquera sur les osselets.

TRAITEMENT CHIRURGICAL DES POLYPES ET DES GRANULATIONS

Les granulomes et les fibromes mous doivent être enlevés avec l'anse froide de Wilde (fig. 158). On introduit l'anse

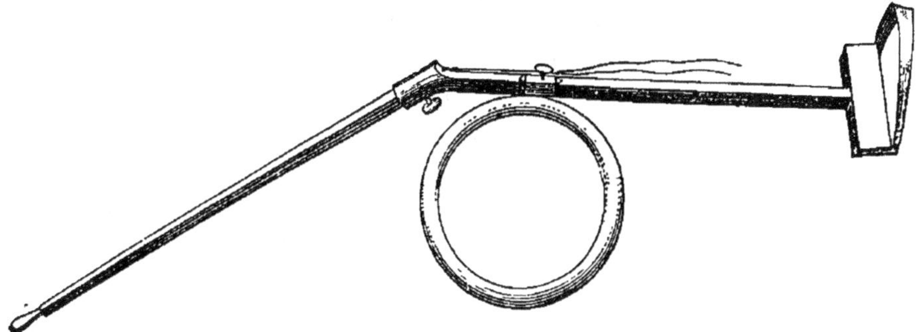

Fig. 158. — Anse de Wilde.

ouverte autour du polype, après s'être renseigné avec la sonde sur son point d'insertion ; l'anse est poussée aussi loin que possible, le long du pédicule du polype, mais avec précautions ; on la serre ensuite lentement et on lui imprime une légère secousse. Les granulomes sont toujours coupés et tombent dans le conduit, les fibromes mous sont également coupés ou restent adhérents à l'anse et, dans ce cas, on amène alors parfois avec eux leur pédicule, tandis que la pédicule des granulomes persiste toujours. Les fibromes durs opposent une forte résistance aux tractions et dans ce cas, quel que soit le point d'implantation de ces polypes, ils doivent être enlevés à l'anse chaude que l'on fait rougir seulement au moment où le pédicule se trouve serré. Les polypes qui s'insèrent sur le tympan ou dans la caisse, et il est toujours difficile d'être fixé sur le point précis de leur implantation, doivent être enlevés avec une grande prudence, car ils reposent souvent sur des parties cariées, et leur ablation, surtout lorsqu'il s'agit de polypes durs, exécutée avec trop de brutalité, pourrait avoir pour conséquence d'enlever des fragments osseux plus ou moins épais et d'établir parfois des communications entre la caisse et les cavités labyrinthique ou cranienne.

L'opération, sera précédée d'une injection boriquée, après le nettoyage du conduit et l'introduction d'une solution à 15 ou 20 p. 100 de cocaïne, ou même sous la narcose générale, dans le cas où les malades sont craintifs. Lorsque les polypes font une légère saillie hors de la caisse, par une perforation de la partie tendue ou de la membrane de Shrapnell, on doit agrandir ces perforations et faire pénétrer l'anse, montée sur un canon très grêle, aussi profondément que possible dans la caisse et extraire le polype avec précaution.

Les polypes laissent le plus souvent après eux un pédicule qui devra être détruit. Pour les pédicules, aussi bien que pour les granulations du conduit, on se servira toujours dans ce but de curettes tranchantes semblables à celle que représente la figure 159 ; ou d'autre forme et ces curettages auront l'avantage d'enlever simultanément toutes les parties cariées, lorsque la carie, si fréquente dans les cas où se sont développés des polypes, est restée superficielle.

Les pédicules et granulations de la membrane du tympan seront détruits avec la pointe d'un fin galvano-cautère. On peut aussi se servir du galvano-cautère pour cautériser les pédicules et les granulations intra-tympaniques. Mais nous préférons, dans ce cas, l'usage des curettes tranchantes dont on possédera une série, avec des manches de courbure différente. On peut, à la rigueur, se contenter d'une seule, montée sur un manche flexible, à courbure variable. Au

moyen de la curette, on enlèvera, avec la plus grande précaution, sous la narcose ou après cocaïnisation, toutes les
parties granuleuses, les pédicules accessibles à la vue et
même à l'instrument, s'il est manié avec une grande prudence et par une main très exercée ; mais
les pédicules des polypes de l'apophyse
mastoïde et ceux de l'antre, beaucoup plus
fréquents qu'on ne le croit, échapperont aux
cautérisations comme aux curettages et on
ne pourra prévenir leur récidive que par
le décollement du conduit, l'ouverture et
le curettage de l'antre, c'est-à-dire par
l'opération de Stacke. Les pédicules situés
sur les osselets de l'ouïe sont très difficiles
à détruire.

Après l'ablation de la ou des tumeurs,
les symptômes subjectifs et l'écoulement
disparaissent souvent, mais on est toujours
exposé, si on n'a pas détruit le pédicule,
aux récidives, cependant moins fréquentes,
pour les polypes fibreux (Schwartze). Il ne
faut pas se hâter de promettre une amélioration de l'ouïe après l'opération, car cette
amélioration, très variable, dépend de la
nature et de l'étendue des altérations de
l'oreille, de la possibilité de leur guérison
et parfois ne se produit pas.

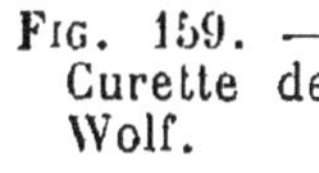

Fig. 159. —
Curette de
Wolf.

L'ablation des polypes, nous nous en rendons mieux
compte en étudiant le chapitre des caries, est une opération beaucoup plus délicate qu'on ne le croit généralement.
Cette opération peut être absolument inefficace ou très
dangereuse, entre des mains inexpérimentées ou impru-
dentes.

MYRINGOPLASTIE

Nous avons étudié ailleurs les indications de cette intervention, qui rentre aussi bien dans la catégorie des opérations que dans celle des prothèses. Dans le cas de petites
perforations persistantes, il peut suffire de faire l'avivement au couteau des bords, ou de les toucher légèrement
au nitrate d'argent pour déterminer par bourgeonnement
la fermeture. La myringoplastie fut imaginée par Berthold,
qui appliquait d'abord un fragment de la peau du bras sur
la perforation dont les bords étaient avivés par un emplâtre
anglais, qu'il laissait trois jours en place. Berthold remplaça ensuite le morceau de peau par la membrane coquillière de l'œuf, qu'il applique par sa face interne, tandis
que Haug l'applique par sa face externe ; il faut faire
adhérer avec soin la membrane coquillière sur le tympan.
Ce sont surtout les petites perforations qui peuvent être
comblées par ce procédé. Guranowski recommande, après
nettoyage exact du conduit, de recouvrir les bords avivés
de la perforation d'une couche de photoxyline, qui déborde
vers la cavité, on laisse sécher et on recouvre d'une autre
couche qui dépasse la première et en répétant plusieurs
fois on comble la perforation. La photoxyline, comme la
membrane coquillière, forme une sorte de charpente dans
laquelle s'infiltrent les cellules rondes et la lymphe plastique et qui sert de soutien à la jeune cicatrice en voie de
formation. Ces divers procédés sont très infidèles ; pour peu
que les perforations atteignent des dimensions un peu
supérieures à la moyenne, je ne les ai jamais vus réussir.

DESTRUCTION OPÉRATOIRE DES SYNÉCHIES INTRA-TYMPANIQUES

Les synéchies qui s'établissent à la suite des processus
catarrhaux ou purulents de l'oreille moyenne, relient les

osselets entre eux ou aux parois de la caisse, ou bien directement la membrane du tympan aux parois de la caisse. Dans le premier cas, les synéchies sont constituées par des cordons. Dans le second, elles peuvent encore, surtout lorsqu'elles se développent à la suite du catarrhe, être formées par des cordons, mais le tympan peut aussi être directement accolé à la paroi interne de la caisse par des synéchies plus ou moins vastes, constituant la forme appelée synéchie plate.

La position du tympan et des osselets ne suffit pas pour établir le diagnostic de synéchie. Parfois, lorsque le tympan est aminci et atrophié, à la suite du catarrhe, on voit directement les synéchies. Le diagnostic doit être fait par l'examen du tympan pendant la douche d'air, l'aspiration au moyen du spéculum de Siegle et par l'étude des conditions de mobilité du tympan au moyen de la sonde. On ne doit faire la synéchotomie qu'après avoir essayé sans résultat les douches d'air, qui, certainement, peuvent détendre ou même rompre certaines synéchies, les injections sous pression de vaseline liquide, par la trompe, le massage aérien et le massage direct, qui peuvent donner le même résultat. Lorsqu'il y a des signes de lésions avancées de l'oreille interne, comme cela arrive fréquemment dans les périodes avancées du catarrhe, l'opération est inutile.

Politzer a recommandé un synéchotome que nous reproduisons (fig. 156); nous avons adopté pour les cordons, pour les synéchies existant entre les osselets et les parois de la caisse, le ténotome de Schwartze dont nous avons déjà parlé et que l'on introduit à travers une incision faite derrière le manche du marteau, entre ce manche et la longue branche de l'enclume.

Pour les synéchies plates, le mieux est de les détruire avec la petite curette spéciale de Schwartze. Prout a imaginé un instrument assez pratique, au moyen duquel il circonscrit les dépressions ombiliquées du tympan correspon-

dant à des synéchies plates. Dans tous les cas, mais surtout
dans le cas de synéchies plates, il faut empêcher la soudure de se produire à nouveau. On devra faire, après l'opération, des douches d'air, des aspirations d'air par le conduit ; toutes ces manœuvres, en cas de synéchies plates,
resteront le plus souvent sans résultat et bien souvent aussi
malheureusement, dans le cas des simples synéchies en
forme de cordon. Bien entendu, l'opération sera accompagnée de toutes les précautions antiseptiques ordinaires.

La synéchotomie donne des résultats meilleurs dans les
cas où les synéchies sont consécutives à des processus
purulents, que dans ceux où elles sont la conséquence du
catarrhe, parce que les cicatrices sont plus rétractiles dans
ce dernier cas et que le labyrinthe est plus fréquemment
atteint. Aussi l'opération ne peut-elle, lorsque le labyrinthe
est malade, avoir pour but que de produire un arrêt du
processus. Dans les cas les plus favorables, où un résultat
immédiat est atteint, il est rare qu'il soit durable, car les
synéchies se reconstituent le plus souvent. De plus, ce
résultat est souvent médiocre, parce que, d'ordinaire, les
lésions que l'on a pu atteindre ne représentent qu'une
faible partie de celles dont l'appareil de transmission est le
siège. Dans l'un comme dans l'autre cas, il faut recourir à
des interventions plus complètes que nous étudierons plus
loin. Cependant, avant d'en arriver à les employer, on peut
encore essayer ces interventions, en ne donnant aucune
espérance ferme au malade et en les lui faisant considérer
comme des tentatives précédant vraisemblablement une
intervention plus radicale.

TÉNOTOMIE DU MUSCLE TENSEUR DU TYMPAN

La ténotomie du tenseur du tympan a été surtout pratiquée par Weber-Liel et Kessel ; elle a pour but de lutter
contre la contraction permanente ou spasmodique du

muscle interne du marteau, qui ramène le manche en dedans, détermine une forte tension de la chaîne des osse-lets et de la membrane du tympan et la compression du labyrinthe. La rétraction de ce muscle peut se produire dans la sclérose et à la suite de processus catarrhaux et purulents de la caisse, lorsque le muscle du tenseur est le siège de spasmes, mais il est très rare de la rencontrer iso-lément et son diagnostic est pour ainsi dire impossible. Le symptôme le plus marqué, la traction du tympan en dedans, peut être aussi bien produit par les brides rétractiles, ten-dues entre le marteau et l'enclume et les parois de la caisse. L'amélioration de l'audition, la diminution des bruits après la douche d'air, après le massage aérien ou direct, peut ainsi bien se produire dans les cas d'adhé-rences, d'obstruction de la trompe, que lorsque le tenseur du tympan est rétracté.

Il est évident, de plus, que l'on doit tenir compte de l'état du labyrinthe ; s'il présente de graves altérations, l'opération, même judicieusement employée, ne peut don-ner de brillants résultats.

Voici, d'après Kessel, qui a la plus grande expérience de cette opération, quelles sont ses indications :

1. La paralysie du muscle de l'étrier, car l'action du tenseur du tympan n'est plus équilibrée ;

2. Le spasme prolongé du tenseur du tympan ;

3. Les perforations réniformes ou cordiformes du tym-pan et les perforations au niveau du triangle lumineux ;

4. Dans le catarrhe hypertrophique, tant que l'étrier est encore mobile et que la compression du labyrinthe peut être encore diminuée. Lorsque les bruits sont continus et qu'ils doivent être très vraisemblablement rapportés aux altérations des muscles de l'ouïe.

Technique opératoire. — Le tenseur du tympan s'insère

à un tubercule du marteau situé au niveau de l'apophyse externe ; comme la partie libre de ce tendon n'est que de 2 millimètres, l'espace sur lequel il peut être atteint est très minime, surtout dans le cas de rétraction du marteau.

Nous préférons opérer en arrière du manche, on fait, au niveau de l'apophyse externe, à 1 millimètre en arrière de cette saillie, une courte incision et l'on introduit entre le marteau et l'enclume soit le ténotome de Hartmann (fig. 160), soit le ténotome recourbé de Schwartze qui consiste en une lame courbée sur le plat et coupant vers le bas. Avec l'instrument de Schwartze on coupe en descendant, avec celui de Hartmann en remontant. Je me sers d'ordinaire de l'instrument de Schwartze. Il faut avoir naturellement un ténotome spécial pour chaque côté.

Il est très difficile de ne pas léser la corde du tympan ; l'opération est généralement suivie d'un léger épanchement de sang dans la caisse, qui se résorbe au bout de quelques jours. Lorsque existent des synéchies, il faut les sectionner en même temps que le tympan.

La ténotomie du tenseur du tympan est assez difficile à exécuter ; on est averti que le tendon est coupé, lorsque l'on constate la disparition de la résis-

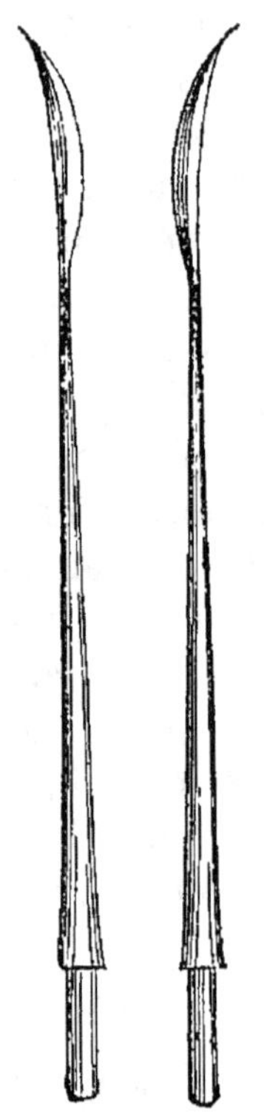

Fig. 160. — Ténotome de Hartmann.

tance et à l'examen, on voit que le marteau a repris sa position naturelle ; mais souvent il ne la reprend pas, en raison de la persistance des adhérences qui n'ont pas été sectionnées.

L'opération sera faite chez les personnes courageuses en instillant quelques gouttes d'une solution de cocaïne à travers la perforation de la caisse ; chez les autres, sous le bromure d'éthyle ou même le chloroforme. On fera ensuite le pansemeut antiseptique du conduit ; les précautions à prendre avant et après l'opération sont les mêmes que dans la paracentèse.

On donnera, après l'opération, des douches d'air et on appliquera le massage aérien du conduit, pour éviter la soudure des fragments sectionnés du tenseur.

Gruber et Kessel et plusieurs autres auteurs ont observé une diminution notable des bruits à la suite de la ténotomie du tenseur, mais il est rare que cette amélioration ait été durable et il n'est pas bien certain qu'elle ne doive être simplement rapportée à l'ouverture du tympan.

Pour ce qui concerne l'audition, à part quelques cas relativement heureux, mais qui ne semblent pas s'être maintenus, l'opération paraît avoir été peu efficace, et parfois même (Politzer), semble avoir hâté la perte de l'ouïe. L'opération ne saurait avoir de valeur lorsque existent déjà des altérations du labyrinthe. Peut-être, comme le croit Kessel, exécutée assez tôt, dans le catarrhe, pourrait-elle avoir une réelle efficacité.

TÉNOTOMIE DU MUSCLE DE L'ÉTRIER

Les observations de cette opération sont trop peu nombreuses et trop incomplètes pour que l'on puisse actuellement être fixé sur ses indications ou sur sa valeur thérapeutique.

Habermann a publié un cas dans lequel il a observé, après la section de ce muscle, la disparition de forts bourdonnements. Il croit que, dans ce cas, existait un spasme du muscle de l'étrier. Politzer signale les bons résultats de la section de ce tendon, lorsqu'il se trouve pris dans des adhérences rétractiles. Pollak a observé, à la suite de sa section, de l'hyperesthésie acoustique, du vertige, ce qui s'explique par la compression du labyrinthe produite par la contraction du tenseur du tympan, que ne compense plus l'action du muscle de l'étrier.

Aussi doit-on, en même temps que la section du tenseur de l'étrier, pratiquer la section du tenseur du tympan. On observe, par cette double section, la diminution très notable de bourdonnements très violents ; c'est ce qui m'est arrivé dans deux cas, sans que j'aie observé aucune amélioration de l'ouïe consécutive à l'opération.

L'opération pourra se faire avec un couteau spécial après l'ablation du quadrant postéro-supérieur du tympan, sous le chloroforme, avec l'aiguille à paracentèse, en tenant compte des dispositions anatomiques indiquées page 32.

EXTRACTION DU MARTEAU ET DE L'ENCLUME. — EXTRACTION ET MOBILISATION DE L'ÉTRIER

Indications. — L'extraction des osselets est indiquée : 1º pour tarir les écoulements purulents chroniques, dans les cas de carie du marteau et de l'enclume avec ou sans complication de la carie du temporal, en particulier des parois de l'attique, 2º pour diminuer la surdité et les bourdonnements, dans certaines conditions que nous étudierons plus loin.

Méthodes. — On peut enlever les gros osselets, extraire ou mobiliser l'étrier par deux voies.

1º Par le conduit. Cette méthode, que nous appellerons *l'ancienne méthode*, est toujours praticable, mais avec plus ou moins de succès, pour les gros osselets au moins, lorsque le conduit ne présente pas un trop considérable rétrécissement.

Le conduit doit être désinfecté soigneusement, deux jours avant l'opération, on en fera le nettoyage et seringage minutieux et on le tiendra rempli jusqu'au moment de l'opération d'une solution de sublimé à 1 p. 1000, renouvelée deux fois par jour. Il ne faut par faire d'injection dans le conduit au moment de l'opération, on augmenterait ainsi la congestion de l'organe et on favoriserait l'hémorragie.

En thèse générale, toutes ces interventions doivent être faites sous la narcose complète du chloroforme ou de l'éther. Lorsque la membrane du tympan est intacte, il est impossible d'obtenir la moindre anesthésie en introduisant des solutions de cocaïne dans le conduit, si concentrées soient-elles et si longtemps qu'on les laisse en contact avec le tympan. On peut assurément ouvrir le tympan, ce qui est très peu douloureux dans les cas où le tympan est atrophié, et instiller ensuite quelques gouttes d'une solution à 10 ou 15 p. 100 dans la caisse. On peut faire cette instillation directement, lorsque le tympan est déjà perforé ; mais en procédant ainsi, même chez les sujets peu timorés, les seuls qui puissent permettre l'expérience, la sensibilité est toujours trop conservée pour permettre à l'opérateur d'agir librement. Il ne faut pas oublier non plus que l'on a observé des phénomènes d'empoisonnement, à la suite de l'absorption de très faibles quantités de cocaïne par cette voie.

Lorsque le tympan est intact, on le divise par deux incisions partant de sa partie la plus déclive, et se rejoignant en haut au niveau du manche ; le couteau doit raser énergiquement l'anneau tympanique.

Lorsqu'une partie du tympan est détruite, on fait partir encore l'incision des bords de la perforation en remontant vers le haut ; de cette façon, le champ opératoire est toujours libre et n'est pas recouvert de sang.

On arrête le sang aussi bien à ce moment que pendant toute l'opération par le tamponnement serré de la caisse. Nous ne recommandons ni l'emploi des solutions fortes d'alun ni celle des autres styptiques, car ils déterminent la formation de caillots intra-tympaniques très gênants, surtout lorsque l'on doit opérer sur l'étrier ; nous avons eu recours, avec un succès très relatif, à des injections d'une solution forte d'ergotine dans la glycérine, faites derrière le pavillon, un quart d'heure avant l'opération.

Après avoir incisé le tympan, on fait la section du muscle tenseur du marteau ; puis, au moyen du ténotome de Schwartze, passé derrière la longue branche de l'enclume, on sépare l'enclume de l'étrier. On fait alors l'extraction du marteau, soit au moyen de l'anse de Wilde préconisée par Schwartze et préférable à mon avis, soit au moyen d'un instrument construit sur le principe du lithotriteur (Lucæ); on tire vers le bras et un peu en dehors sur le manche, qui se casse assez facilement au niveau du col, surtout lorsqu'il y a ankylose de l'articulation du marteau avec l'enclume. Parfois, on pourra enlever la tête restée dans l'attique, ainsi que l'enclume, avec les crochets spéciaux ; d'autres fois, on n'y arrivera pas, et si l'on croit cependant, en raison de sa carie, avoir intérêt à l'enlever, il faudra avoir alors recours à l'opération de Stacke.

Lorsque le tympan entier est fortement repoussé en dedans, par suite de la raréfraction de l'air dans la caisse, on pratiquera, si cela est possible, le cathétérisme et l'insufflation d'air, avant l'opération.

Lorsque le manche du marteau est attiré en dedans par des brides cicatricielles, et l'on sait qu'il peut l'être au point de devenir presque horizontal, on le dégagera avec le ténotome passé entre son manche et la paroi interne de la caisse et on le ramènera au moyen de cet instrument, vers l'extérieur, de façon à donner prise à l'anse.

Si l'opération a été faite sur une oreille où n'existait ni écoulement ni carie et si elle a uniquement pour but d'améliorer l'audition ou de diminuer les bruits, on peut, après avoir séparé l'enclume de l'étrier, laisser l'enclume en place ou l'enlever, ce qui, à notre avis, est mieux ; mais lorsque l'opération est faite sur une oreille atteinte de suppuration chronique et lorsque l'enclume est cariée, il est nécessaire de l'extraire.

L'extraction de l'enclume, qui se fait le plus souvent sans que la vue puisse être d'aucun secours, parce que, dans les conditions anatomiques les plus favorables où une partie de la grande branche de l'enclume est visible sous le cadre tympanique, l'écoulement de sang, toujours provoqué par les manœuvres de l'extraction, masque complètement la vue, et cela, malgré l'emploi du photophore électrique, dont on doit toujours se servir dans les diverses opérations sur la caisse, et malgré toutes les tentatives de tamponnement.

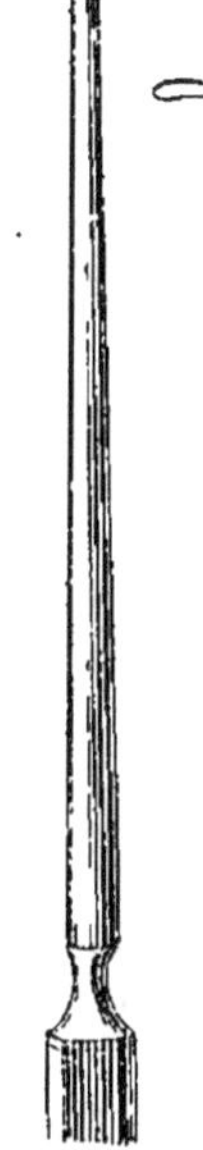

Le meilleur instrument et le moins dangereux est le crochet de Ludewig (il en faut un pour chaque oreille) (fig. 161), dans lequel la petite branche a 2 millimètres de large et 5 millimètres de long. L'instrument est introduit, le crochet placé horizontalement et dirigé en avant, en rasant l'incisure de Rivinus ; on fait exécuter au manche une rotation de 180°, en arrière ; la longue branche doit rester en contact avec l'incisure de Rivinus, le bord externe de la courte branche, avec le bord latéral de l'attique ; il ne faut pas essayer de lutter contre les résistances que l'on peut rencontrer, car, sur certains crânes,

Fig. 161. — Crochet pour l'enclume, de Ludewig.

le crochet, long de 5 millimètres, peut déjà léser le tegmen tympani ; et la lésion du facial et du canal demi-circulaire externe, du premier surtout, est plus facile encore. A la suite de l'intervention, l'articulation de la courte branche de l'enclume peut être désarticulée, l'enclume sera entraînée par le crochet, ou bien elle pendra dans la caisse et pourra être

libérée avec le ténotome, ou bien enfin_ elle tombera sur le
plancher de la caisse. Si son volume est très réduit, par
suite de la carie, il pourra devenir très difficile de l'atteindre
et de la désarticuler. Il n'est malheureusement pas rare
que l'on ne puisse arriver à l'extraire de la caisse et lorsqu'on croit l'avoir désarticulée, il faut essayer de la chasser
de la caisse par une injection d'eau salée, au cas où elle
pourrait être tombée sur le plancher, avant de recourir à
l'opération de Stacke.

L'ablation et la mobilisation de l'étrier qui consistent,

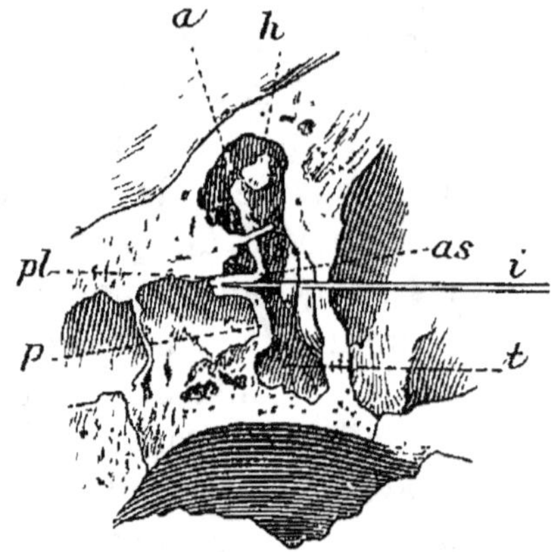

Fig. 162. — Cette figure (de Politzer), destinée à expliquer son
procédé de la synéchotomie des branches de l'étrier, peut aussi
servir pour la démonstration de la mobilisation.

a, attique de la caisse. — t, chambre inférieure de la caisse, — p, promontoire. — h, marteau et enclume. — as, articulation de l'enclume et de l'étrier.
— pl, platine de l'étrier. — p, promontoire. — i, l'instrument introduit entre
l'étrier et les parois de la niche.

la première à extraire l'étrier tout entier, au moyen d'un
crochet passé dans ses branches (fig. 162), la seconde à
faire agir comme levier une palette introduite entre les
branches de l'étrier et les parois du pelvis ovalis, sont des
opérations qui peuvent assurément être pratiquées par le
conduit, mais beaucoup moins souvent qu'on ne serait tenté
de le croire d'après les indications des auteurs.

L'extraction ne pourra être tentée que lorsque la fenêtre
ovale et l'étrier seront bien accessibles à la vue, en dedans
du cadre tympanique, avant l'opération, à travers le tympan
aminci et rétracté ou par le lambeau pratiqué dans ce but
(fig. 163); et encore faut-il admettre qu'il n'y ait aucun
écoulement de sang, car la moindre goutte cache le champ

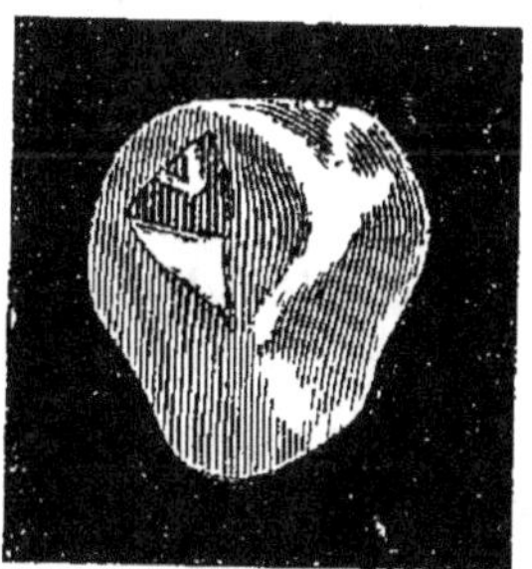

Fig. 163. — Lambeau triangulaire taillé dans la membrane du
tympan en face de l'articulation stapédio-incudiale. (D'après
Politzer.)

opératoire. Lorsque la niche est remplie de granulations,
l'étrier est invisible. Le moindre attouchement de la
muqueuse, même dans le cas de catarrhe simple, donne
lieu à un écoulement sanguin; la rupture de l'artère de
l'étrier est suivie d'une hémorragie relativement abondante
et dans le catarrhe atrophique, les branches de l'étrier sont
toujours amincies et se brisent facilement; de plus, en
dehors même de toute soudure des branches aux parois du
pelvis ovalis, la sclérose du ligament péri-annulaire rend
l'extraction difficile, les branches se brisent presque toujours dans ce cas et cet insuccès est grandement favorisé
par la position oblique des instruments introduits par le
conduit, nécessitée par l'obliquité de la direction de l'axe
de la fenêtre ovale. J'ai fait de très nombreuses opérations
de ce genre sur le vivant et sur le cadavre, j'ai examiné un
grand nombre de crânes et je ne puis m'empêcher d'exprimer tout mon étonnement de ce que Miot, Boucheron,

Blake et Jack ne vous disent pas qu'ils aient été arrêtées par cette difficulté. Nous voyons, au contraire, que nos observations concordent, à ce point de vue, avec celles de Schwartze et de Kessel.

Quant à nous, qui croyons qu'il y a un très grand intérêt à savoir exactement ce que vaut l'extraction de l'étrier, nous avons été conduit à ne plus pratiquer cette opération, autrement qu'après décollement du conduit et ablation de la paroi externe de l'attique.

Méthode nouvelle ou méthode de Stacke. — Bien que nous devions la retrouver et la décrire plus loin, à propos de l'ouverture de l'apophyse mastoïde, nous tenons à l'étudier minutieusement ici, où nous n'avons qu'à la considérer isolément, tandis que dans le paragraphe suivant, à propos des opérations sur la région mastoïdenne, nous devrons surtout la comparer aux autres méthodes qui remplissent plus ou moins le même but.

Stacke opère sous la narcose au chloroforme et avec l'aide de la lumière électrique. Il fait une incision arciforme, parallèlement à la ligne d'insertion du pavillon et à 2 millimètres en arrière, il prolonge fortement son incision en avant et s'arrête en bas à la pointe de l'apophyse mastoïde. Les vaisseaux sont liés et la couche périostique qui recouvre l'apophyse et la racine de l'apophyse zygomatique est incisée, le lambeau interne est séparé de l'os avec la rugine et ramené vers le conduit. On sépare soigneusement, avec une petite rugine, l'entonnoir membraneux, des bords supérieur et postérieur du conduit osseux et cette région apparaît alors exactement comme sur le squelette ; on incise circulairement le fond du conduit membraneux, au niveau de son union avec la partie osseuse du conduit ; cette incision est en forme de demi-cercle à concavité tournée en avant. Le pavillon est ramené en avant et maintenu en place au moyen d'un écarteur. Stacke enlève alors la membrane du tympan ou ce qui en reste, ainsi que le marteau.

Il introduit alors dans l'antre un protecteur, tige courbée en forme d'S, qui doit protéger le facial et les canaux semi-circulaires contre les manœuvres qui vont suivre, puis

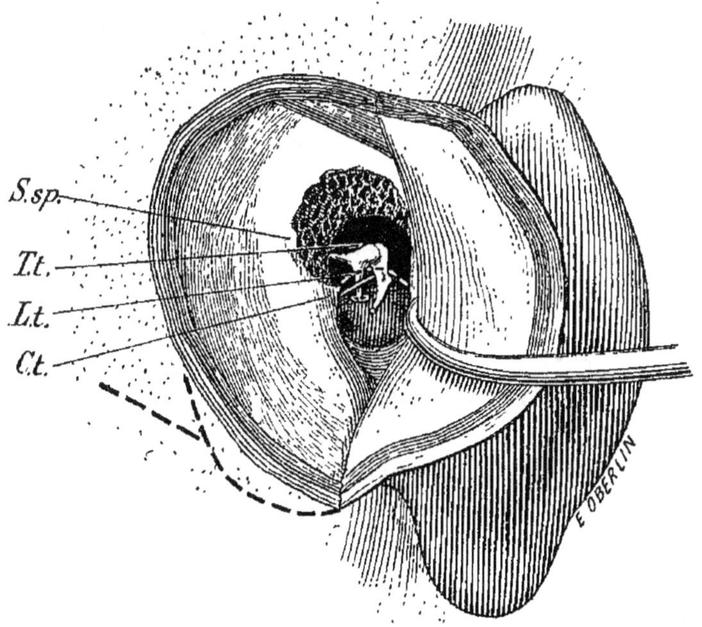

Fig. 164. — Libération du recessus épitympanique; méthode de Stacke. (Figure dessinée d'après une de mes préparations.)

Ssp, spina supra meatum. — Tt, tegmen tympani. — Lt, limbe du tympan. Ct, corde du tympan.

il enlève complètement, à la gouge, la lame osseuse constituant les parois inférieure et externe de l'attique et qui représente en même temps la paroi supérieure et le bord supérieur du conduit. Stacke se sert de gouges obliques, qui sont beaucoup moins dangereuses que les gouges droites, car sous le coup de marteau elles fuient toujours vers l'extérieur. On met alors à nu l'orifice de l'antre. On enlève l'enclume avec une pince ; on peut faire sur l'étrier, directement accessible et facilement visible, l'opération qu'indiquent les circonstances ou lorsque la région est le siége de carie, on met complètement au jour l'antre et, si cela est nécessaire, le système des cellules mastoïdiennes et on en fait le curettage avec une cuiller tranchante maniée avec précaution, mais avec énergie. Le conduit membraneux est alors remis en place et on introduit un drain jusque dans la caisse. On fait la suture de la peau et on s'abstient de toute injection. La blessure guérit par première intention au bout de trois ou quatre jours. S'il n'existe pas d'indication contraire, le pansement est renouvelé seulement au bout de huit jours et après huit à quatorze jours on a un aspect semblable à celui que l'on obtient dans l'intervention faite par le conduit.

Inconvénients et conséquences fâcheuses de ces opérations. — L'hémorragie, presque inévitable, est une conséquence très fâcheuse des opérations pratiquées par le conduit, elle est surtout gênante lorsqu'on doit opérer sur l'étrier, car souvent il est impossible de l'arrêter complètement. Ces opérations, que les conditions anatomiques rendent assez souvent impossibles par cette voie, le plus souvent très difficiles, ne peuvent alors être pratiquées, lors même que les conditions anatomiques seraient favorables. Dans l'opération de Stacke, on peut, au contraire, faire très facilement l'hémostase de la caisse par le tamponnement. Nous n'avons pas l'expérience suffisante pour apprécier la valeur de l'incision galvanocaustique du tympan, mais outre que l'écoulement de sang n'est pas toujours évité par cette méthode, elle détermine toujours, pour peu que l'opération se prolonge, un gonflement plus ou moins considérable de la région, très défavorable dans toutes les opérations sur l'étrier et elle n'évite pas les hémorragies de la caisse. La section de la corde du tympan, avec

28.

ses conséquences, est la suite ordinaire de l'opération par le conduit; elle est fatale dans l'opération de Stacke.

La lésion du facial est heureusement beaucoup plus rare et elle se produit naturellement beaucoup plus souvent dans l'extraction de l'enclume par le conduit avec les crochets, que dans celle du marteau. Elle a cependant été observée dans l'extraction isolée du marteau, et Schwartze propose de l'attribuer, dans ce cas, à l'arrachement de la corde du tympan. Elle se produit plus fréquemment, avons-nous dit, après l'extraction de l'enclume, soit que le crochet pénètre par une des lacunes d'ossification si fréquentes sur le bourrelet du canal du facial et lèse directement ce nerf, soit que le sang, les agents ou les produits inflammatoires, traversant ces mêmes lacunes, déterminent de la compression, de la névrite ou de la perinévrite du facial. Le plus souvent ces paralysies sont incomplètes et guérissent facilement, d'ordinaire spontanément. Dans l'opération de Stacke, la lésion du facial peut être produite par le protecteur (qui peut être ainsi plus dangereux qu'utile), aussi bien que par la gouge.

La lésion du canal semi-circulaire externe, plus grave, peut aussi être produite par la gouge. (Voir les *Opérations sur la région mastoïdienne*.)

On observe assez fréquemment le vertige, même à la suite d'opérations où l'étrier n'a pas été touché, mais ce symptôme disparaît en général rapidement; il est dû, vraisemblablement, à des actions nerveuses réflexes, développées par l'intervention opératoire sur la muqueuse de la caisse et à l'inflammation qui la suit.

On a fait à plusieurs reprises, par mégarde, la luxation de l'étrier, en voulant désarticuler l'enclume ; ces cas d'extraction involontaire et imprévue de l'étrier nous sont même utiles, parce qu'ils augmentent la petite statistique des cas d'extraction de cet osselet.

Traitement post-opératoire. — Je crois, avec Schwartze, Zaufal et contrairement à l'opinion de Stacke, que les injections après l'opération ne sont pas nuisibles ; le pansement à la gaze iodoformée, dans l'opération faite par le conduit, doit être renouvelé au bout de vingt-quatre ou quarante-huit heures. Dans l'opération de Stacke, on peut attendre, en général, quatre à cinq jours et même, s'il n'existe pas de symptômes d'inflammation, huit jours ; les pansements seront en général renouvelés, dans le premier cas tous les jours, dans le second tous les trois ou quatre jours, jusqu'à guérison complète. On fera des injections à l'eau salée lorsque la muqueuse de la caisse donnera naissance à un écoulement fétide ; si l'écoulement persiste, on fera des injections de sublimé à 1/2000.

La régénération du tympan se produit au bout de quelques semaines, elle peut être complète ou incomplète ; et nous l'avons vue se reproduire dans des cas où nous avions rasé aussi exactement que possible l'anneau tympanique. On l'empêchera en renouvelant l'excision et en faisant ensuite sur la plaie une application de crayon de nitrate. Il faut souvent refaire cette opération à trois ou quatre reprises.

Appréciation de la valeur de l'extraction des gros osselets. Choix des méthodes. — *Au point de vue vital.* — Il est tout à fait impossible de l'apprécier actuellement. En effet, nous ne savons pas d'une façon bien certaine si, dans les cas opérés et publiés, la carie était exclusivement limitée aux osselets ; bien que Grunert nous ait donné quelques bons signes pérmettant d'apprécier la carie limitée des osselets, leur valeur est loin d'être absolue et si nous ne pratiquons pas l'opération de Stacke, nous sommes condamnés souvent à ne savoir s'il y avait carie des parois de l'attique et de l'antre que par les suites d'opération. Nous sommes porté à croire, avec Stacke, que la carie isolée des osselets est assez rare, que la timide opération par le conduit est, par suite, rarement indiquée et qu'il y a avantage à mettre à jour, dans tous les cas, les cavités de l'attique et de l'antre. Tel n'est pas, actuellement, l'avis de Schwartze, qui, indépendamment• de ses objections théoriques, oppose les statistiques publiées par Grunert et Ludewig, paraissant, en effet, à première vue, favorables à sa manière de voir ; mais on ne doit pas oublier que si de petits points cariés sont restés sur les parois de l'attique et de l'antre, grâce aux lavages plus facilement exécutés, après l'extraction des gros osselets dans l'étage supérieur de la caisse, ils peuvent rester pendant longtemps somnolents et sans manifestations, tout en évoluant sournoisement et d'une façon continue et révéler brusquement leur existence par une catastrophe. L'opération de Stacke exécutée par une main exercée permettra de faire un examen et un curettage complet de toutes les parties de la caisse ; elle doit donc être en général préférée à l'extraction par le conduit.

Il semble que Schwartze ait raison en proscrivant le protecteur de Stacke, qui n'est pas sans danger ; une main prudente et très exercée peut s'en passer et ne touchera ni au facial, ni aux canaux semi-circulaires, ni au sinus latéral, mais il faut prendre dans la région dangereuse les plus minutieuses précautions. On évitera, par un soigneux tamponnement et l'accolement exact des parois membraneuses du conduit à celles de l'entonnoir opératoire osseux, l'atrésie du conduit et la nécrose osseuse. En s'abstenant de décoller le périoste sur les points qui ne doivent pas être enlevés à la gouge, on évitera les nécroses de la surface du temporal.

Au point de vue fonctionnel. — Les résultats donnés par l'ablation des gros osselets au point de vue fonctionnel sont très variables, suivant les cas, même lorsqu'ils semblent appartenir à la même catégorie et répondre aux mêmes indications.

C'est dans les cas où existent des brides cicatricielles entre les osselets et la caisse, entre la membrane du tympan et la paroi interne de la caisse, dans le cas d'ankylose de l'articulation du marteau et de l'enclume, phénomènes consécutifs à l'otite purulente, ou au simple catarrhe, dans les cas où la membrane du tympan est épaissie et calcifiée que l'on a obtenu les meilleurs résultats. C'est surtout Sexton, ardent promoteur de la méthode, qui paraît en avoir tiré les plus grands avantages, nous-même l'avons employée plusieurs fois avec succès et avons généralement constaté, ainsi que tous les auteurs, la diminution des bourdonnements et l'amélioration de l'ouïe. Sur les 75 cas relevés par Ludewig, l'amélioration de l'ouïe fut constatée 33 fois. Cependant, dans 3 cas, j'ai obtenu un résultat absolument contraire. Chez une jeune fille atteinte d'une otorrhée ancienne avec polypes et brides cicatricielles dans la caisse, l'ablation du tympan et des gros osselets entraîna la diminution de l'audition, déjà très affaiblie, sans aucune amélioration des bourdonnements. Je pense que ce phénomène est dû à ce que, chez cette jeune fille, la niche de la fenêtre ovale était complètement remplie de brides et de tissu de granulation ; la transmission des ondes sonores par le tympan et les osselets pouvait encore, vraisemblablement, malgré les conditions défavorables, déterminer l'ébranlement de l'étrier, tandis que l'action directe de l'air sur cet organe était incapable de le mettre en mouvement. Je ferai prochainement, sur cette jeune fille, l'extraction de l'étrier.

Cependant nous devons signaler un cas de Schwartze et un de Kessel, dans lesquels l'opération a déterminé la surdité complète, sans que l'on puisse trouver aucune explication de ce phénomène.

Dans la sclérose, ce sont Lucæ et Sexton qui semblent

posséder l'expérience la plus étendue de la valeur de cette opération au point de vue fonctionnel. Sur les 53 cas publiés par Lucæ il a obtenu 9 fois une amélioration remarquable de l'audition, 19 fois une amélioration faible, 7 fois une diminution ; il est d'avis que cette opération peut empêcher les progrès des bourdonnements. Sexton, dans son traité des maladies de l'oreille et dans ses travaux postérieurs, s'est montré partisan bien plus enthousiaste de cette intervention.

Pour que l'opération ait quelque chance de succès, il faut évidemment, que l'étrier soit encore mobile ; cette mobilité peut être indiquée par l'amélioration de l'ouïe après l'incision exploratrice du tympan, l'épreuve de Gellé et l'exploration à la sonde (moins probante, cependant, qu'on ne le croit généralement), lorsque les conditions anatomiques la rendent possible.

On peut se demander, cependant, si l'amélioration de l'ouïe, que l'on constate généralement après l'opération n'est pas due plutôt à la suppression de la membrane du tympan qu'à celle des osselets ; en effet, cette amélioration disparaît lorsqu'on laisse le tympan se reformer. Il semble aussi certain, que, dans la plupart des cas, les interventions opératoires dans la caisse ont pour résultat immédiat d'exciter momentanément l'appareil acoustique et d'exalter sa puissance et on constate, généralement, une période d'hyperesthésie acoustique post-opératoire. Cependant, lorsque l'opération détermine un notable épanchement de sang dans la caisse, l'ouïe est momentanément diminuée jusqu'à ce qu'il se soit résorbé et le phénomène que nous venons d'indiquer est masqué. On a dit aussi que toute intervention opératoire aurait pour résultat de précipiter l'évolution de la sclérose, nous allons revenir sur cette question et sur la légitimité de l'opération dans les cas où la sensibilité du nerf acoustique est très diminuée, à propos de l'extraction de l'étrier dans la sclérose.

CONSIDÉRATIONS SPÉCIALES SUR L'EXTRACTION DE L'ÉTRIER

Lorsque les milieux de l'œil devenus opaques ne peuvent plus se laisser traverser par la lumière, on les enlève et si l'organe placé dans ces conditions nouvelles n'est pas apte à fonctionner comme un œil normal, les progrès obtenus par l'opération sont assez importants pour qu'elle soit devenue courante en oculistique ; la même conception, amenant à supprimer dans l'oreille les organes de la transmission atteints d'impotence fonctionnelle nous a déjà conduit à enlever la membrane du tympan et les gros osselets. Mais cette intervention ne peut être efficace que lorsque l'étrier a conservé sa mobilité ; dans le cas contraire, on a pensé que cet osselet lui-même pourrait être enlevé.

Les expériences de Flourens [1] faisaient considérer cette opération comme très dangereuse au point de vue vital comme au point de vue fonctionnel. Cependant Wolf, dès 1835, rapporte dans le *Journal für Chirurgie u. Augenheilkunde de Walther*, l'observation d'une jeune fille, qui, dans le cours d'une otorrhée scarlatineuse, perdit le marteau, l'enclume et l'étrier sans que son audition fût intéressée et sans qu'elle présentât de vertige. Steiner, dans son *Compendium f. Kinderheilkunde*, rapporte un cas semblable.

Kessel, en 1871, fit ses premières expériences sur des poules et des pigeons ; il vit que, non seulement les animaux auxquels il avait enlevé la columelle ne mouraient pas, mais qu'ils guérissaient très bien, que la fenêtre se refermait ensuite par l'intermédiaire d'une membrane de nouvelle formation et qu'ils ne présentaient, par la suite, aucun trouble de l'audition et de l'équilibre. Depuis cette époque, divers auteurs, notamment Boley, 1890, Straaten, 1894,

---

[1] *Recherches expérimentales sur les propriétés et les fonctions du système nerveux*, p. 440.

nous-même, avons repris ces recherches avec le même résultat et, disons-le, dès maintenant, parmi tous les cas connus où l'étrier a été spontanément expulsé, volontairement ou involontairement enlevé, la mort ne s'est pas produite une seule fois. Un seul observateur, Bezold, a observé des accidents graves mais passagers.

Kessel fit sa première extraction, sur l'homme, en 1877. Il s'agissait d'une jeune fille sourde pour le langage, le résultat pour l'audition fut nul, les bruits furent un peu diminués. Depuis cette époque, Kessel ne publia rien sur cette question, bien qu'il ait continué à la pratiquer, c'est ce qu'il nous dit dans sa récente et importante communication faite au congrès des otologistes allemands à Bonn, le 13 mai 1894, où il rapporte l'observation de deux cas choisis dans les conditions les plus favorables, c'est-à-dire le nerf acoustique étant intact.

Les patients étaient atteints d'une otite suppurée ; les résultats furent très favorables dans les deux cas, les bourdonnements furent diminués, immédiatement après l'opération, on observa de l'hyperesthésie de l'ouïe, qui fit place à une anesthésie relative, suivie d'une notable amélioration. Jack, Blake, Schwartze, Ludewig, Grunert, Bezold, Lemke Stacke, Garnault, ont publié des cas d'ablation de l'étrier; Wolf et Berthold l'ont vu tomber spontanément ; et dans beaucoup de ces cas, on a obtenu une augmentation plus ou moins importante de l'ouïe et une diminution des bourdonnements. Dans un seul cas, celui de Bezold, l'opération a été suivie de vertiges intenses et a entraîné momentanément la perte complète de l'audition.

C'est dans les cas d'otite suppurée, le nerf acoustique réagissant normalement, que l'opération a donné les meilleurs résultats, au double point de vue de l'audition et des bourdonnements et nous croyons qu'elle est alors tout à fait indiquée lorsque ces symptômes sont arrivés à un certain degré. Il nous paraît que, dans ces cas, on doit toujours opérer par la méthode de Stacke et en deux temps, dans la première opération on curettera la caisse et l'antre dans la seconde, qui sera faite quatre ou cinq jours après, on enlèvera l'étrier.

On a également enlevé l'étrier dans les cas où cet osselet était immobilisé dans sa niche par des brides provenant d'une affection catarrhale de la caisse. On peut alors opérer par le conduit, si les conditions anatomiques sont favorables. Politzer se contente, dans ces cas, de circonscrire l'étrier dans sa niche, au moyen d'une petite palette, c'est ce qu'il appelle la synéchotomie des branches de l'étrier. Il nous dit, sur 18 opérations, avoir obtenu cinq fois une amélioration sensible et durable de l'audition et des bourdonnements. Cependant, il nous paraît que, malgré cette intervention, les brides de la fenêtre ovale doivent très rapidement se souder à nouveau et l'état anatomo-pathologique antérieur, avec ses conséquences, se rétablir. L'extraction de l'étrier a été faite dans la sclérose par Schwartze et Blake avec peu de succès, par moi dans un cas avec un succès relatif et par Jack dans plusieurs cas où il a obtenu de très bons résultats, au point de vue de l'audition et des bourdonnements. Il est très vraisemblable que si l'opération est faite précocement, avant que l'appareil nerveux ne soit lésé, l'opération donnera de meilleurs résultats. A notre avis, elle doit être tentée le plus tôt possible, au moins d'un côté.

On ne se laissera pas arrêter par cette objection que toute intervention opératoire hâte les progrès de la sclérose, car cette proposition est loin d'être démontrée ; de plus, il est possible, qu'au contraire, la disparition de la compression exercée sur le labyrinthe par l'étrier rétracté, en raison de la sclérose de son ligament ou de la soudure de ses branches aux parois de la niche de la fenêtre ovale, ait une action favorable et arrête les progrès de la sclérose du labyrinthe.

Dans la sclérose, en même temps que le ligament péri-annulaire est épaissi, les branches sont devenues plus grêles et se brisent plus facilement, d'autant plus facilement que le crochet introduit entre les branches agit surtout sur la branche antérieure et peut être difficilement appliqué au niveau de leur point d'union ; l'opération, ainsi que j'ai pu m'en convaincre maintes fois sur le cadavre, réussit infiniment plus sûrement lorsque l'on opère par la méthode de Stacke. Dans les cas où existe une soudure étendue entre les branches de l'étrier et les parois du pelvis ovalis, les branches se briseront toujours sous la traction, et la platine restera en place. On ne voit pas bien comment on pourra, après cette fracture, arriver à extraire l'étrier ; il faut, en effet, éviter, à aucun temps de l'opération, de le repousser en dedans et de comprimer, de ce fait, le liquide labyrinthique, on ne doit laisser tomber dans le vestibule aucun fragment osseux provenant de la platine brisée de l'étrier, qui pourrait peut-être déterminer une labyrinthite purulente. De plus, la forme ovale de la niche de l'étrier, l'obliquité de son axe sur l'horizon, rendent très difficile l'emploi des instruments agissant par révolution sur leur axe, qu'on pourrait concevoir. L'immobilité de l'étrier constatée à la sonde n'est pas une contre-indication formelle, car j'ai pu, après l'avoir ainsi constatée, enlever facilement l'étrier même en opérant par le conduit.

Il n'entrera pas un instant dans notre esprit d'imiter, à propos d'une opération qui a été exécutée un si petit nombre de fois, ces auteurs qui se hâtent de tracer prématurément les indications et les contre-indications des opérations. Il nous paraît que l'opération mérite d'être pratiquée et étudiée, même dans les cas de sclérose et même dans les cas où le nerf acoustique est intéressé. Nous ne savons encore ce que nous pourrons obtenir ; mais il faut réfléchir que nous sommes absolument désarmés, et qu'il vaut mieux expérimenter un procédé incertain, qu'appliquer un procédé non seulement inutile, mais nuisible, comme la douche d'air, dans le sclérose.

MOBILISATION DE L'ÉTRIER

La mobilisation de l'étrier est une opération qui n'a guère été pratiquée que par Kessel, Lucæ, Miot et Boucheron, qui ont eu peu d'imitateurs. Cette opération est souvent impraticable, en raison de la position de l'étrier ; les faibles résultats transitoires qu'elle donne, dans un petit nombre de cas. les impossibilités théoriques, si faciles à concevoir, qu'elle puisse en fournir de meilleur, ne permettent pas de conseiller de pratiquer, pour l'exécuter, soit la libération de la marge de l'attique par le conduit, soit l'opération de Stacke.

Elle consiste à introduire entre les branches de l'étrier et la paroi de la fenêtre ovale un levier avec lequel on agit sur les branches de l'étrier de façon à rendre cet osselet mobile.

Dans le cas de sclérose du ligament périannulaire, on se demande quelle action durable pourrait produire cette manœuvre, qui n'est pas exécutable dans les cas d'ankylose vraie. Dans les cas où la niche est remplic d'adhérences et de granulations, la méthode se confond avec la synéchotomie de Politzer, dont nous avons parlé plus haut et qui ne saurait, pas. plus qu'elle, empêcher le retour, à brève échéance, des mêmes conditions anatomo-pathologiques et de leurs conséquences physiologiques.

Lucæ et Kessel ont abandonné depuis longtemps ce procédé et ce dernier auteur nous dit, avec raison, dans son dernier travail cité plus haut, que les objections imputables à cette méthode et que nous venons de résumer brièvement l'ont conduit à l'abandonner pour l'extraction ; telle sera aussi notre conclusion.

LIBÉRATION DU RECESSUS ÉPITYMPANIQUE

Cette opération (fig. 164) isolée n'est guère indiquée que lorsqu'on voudra extraire les osselets *non cariés* par cette voie. Dans les cas correspondant à nos deux premières indications, il est rare que l'opération ne doive pas être étendue à l'antre et la région mastoïdienne, tout au moins à l'antre.

Première indication. — Les suppurations prolongées et le cholestéatome du recessus, lorsque les procédés plus simples décrits à l'étude de cette affection n'ont pu, comme c'est d'ailleurs la règle, amener la guérison radicale, et lorsque, même après l'extraction des gros osselets, on n'a pu enlever le cholestéatome, ou bien lorsqu'il se produit encore, malgré leur ablation, des symptômes de rétention du pus.

Deuxième indication. — Dans les caries de la marge du tympan indiquées par des trajets fistuleux de cette région; mais il est toujours très difficile d'affirmer que la carie est limitée à cette région.

Troisième indication. — Comme nous l'avons dit plus haut, cette voie doit être prise pour arriver à extraire l'étrier, lorsque les conditions anatomiques dans lesquelles se trouve la fenêtre ovale ne sont pas favorables à l'extraction par le conduit.

Méthodes. — On peut, comme l'ont proposé Politzer et Kretschmann, faire par le conduit le curettage des parois cariées de l'antre, au moyen de petites curettes tranchantes à manche convenablement recourbé, introduites dans la perforation de la membrane de Schrapnell agrandie ; mais en opérant ainsi, on lésera le plus souvent les osselets, ce qui a des conséquences fâcheuses pour l'ouïe, au cas où ils scraient intacts ; il est impossible souvent d'atteindre ainsi toutes les parties cariées et de les détruire. De plus, l'affection est souvent étendue à l'antre, et cette opération incomplète est suivie de récidive. On peut employer la pince coupante proposée par Hartmann et dont j'ai fait construire un modèle un peu différent par Mathieu, pour couper la marge du tympan, afin de faciliter l'extraction de l'étrier. Pour ce qui concerne les cas où existent des caries et des trajets fistuleux, il est rare qu'on puisse employer cette dernière méthode avec un succès complet, car la carie s'étend généralement beaucoup plus loin que les trajets que l'on voit et que l'on peut ouvrir avec cet instrument.

La véritable intervention chirurgicale, dans le traitement des affections du recessus épitympanique, consiste à l'ouvrir avec le marteau et la gouge, après avoir fait le décollement du pavillon.

La libération du recessus épitympanique par ce procédé n'est en somme que le procédé de Stacke. On peut laisser en place le revêtement membraneux de la paroi antérieure de ce conduit, lorsqu'il est large, mais il faut le décoller comme celui de la paroi postérieure si le conduit est étroit ; on rétracte le conduit membraneux avec le crochet proposé dans ce but par Schwartze, on incise le tympan à sa périphérie, on enlève avec précaution, avec le marteau et la gouge, la paroi externe de l'attique et ce qu'il est nécessaire de la paroi postérieure du conduit, afin de bien dégager le champ opératoire ; on fait ensuite le curettage exact des régions cariées ; on remet en place le conduit membraneux ; on le tamponne intérieurement, et l'on procède en général, pendant et après l'opération, d'après les méthodes décrites à propos de l'ouverture de la région mastoïdienne.

L'OUVERTURE DE LA RÉGION MASTOÏDIENNE

Indications de l'opération. — Cette opération fut exécutée pour la première fois par Jean-Louis Petit, en 1750. Elle fut faite de nouveau par Morand en 1751 et par Jasser en 1776. On essaya ensuite, bien à tort et sans succès, cette intervention opératoire contre la surdité. Après qu'une réaction imméritée se fût produite contre elle, à la suite de ces dernières tentatives, pendant toute la première partie du siècle, Schwartze et la brillante école de Halle eurent le mérite de la remettre en honneur, de la vulgariser et de faire progresser sa technique. En France, il ne semble pas que l'on se soit beaucoup occupé de cette question ; en dehors d'une revue intéressante due au Professeur Duplay, nous ne trouvons à peu près rien sur ce sujet dans la bibliographie de ces dernières années.

Schwartze a parfaitement résumé, dans leurs grandes lignes, les indications générales de l'opération.

L'ouverture opératoire de l'apophyse mastoïde est indiquée :

Première indication. — Dans les affections aiguës primaires ou secondaires de l'apophyse mastoïde, lorsque, malgré l'emploi des antiphlogistiques, la douleur, la fièvre et l'inflammation locale persistent, et qu'apparaissent les symptômes oculaires d'une propagation intracranienne.

Comme le pronostic dépend, dans une très large mesure, du moment où sera faite l'intervention, et que cette question, en même temps que très délicate, est de la plus grande importance, on nous permettra de revenir ici sur ce que nous avons déjà dit, en étudiant les affections de la région mastoïdienne.

D'abord, il faut être bien certain de l'existence de la

mastoïdite profonde. La douleur locale, spontanée ou au contact, la rougeur, la tuméfaction peuvent se rapporter aussi bien à une périostite qu'à une mastoïdite profonde ; la fièvre manque dans la moitié des cas, et si l'on voit souvent des malades atteints de simple périostite présenter un état général très mauvais ; on a, par contre observé des cas dans lesquels les malades augmentaient de poids, avec leurs apophyses mastoïdes remplies de pus. Une preuve plus certaine de l'empyème mastoïdien est fournie par la saillié de la partie postérieure du conduit auditif externe (et non de la paroi supérieure seule, qui est d'ordinaire causée par une périostite en rapport avec la carie du recessus épitympanique), à condition que l'on soit bien certain qu'il ne s'agit pas d'un furoncle. Les indications tirées par Zaufal de l'examen de l'œil, doivent être également rappelées. L'hyperhémie de la papille optique, dans un œil antérieurement sain, est un indice de complication intracranienne et une indication formelle d'opération. Lorsqu'il existe déjà de la névrite optique, il est parfois déjà trop tard. L'opération, dans tous les cas, doit être immédiatement tentée ; mais si la stase papillaire persiste après l'opération, le pronostic paraît devoir être toujours fatal. En tout cas, il faut se hâter de diriger le traitement contre les complications intra-craniennes qu'elle indique. Lorsque ces symptômes existent, on ne s'attardera jamais à l'incision de Wilde. Lorsqu'on a des raisons de croire qu'il s'agit d'une simple périostite et qu'après avoir fait l'incision de Wilde on ne trouve pas de trajets fistuleux dans la corticale, il faut surveiller le malade avec soin, et si les symptômes locaux et généraux persistent, si surtout les complications oculaires apparaissent, on devra immédiatement opérer. Si l'on réfléchit combien sont graves les dangers auxquels on exposera le malade en temporisant et combien sont légers, je ne dirai pas les dangers, mais les inconvénients d'une opération bien exécutée, même

sans absolue nécessité, on s'arrêtera rarement à l'incision
et on ouvrira l'apophyse. La spondylite cervicale et certaines tumeurs de la base du crâne peuvent présenter les
symptômes de la mastoïdite, mais l'examen de l'oreille,
intacte dans ces cas, lèvera les doutes.

Deuxième indication. — Dans l'inflammation chronique
de l'apophyse mastoïde avec gonflements répétés et rémit-
tences ; dans les cas d'abcès, fistules de la peau, d'abcès
par congestion, lors même qu'on n'observe aucun phénomène indiquant que la vie du malade est en danger. Bien
que le pus s'écoule facilement et que l'on ne constate
aucun symptôme de rétention et de réaction et bien que,
d'autre part, la guérison complète puisse se produire, soit
spontanément, soit sous l'influence d'une médication convenable, surtout lorsque l'individu n'est ni syphilitique ni
scrofuleux, il reste cependant toujours probable que dans
l'intérieur de l'apophyse se développent des caries et des
nécroses dont on ne peut prévoir ni l'étendue ni les conséquences.

Troisième indication. — Dans les otites moyennes suppurées, sans inflammation de l'apophyse mastoide, lorsque
des symptômes de complications graves, par suite de rétention purulente, de développement de cholestéatomes, se
produisent, lorsque, par exemple, l'apparition de violentes
douleurs coïncide avec l'arrêt d'un écoulement abondant,
Il faut que l'on sache bien que les injections, pas plus
qu'aucune des autres méthodes, en dehors de l'ouverture
de la région mastoïdienne et du curettage à ciel ouvert, ne
peuvent amener la guérison définitive du cholestéatome.

Quatrième indication. — Dans les névralgies inguérissables de l'apophyse, on observe, en particulier chez les
anémiques , des douleurs névralgiques très tenaces

et très pénibles de cette saillie osseuse, en dehors de tout symptôme d'inflammation ; ces névralgies résistent à tous les moyens médicaux, et l'expérience a montré que la meilleure méthode de traitement consistait à ouvrir l'apophyse ; on laisse ensuite la cicatrice se faire après suture complète des lambeaux.

Cinquième indication. — Comme opération prophylactique, contre les otites moyennes purulentes fétides sans symptômes de rétention et sans inflammation de l'apophyse mastoïde, dès que le médecin a acquis la conviction que le siège de l'écoulement n'est pas limité à la caisse. Bien souvent l'extraction des osselets cariés ou la libération de l'attique ne seront pas des opérations suffisantes et il restera des foyers de carie que l'on ne pourra atteindre qu'en ouvrant l'apophyse.

J'ai emprunté cette division tout entière à Schwartze, parce qu'elle est excellente et que l'on ne pourrait actuellement en concevoir une meilleure.

Les contre-indications (en dehors des affections générales et des cachexies arrivées à leur dernière période) se limitent à la lepto-méningite ; mais en raison de l'incertitude des symptômes, au début de cette affection et de la gravité de son pronostic, qui peut être considéré actuellement comme absolument mortel, on doit opérer encore, même dans les cas où la lepto-méningite est seulement probable. Lorsqu'elle est bien confirmée, toute intervention paraît devoir être inutile.

Ouverture de la région mastoïdienne. — *Méthode de Schwartze.* — Jusqu'à ces dernières années, on employait dans tous les cas, aussi bien aigus que chroniques, une seule et même méthode, que nous allons · décrire avec détails, sous le nom de méthode de Schwartze et que l'on pourrait également appeler, la méthode classique. Mais il est plus juste de rappeler, par la première désignation, que c'est au maître de Halle que l'on doit la création et la vulgarisation du procédé, de sa technique et de ses indications.

Le côté de la tête où doit se faire l'opération sera soigneusement rasé et désinfecté. Dans les cas où il existe de l'inflammation superficielle, cette première opération sera faite sous la narcose. Il est bien entendu que toute l'opération est continuée sous la narcose et que l'on prendra soin de désinfecter le conduit aussi complètement que possible. Nous préférons l'incision de Schwartze dans les cas aigus; c'est une incision arciforme, parallèle à la ligne d'insertion du pavillon et située à 1 centimètre en arrière; elle débute 1 centimètre au-dessus de la ligne temporale et descend jusqu'à l'extrémité inférieure de l'apophyse mastoïde. Zaufal procède d'une autre manière : il fait une première incision verticale qui descend 2 à 3 centimètres au-dessous de l'apophyse mastoïde, et remonte à 2 centimètres au-dessus de la ligne temporale. De l'extrémité supérieure part une incision horizontale de 3 à 4 centimètres, perpendiculaire à la précédente et dirigée en avant. L'hémorragie qui suit l'incision est, en général, minime et s'arrête par le tamponnement, et, tout au moins, très facilement, par le pincement et la torsion des vaisseaux. Chacun des lambeaux est ramené en avant et en arrière avec un écarteur à griffe tenu par un aide, et l'on décolle avec la rugine le périoste, sur une étendue suffisante pour bien mettre à nu la corticale de l'apophyse mastoïde, jusqu'au niveau du bord supérieur de la ligne temporale. Les parties molles que recouvre l'apophyse mastoïde, très minces à l'état normal, peuvent atteindre, lorsquelles sont enflammées, une épaisseur de plusieurs centimètres.

Instrumentation. — Les instruments nécessaires pour l'ouverture de l'apophyse mastoïde sont : un bistouri, des pinces à forci-pressure, deux écarteurs à griffes et une

série de gouges, dont le diamètre varie de 8 à 2 millimètres
(nos petites gouges destinées à opérer dans la profondeur
sont courbées vers l'extérieur comme celles de Stacke, de
façon à ce que, sous les coups de marteau, la gouge tende
toujours à glisser vers l'extérieur), un marteau à tête de
plomb, deux ou trois sondes d'argent, des pinces coupantes de Luër, de petite taille, pour la mobilisation et
l'extraction des séquestres. Nous employons très peu ce
dernier instrument, préconisé au contraire par Zaufal et
avec lequel il fait l'opération presque tout entière. *Les
machines à perforer et les trépans doivent être absolument
proscrits ;* on doit s'en tenir à la gouge et au marteau et se
servir très rarement des pinces coupantes ; Schwartze ne
les emploie jamais. Il faut enfin des cuillers tranchantes
et des aiguilles de diverses dimensions pour faire la
suture.

Champ opératoire. — Le meilleur point de repère est
fourni par la *spina supra meatum*, lorsqu'elle existe (fig. 164).
Mais, malheureusement, elle fait souvent défaut, elle est
souvent, dans ces cas, remplacée par une petite fossette ; elle
est située sur la partie la plus élevée du bord postérieur du
conduit, un peu plus haut que le plancher de l'antre. Lorsqu'elle n'existe pas, on doit s'orienter sur une horizontale
passant par la partie la plus élevée du bord du conduit. On
ne dépassera pas, en avant, le bord postérieur du conduit,
en arrière, l'insertion du sterno-clido-mastoïdien et du
digastrique. On ne doit enfoncer la gouge au-dessus du
niveau de l'horizontale passant par le bord supérieur du
conduit, qu'avec la plus grande circonspection. Le point
d'élection pour ouvrir l'antre se trouve placé sur cette
horizontale, à 5-7 millimètres en arrière de l'épine ; il ne
peut être exactement déterminé qu'après le décollement du
périoste de la région, surtout lorsqu'il existe du gonflement
qui, parfois, atteint des proportions très considérables.

On appliquera la gouge en ce point et l'on agrandira l'orifice, jusqu'à ce que l'on ait pénétré dans l'antre.

On ne doit pas trop se laisser guider par le *bord inférieur* de la ligne temporale ; souvent, il est vrai, la partie la plus déclive de la fosse cérébrale reste au-dessus, mais elle peut descendre plus bas. La crête temporale, dont

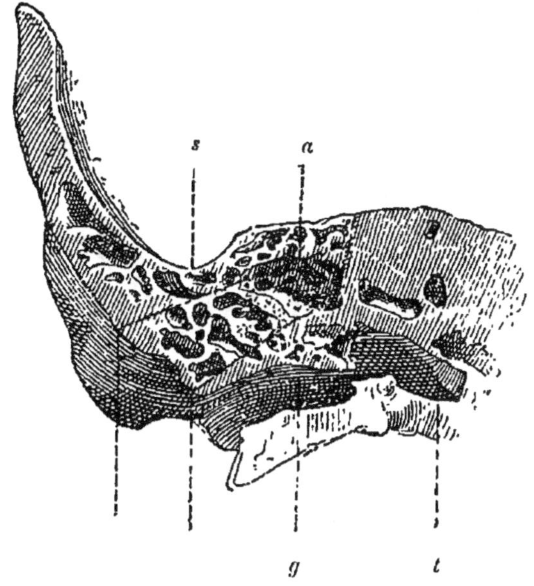

FIG. 165. — Section horizontale d'une apophyse mastoïde pneumatisée (Politzer).

g, paroi postérieure du conduit auditif. — *t*, cavité tympanique. — *a*, antre mastoïdien. — *s*, sinus sigmoïde.

la direction, la position, le développement, dépendent de conditions qui ne semblent avoir rien à faire avec la configuration interne du crâne, doit cesser d'être considérée comme un point de repère absolu.

Körner dit que la fosse cérébrale moyenne descend plus profondément chez les brachycéphales que chez les dolichocéphales, et que la fosse sigmoïde se porte plus loin en avant et en dehors, chez les premiers que chez les der-

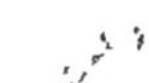

niers. Le fait découvert par Politzer, que c'est surtout sur les crânes à apophyses diploétiques et compactes que le sinus latéral s'avance beaucoup plus en avant et en dehors, est, pour le moment, plus certain. Les figures 165, 166 et 167, empruntées à Politzer, donnent une bonne idée de ces variétés de positions du sinus latéral et du sinus sigmoïde, très importantes à connaître.

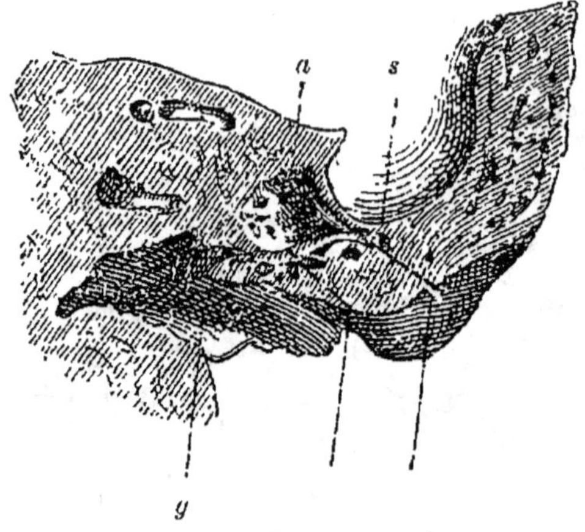

FIG. 166. — Coupe horizontale d'une apophyse mastoïde en partie diploétique, en partie pneumatisée (Politzer).
g, paroi postérieure du conduit auditif. — *a*, antre mastoïdien.
s, sinus sigmoïde.

Lorsque la corticale est ramollie ou présente déjà des trajets fistuleux, l'opération est très simple : il n'y a qu'à agrandir les fistules avec la gouge ; on enlève ainsi, peu à peu, la corticale, on met les cellules à nu ; on fait le curettage des cellules et des granulations qu'elles peuvent renfermer ; on recherche avec soin, au moyen du doigt et de la sonde, s'il existe un séquestre, on le mobilise et on l'enlève s'il y a lieu ; mais, comme nous le verrons, il ne faut pas négliger de remonter jusqu'à l'antre et de le mettre au jour ; on lave exactement avec une solution de sublimé à 1/5000 et on place un drain.

Lorsque la perforation de la corticale s'est produite à l'extrémité de l'apophyse ou bien même sur sa face profonde, et que de ce point sont partis des abcès vers le cou, on commence à ouvrir l'apophyse par le bas (Schwartze), et on libère la région par l'incision partielle du tendon du sterno-clido-mastoïdien.

Lorsque la surface de la région mastoïdienne est entière-

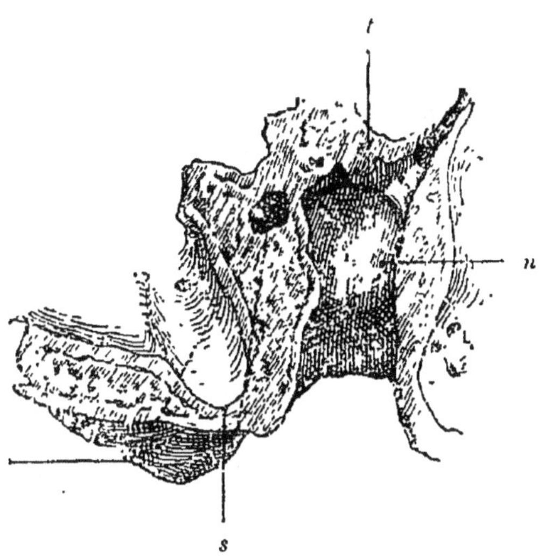

Fig. 167. — Coupe horizontale d'une apophyse mastoïde compacte ne renfermant que quelques rares espaces diploétiques (Politzer).

t, caisse. — *n*, paroi inférieure du conduit auditif. — *s*, sinus sigmoïde.

ment saine, on commence l'opération par le haut, en arrière de la *spina supra meatum*, au point que nous avons défini. Parfois, on pénètre très facilement dans la cavité et dans l'antre, la corticale est très mince et cède facilement ; d'autres fois, elle est très dure et éburnée, par suite d'un processus d'ostéosclérose, consécutif à une inflammation chronique de la cavité.

Les parois peuvent aussi présenter naturellement une très grande épaisseur ; généralement alors, elles sont denses, et la cavité centrale de l'apophyse et l'antre sont profondément situés et peu étendus, parfois presque nuls.

Les dimensions de la cavité en forme d'entonnoir creusée dans l'os, doivent être aussi grandes que possible, 12 millimètres à l'ouverture, d'après Schwartze, 15 d'après Politzer. La forme de l'entonnoir peut être ovale ou ronde ; elle sera plutôt ovale dans les petites apophyses, où le champ opératoire est réduit. Le sommet de l'entonnoir coïncidera avec l'antre, son axe se portera du *dehors, de l'arrière et du haut vers l'intérieur, le bas et l'avant.*

Dans la région supérieure de l'entonnoir, le ciseau ne doit jamais être dirigé perpendiculairement à la surface du crâne, ni vers l'arrière, ni vers le haut, il doit toujours être tenu sous un angle de 45° et dirigé de haut en bas et d'arrière en avant. Dans cette région, il est mieux d'employer toujours des gouges coudées. Dans les cas aigus, où on ne constate ni granulations, ni caries, l'entonnoir n'a pas besoin d'être aussi vaste que dans les cas chroniques. Mais on doit toujours arriver jusqu'à l'antre, et dans sa recherche on ne dépassera jamais une profondeur de 25 millimètres. Il existe des cas dans lesquels le canal facial a déjà été atteint à une profondeur de 18 millimètres ; à partir de 2 centimètres, dans tous les cas, la plus grande prudence est nécessaire.

Lorsqu'il est impossible d'atteindre l'antre par l'extérieur, en raison de la procidence du sinus latéral (Politzer a observé un cas dans lequel la distance qui séparait le sinus latéral du bord postérieur du conduit n'était que de 2 millimètres et je viens moi-même de faire une observation semblable dans une préparation anatomique), Schwartze fait le décollement du pavillon comme dans les cas de corps étrangers, et enlève la paroi postérieure du conduit couche par couche ; mais, en raison de la profondeur du champ opératoire, la méthode est difficile, la gouge expose à la lésion des organes profonds, et pas plus à Schwartze qu'à Kiesselbach, le procédé n'a donné de bons résultats au point de vue de la guérison.

Dans le cholestéatome, Schwartze a employé son procédé, soit seul, soit combiné à l'ablation de la paroi postérieure du conduit, et, par une longue pratique, il a constaté que l'objection de Bezold, d'après laquelle, en raison de la position du sinus latéral, il ne serait pas possible de pratiquer une ouverture assez vaste, n'était pas fondée. On fait ensuite, soit le curettage, soit la cautérisation avec le chlorure de zinc, le nitrate d'argent ou le thermocautère, qui, on ne doit pas l'ignorer, détermine facilement des nécroses. Mais il est généralement impossible de faire un curettage complet de tous les diverticules où s'est développé le processus d'épidermisation. Lorsque le cholestéatome a usé l'os et est venu au contact de la dure-mère, le curettage, qui doit être fait avec les plus grandes précautions, ne peut, non plus, être complet. Schwartze laisse, dans ces cas, la plaie ouverte, et greffe de petits lambeaux de peau sur les parois de l'entonnoir opératoire, de façon à obtenir aussi une transformation du fond de la plaie. Schwartze ne pense pas que l'on puisse ainsi supprimer définitivement la dermatite ; mais, la place restant ouverte, on peut la surveiller, la nettoyer, empêcher l'usure et la perforation de la dure-mère, et ainsi protéger le patient contre les récidives presque fatales du cholestéatome. La guérison complète de ce processus est à peu près impossible, si ce n'est dans les très petites cavités qui se remplissent de granulations et où se forment ensuite des cicatrices définitives. On place sur l'orifice permanent une pièce prothétique en argent et en caoutchouc permettant de faire de nouveaux curettages lorsqu'ils deviennent nécessaires.

Accidents à redouter pendant l'intervention. — Les accidents qui peuvent se produire pendant l'opération sont : 1º les hémorragies veineuses ; 2º les lésions du nerf facial ; 3° les lésions du canal semi-circulaire externe ; 4° l'ouverture de la fosse cérébrale moyenne, la lésion de la dure-mère et du cerveau.

1° Les hémorragies veineuses peuvent être déterminées : par l'ouverture des veines émissaires (elles cèdent facilement dans ce cas à la rugination et au tamponnement) ; par l'ouverture du sinus latéral, et l'écoulement de sang, toujours très abondant, oblige souvent, malgré le tamponnement, à attendre une huitaine, qu'un thrombus adhérent se soit formé dans le sinus. Lorsque, pendant l'opération, le sinus est mis à nu, on voit une membrane d'un gris bleu, dépressible, la paroi du sinus ; il ne résulte de cette mise à nu aucun inconvénient. La perforation du sinus latéral, même dans le cas où l'air pénètre dans les veines, ne détermine pas de conséquences fâcheuses, à condition que l'on fasse immédiatement un tamponnement antiseptique. Les hémorragies provenant des granulations cèdent très rapidement au curettage de ces granulations.

2° Le facial est très souvent lésé, aussi bien dans la partie verticale jusqu'au trou stylo-mastoïdien, que dans sa portion horizontale. Les paralysies peuvent se produire sur le moment, ou un peu plus tard, par perinévrite. On est averti de la lésion du facial par la secousse des muscles de la face. A moins de section complète, la guérison, plus ou moins lente, de la paralysie, est la règle.

3° La lésion du canal semi-circulaire externe a été toujours suivie de surdité et de vertige ; elle entraîne généralement la mort, par inflammation purulente du labyrinthe et méningite consécutive.

4° L'ouverture de la fosse cérébrale moyenne ne doit jamais se produire entre les mains d'un spécialiste exercé ; lorsque la dure-mère n'est pas entamée, il ne résulte aucun inconvénient de sa mise à nu, si les ·précautions antiseptiques sont bien prises. Il en sera généralement de même, en cas d'ouverture de la dure-mère. On connaît même un cas de guérison après ouverture de l'artère méningée moyenne, qui dut être liée, après libération au ciseau de son bout central, engagé dans son canal osseux.

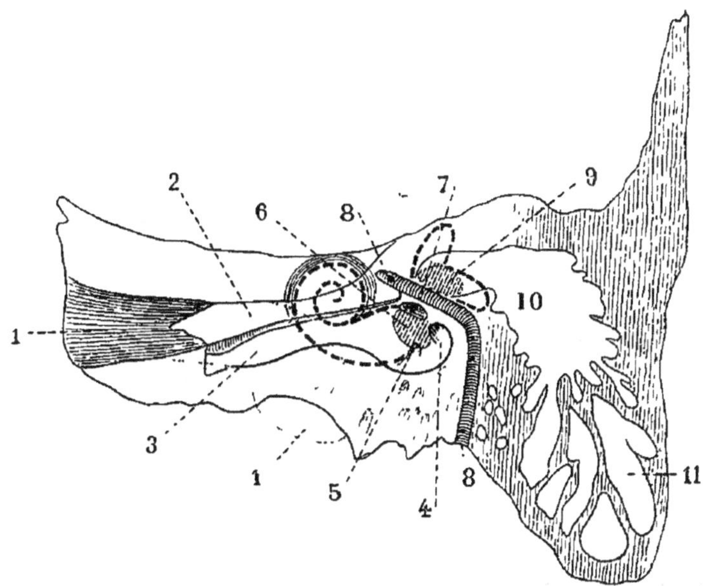

Fig. 168. — Coupe verticale demi-schématique à travers le temporal gauche, suivant la direction de la trompe d'Eustache. (D'après Schwalbe.)

1, 1, canal mastoïdien; il est représenté dans sa partie invisible par des lignes ponctuées. — 2, demi-canal du tenseur du tympan ouvert par la coupe et séparé par une crête osseuse de 3, demi-canal de la trompe d'Eustache, ou trompe osseuse, également ouvert par la coupe dans le sens de la longueur. — 4, caisse du tympan, sa paroi interne. — 5, fenêtre ronde. — 6, promontoire. — 7, fenêtre ovale. — 8, 8, canal facial, ouvert depuis l'hiatus de Fallope jusqu'au trou stylo-mastoïdien. — 9, saillie sur la paroi de l'antre mastoïdien correspondant aux orifices ampullaires des canaux semi-circulaires antérieur et externe. — 10, antre mastoïdien. — 11, cellules mastoïdiennes.

On doit prendre garde, en changeant les pansements, à ne pas arracher le tissu de granulations qui remplit la déchirure de la dure-mère.

Chez les nouveau-nés et les petits enfants, le sinus latéral est très éloigné de la paroi postérieure du conduit;

mais, par contre, la paroi osseuse qui sépare l'antre de la cavité cranienne est très mince.

On fait, après l'opération, une soigneuse injection de la plaie avec une solution de sublimé à 1/5000 et un pansement avec la gaze iodoformée, après avoir saupoudré la plaie d'iodoforme. Cependant Kuhn et Schwartze ont ob-

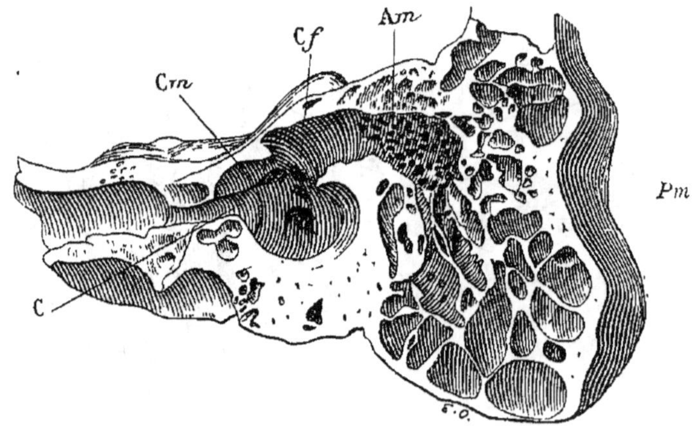

Fig. 169. — Temporal gauche, montrant la paroi interne de la caisse. (D'après Zuckerlandl.)

Pm, apophyse mastoïde. — *Am*, autre mastoïdien. — *Cf*, canal facial. — Entre *Am* et *Cf*, le recessus épitympanique. — *Cm*, canal du tenseur du tympan. — *C*, canal caroïdien sous le plancher de la trompe osseuse.

servé, surtout chez les enfants, de légers phénomènes d'empoisonnement par l'iodoforme, et surtout la production d'eczéma. Cependant le pansement iodoformé constitue la meilleure méthode; appliqué avec modération, il est rare qu'il détermine des symptômes d'intoxication; mais lorsqu'ils se produisent, ou lorsqu'on observera de l'eczéma, on emploiera simplement la gaze salicylée ou sublimée, après l'injection.

On ne doit faire immédiatement la suture complète de la plaie que dans les cas de névralgie; dans toutes les autres circonstances, on se contentera de réunir le périoste seul

par deux ou trois points de suture, de façon à ne pas laisser
l'os à découvert et à éviter les nécroses, mais de manière
à assurer aussi le libre écoulement des matières purulentes;
en outre, un drain sera introduit jusque dans l'antre. La
cavité de l'antre doit communiquer largement, à la suite de
l'opération, avec la caisse, et on se rend compte qu'elle
existe, lorsque l'injection passe facilement de la plaie mastoïdienne dans la caisse et s'écoule par le conduit. Cepen-

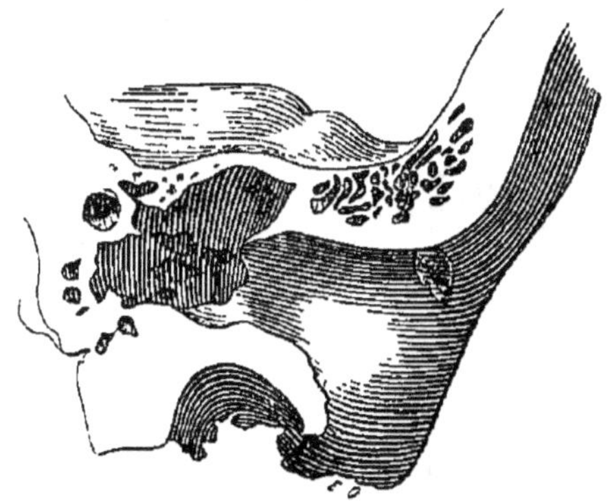

Fig. 170. — Temporal gauche. Coupe frontale passant par la paroi
supérieure du conduit auditif et par la caisse, montrant bien
le recessus épitympanique (Zuckerlandl).

dant cette communication a souvent tendance à se fermer
par des granulations, et pour la maintenir longtemps béante,
ce qui est nécessaire dans les suppurations chroniques
de la caisse et de l'antre, souvent le drain ne suffit pas.
Schwartze recommande l'introduction d'un crayon de nitrate (cette introduction est suivie d'une injection neutralisante de chlorure de sodium) ou la mise à demeure de tubes
de plomb, qui, assez souvent, produisent une sensation
pénible, et, en général, sont assez mal tolérés.

Le patient reste au lit une semaine soumis à un régime
convenable et dépendant de sa réaction plus ou moins
intense. Le premier pansement doit être renouvelé au bout

de 3 à 4 jours; plus tôt, s'il y a de la douleur et de la
fièvre. On renouvellera plus ou moins souvent les pansements, suivant que le pus est plus ou moins abondant ou
fétide. Pendant tout le temps que le pus est fétide, on
fera des injections de sublimé à 1/5000, puis des injections

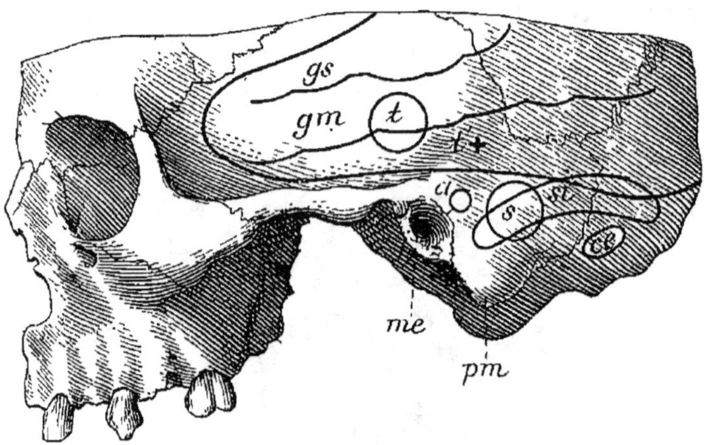

Fig. 171. — Vue latérale du crâne avec l'indication des points où
doivent être pratiquées, d'après Politzer, les opérations intra-
craniennes.

me, méal auditif externe. — *pm*, processus mastoïdien. — *gs. gm, gi*, les
trois circonvolutions du lobe temporal. — *si*, tracé du sinus latéral ou transverse. — *t*, point d'élection pour la trépanation du lobe temporal au-dessus du
tegmen tympani. — *ce*, lieu d'élection pour l'ouverture des abcès du cervelet
entre le sinus transverse et le sinus occipital. — *s*, point d'élection pour l'ouverture du sinus latéral.— *a*, point d'élection pour l'ouverture de l'antre mastoïdien.

boriquées. Contrairement à l'opinion de von Bergmann et
de Küster, ces injections n'ont aucun inconvénient.

Schwartze a observé qu'une durée de 1 à 3 mois était
nécessaire pour la guérison complète, dans les cas aigus,
de 8 mois dans les cas chroniques; dans le cas de cholestéatome, la plaie doit rester ouverte. Schwartze est en général opposé à la suture secondaire des lambeaux, recommandée au contraire par Gruber, pour raccourcir la durée
du traitement; il laisse la plaie se combler par bourgeonnement.

Au bout de quelques heures, l'effet de l'opération se fait déjà sentir, la douleur et l'inflammation locale diminuent. la fièvre tombe, et très rapidement l'écoulement du pus devient moins abondant et moins fétide. Mais lorsque pendant un certain temps on observe encore, malgré une rigoureuse antisepsie, un écoulement de pus fétide, on doit supposer l'existence de la carie des osselets ou des parois de la caisse ; lorsqu'on trouve dans l'injection des débris épidermiques, on doit supposer l'existence d'un cholestéatome et, dans l'un comme dans l'autre cas, on doit avoir recours aux opérations qui mettent à jour la caisse et l'attique.

Méthodes de Küster, de von Bergmann, de Zaufal et de Stacke. — Jusqu'en 1889, on peut dire que les chirurgiens se désintéressèrent de la question de l'ouverture de l'apophyse mastoïde, à laquelle ils étaient généralement opposés ; cette année-là, parurent deux travaux très importants, émanant non de spécialistes, mais de chirurgiens : Küster [1] et von Bergmann [2].

L'originalité de la méthode de Küster consiste, ainsi qu'il le dit, à ouvrir et à mettre largement à nu tous les points où le pus se produit, et à ne rien laisser qui puisse s'opposer à son libre écoulement.

Il divise les cas opérables en deux groupes : le premier est constitué par les affections primitives de l'apophyse mastoïde et les otites purulentes primaires de la caisse où il opère à peu près comme Schwartze ; seulement, il préfère le ciseau plat et recommande de faire éclater la corticale en soulevant les fragments avec le ciseau employé comme levier. Dans ce second groupe, le groupe des cas chroniques, les osselets et une partie du tympan sont conservés ;

---

[1] *Ueber die Grundsatze der Behandlung von Eiterungen in Starrwandigen Höhlen.* Deutsche med. Woch., n⁰ˢ 10-13, 1889.

[2] *Die chirurgische Behandlung der Hirnkrankheiten,* 2ᶜ édition, 1889.

après avoir décollé le pavillon et la paroi postérieure du
conduit, et les avoir rabattus en avant, il détruit partiellement la paroi postérieure du conduit osseux ; lorsque la
caisse est remplie de granulations, il enlève toute cette
paroi postérieure, ainsi que les parois supérieure du conduit
et externe de l'attique et met ainsi cette cavité, l'antre et
la caisse complètement à jour. La méthode de von Bergmann diffère surtout de celle de Küster, en ce qu'il a
étendu davantage les indications de l'ablation de la paroi
supérieure du conduit et externe de l'attique.

L'ablation partielle du conduit avait été déjà recommandée par Schwartze, Wolf, etc., dans certains cas, mais le
principe nouveau et fécond d'enlever la paroi postéro-supérieure du conduit et de mettre la caisse à jour dans certaines affections inflammatoires de cet organe, nous le
devons à Küster et à von Bergmann.

Zaufal publia en 1890 sa première communication [1] ; il
est justement revenu sur cette question dans un mémoire
publié en août 1894 [2]. Zaufal, après avoir fait un lambeau
anguleux, suivant sa méthode ordinaire, se sert immédiatement de la pince de Luër, lorsqu'il existe des fistules
dans la corticale, en introduisant une branche de la pince
dans les trajets ; dans le cas contraire, il attaque avec une
large gouge le bord postéro-supérieur du conduit, après
avoir décollé son revêtement jusqu'au tympan, il emploie
alors la pince. Il enlève tout le bord postérieur osseux du
conduit, ainsi que son bord supérieur, détruisant complètement la paroi externe de l'attique, et il enlève également
la corticale de l'apophyse, de telle sorte que le conduit, la
caisse, le recessus épitympanique, l'antre et les cellules
mastoïdiennes, ne forment plus qu'une seule et même

[1] Sitzung des Vereines der deutschen Aerzte, 18 avril 1890.
[2] *Zur Geschichte und Technik der operativen Freilegung der Mittelohrräumes*
Archv. f. Ohrenheilkunde, août 1894.

cavité, et il n'est plus besoin d'introduire un drain. La première opération de Zaufal fut faite pour un cas de cholestéatome siégeant dans l'apophyse mastoïde et la caisse.

Hartmann, en 1891, décrivit son procédé opératoire qui ressemble essentiellement à celui de Zaufal.

Stacke, ancien assistant de Schwartze, a préconisé la méthode suivante, inspirée par la publication de Küster, comme celle de Zaufal, mais différant cependant de cette dernière en plusieurs points [1].

Stacke prolonge son incision arciforme assez loin dans la région temporale, décolle la paroi postérieure du conduit membraneux jusqu'au niveau du tympan, enlève le tympan ou ce qui en reste, et le marteau ; il introduit alors une tige protectrice, courbée en S jusque dans l'attique et détruit complètement la paroi externe de l'attique avec une gouge courbée, dont le tranchant est dirigé en arrière ; l'enclume est alors enlevée. Il introduit la tige protectrice, en forme d'S, dans l'aditus de l'antre et enlève alors la paroi externe de l'antre qui, après cela, ne forme plus avec la caisse qu'une seule cavité, puis on abat la paroi postérieure du conduit osseux, jusqu'à ce qu'on ait enlevé toutes les parties malades. On recouvre ensuite les parois osseuses de la cavité ainsi pratiquée avec un lambeau taillé aux dépens du revêtement membraneux du conduit. Pour cela, on fait une incision tout le long de la voûte du conduit membraneux jusqu'au pavillon. Une seconde incision, dirigée en arrière, part de l'extrémité périphérique de la première et lui est perpendiculaire. On forme ainsi un lambeau que l'on applique intérieurement sur les parois de l'excavation osseuse. On fait ensuite le tamponnement externe de la

---

[1] Stacke. *Indicationen, betreffend die Excision von Hammer und Amboss. Erste Angabe uber die horizontale Spaltung des Gehorganges und Lappenbildung aus demselbem.* Arch. f Ohrenheil., Bd. XXXI, 1891. et *Weitere Mittheilungen uber die operative Freilegung der Mittelohrraumes nach Ablösung des Ohrmuschel.* Berlin. Klin. Wochenschrift, 1892, n° 4.

plaie et celui du conduit. Il suffit d'un seul point de suture,
vers le haut, de façon à empêcher la chute du pavillon.
Le premier pansement est laissé en place huit jours, à

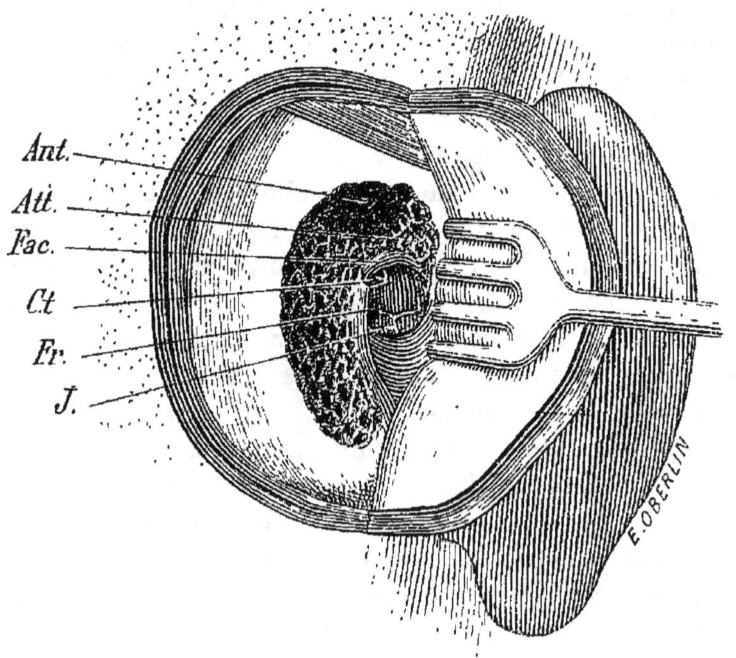

Fig. 172. — Ouverture de l'apophyse de l'antre et du recessus
épitympanique; méthode de Stacke ou de Zaufal. (Figure
dessinée d'après une de mes préparations.)

Ant. Antre. - *Att*, cavité du recessus épitympanique. — *Fac*, bourrelet du
canal du facial. — *Ct*, corde du tympan. — *Fr*, fenêtre ronde. — *J*, sillon de
Jacobson.

moins d'indications contraires; il est ensuite renouvelé
tous les deux ou trois jours. Stacke proscrit les injections,
aussi bien par l'extérieur que par la trompe. On doit cautériser les granulations, au crayon de nitrate d'argent, surtout dans la région de l'antre, de façon à empêcher qu'il se
ferme.

30

Lorsque l'antre n'est pas largement ouvert, Stacke fait la suture complète de la plaie ; lorsque, au contraire, l'antre est largement ouvert, Stacke laisse la plaie se fermer par bourgeonnement ; c'est alors seulement qu'il tamponne par le conduit.

La méthode de Stacke diffère surtout de celle de Zaufal en ce que, dans la première, la paroi postérieure du conduit et antérieure de l'apophyse mastoïde est plus ou moins conservée, tandis que, dans la seconde, ces parties sont entièrement enlevées.

La méthode de Zaufal, où l'on opère de bas en haut, fournit un champ opératoire plus large que celle de Stacke, dans laquelle on marche de haut en bas, et où l'on opère au fond d'un entonnoir relativement étroit. A Stacke appartient aussi en propre l'ingénieuse idée du lambeau. Son procédé convient parfaitement pour la libération du recessus épitympanique, qu'il s'agisse uniquement de l'extraction des osselets par cette voie (voir *Extraction des osselets*) ou des suppurations chroniques et caries des parois du recessus.

La méthode de Küster, telle qu'il l'a exposée, est passible de sérieuses objections ; on ne saurait admettre que dans tous les cas d'otorrhée, il soit nécessaire d'enlever la paroi postérieure du conduit. On peut arriver à la guérison par la simple ablation des osselets ou la libération de la paroi externe de l'attique, lorsque la carie est limitée à ces organes. Si l'on s'en rapportait seulement aux indications de Küster, qui a traité la question en chirurgien plutôt qu'en spécialiste, on s'exposerait fréquemment à la lésion du facial, du labyrinthe, de l'étrier et à l'atrésie post-opératoire du conduit.

Dans la méthode de Stacke, nous pensons avec Schwartze que l'on doit éviter de se servir de la tige protectrice qui peut facilement, pendant les diverses manœuvres, perforer la paroi cranienne.

Enfin, dans les méthodes de Küster, Zaufal et Stacke, malgré ce qu'en dit ce dernier, la lésion du facial peut se produire facilement, et aussi bien dans la région de l'antre que dans les portions plus déclives de l'apophyse, jusqu'au trou stylo-mastoïdien, car la direction du canal stylo-mastoïdien est essentiellement variable. Nous croyons cependant, d'après nos recherches personnelles, qu'en procédant de haut en bas, suivant la méthode de Stacke, on a plus de chance de l'éviter qu'en suivant, avec Zaufal, la marche inverse.

Indications des diverses méthodes. — Dans les cas de mastoïdite aiguë, soit primaire, soit consécutive à une otite moyenne suppurée, on ouvrira l'apophyse par la méthode classique, *mais on devra toujours ouvrir l'antre*, afin de maintenir béante la communication entre la caisse et la cavité de l'apophyse. On ne doit pas oublier que, dans certains cas, le processus inflammatoire était limité à l'antre et que, à l'ouverture des cellules terminales, on ne trouvait pas de pus et que la mort par complication intra-cranienne a pu se produire malgré l'intervention et parce qu'elle avait été incomplète. On panse, en maintenant ouvert l'orifice de l'antre par le tamponnement ou par le tube de plomb de Schwartze, de façon à éviter qu'il ne s'obstrue par suite du bourgeonnement. On laisse la plaie se refermer par bourgeonnement, après avoir fait la suture du périoste.

Dans les névralgies persistantes, on enlève un fragment de la corticale, et l'on fait une suture complète.

Dans les cas de suppuration chronique, d'après Schwartze, lorsque l'affection est limitée à l'apophyse mastoïde, on doit procéder de la même manière. Lorsqu'il existe des trajets fistuleux à travers la paroi postérieure du conduit, on enlève cette paroi, jusqu'aux limites de la carie, en laissant intacts le tympan et les osselets.

Dans le cholestéatome étendu, dans les cas où existent certainement des caries profondes et probablement des séquestres des parois de l'attique et de l'antre, des corps étrangers de la caisse produisant des symptômes inquiétants, dans les cas où des balles de revolver ont pénétré dans l'oreille, il est évident qu'il faut procéder suivant les méthodes de Zaufal ou de Stacke, d'après les circonstances.

Lorsque les symptômes mastoïdiens ou les propagations intracraniennes coexistent avec une large perforation de la région inférieure du tympan, il vaut mieux employer la méthode classique ; on conservera souvent ainsi l'ouïe, en respectant sûrement les osselets.

Dans les cas de perforation de la membrane de Schrapnell, on doit distinguer si la carie paraît limitée aux osselets, et alors on les enlève purement et simplement par le conduit, sauf, bien entendu, les réserves que nous avons faites pour l'étrier. Lorsque, après leur ablation, le pus continue à couler, venant d'en haut, et s'il existe en même temps des signes de carie de l'attique, on fera l'opération de la libération de l'attique. Si le pus descend en grande quantité, si le bord postérieur de la marge du tympan est carié, on doit ouvrir l'antre.

Telles sont les indications de Schwartze, trop restrictives, à notre avis.

Nous pensons, avec Zaufal, que l'on doit employer le plus tôt possible son procédé ou celui de Stacke, toutes les fois que l'oreille sera le siège d'un écoulement fétide et durable. Dans les cas où l'on constate les symptômes graves de propagation intra-cranienne (modification de l'œil, forte fièvre, frisson), il serait plus logique de suivre ce conseil et de mettre rapidement à jour, et dès la première intervention, toute la surface qui produit le pus.

Le cadre de cet ouvrage ne me permet pas de rentrer dans une critique plus étendue des diverses méthodes. Je me contenterai de dire, au sujet du pronostic, que le

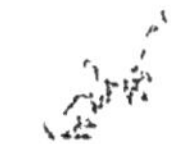

résultat de ces opérations, qui sont assurément graves et
sérieuses, dépend beaucoup du moment où elles ont été
faites, de la gravité et de l'étendue des lésions, de la
nature du terrain sur lequel on opère, de l'habileté et du
soin de l'opérateur. On ne doit pas toucher à l'apophyse,
ni surtout à l'antre, sans avoir maintes fois opéré sur le
cadavre, sans avoir une représentation très exacte dans
l'esprit, à la suite de préparations multiples, de la position
du sinus latéral, des canaux semi-circulaires, du facial, de
la fosse cérébrale moyenne, du labyrinthe et de leurs rapports réciproques, et sans avoir une connaissance appro-
fondie des anomalies si fréquentes que l'on observe dans
cette région. Aussi, dirons-nous, et je pense que tout le
monde sera de notre avis, que ce sont là plutôt opérations
de spécialistes que de chirurgiens, bien que deux chirurgiens, Küster et von Bergmann, aient fortement contribué
au perfectionnement et à la diffusion de l'opération.

INTERVENTION OPÉRATOIRE DANS LA PHLÉBITE DU SINUS LATÉRAL, D'ORIGINE OTITIQUE

Il y a encore quelques années, la phlébite du sinus
latéral était considérée comme mortelle. En 1880, Zaufal
proposa, dans ce cas, d'ouvrir l'apophyse mastoïde, puis
le sinus latéral, d'en faire le nettoyage et le curettage,
de le bourrer ensuite avec de la gaze iodoformée, après
avoir, au préalable, lié la veine jugulaire lorsqu'elle n'est
pas complètement fermée par un thrombus. Cette ligature
avait pour but d'empêcher l'accès du cœur et de la circulation générale aux produits septiques et aux débris de
toute sorte provenant du foyer et mis en liberté par le curettage. Quatre ans plus tard, il exécuta cette opération chez
un malade qui mourut de métastase dans le poumon; opéré
trop tard, l'organisme avait déjà été envahi par la septicémie.

30.

Le premier cas de guérison est dû à Lane (en Angle-

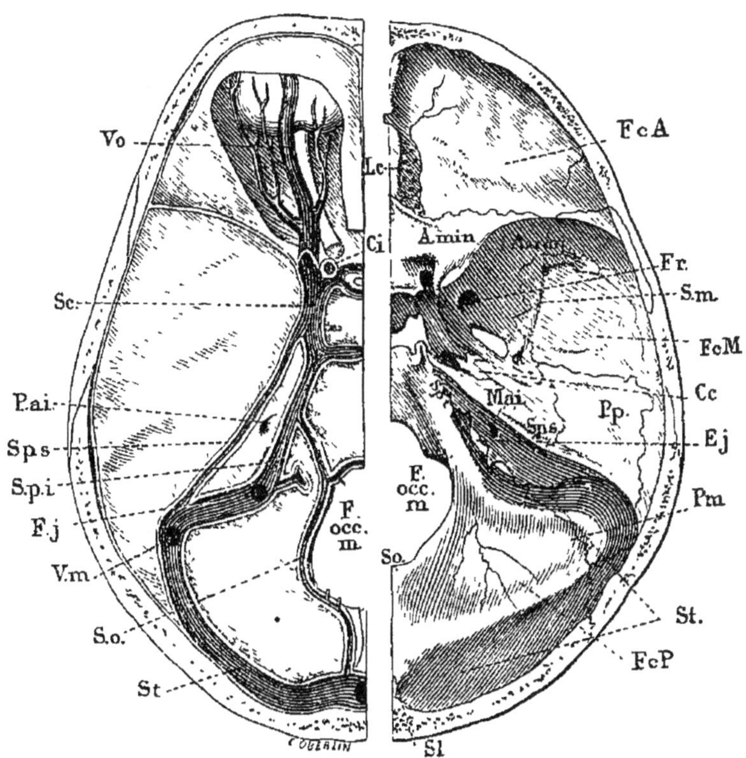

Fig. 173. — La moitié gauche représente les sinus craniens, d'après Heitzmann, la moitié droite représente la base du crâne, d'après le même auteur; cette figure est destinée à montrer les relations existant entre les sinus du crâne et la veine ophtalmique.

Moitié gauche. — St, sinus latéral, transverse des Allemands. — So, sinus occipital. — Vm, ouverture des veines mastoïdiennes. — Fj, *foramen jugulare*. — Spi, sinus pétreux inférieur. — Sps, sinus pétreux supérieur. — Pai, pore acoustique interne. — Sc, sinus caverneux. — Ci, carotide interne. — Vo, veine ophtalmique.

Moitié droite. — Sl, sillon longitudinal. — St, sillon transverse. — Pm, partie mastoïdienne. — Pp, partie pétreuse. — Fj, *foramen jugulare*. — Cc, canal carotidien. — Sm, sillon méningien. — Fr, *foramen rotundum*. — Lc, lame criblée. — F, occ, m, grand trou occipital. — A. maj., grande aile. — A, min., petite aile du sphénoïde. — FcA, fosse cérébrale antérieure. — FcM, fosse cérébrale moyenne. — FcP, fosse cérébrale postérieure.

terre), 1888, qui opéra sans connaitre les travaux de

Zaufal. Jusqu'à ce jour, Lane et Balance ont opéré quatorze cas, dont cinq seulement se sont terminés par la mort. Balance a sauvé deux malades sur quatre dans le cas de pyémie otitique, sans thrombose ni phlébite des sinus ; il opère en liant la veine jugulaire. Parker, dans deux cas de thrombose et phlébite du sinus latéral, a fait la résection de la veine jugulaire et le curettage du sinus chez deux malades présentant des symptômes de pyémie ; l'un mourut, l'autre fut sauvé. Les quatre cas communiqués tout récemment par Schubert, portent la statistique à 24, avec 16 guérisons et 8 morts ; 13 fois la ligature préalable de la jugulaire avait été faite.

Technique opératoire. — On ouvre largement l'apophyse mastoïde, au ciseau, on met à nu le sinus latéral, on voit s'il a conservé sa couleur ou s'il est devenu jaunâtre ou verdâtre, s'il est mou ou dur ; en cas d'incertitude, on pourra faire une ponction exploratrice avec la seringue de Pravaz. Lorsqu'on est certain que le sinus est atteint de phlébite, on l'ouvre, on le curette, puis on le remplit de gaze iodoformée. Lorsque la veine jugulaire est normale, il n'y a pas de doute qu'elle ne doive être liée au préalable ; même lorsqu'elle est atteinte de phlébite, on la liera au-dessus de ses parties saines et on fera la résection des parties malades ; mais la recherche de la veine, sa ligature et sa résection seront rendues plus difficiles par la tuméfaction de la région et les abcès qui peuvent s'y trouver. Mais, on le comprend, cette précaution n'empêchera pas les produits septiques et les débris de pénétrer dans le sinus caverneux, aussi les chances de l'intervention seront les plus grandes lorsque la phlébite sera limitée au sinus latéral et que la circulation des produits septiques sera de tous côtés empêchée par des thrombus fermant les sinus voisins.

Lorsque la phlébite des sinus se complique d'une leptoméningite étendue, toute intervention semble devoir être inutile. Lorsqu'au contraire elle coïncide avec la pachyméningite, les abcès épiduraux ou les abcès du cerveau, les diverses opérations que l'on doit faire se complètent réciproquement.

INTERVENTION OPÉRATOIRE DANS L'ABCÈS DU CERVEAU ET DU CERVELET

Les recherches bibliographiques que Grunert a faites, montrent bien la difficulté du diagnostic. Sur 125 cas relevés, 27 seulement furent diagnostiqués avec grande vraisemblance et le diagnostic fut confirmé par l'opération ou l'autopsie. Dans la moitié de ces cas, le diagnostic ne fut posé que secondairement, c'est-à-dire en raison de la présence de symptômes cérébraux graves après l'ablation préalable du pus de l'apophyse mastoïde ; ou bien, dans des cas où l'on avait rapporté la cause des symptômes cérébraux à l'empyème de l'apophyse et où l'on n'avait rien trouvé dans cet organe.

Le diagnostic d'abcès du cerveau une fois posé et le lieu du foyer déterminé (cette localisation précise n'est possible que dans les cas où l'abcès siège dans les couches corticales et elle est déterminée par la nature des symptômes observés ; cependant on sait que, dans l'immense majorité des cas, l'abcès siège dans le lobe temporal ou dans le cervelet), on doit opérer rapidement. Sur 32 cas opérés on compte 17 succès et 15 morts. La leptoméningite constitue une contre-indication, mais ni la pachyméningite ni la phlébite des sinus ne doivent empêcher l'intervention, au contraire. La multiplicité des abcès du cerveau, si fréquente d'après Lebert, ne peut constituer une contre-indication opératoire ; d'ailleurs, il est rare que l'on en puisse faire le diagnostic.

Dans aucun des cas opérés, on n'a enlevé la membrane

pyogénique. La régénération de l'abcès, après l'opération, s'est produite dans un certain nombre de cas, ainsi que la mort, quelques mois après une opération considérée comme heureuse. Bien que toutes ces considérations diminuent la valeur de la statistique, on peut penser que le nombre des cas heureux augmentera avec les progrès de la technique et du diagnostic et lorsqu'on opérera plus tôt.

Abcès du lobe temporal. — On devra faire l'opération, ou bien isolément, ou bien après l'ouverture de l'apophyse et de l'antre, dans le cas où l'empyème, la carie et le cholestéatome accompagnent l'abcès du cerveau.

Dans le premier cas, on opérera de préférence avec le marteau et la gouge (Schwartze), dans la région qui a été définie plus particulièrement par les recherches anatomiques de Chauvel.

Cette région est limitée par deux verticales passant l'une en avant, l'autre en arrière du pavillon et par une horizontale partant de l'angle externe de l'œil et rasant le bord supérieur du pavillon. L'ouverture doit avoir environ 3 centimètres de largeur. L'état de la dure-mère, la présence ou l'absence de pulsations à sa surface sont des symptômes de peu de valeur. Lorsque l'abcès n'est pas superficiel, l'exploration au moyen de l'aspiration par un trocart reste très souvent en défaut. On doit faire pénétrer profondément la lame d'un bistouri dans la substance cérébrale, intervention que Bergmann a démontré être sans danger.

Dans le second cas, qui doit se présenter plus souvent, on part de l'ouverture de l'antre et on enlève la paroi latérale de la fosse cérébrale moyenne et le tegmen tympani, en prenant garde de ne léser ni les canaux semi-circulaires, ni le facial. L'ouverture, en ce point, est plus logique, parce que le pus s'écoule plus facilement et aussi parce que souvent le foyer de l'oreille et l'abcès sont reliés par un trajet.

Ouverture de l'abcès du cervelet. — Schwartze a opéré une fois entre les veines émissaires mastoïdiennes et la protubérance occipitale, une autre fois à 4 centimètres en arrière de l'insertion du pavillon.

Les hémorragies sont souvent une complication grave, qui, en tout cas, rend l'opération difficile ; on arrête celles des veines du diploé, de la substance cérébrale, par le tamponnement avec la gaze iodoformée. L'hémorragie de l'artère méningée moyenne sera arrêtée par la ligature, mais il faut d'abord libérer le bout central de son canal osseux, avec le marteau et la gouge.

Lorsque l'abcès est ouvert, le pus, généralement fétide, s'écoule ; on fera des lavages avec une solution de sublimé, de l'eau boriquée ; on placera un drain et on fera un pansement qui, au début, devra être changé tous les jours.

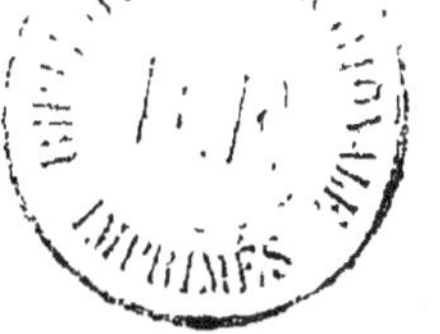

INDEX ALPHABÉTIQUE

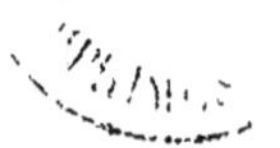

TABLE DES FIGURES

ÉVREUX, IMPRIMERIE DE CHARLES HÉRISSEY